U0372218

康复治疗技术系列丛书

骨科康复技术

丛书主编　励建安

主　　编　何成奇　李建军

电子工业出版社
Publishing House of Electronics Industry
北京·BEIJING

未经许可，不得以任何方式复制或抄袭本书之部分或全部内容。
版权所有，侵权必究。

图书在版编目（CIP）数据

骨科康复技术 / 何成奇，李建军主编. — 北京：电子工业出版社，2021.7
（康复治疗技术系列丛书）
ISBN 978-7-121-35467-0

Ⅰ. ①骨⋯ Ⅱ. ①何⋯ ②李⋯ Ⅲ. ①骨疾病 – 康复医学 Ⅳ. ①R680.9

中国版本图书馆CIP数据核字(2019)第006801号

责任编辑：汪信武
印　　刷：北京盛通印刷股份有限公司
装　　订：北京盛通印刷股份有限公司
出版发行：电子工业出版社
　　　　　北京市海淀区万寿路173信箱　邮编：100036
开　　本：889×1194　1/16　印张：25　字数：600千字
版　　次：2021年7月第1版
印　　次：2021年7月第1次印刷
定　　价：298.00元

凡所购买电子工业出版社图书有缺损问题，请向购买书店调换。若书店售缺，请与本社发行部联系，联系及邮购电话：（010）88254888，88258888。
质量投诉请发邮件至zlts@phei.com.cn，盗版侵权举报请发邮件到dbqq@phei.com.cn。
本书咨询联系方式：QQ 20236367。

康复治疗技术系列丛书

编写委员会

主任委员　　励建安
委　　员　　（按姓氏笔画排序）
　　　　　　王于领（中山大学附属第六医院）
　　　　　　王红星（南京医科大学第一附属医院）
　　　　　　王楚怀（中山大学附属第一医院）
　　　　　　许光旭（南京医科大学第一附属医院）
　　　　　　杜　青（上海新华医院）
　　　　　　李奎成（宜兴九如城康复医院）
　　　　　　李勇强（南京医科大学第一附属医院）
　　　　　　何成奇（四川大学华西医院）
　　　　　　张志强（中国医科大学附属盛京医院）
　　　　　　陈　伟（北京协和医院）
　　　　　　陈文华（上海市第一人民医院）
　　　　　　陈卓铭（暨南大学附属第一医院）
　　　　　　赵正全（华中科技大学同济医学院附属同济医院）
　　　　　　贺小桦（美国马尔默整脊医学院）
　　　　　　敖丽娟（昆明医科大学第二附属医院）
　　　　　　覃俊杰（深圳谱元科技有限公司）
　　　　　　窦祖林（中山大学附属第三医院）
　　　　　　蔡文智（南方医科大学深圳医院）
　　　　　　燕铁斌（中山大学孙逸仙纪念医院）

编审委员会

主任委员　　励建安　赵云峰
委　　员　　周士枋　吴宗耀　张晓真
丛书秘书组　高秋野　王梦华

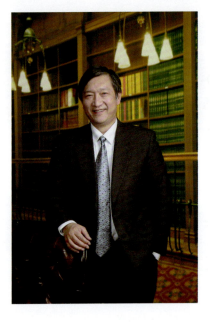

励建安，教授，主任医师，博士研究生导师。美国医学科学院国际院士。南京医科大学第一附属医院康复医学中心主任。1983年获得南京医科大学运动医学硕士学位。1988—2001年数次前往澳大利亚和美国等国学习。

曾任国际物理医学与康复医学学会主席，目前担任国家卫生健康委员会（原卫计委）能力建设和继续教育康复医学专家委员会主任委员，国家卫生健康委员会脑卒中专家委员会副主任委员，中国非公立医疗机构协会康复医学专委会主任委员，中国老年医学会副会长，华夏医学科技奖理事会副理事长，江苏省康复医学会会长，《中国康复医学杂志》主编，Journal of Rehabilitation Medicine 副主编。

擅长领域为心血管康复、神经瘫痪（脊髓损伤、脑瘫、脑损伤）康复、运动分析和运动控制障碍等。曾主持国家自然科学基金4项，国家"十一五"课题子课题2项，国家"十二五"支撑项目子课题1项，国际合作项目6项，江苏省科技支撑项目课题2项（1项教学课题，1项科普课题）。以第一和通讯作者在国内外学术期刊发表论文365篇（包括SCI文章35篇）；主编、副主编、参编教材和专著64部。培养已毕业硕士40人，博士23人；在读博士后2人，博士16人，硕士5人。获中华医学奖三等奖1项，江苏省科技进步二等奖2项和三等奖1项，江苏医学奖二等奖和三等奖各1项，2010年获中国科协科技先进工作者称号，2014年获第九届中国医师奖，国家优秀教师称号，获国家卫计委脑卒中筛查与防治工程委员会"突出贡献奖"，被江苏省卫计委授予"江苏省医学突出贡献奖"。2016年获江苏省卫计委杰出贡献奖和江苏省医学会终身医学成就奖，南京医科大学名医称号。

《骨科康复技术》

编委会

丛书主编 励建安

主　　编 何成奇　李建军

副 主 编 岳寿伟　张长杰　蔡　斌　虞乐华

编　　委（按姓氏笔画排序）

丁　桃（昆明医科大学第一附属医院）	马跃文（中国医科大学附属第一医院）
王兴林（中国人民解放军总医院）	王宝兰（新疆医科大学第一附属医院）
王宝军（包头市中心医院）	方仲毅（上海交通大学医学院附属第九人民医院）
邓景元（西安交通大学第一附属医院）	叶济灵（上海交通大学医学院附属第九人民医院）
白定群（重庆医科大学附属第一医院）	仝　林（上海交通大学医学院附属第九人民医院）
乔鸿飞（西安交通大学第二附属医院）	刘　岩（四川大学华西医院）
刘忠良（吉林大学白求恩第二临床医学院）	江志锦（南方医科大学南方医院）
杨　岭（陆军军医大学西南医院）	杨　霖（四川大学华西医院）
杨浩伦（四川大学华西医院）	杨海霞（上海交通大学医学院附属第九人民医院）
李月春（包头市中心医院）	李红玲（河北医科大学第二医院）
李建华（浙江大学医学院附属邵逸夫医院）	李建军（中国康复研究中心/首都医科大学康复医学院）
肖　农（重庆医科大学附属儿童医院）	吴方超（浙江大学医学院附属邵逸夫医院）
吴超伦（上海交通大学医学院附属第九人民医院）	何成奇（四川大学华西医院）
何红晨（四川大学华西医院）	何晓宏（青海大学附属医院）
张　弘（同济大学附属上海市第四人民医院）	张　军（包头市中心医院）
张　芳（兰州大学第二医院）	张　谦（贵州医科大学附属医院）
张　睿（四川大学华西医院）	张　鑫（四川省骨科医院）
张长杰（中南大学湘雅二医院）	张立新（中国医科大学附属盛京医院）

张鸣生（深圳大学附属华南医院） 张继荣（贵州医科大学附属医院）
张锦明（哈尔滨医科大学附属第一医院） 陈　林（陆军军医大学大坪医院）
陈　祢（新疆医科大学第一附属医院） 陈　健（厦门大学附属中山医院）
陈宝玉（四川大学华西医院） 陈丽霞（北京协和医院）
武继祥（陆军军医大学西南医院） 范　帅（上海交通大学医学院附属第九人民医院）
范建中（南方医科大学南方医院） 罗　伦（成都市第二人民医院）
岳寿伟（山东大学齐鲁医院） 金可心（陆军军医大学大坪医院）
周　宁（华中科技大学同济医学院附属同济医院） 庞声航（广西壮族自治区江滨医院）
郑雅丹（中山大学附属第三医院） 赵　亮（青海省人民医院）
胡　涛（青海省康复医院） 胡昔权（中山大学附属第三医院）
姜　鑫（上海交通大学医学院附属第九人民医院） 姜俊良（四川大学华西医院）
胥方元（西南医科大学附属医院） 倪国新（北京体育大学运动医学与康复学院）
徐　赛（上海交通大学医学院附属第九人民医院） 高月明（中国人民解放军总医院）
章　荣（四川卫生康复职业学院） 梁　邱（四川大学华西医院）
梁　英（山西白求恩医院/山西医学科学院） 敬沛嘉（四川大学华西医院）
鲁雅琴（兰州大学第一医院） 曾　波（山西白求恩医院/山西医学科学院）
谢　荣（新疆维吾尔自治区人民医院） 谢挺杉（中国人民解放军西藏军区总医院）
谢凌锋（华中科技大学同济医学院附属同济医院） 虞乐华（重庆医科大学附属第二医院）
蔡　斌（上海交通大学医学院附属第九人民医院） 魏　慧（山东大学齐鲁医院）

编写秘书　杨　霖

绘　　图　卢忠仁

总　序

健康已经成为社会发展的主旋律。中共中央、国务院印发的《"健康中国2030"规划纲要》强调要把健康融入所有政府部门的工作，要完善治疗－康复－长期照护服务链，要大力发展康复医疗机构等接续性医疗机构。不仅要把健康作为事业，也要把它作为国民经济的支柱产业，这是我国康复医疗工作发展的重要契机。"康复治疗技术系列丛书"正是在这样的大好形势之下诞生的。

本套丛书不仅可作为从事康复医疗的治疗师及与此相关的康复医师以及护士的参考书，而且还可以作为临床专业人员进行康复医疗知识和技能培训的核心教材。丛书各个分册的主编均来自康复治疗的第一线，并具有丰富的教学实践和专著编写的经验，是我国各个康复治疗领域的杰出代表，确保了丛书的先进性、科学性和实用性。

本套丛书以实用治疗技术为纲，不仅强调基本原理和操作规范，而且强调与临床实践相结合，并酌情纳入最新的技术发展概况。丛书内容涵盖康复治疗的各个领域，旨在形成中国康复医疗技术全书，引领康复治疗技术的发展。第一批出版的19个分册，包括：《运动治疗》《物理因子治疗》《作业治疗》《言语治疗》《假肢矫形器技术与临床应用》《吞咽障碍康复技术》《神经康复技术》《骨科康复技术》《脊柱康复技术》《脊髓损伤物理治疗学》《儿童康复治疗技术》《社区康复技术》《功能性贴扎技术》《康复科常用注射技术》《实用康复护理技术》《精神运动疗法》《肠道菌群康复技术》《康复与营养》《体外冲击波治疗技术》。以后将逐年出版新的分册。

电子工业出版社大力支持本套丛书的编写和出版，同时也将康复医学作为其重点出版方向，相信此举会促进我国康复医学事业和产业的发展。

当然，作为国内康复治疗技术方面的系列参考书，有数以百计的专家参与编写，在写作风格、内容和形式等方面不可避免地会存在缺陷和问题。期待各位读者和同道可以指出本套丛书存在的问题，不断帮助我们完善和提升丛书的品质，为打造精品参考书，为我国康复医学事业和产业的发展做出我们这代人的贡献，让人人享有合理的康复服务和健康人生。

2018 年 4 月

前　言

《骨科康复技术》一书的撰写，起意于在多年的临床、教学、科研及管理工作后，回过头来看前几年在骨科康复治疗领域，我们还缺乏一些对康复具有更宏观理解的书籍来帮助骨科康复从业者从更高的视角来认识骨科康复。

若干年来，很多骨科康复的医生、治疗师常常在自己擅长的某一个领域里面发展，但缺乏对骨科康复治疗更为全面的认识，这使得骨科康复治疗的发展受到限制，也使得患者的医疗服务需求不能得到很好的满足。

在一次会议期间，我与国内康复领域的专家们谈及此事，大家非常认同。也正是在国内外专家们的支持下，我坚定了要组织相关专家共同撰写一本全面的骨科康复治疗书籍的想法，并着手推进此事。

《骨科康复技术》共29章，包括骨科康复技术概论、物理治疗技术、运动疗法、关节松动术、关节稳定术、悬吊训练技术、肌肉能量技术、医学训练疗法、平衡与协调训练、神经松动技术、肌筋膜松解技术、脊柱侧凸矫形器技术、减重训练技术、淋巴引流技术、姿势恢复技术、动态关节松动术、McKenzie诊疗技术、牵引与软组织牵伸技术、磁场疗法、表面肌电图技术、肌骨超声技术、作业治疗技术、康复工程技术、冷疗法与冷冻疗法、压力疗法、微创治疗技术、注射治疗技术、肌内效贴技术、中医推拿技术等。

该书强调了对康复治疗认识的完整性、知识结构的系统性。虽然有的章节篇幅小，或仅仅涉及某个方面中的一小部分内容，但是我们更希望读者们能够通过这些点理解康复治疗的系统性及相互之间密切的关联，认识到在这些方向还有大量的工作需要推进。而如果读者能够意识到康复治疗各个亚专业之间，各类技术的特点及关系，对于整合骨科康复技术，促进学科发展将会有巨大的作用。

全书的撰写得到了李建军教授及来自国内各大医院多年从事骨科康复治疗的医生、治疗师的74位编委的大力支持，大家对编撰的稿件进行了多次反复地修改校对，以确保其质量。

限于作者的水平，本书可能存在疏漏和不当之处，真诚欢迎各位专家和同仁不吝赐教，我们将不胜感激。

2021年3月

目 录

第一章 骨科康复技术概论 /1
第一节 概 述 /1
第二节 技术团队的建立与管理 /2
第三节 发展历程与挑战 /5
第四节 骨科康复处方与流程 /7

第二章 物理治疗技术 /10
第一节 经皮神经电刺激疗法 /10
第二节 干扰电疗法 /12
第三节 脉冲枪治疗 /15
第四节 红外偏振光疗法 /20
第五节 全身振动疗法 /23
第六节 深部肌肉刺激疗法 /26
第七节 超声波疗法 /29
第八节 冲击波疗法 /32
第九节 石蜡疗法 /35
第十节 神经肌肉电刺激疗法 /37

第三章 运动疗法 /43
第一节 概 述 /43
第二节 运动处方 /45
第三节 关节活动度技术 /48
第四节 阻力运动 /55
第五节 有氧运动 /59
第六节 水中运动 /63

第四章 关节松动术 /66
第一节 概 述 /66
第二节 关节松动操作学 /67
第三节 上肢关节松动术 /69
第四节 下肢关节松动术 /75
第五节 脊柱关节松动术 /79
第六节 骨盆关节松动术 /84

第五章 关节稳定术 /88
第一节 概 述 /88
第二节 肩关节稳定术 /88
第三节 肘关节稳定术 /92
第四节 腕关节稳定术 /97
第五节 髋关节稳定术 /99
第六节 膝关节稳定术 /102
第七节 踝关节稳定术 /104
第八节 脊柱稳定术 /106

第六章 悬吊训练技术 /109
第一节 概 述 /109

第二节　操作方法　/109
第三节　临床应用　/116

第七章　肌肉能量技术　/117
第一节　概　述　/117
第二节　骨骼肌肉功能模型　/119
第三节　临床应用　/120

第八章　医学训练疗法　/124

第九章　平衡与协调训练　/132
第一节　概　述　/132
第二节　训练原则及方法　/134
第三节　临床应用　/137

第十章　神经松动技术　/139
第一节　概　述　/139
第二节　操作方法　/140
第三节　临床应用　/144

第十一章　肌筋膜松解技术　/146
第一节　概　述　/146
第二节　传统筋膜松解技术　/150

第十二章　脊柱侧凸矫形器技术　/152
第一节　概　述　/152
第二节　操作方法　/157
第三节　临床应用　/158

第十三章　减重训练技术　/162
第一节　概　述　/162
第二节　设备要求及操作方法　/162
第三节　训练原理及临床应用　/165

第十四章　淋巴引流技术　/170
第一节　概　述　/170
第二节　操作方法　/170
第三节　临床应用　/178

第十五章　姿势恢复技术　/179
第一节　概　述　/179
第二节　姿势控制相关的肌肉链　/180
第三节　前内链的特殊检查　/181
第四节　运动训练方法　/184

第十六章　动态关节松动术　/188
第一节　概　述　/188

第二节 颈椎与上胸椎 MWM /188
第三节 胸椎 MWM /192
第四节 腰椎 MWM /193
第五节 骶髂关节 MWM /194
第六节 肩关节 MWM /195
第七节 肘关节 MWM /196
第八节 腕关节 MWM /197
第九节 指间关节 MWM /197
第十节 髋关节 MWM /198
第十一节 膝关节 MWM /199
第十二节 踝关节 MWM /199

第十七章 McKenzie 诊疗技术 /201
第一节 概 述 /201
第二节 操作方法 /203
第三节 临床应用 /220

第十八章 牵引与软组织牵伸技术 /222
第一节 颈椎牵引技术 /222
第二节 腰椎牵引技术 /224

第十九章 磁场疗法 /228

第二十章 表面肌电图技术 /236

第二十一章 肌骨超声技术 /250

第二十二章 作业治疗技术 /260
第一节 概 述 /260
第二节 治疗性作业训练 /262
第三节 功能性作业训练 /264
第四节 日常生活活动训练/转移训练 /267
第五节 BTE 技术在骨科康复中的应用 /273
第六节 职业技能训练 /275
第七节 情景互动训练在骨科康复中的应用 /280

第二十三章 康复工程技术 /283
第一节 矫形器 /283
第二节 假 肢 /292

第二十四章 冷疗法与冷冻疗法 /298
第一节 冷疗法 /298
第二节 冷冻疗法 /301

第二十五章　压力疗法　/306
　　第一节　正压疗法　/306
　　第二节　负压疗法　/309
　　第三节　正负压疗法　/314

第二十六章　微创治疗技术　/316
　　第一节　臭氧注射治疗技术　/316
　　第二节　射频治疗技术　/318
　　第三节　椎间盘镜技术　/322

第二十七章　注射治疗技术　/325
　　第一节　神经阻滞技术　/325
　　第二节　关节腔注射技术　/327
　　第三节　富血小板血浆注射技术
　　　　　　/333

第二十八章　肌内效贴技术　/342

　　第一节　概　述　/342
　　第二节　操作方法　/344
　　第三节　临床应用　/347

第二十九章　中医推拿技术　/352
　　第一节　概　述　/352
　　第二节　摩擦类手法　/355
　　第三节　揉动类手法　/360
　　第四节　振动类手法　/363
　　第五节　挤压类手法　/364
　　第六节　叩击类手法　/367
　　第七节　摇　法　/369
　　第八节　扳　法　/372

参考文献　/377

中英文词汇对照　/384

第一章 骨科康复技术概论

第一节 概述

随着康复医学的发展，早期康复和专科康复逐渐得到重视，这使得康复医学成为临床康复的重要组成部分，其中，骨科康复学是康复医学的主要内容。自20世纪80年代以来，骨科康复专业已基本形成。

骨科康复学是一门研究骨与关节、肌肉及外周神经和软组织损伤、畸形和疾病所致的功能障碍及其康复处理的学科。根据骨科临床专业内容，骨科康复可分为骨与关节损伤康复、关节置换术后康复、脊柱脊髓损伤康复、外周神经损伤康复、截肢康复、手功能康复及烧伤康复等，亦可以根据损伤组织类型分为骨损伤康复、韧带损伤康复、肌腱损伤康复、肌肉损伤康复及外周神经损伤康复等。骨科康复学涵盖了儿童骨科、老年骨科、修复重建外科、脊柱脊髓损伤、运动创伤、手外科等学科。

一、骨科康复的目标

在骨科临床治疗及康复评定的基础上，早期、适度、综合地应用骨科康复技术可以达到如下目标。①利于损伤组织良好愈合（healing）；②促进损伤组织功能恢复（recovery）；③功能障碍全面康复（rehabilitation）；④预防局部与全身并发症（complication）；⑤早期生活自理及正常回归社会（return to society）。

二、骨科康复的基本原则

1. **制订个体化康复计划** 骨科康复计划的制订和实施，应以患者个体情况、具体临床治疗方法、康复评定为依据，制订个体化康复计划，并于康复过程中根据阶段性评定结果进行动态调整。

2. **早期开展康复** 根据患者损伤或手术情况，尽早开展早期康复或术后康复。随着骨科手术内固定的发展，多数患者可于术后早期开始活动，可有效预防并发症的发生。

3. **康复护理及教育** 应让患者了解其病情、康复目的、康复方法及预后。护理在康复过程中起重要作用，包括并发症防治、康复教育及心理干预。

4. **辅助器具的应用** 适当在康复各阶段选择适合患者的辅助器具，有利于康复进程、改善畸形、提高生理功能及日常生活能力。

三、常用骨科康复技术

骨科患者常见的康复问题有失用性肌肉萎缩、瘢痕粘连、纤维组织挛缩、肌力下降、关节活动度受限、骨质疏松、骨关节炎、压疮、血栓形成、疼痛、步态异常、生活自理能力低下等。

康复训练的目的是增强肌力、肌肉耐力及肌肉协调能力，维持和扩大关节活动度，恢复及增加平衡功能，提高步行功能、加强心肺功能，提高日常生活能力等。

骨科康复主要包括肌力训练、关节功能训练、关节本体感觉、平衡功能及步态训练、假肢及矫形器的应用等。

常用骨科康复技术主要包括运动疗法、作业疗法、物理因子（声、光、电等）疗法、中医针灸按摩等。康复训练应根据患者自身情况个体化进行。

1. 肌力训练 肌力训练可应用肌肉等长收缩和等张收缩，防治失用性肌萎缩，特别是肢体制动后的肌萎缩；防治因肢体创伤、炎症时反射性地抑制脊髓前角细胞引起的肌萎缩；促进神经系统损害后的肌力恢复；增强肌力，加强关节的动态稳定性，防止关节损伤及退行性改变。肌力为1~2级时，可采用肌肉电刺激疗法及肌电生物反馈电刺激疗法；肌力为3~4级时，可进行抗阻肌肉训练。

2. 关节功能训练 关节功能训练的目的是维持及扩大关节活动度至正常关节活动范围。关节功能训练的常用方法包括被动关节活动度训练、关节松解术、助力运动关节活动度训练、主动关节活动度训练、持续牵引关节活动度训练、连续被动活动仪训练等。

3. 关节本体感觉、平衡功能及步态训练 肢体功能的训练应包含关节本体感觉、协调性、活动度、耐力、力量及速度的综合性训练，目的是尽力恢复患者的日常生活能力。可利用平衡及步态分析系统对患者本体感觉及平衡功能进行评定，进一步通过平衡功能训练来提高患者本体感觉、平衡功能及步态。

4. 假肢及矫形器的应用 假肢用于肢体残缺的患者。矫形器作为一种以减轻四肢、脊柱功能障碍为目的的体外支撑装置，用于治疗多种肢体疾患。特别是骨关节功能障碍、脊柱脊髓损伤等患者，需要装配矫形器，用来预防、矫正畸形或代偿失去的功能。

矫形器的主要作用：①稳定和支持关节，恢复其承重功能；②固定和保护病变肢体或关节，促进病变痊愈；③预防和矫正畸形：多用于肌力不平衡或静力作用引起的骨与关节畸形，儿童生长发育阶段则多用于预防畸形发生；④减轻肢体或躯干的长轴承重；⑤抑制站立、步行中的肌肉反射性痉挛，改善步态及步行功能；⑥改进患者步行、进食等日常生活和工作能力。

（李建军）

第二节 技术团队的建立与管理

一、技术团队的建立

1. 团队的概念 团队是指由骨科医生与康复科医生及其他不同学科的专业人员组成的医疗卫生团队。团队成员相互协助，建立共同的康复计划和目标，激发创伤或残疾患者及其家庭最大的康复潜能。

2. 团队的功能 团队的功能主要有：①与患者及其家庭建立现实的目标；②确保康复服务的连续性并协调各种资源；③评价患者的康复过程和护理质量。

3. 团队的组成 团队的组成取决于很多因素，包括患者的需求、便利的资源及医疗保险覆盖的范围等。患者及其家庭是多学科康复团队中最重要的成员，是积极参与制订康复计划和目标成败的关键。团队的其他成员主要包括骨科医生、康复科医生、康复科护士、物理治疗师、作业治疗师、心理学家、社会工作者、言语治疗师、听力治疗师、娱乐治疗师、营养师、职业顾问、精神病学家、神经心理学家、支具治疗师、呼吸治疗师等。当患者需要其他的专家意见和专门技术时，康复计划和目标就要进行调整，以增加相应的专业人员。

（1）骨科医生：骨科医生通常是首诊（主

治医生）或会诊医生（consulting physician），是康复团队中第一个接触患者的成员，他们在疾病或损伤的急性期，对患者进行正确的诊断、有效的早期治疗以及并发症的预防，同时辅助康复科医生组建康复团队。首诊医生应合理及时地安置患者住院、出院，必要时进行相应的转诊，联系家庭卫生保健机构，使患者有可能获得最佳的康复结果。首诊医生要对患者的内科和/或外科治疗措施负责，并经常参加康复团队的会诊。

（2）康复科医生（physiatrist）：康复科医生是神经病学和骨科学的诊断专家，并且有处方权。他们诊断和管理与疾病、残疾及功能损伤相关的问题，联合物理医学和医学疗法治疗神经系统和肌肉骨骼系统的疾病，其首要目标是使患有神经疾病或运动损伤的患者骨骼与肌肉系统恢复到最强功能。康复科医生的指导原则是把患者当作一个完整的人来治疗，致力于满足患者身体、情感、社会的需要，从而使患者成功地激发自身最大的潜力，重新恢复高质量的生活。

（3）康复科护士（rehabilitation nurse）：康复科护士的角色包括教育者、督促者、患者利益保护者、照护者、协调者、法律顾问、咨询者及研究者。康复科护士要解决可能阻碍康复的存在或潜在的问题，协调与沟通患者和康复团队其他成员之间的合作，为患者提供基础护理，使患者保持舒适，指导和督促患者进行功能锻炼，给予患者情感上的支持，帮助患者应对疾病状态，支持患者的家庭功能，创造有利于患者康复的环境，最大限度地恢复患者的独立生活能力。康复科护士对患者及其家庭进行教育的角色更胜于照护者的角色。在很多情况下，康复科护士也履行团队协调者的职责，引导康复团队以患者的需求来指导康复过程。

（4）物理治疗师（physiotherapist，PT）：物理治疗师是使用运动疗法或功能锻炼、手法和理疗等物理方法来治疗和预防疾病的临床工作者。物理治疗师能最大限度地促进、维持和重建患者的运动和功能，根据患者的具体情况综合评估，做出临床的物理诊断，提供与专业相关的会诊，完成干预或治疗计划，确定干预或治疗的结果，提出患者自我管理的建议。

（5）作业治疗师（occupational therapist，OT）：作业治疗师是应用有目的的、经过选择的作业活动，对由于身体、精神上有功能障碍或残疾，以及不同程度地丧失生活自理和劳动能力的患者，进行评价、治疗及训练的临床工作者。作业治疗师致力于使患者最大限度地恢复或提高独立生活和劳动能力，以使其可以作为家庭和社会的一员进行有意义的生活，帮助患者的功能障碍恢复，改变异常运动模式，提高患者的生活自理能力。除了日常生活技能外，作业治疗师亦会按患者的需求进行家访，并建议改进家居环境，如安装扶手、除去门槛、加宽厕所门等，使患者可以在家中独立生活。此外，作业治疗师会考虑患者生活上所扮演的角色及需要，鼓励患者恢复以往的生活，缩短其回归家庭和社会的过程。

（6）心理学家（psychologist）：心理学家不仅在精神疾病患者的康复中扮演了重要的角色，而且在严重创伤、截肢、骨肿瘤、截瘫及肢体功能障碍患者的康复中也发挥了重要的作用。他们对患者进行心理测验，制订目标，并对患者进行干预，指导患者专门的技能，促进患者心理调节，优化患者的康复过程。此外，心理学家在保持康复团队成员心理健康方面也发挥了重要的作用。

（7）社会工作者（social worker）：社会工作者是运用社会工作方法帮助残疾人补偿自身缺陷，克服环境障碍，采取各种有效的措施为残疾人创造一种适合其生存、能实现自身价值的环境，使他们平等地参与社会生活、分享社会发展成果的工作者。社会工作者关注患者及其家庭的心理、社会问题，强调家庭、团队、机构及社区之间的互动作用。社会工作者精通社会福利政策、国家的法律法规等，其任务是评定这些政策对残疾患者及其家庭的社会问题的影响，通过协调某些专门机构，安排残疾者的长期生活和转诊，向康复团队提供支持。社区康复中的社会康复工作主要由社会工作者来承担。另外，社会工作者在向患者及其家庭提供咨询服务方面也发挥了重要的作用。

（8）其他专业人员：康复团队的其他专业人员包括支具治疗师、言语治疗师、听力治疗师、娱乐治疗师、营养师、职业顾问、精神病学家、神经心理学家、呼吸治疗师等，他们在团队中也发挥了重要的作用。

二、技术团队的管理

1. 早期介入　康复科与其他科室合作形式没有理顺，卫生系统和医院领导及临床科室医护人员不了解康复早期介入的重要性，医院对病床周转率要求的限制是影响提供和利用康复服务的因素；医院缺少促进康复团队早期介入骨科临床的运行机制，这是延误患者康复良好时机的首要因素。因此，医院领导应重视康复的早期介入，在政策上对骨科和康复科的合作给予支持和引导。同时在骨科住院患者的早期康复方面要达成共识，促进康复团队早期介入临床。

2. 明确职责　大力推进骨科与康复科的合作：骨科医生完成首诊工作，康复科医生参加骨科查房，根据患者病情尽早建立康复团队，为患者制订康复计划，指导和帮助患者进行康复锻炼。在组织结构、工作分工、工作人员的配备、工作制度及质量控制方面进行详细的规定，各司其职，使患者的治疗和康复系统地结合在一起，为患者开展早期康复及最大限度地恢复身体各项功能创造条件。

3. 协同运作　团队通常由康复科医生来领导，其他专业人员在康复治疗和教育的过程中也发挥了重要的作用。其工作方式主要是通过团队会议为住院患者做康复计划，配合同一个患者的康复过程。大多数团队每周、每两周或每个月举行一次会议，会议讨论的主题主要包括患者的治疗计划、患者的病程、短期和长期目标、住院天数、患者及其家庭的健康教育需求、出院计划等。患者能否康复，取决于专业人员能否做到以患者为中心、为共同的康复目标进行协调与合作。多学科康复团队正是使多学科的专业人员一起工作，共同分享经验和知识，进行更有效的沟通和交流，确定患者最主要的问题，制订共同的康复目标，为患者提供更高质量、更易接受的康复服务。

4. 紧密衔接　骨科患者的康复是一个长期的过程，但患者往往在术后7~10天就出院，进入社区医院或回归家庭。因此，应加强骨科患者的门诊康复和社区康复，以保证康复服务的连续性。出院前应告知患者定期到康复门诊进行随访和康复指导。康复门诊负责解决患者出院后可能遇到的各种问题，如功能锻炼、心理问题、职业评估等；社区医院或社区卫生服务中心应注重培养康复科医生的专业能力。患者也可以选择在社区进行康复，由社区的康复科医生在社区医院指导康复；或者由康复科医生定期上门进行家庭康复指导。

5. 追踪随访　国外对患者出院后进入社区或回归家庭后的康复都有连续的随访和评估。由于骨科患者出院后很少进行连续的专业康复，对康复的过程和结果也缺少追踪和评估。因此，有必要建立骨科康复的随访机制。由康复门诊的专业人员或社区康复科医生定期对患者进行随访，对康复过程进行质量控制，阶段性地对康复结果进行评估，并及时反馈给手术医院的骨科专业人员及康复门诊或社区的康复科医生，以便对患者的康复方案进行调整。

6. 社会支持　骨科患者出院后，康复的基本任务是恢复其正常生活能力和社会功能，使其尽早回归社会和适应社会生活。因此，患者出院后应培养其生活自理能力，并逐步使患者参与社会活动，如做家务、接送子女上学，甚至半职工作、全职工作等。另外，除了专业的康复工作人员外，来自患者家庭、朋友、同事及社会工作者等的社会支持对患者早日回归社会也发挥着关键作用。他们可以给予患者精神或物质支持，帮助患者以积极的心态面对困境，促使患者早日回归社会。

（李建军）

第三节　发展历程与挑战

一、骨科康复医学发展历程

世界卫生组织给予康复的基本定义是"综合地、协调地应用医学的、教育的、社会的、职业的各种方法，使病、伤、残者（包括先天性残疾）已经丧失的功能尽快地、尽最大可能地得到恢复和重建，使他们在体格上、精神上、社会上和经济上的能力得到尽可能的恢复，使他们重新走向生活，重新走向工作，重新走向社会"。

第一次世界大战之前，骨科涉及疾病种类不多，主要是儿童相关疾病的治疗，两次世界大战期间造成大量士兵残疾，骨科医生发现自己可以在战场中从事很多医疗工作，于是开始积极参与其中。正是在战争期间，骨科医生充分认识到仅仅治疗士兵的肢体伤痛是不够的，如何帮助受伤的士兵将肢体残存功能发挥到最大功效同样非常重要。政府部门同时也认识到，大量的退伍士兵造成了沉重的财政负担，如需要满足残疾士兵的健康医疗保障，提高社会福利需求等。所以，美国和欧洲开始实施康复计划，向受伤士兵提供长期的医疗照顾和职业培训，帮助他们更好和更快地恢复正常生活和工作，而骨科医生被认为最适合从事这一工作，因为他们的专业领域对功能残疾很熟悉。为了达到功能重建的目的，护士、物理治疗师及作业治疗师被召集到了一起，而为了帮助受伤士兵在出院后能够更好地恢复正常生活，职业康复师也由此产生，由此，很多骨科康复中心和相关机构得以建立和发展。骨科康复医学的发展过程提醒我们不管患者是心理还是躯体损伤，康复本身并不仅仅扮演医疗角色，而是具有多重使命和意义的，包括其社会角色和人道主义精神。

现代骨科康复医学发展始于第二次世界大战。从康复医学发展历史来看，骨骼肌肉康复是康复医学最早涉及的内容；从康复医学治疗的对象来看，国外许多国家统计报告都显示，康复治疗的疾病种类中，骨骼肌肉康复涉及的各类疾病及患者数量均是康复医学各分支中最多的。功能训练、假肢和矫形器辅助、手术治疗被认为是现代骨科康复医学的三大手段，三大手段均围绕康复的目标进行，包括手术治疗和非手术治疗。在综合骨科康复治疗中，手术主要属于康复性手术（小儿麻痹后遗症肌腱移位手术恢复运动功能）或预防继发残疾的手术（脊髓损伤后脊柱移位的整复手术，以预防脊柱不稳或加重损害），而且手术治疗要有功能训练和假肢或矫形器辅助相配合，才能达到较好的康复效果。所以骨科康复的三大治疗手段相互联系，密不可分。许多骨科伤病患者需要手术治疗，而骨科患者的康复问题与每一位骨科手术医生息息相关，包含明确康复目标的良好术前和术后康复是外科医生追求优越疗效和减少术后并发症的最好指标。当然也有相当一部分骨科伤病患者不需要手术，只需做非手术性的康复治疗。广义的骨科康复非手术治疗除了上述功能训练和假肢（矫形器）辅助治疗外，还包括物理因子治疗、心理治疗、康复咨询（与职业康复有关）、药物治疗、护理等。

骨骼肌肉疾病包含了以疼痛、活动受限、残疾及功能丧失为特点的一大类疾病。在经历了由国际医学界认定的2001—2010"骨骼与关节健康"十年行动后，骨科康复有了较为快速的发展。无论从疾病的诊断、定位，还是功能的评定，康复计划的制订和实施等均得到了进一步的充实和丰富。同时，骨科技术水平的完善与进步，也在一定程度上缩短了患者术后的恢复时间，为患者能尽快实施康复训练提供了必要条件，促进了康复医学的发展。

二、我国骨科康复医学发展面临的问题与挑战

我国骨科的发展迅猛且紧跟世界水平。在发达地区，骨科手术的发展与国外水平相当，但是骨科康复，尤其是骨科围手术期康复尚开展得不够广泛与深入，与发达国家有较大差距，严重影响了我国骨科的治疗水平。具体表现形式如下：

1. 康复技术研究数量和质量问题　高质量的康复技术研究项目尽管数量一直在增长，但相比于其他医学专业领域仍然稀少，且骨科新手术、新固定材料层出不穷，康复新技术、新设备也日益发展，这些都需要高质量的研究结果去验证、评估其最终疗效；另外，如何评估相关康复技术的疗效，即研究方法学问题，不仅是干预措施和患者本身，治疗医生本身也是需要重点考虑的因素，因为康复医学里人为因素对治疗本身是有直接影响的，患者同治疗师之间的相互作用也是影响因素，所以，研究中的随机和双盲实施会比较困难，甚至难以开展。

2. 康复医学发展模式和路径问题　骨骼肌肉损伤的有效治疗依赖于一个多学科团队，包括物理治疗师、作业治疗师、理疗师和按摩师等。例如，物理治疗师致力于同患者制订康复计划，增强肌力、活动度和神经肌肉控制能力，从而帮助患者恢复之前的运动水平；作业治疗师通过环境和运动改变来指导治疗计划，帮助患者完成日常生活；按摩治疗师能帮助患者提高对多种骨骼肌肉疾病的耐受性。骨科医生通常会需要这些治疗师的帮助，但对其专业内容和如何进行合作不熟悉。所以，目前国内的骨科学界总体来说重治疗、轻康复，缺乏与康复相关专业人员的沟通配合，表现为手术前康复常被忽视，手术中康复较少涉及，而手术后康复是目前的重点。对于康复学界来讲，骨科康复的发展现状较脑卒中康复落后，与康复医学发展极不相称，没能充分融入骨科患者的全程管理当中。

3. 国家和地方政策层面　世界卫生组织于2017年在日内瓦召开"康复2030"国际大会，会上提出当前加强和扩大国家康复的障碍：政府按竞争方式确定优先次序时没有确认康复的重要性；在国家和地区层次缺乏康复政策和规划；涉及康复管理的卫生和社会事务部门之间协调有限；没有资金或者资金不足；满足和未满足康复需求的证据缺乏；康复专业人员数量和技能不足；康复设施、设备缺乏；卫生健康系统缺乏整合。这些无疑也是我国骨科康复发展所面对的障碍。

2008年汶川大地震之后，我国政府从中央到地方都极其重视康复医学的发展，《中共中央国务院关于深化医药卫生体制改革的意见》提出防、治、康三结合指导方针。2009年进行了全国康复医学资源调查，先后出台了《"十二五"时期康复医疗工作指导意见》《综合医院康复医学科建设与管理指南》《综

合医院康复医学科基本标准（试行）》等重要文件。康复医疗服务项目纳入医保支付范畴，并于近期增加了医保支付项目。随着我国经济的发展，人民生活水平的提高，社会对康复医学的需求越来越大。而且越来越多骨科医生对骨科康复的认识也不断提高，积极支持骨科康复。康复医学在骨骼肌肉疾病及功能恢复中疗效显著，骨科手术技术、骨科内植物的更新及现代康复设备的发展都为开展骨科康复创造了良好的条件。

（李建军）

第四节　骨科康复处方与流程

一、处方

良好的骨科临床治疗是肢体功能恢复的前提，而骨科康复治疗则是最大限度地发挥肢体功能的保障，骨科康复处方的制订直接决定康复效果的优劣。骨科康复处方与传统药物处方具有相类似的格式，主要包括康复训练项目、康复训练频率、康复训练强度、持续时间及注意事项。

1. 康复训练项目　康复训练项目是指患者应进行何种训练活动。首先需要明确的是，某一康复项目并非适用于所有患者，应该根据患者的具体情况选择最适宜的项目。尽量选择患者喜欢并愿意参与的项目，但同时要建议患者尽量参与多种不同的训练项目，使尽可能多的肌肉参与活动，以减少肌肉失用的发生率。医生在为患者选择康复项目时，应该综合考虑患者目前存在的包括躯体及经济方面的各种限制条件，而且应根据患者的生活习惯及活动表现进行调整。简单往往是最好的，步行被认为是十分有效的有氧训练，也可以合理应用体重进行一些抗阻训练。康复训练可以整合到患者的日常生活中去，如骑自行车去工作，在家做家务。康复项目的选择，往往因患者所患骨科疾病的不同而各不相同。本节仅简要介绍三种骨科康复常用训练项目：有氧训练、抗阻训练及肌力增强训练。

（1）有氧训练：包括行走、慢跑、骑行及有氧操等。它是通过连续不断和反复多次的活动，并在一定时间内，以一定的速度和训练强度，要求完成一定的运动量。有氧训练以有氧呼吸为基础，因此有必要在训练过程中指导患者进行适宜的呼吸。对于下肢负重能力欠佳的骨关节炎患者，可选择游泳或功率自行车。

（2）抗阻训练：包含腿伸展、膝屈曲、髋内收（外展）及上肢训练，训练项目需根据患者情况及能力进行选择。抗阻训练不要仅限于自由力量训练，还可借助器械、弹性绷带等完成。抗阻训练的目的是提高肌肉容积、耐力及力量。

（3）肌力增强训练：可分为等长肌力训练、等张肌力训练及等速肌力训练。

1）等长肌力训练：指在肌肉在收缩过程中肌肉长度不变，不产生关节运动，但肌肉内部的张力增加，是骨科术后最早可以开始的训练。患者可随意调节力度大小，能够维持基础肌力，同时促进血液循环和损伤局部的组织生长。

2）等张肌力训练：指在肌肉收缩过程中肌张力保持不变，但长度缩短（或延长），引起关节活动。因此，此项训练介入稍晚，要求患者有一定的基础肌力，而且组织要有一定的愈合强度。

3）等速肌力训练：不是人体在自然状态下可以完成的，而是借助专门的仪器设备刺激肌肉收缩的同时产生相应的阻力，并保持肌肉收缩时的速度不变。可以根据患者肌力强弱、疼痛、疲劳等情况，提供合适的最大阻力，且不会超过其极限。因此，等速肌力训练具有很高的效率与安全性。

2. 康复训练频率 康复训练频率是指一定时间内完成某一活动的次数。许多研究者认为，骨科康复患者每周接受 3~5 次康复训练为宜，但仍缺乏大样本随机对照试验为不同骨科康复患者的最佳训练频率提供循证依据。目前被广为接受的训练频率为每周 5 次，每次 30min；或者每周 2 次，每次 75min。《美国身体活动指南》提出，对于骨科康复患者每周需完成中等强度的训练目标为 150min，对大部分患者来说，在一天内完成既不安全也不利于疾病的恢复，因此，建议将训练分成 2~5 次完成。此外，还建议在进行肌肉力量训练时，强调多肌肉群同时参与（如腿部、臀部、背部、胸腹部及肩部肌群等），训练频率每周不少于 2d。然而，最有效的训练频率处方开具往往需要根据实际情况及患者所能完成的程度来进行制订和调整。

3. 康复训练强度 康复处方的制订，必须考虑患者可耐受的康复训练强度。康复训练强度是指人体在完成某一活动时所付出的努力，训练强度的大小与发生严重不良事件密切相关，因此，是康复处方的重要部分。训练强度的选择需综合考虑以下影响因素：不同的疾病康复阶段、家庭或工作要求、损伤部位、活动及参与受限情况、运动控制能力、心理社会因素及患者能有效参与康复训练的能力等。《美国身体活动指南》推荐：对于大部分人群来说，可以开具低到中等强度有氧训练，但高强度训练处方的开具必须要进行密切的监控，以防意外发生。该标准同样适用于骨科康复患者。

训练强度有绝对训练强度和相对训练强度两种表达方式。绝对强度一般指某种活动的绝对物理负荷量，而不考虑个人生理的承受能力，常用单位为 "METs"，中文名称为 "代谢当量"，音译为 "梅脱"，是以安静、坐位时的能量消耗为基础，表达各种活动时相对能量代谢水平的常用指标。目前，《美国人身体活动指南》推荐，定义低强度体力活动的能量消耗应低于 3METs，中等体力活动为 3~6METs，高强度体力活动应大于 6METs。而相对训练强度更多地考虑了个体生理条件对某种身体活动的反应和耐受能力，可以表达为自我感知运动强度，它以个体主观用力和疲劳程度来判断身体活动的强度，通常是用 0~10 级主观用力等级量表（rating of perceived exertion，RPE）进行测量。

4. 持续时间 康复处方中另一重要组成部分——持续时间，是指进行某一康复训练的时长。患者应该被鼓励去尽量完成每周 300min 的中等强度训练或每周 150min 的高强度训练，以达到较好的康复效果。以膝骨关节炎康复为例，应记录患者每日的训练时间，每周累积康复训练时间，中等强度训练应不少于 150min，高强度训练应不少于 75min。但这并不意味着必须连续每日完成一定的训练，有证据指出，间隔训练同样可以获得较好的康复效果。

5. 注意事项 在制订康复处方时，医生需要考虑患者的年龄、病史及目前的身体状况。对于既往有心肺或代谢性疾病的患者，康复训练需专业医务人员进行监督。同时要注意某些康复训练的禁忌证。绝对禁忌证：近期 ECG 改变、不稳定型心绞痛、三度房室传导阻滞及急性充血性心力衰竭等；相对禁忌：高血压、心肌病、瓣膜病等。尽管等长力量训练可用来维持肌肉容积及肌力，但对于有心脏病史的患者是禁忌；抗阻训练可以引起血压升高，尤其对于运动过程中屏气的患者慎用。

二、实施流程

骨科康复有效实施在一定程度上缩短了患者术后的恢复期，为患者能尽快恢复正常生活，回归社会提供了必要条件，也在一定意义上促进了康复医学的发展。实施流程主要包括临床检查与康复评定、疾病诊断、康复处方制订、康复方案实施与再评估4个步骤。

1. 临床检查与康复评定 患者入院后首先由康复科医生接诊，然后进行全面细致的临床检查及康复专科检查，对患者身体状态进行初次评定，为下一步制订康复措施提供依据。临床检查包括临床查体与问诊、影像学检查及相关实验室检查。康复专科评定主要包括躯体功能评定、日常生活活动能力评定、神经肌肉的电生理学评定、生活质量及职业能力评定等。

2. 疾病诊断 疾病诊断不仅是根据患者症状、体征及相关辅助检查，明确病变部位及严重程度，确定临床诊断，还应包括患者的康复诊断。根据患者的康复评估结果明确患者是否存在躯体运动功能障碍、感觉功能障碍、平衡功能障碍、心肺功能障碍、疼痛、心理情感障碍、个体活动受限及社会生活参与能力障碍等。

3. 康复处方制订 康复科医生根据患者存在的功能障碍，选择个体化的康复训练项目并制订康复处方。骨科康复训练主要包括运动疗法、物理因子治疗、作业治疗及康复支具与辅助器具的应用等。康复处方的制订详见前文。

4. 康复方案实施与再评估 骨科康复在实施过程中要遵循"注重使用综合的、循序渐进的训练程序，注重对日常生活功能的恢复"的基本原则，以关节活动度的恢复和肌肉功能的恢复为基础；继而进行以本体感觉训练和运动感觉统和训练为中心的功能性训练；最后通过日常生活能力训练全面恢复患者功能。此外，患者接受治疗一段时间后，康复科医生需对患者的治疗情况进行总结，判断康复效果及患者目前仍存在的问题，及时进行再评价，为下一步调整治疗措施提供依据。

总之，骨科康复顺利有效的实施，需关注医务人员业务水平的稳固和提高，也离不开硬件设施在技术水平方面的支持。与此同时，还应强调多学科加强合作，建立较为完善的一体化治疗模式。这就要求康复科医生、治疗师与骨科医生、护士等组成一体化治疗小组，共同负责患者的诊断、评定及康复治疗，将疾病的诊治和功能恢复较为紧密地结合起来。这需要多方配合，相互学习，共同参与患者入院到手术、康复、出院的一系列过程当中，为其营造良好、规范的训练氛围，使患者尽快恢复生活自理能力，早日回归家庭，重返社会。

（何成奇）

第二章 物理治疗技术

第一节 经皮神经电刺激疗法

一、概述

1972年，Shealy和Long提出治疗疼痛的经皮神经电刺激疗法（transcuataneous electrical nerve stimulation，TENS）的概念，该疗法是为刺激感觉神经纤维而设计的，之所以用"经皮"一词，是为了与植入电极相区分。实际上这种疗法不仅刺激感觉神经，还可以在一定强度下刺激运动神经。目前该方法已经超出治疗疼痛的范围，但仍以治疗疼痛为主。此疗法的局限性在于仅考虑了疼痛的闸门学说，通过刺激粗感觉神经纤维达到止痛的目的。临床上神经疼痛的原因是多方面的，如神经缺血、损伤、炎症等。止痛的机制也是复杂的，不应限于粗感觉神经纤维刺激止痛，还应包括改善神经血液循环及微循环，提供神经营养，促进致痛物质的吸收及镇痛物质的产生等。从广义TENS的概念来讲，TENS不应限于Shealy和Long提出治疗疼痛的TENS，还应包括经皮肤治疗的电刺激疗法。本节主要介绍狭义的TENS。

1. 定义　经皮神经电刺激疗法又称周围神经粗纤维电刺激疗法。即通过皮肤将特定的低频脉冲电流输入人体以减少或消除疼痛的电疗方法。

物理特性：

（1）波形：对称双向方波、两种形状不对称的双向脉冲、单向方波。目前尚无证据证明各种波形的优劣。

（2）频率：TENS是为刺激感觉神经纤维而设计，频段低的频率范围为0.5-10-25Hz，频段高的频率范围为90-200-500Hz，一般频率范围为2-160Hz。

（3）脉冲宽度（简称脉宽）：其脉宽在9~500μs，常用40~350μs。TENS脉宽和电流强度的选择以尽量兴奋感觉神经的A类纤维，不兴奋感觉神经的C类纤维为宜，这样有助于激活粗感觉神经纤维。窄脉宽可防止传递疼痛的细神经纤维被激活，并可以减少电极下电解产物的产生。

（4）电流强度：一般主张达到感觉阈上，运动阈下或耐受阈，以引起明显的震颤感，而又不产生疼痛和肌肉收缩，患者有舒适感为宜，或强刺激达到耐受阈。

（5）TENS分类：①频率高模式TENS（>50Hz），又称普通模式TENS；②频率低模式TENS（<10Hz），又称针灸样TENS。各种模式有各自的适应证、禁忌证及优缺点，需要临床医生根据疾病不同情况选择性地应用，以达到最佳治疗效果（表2-1）。

2. 治疗原理　治疗机制尚无定论。多数学者以疼痛闸门控制学说为解释依据，认为TENS的窄脉宽电流刺激了有髓鞘的粗感觉神

表 2-1　TENS 的优缺点

TENS 方式	强度	频率（Hz）	脉宽（μs）	优点	缺点
频率高模式	舒适的震颤感	>50	50~125	短期止痛，急慢性疼痛治疗	无痛时间短
频率低模式	引起局部肌肉收缩	<10	200~500	止痛时间长，促进周围血液循环	引起肌肉收缩产生不适，不宜用于急性疼痛早期，重复收缩易造成肌肉疲劳和疼痛

经纤维，向中枢系统发出冲动，兴奋脊髓后角胶质细胞，进而抑制传递细胞的突触前部，使闸门关闭，产生止痛效果；另有学者认为，频率低、窄脉宽对周围神经轴索有直接抑制作用；也有学者主张电刺激所产生的冲动与痛觉冲动同时传入大脑皮质感觉区，在该处形成相互干扰，从而减弱或抑制了疼痛。有研究证明，低频率 TENS 刺激脊髓和脑干中 μ- 吗啡受体，使脑脊液和血清中吗啡样物质含量升高，而高频率 TENS 则刺激脊髓和脑干中 δ- 吗啡受体，从而认为该疗法的止痛作用与脑啡肽、β- 内啡肽等镇痛物质有关。另外，无论频率高低 TENS，均可以调节 5- 羟色胺、去甲肾上腺素、毒蕈碱、γ- 氨基丁酸等物质，从而产生止痛作用。还有研究发现，TENS 具有经穴位治疗的特异性，且刺激参数不同，产生的效果也不同。临床上经穴位治疗应因病而异。

3. 治疗作用

（1）镇痛：①急性疼痛，术后切口痛（包括各类关节手术），术前即可应用，以确定合适参数，术后将电极平行放置于切口两边，缝合后立即通电治疗；急性关节损伤、运动损伤（踝、膝、肩、腰、颈），较早缓解疼痛、减轻水肿，以便早期恢复其相关功能。②慢性疼痛，颈肩腰腿痛、骨性关节炎、风湿性关节炎、肌肉劳损疼痛、截肢幻肢痛等，一般情况下 TENS 治疗电极均放置在病灶部位。而有研究报道，电极放在病灶以外的其他部位也可起到止痛的作用，也许与其中枢镇痛机制有关。

（2）促进骨折、伤口愈合：①骨折愈合：20 世纪 80 年代以来，TENS 治疗骨折后骨不连获得成功。电刺激不仅可以调控细胞外基质合成，也可调控蛋白多糖和胶原合成，增强软骨内成骨，还可以通过增加细胞内游离钙浓度调控骨形成和骨代谢。为了取得良好的成骨效应，治疗时应选宽脉宽、低频率，电流强度为患者稍有电感。有学者将电极置于骨折端两侧，频率 1~2Hz，脉宽 0.3ms，感觉阈，每次 30~60min，每日 3~4 次，效果较好。另有研究表明，TENS 可明显延缓血清降钙素基因相关肽（calcitoin gene related peptide，CGRP）的下降趋势，保持全身及局部 CGRP 高水平，从而达到促进骨折愈合、改善关节功能的目的。②伤口愈合：采用微电流刺激疗法，10~600μA，以恢复机体"生物电平衡"，达到促进伤口愈合和止痛的目的。但此研究仍处于实验阶段。

（3）促进周围神经损伤修复：周围神经损伤后粗纤维传入亦减弱或消失，TENS 可以兴奋未受损部分粗纤维，另外，还可促进施万细胞增殖和髓鞘形成，加速损伤神经的轴索再生，降低神经纤维化，改变细胞内分子的分布，刺激神经生长因子分泌释放，兴奋大脑皮质及脊髓神经细胞，改善神经支配器官功能，从而改善受损周围神经的再生和修复，同时对恢复感觉活动的平衡亦起到积极的治疗作用。由于其脉宽窄，对周围神经再生的恢复比宽脉宽的神经肌肉电刺激疗效弱。

二、操作方法

前面已提到TENS具有多种模式，需要临床医生根据患者具体病情、疾病发展阶段而选择不同的参数模式进行治疗，但大体操作方法基本相同，现介绍如下。

（1）准备必要的辅助设备，如皮带、导电膏等。

（2）向患者进行必要的解释和说明，包括治疗的注意事项及治疗时的感觉等。

（3）设定相关参数。

（4）电极放置之前进行皮肤准备，以确保良好的导电性。

（5）将电极与导线相连。

（6）根据患者的具体情况将电极放置于预定刺激部位。

（7）连接导线与治疗仪。

（8）开机，根据患者感觉及不同疾病所需频率、波形、脉冲宽度、时间进行调节，以达到最佳治疗效果。每日治疗次数及疗程需要根据具体疾病由医生确定。

（9）治疗结束，恢复机器参数为零，关机。

（10）移去电极，清洁患者皮肤和电极。

（11）检查治疗后皮肤状况并进行治疗后评估。

三、临床应用

1. 适应证 急性扭挫伤、急慢性肌肉疼痛、肌肉筋膜疼痛、术后伤口疼痛、伤口愈合不良、颈肩腰腿痛、截肢后疼痛、骨折、各类关节炎、滑囊炎、周围神经损伤、各类感觉运动功能障碍等。

2. 禁忌证

（1）植入心脏起搏器的患者须由康复科医生确定是否可以使用，起搏器的发生器不能在治疗仪同一输出通路两个电极回路中。

（2）不能将电极置于心前区，以防引起心律失常；不能将电极置于颈动脉窦处，以防对血压及心率产生影响。

（3）不能将电极直接置于皮肤破溃、化脓性感染及伤口上，以免引起电烫伤及刺痛。不能将电极置于孕妇下腹部及腰骶部，以防引起流产。

（4）对电流过敏者。

（5）不能将电极置于体腔内；认知障碍者不得自行使用该设备。

（6）有出血倾向如再生障碍性贫血、白血病、血小板减少性紫癜者慎用。

3. 注意事项

（1）本治疗仪供外用。皮肤感觉不敏感、感觉缺失的患者治疗时要谨慎，防止烫伤。

（2）电极放置处可发生皮肤刺激反应，若为皮肤过敏，应停止使用。

（3）心脏疾病的患者须由医生确定是否可以使用，并在医生指导下使用。

（4）治疗过程中被治疗的患者禁止触摸接地的金属物，防止电流经接地的金属物与地面形成回路，对人体产生潜在的危险。

（5）使用中出现电击或明显刺痛，应立即关机或强度返回"0"位，检查电极是否置于破损的皮肤表面。治疗时或调节强度输出时，两电极不能接触，以免短路而损坏仪器。

（6）仪器在使用时，应远离高频设备如超短波、微波等，以免高频电磁场干扰仪器，影响治疗仪输出或损坏仪器元件，或在治疗部位干扰引起电灼伤。

（高月明　王兴林）

第二节　干扰电疗法

一、概述

1. 定义　干扰电疗法（interferential current

therapy，ITC）是将两组频率为4000Hz与4000Hz±100Hz的等幅中频正弦电流，通过4个电极交叉输入人体，电力线在体内相互干扰，形成干扰场，在干扰场中按"差拍"原理产生一种"内生"的0~100Hz低频调制的中频电流，达到以治疗疾病为目的的一种方法，又称静态干扰电或交叉电流疗法。

ITC起源于20世纪50年代初期。自该疗法使用以来，为了加大干扰电的作用范围，增强其刺激效应，人们对干扰电的研究不断深入，对其治疗技术做了不少改进和发展。先在传统的静态干扰电疗法的基础上发展了动态干扰电疗法，后来又将二维效应的动态干扰电疗法发展为立体动态干扰电疗法。动态干扰电和静态干扰电的主要区别：产生动态干扰电的两组中频电流的幅度自动变化（动态），其电流幅度变化的相位也发生改变。因此，动态干扰电在治疗同时具有内源性刺激和外源性刺激。而静态干扰电仅为内源性刺激，所以动态干扰电电流的刺激作用和范围超过静态干扰电。立体动态干扰电则为三组幅度、相位变化的正弦中频电流。20世纪80年代后期，我国引进了干扰电疗法技术，并逐步进行推广应用。

2. 治疗原理 干扰电兼有低频电与中频电的特点。最大的电场强度发生于体内电流交叉处，作用深、范围大。不同差频的干扰电的治疗作用有所不同。90~100Hz的差频电流可抑制感觉神经，使皮肤痛阈升高，有较好的镇痛作用。50~100Hz的差频电流可使毛细血管与小动脉持续扩张，改善血液循环，促使渗出物吸收。0~50Hz的差频电流可引起骨骼肌强直收缩，改善肌肉血液循环，也可以增强平滑肌张力，增加血液循环，改善内脏功能。

3. 治疗作用

（1）促进血液循环：干扰电具有促进局部血液循环的作用。动物实验和人体实验中证明干扰电作用后开放的毛细血管数增多，动脉扩张。50Hz固定差频干扰电作用20min后，皮温升高2℃，若作用于颈、腰交感神经节，可引起相应肢体血液循环加强，皮温升高，从而促进炎症渗出物、水肿、血肿的吸收。

（2）镇痛：干扰电可以抑制感觉神经。单次干扰电作用后皮肤痛阈即刻明显升高，作用后15~30min，仍有显著镇痛作用。有研究发现，干扰电作用于腰骶部，全身的痛阈都会升高，认为这可能是由于干扰电的刺激，激活内啡肽系统的效应。

（3）对运动神经和骨骼肌的作用：干扰电对运动神经和骨骼肌具有兴奋作用，引起肌肉收缩。差频25~50Hz的电流可引起肌肉强直收缩，人体对干扰电易于接受，可用较大的电流强度，使肌肉产生较大的收缩反应，故有治疗和预防肌肉萎缩的作用。对周围神经损伤的治疗效果干扰电优于直流电、感应电、调制方波、三角波等。

（4）调整内脏功能：干扰电作用较深，在人体内部形成干扰电场0~100Hz差频，电流能刺激自主神经，改善内脏的血液循环，提高胃肠平滑肌的张力，调整支配内脏的功能。实验显示，干扰电可引起胃肠道平滑肌收缩，比间动电流疏密波强。

（5）调节自主神经：干扰电有调节自主神经功能的作用。有人将干扰电作用于高血压患者的星状神经节部位，可使患者的收缩压、舒张压下降；作用于闭塞性动脉内膜炎患者的腰交感神经节部位，下肢的皮肤温度上升，肢体血液循环改善，跛行症状减轻。

（6）促进骨折愈合：干扰电能促进骨痂形成，加速骨折愈合。可以治疗骨不连或延迟连接。

二、治疗技术与方法

（一）电极放置方法

1. 固定法 选用4块大小合适的电极，与电极相连接的4根导线分为2组。每组2根导线，一组导线连接至治疗机的一路输出的输出口，另一组导线则连接至另一路的输出孔内。这两组不同频率的电极交错放置，使病灶处于4个电极的中心，即电流交叉处。

2. 抽吸法 采用负压装置与吸附电极。治疗时将吸附电极置于治疗部位的皮肤上，使病灶处于4个电极的中心。先开动负压装置，开始抽气，电极吸附于皮肤上。再接通干扰电流负压装置，以每分钟16~18次的频率抽吸，抽吸的频率可根据吸盘内负压的大小自动调节。此法除了有干扰电流作用外，治疗区局部尚产生负压按摩作用。治疗的差频、剂量、时间、疗程与固定法相同。

3. 运动法 采用两手套电极相当于两极法。一个手套电极的导线连接至治疗机一路输出的输出孔内，另一个手套电极的导线连接至另一路输出孔内。治疗时，操作者的双手分别插入两个手套电极的固定带下，双手下压，务必使整个电极与患者皮肤充分接触。并在治疗区内移动。操作者可通过改变双手压力的大小及电极与患者皮肤的接触面积来调整电流的刺激强度。一般采用50~100Hz或0~100Hz的差频使肌肉发生短时间的显著收缩，以松弛肌紧张，消除局部水肿，或引起肌肉节律性收缩，加强静脉和淋巴回流。痛点治疗时，操作者手套电极的指尖部分分别放在痛点两侧，相距2~3cm；选用50Hz差频，患者自行调节电流强度至引起典型的疼痛为止，持续30~60s，然后停止刺激，此时疼痛将减弱或消失。若止痛效果不显著，可在几分钟后重复操作1~2次。

4. 干扰运动刺激疗法 治疗时电极的放置方法以尽可能大的电流沿着肌纤维的走行方向通过肌肉为原则。刺激肢体较大肌肉时通常可以引起关节运动。进行增强肌力的治疗时，可用较大的电流。为了避免损伤，应适当控制电流的强度。肌肉松弛时，为防止患肢突然无控制地落回原来的位置，要采用适当的支持物支撑患肢。肌肉痉挛时所用电流强度应较小。

5. 干扰电超声联合疗法 操作方法与干扰电、超声疗法相同。探头下需使用能导电的耦合剂。干扰电流采用耐受量，超声强度采用 $0.5W/cm^2$，每次治疗10~15min。

（二）差频选择

根据治疗需要选用不同差频，每次治疗选用1~3种差频，每种差频治疗5~15min，总治疗时间为15~45min。每日治疗1次，10次为一疗程。不同差频干扰电流治疗作用表见2-2。

表2-2 不同差频干扰电流治疗作用

差频（Hz）	作　　用
100	抑制交感神经（作用于交感神经节时）；止痛
90~100	镇痛
50~100	止痛；促进局部血液循环；促进渗出物吸收；缓解肌紧张
25~50	引起正常骨骼肌强直收缩；促进局部血液循环
20~40	兴奋迷走神经；扩张局部动脉；引起骨骼肌不完全性强直收缩
1~10	兴奋交感神经；引起正常骨骼肌收缩；引起失神经肌肉收缩（1~2Hz）；引起平滑肌收缩（1~2Hz）
0~100	作用广泛，兼具上述各种作用，但因各种频率出现时间过短，针对性不强

（三）电流强度

治疗电流的强度一般在 50mA 内。根据患者的感觉或肌肉收缩的强度，将治疗剂量分为三级；同时还可以根据患者的耐受程度及电极面积调节电流强度。

1. 感觉 ①感觉阈下：刚有电感时再稍调小至感觉消失，但电流表有指示；②感觉阈：刚有电刺激感或麻痹感；③感觉阈上：有明显电刺激感或麻颤感。

2. 运动 ①运动阈下：电流表有指示，但无肌肉收缩反应；②运动阈：刚引起肌肉收缩反应；③运动阈上：有明显的肌肉收缩反应。

3. 耐受程度 也可根据患者的耐受程度来调节电流强度。耐受限是指患者所能承受的最大限度。应在耐受限内进行调节。

4. 电极面积 ①电极面积 $20cm^2$ 时，不宜大于 $0.8\sim2mA/cm^2$；②电极面积 $50cm^2$ 时，不宜大于 $0.5\sim0.8mA/cm^2$；③电极面积 $100cm^2$ 时，不宜大于 $0.5\sim0.6mA/cm^2$。

（四）操作程序

（1）根据治疗部位选择适当电极，衬垫用温水浸湿，湿度、温度适宜。

（2）检查两组输出钮是否处在"零"位，差频数值显示开关是否在显示位置上。

（3）接通电源，指示灯亮。先开电源开关，后放电极。此操作步骤与其他电疗仪不同，如果差频治疗仪显示屏不亮，应重新开一次差频数值显示开关。

（4）患者采用舒适体位，暴露治疗部位，按处方要求选择固定电极，使两路电流电力线交叉于病灶处。操作时，同路电极不要互相接触，4 个电极之间距离根据部位大小决定，一般不能小于 4~5cm。

（5）根据处方要求选用差频，差频在 ±5Hz 即可。然后缓缓调节电流输出钮，将电流量调至医嘱要求规定的略低处，数分钟后再调准。

（6）治疗完毕，将电流输出钮调至"零"位，取下电极，分开放置，使之不能接触，无须关闭电源开关。最后一个人治疗结束后，取下电极，再关闭电源开关。

三、临床应用

1. 适应证 周围神经损伤或炎症引起的神经麻痹和肌肉萎缩，神经痛，骨关节及软组织疾病（肩周炎、颈椎病、腰椎间盘突出症、软组织扭挫伤、肌筋膜炎、肌肉劳损、关节炎、狭窄性腱鞘炎、坐骨神经痛），术后肠粘连，注射后硬结，缺血性肌痉挛，雷诺病，闭塞性动脉内膜炎，肢端发绀症，骨折延迟愈合，术后肠粘连，术后肠麻痹，内脏平滑肌张力低下（胃下垂、弛缓性便秘），胃肠功能紊乱，儿童遗尿症，尿潴留及妇科慢性炎症。

2. 禁忌证 急性炎症、出血倾向、孕妇下腹部、局部有金属异物、严重心脏病等。

3. 注意事项 ①电极放置的原则是两组电流一定要在病变部位交叉。同组电极不得互相接触。②在调节电流强度时必须两组电流同时调节，速度一致，强度相同。若设备先进，可分开调节。③使用抽吸电极时，要注意抽吸力量的大小，时间不宜过长，一般不超过 20min，以免发生局部瘀血而影响治疗。有出血倾向者不得使用此法。④电流不可穿过心脏、脑部及孕妇腰腹部。

（李红玲）

第三节 脉冲枪治疗

一、概述

1. 定义 脉冲枪治疗是指脉冲枪通过发出有频率的脉冲来刺激关节、肌肉、韧带、关节囊内的机械感受器，来抑制疼痛及交感神经兴奋性，提高肌肉功能，通过改变附着肌肉的力量、紧张度及反应时间，来改善人体肌肉状况和损伤，减缓痛苦并恢复其功能。

2. 治疗原理　正常人的脊柱由32~34块椎骨构成，这些椎骨通过23块椎间盘、134个关节及周围许多肌肉、韧带等软组织连接在一起。脊柱内外还有大量神经纤维，包括传入神经纤维和传出神经纤维。

整脊枪主要用于改变骨骼结构，通过外力促使骨骼结构位移，回到中立位，间接改善肌张力，从而改善感觉神经和运动神经，对于一些大肌群，也可直接用于改善肌张力。

整脊枪用了共振（谐振）原理，效率更高，整、推的部位更深，更到位。骨骼、肌肉、神经三方面在运动中互为因果。任何一个方面的病理都会导致另外两方面的病理；同样，任何一方面的恢复也会带动另外两方面的恢复。

整脊枪共有低档（100N）、中档（200N）、高档（400N）3个档位，其第1枪收集了被"调整"部位的位移速度、振幅（位移幅度）及位移峰值，从而计算出第2枪以"共振"原理的最佳速度、振幅、位移峰值，第3枪，第4枪……依此类推，达到关节或骨骼位移最大化。整脊枪可以及时监测持续推力产生的每次位移，当关节或骨骼位移幅度不再增大时，就停止了"机械脉冲"（图2-1）。

整脊枪单头多用于关节旋转位移，双头多用于屈伸位移。如果双头在脊柱同侧，则用于改善侧弯。

3. 治疗作用

（1）调整脊椎、骨关节排列。

（2）改善生理结构及生物力学。

（3）调节神经肌肉兴奋性。

（4）增强本体感觉。

（5）改善关节活动度。

（6）提高整脊效率，改善症状，改良体态。

（7）调节肌肉紧张度。

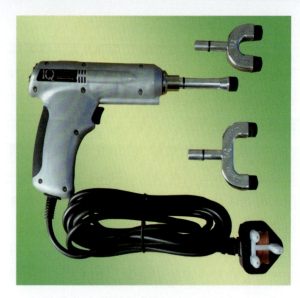

图2-1　整脊枪

（8）改善整体健康状态。

4. 结构特点

（1）电脑芯片。

（2）指示灯：不亮—红色—绿色。

（3）声音提示：单响—双响—无声。

（4）强度分级：低档（100N）—中档（200N）—高档（400N）。

（5）频率：0.5~6Hz，每2s1~12次。

（6）冲击头：单头—小双头—大双头。

二、操作方法

（一）评估技术与步骤

1. 患者初始评估流程（图2-2）

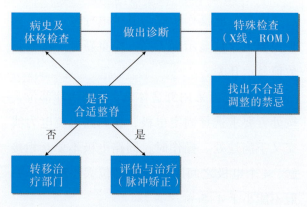

图2-2　初始评估流程

2. PART评估技术

（1）P：pain（疼痛），用痛觉计来客观量化,或触诊。

(2) A:asymmetry(不对称),俯卧位下观察长短腿、骨盆高低、内外旋。

(3) R:range or motion(运动范围),被动运动,或主动运动范围。

(4) T:tone、texture、temperature(张力、颜色、皮温),指压检查。

3. 测试分析与正骨程序 五步骤测试方法流程(图2-3):

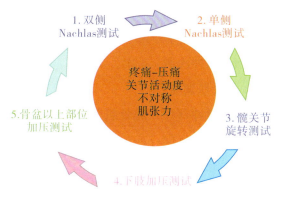

图2-3 五步骤测试方法流程

(1) 双侧Nachlas测试:此测试是被动式运动测试。患者取俯卧位,全身放松。检查者屈曲患者的两侧膝关节使足跟尽量靠近臀部,检查时患者无须用力。

测试分析(图2-4):

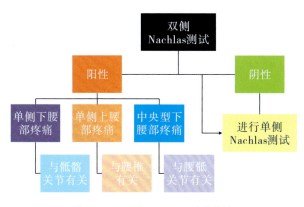

图2-4 双侧Nachlas测试分析

(2) 单侧Nachlas测试:此测试是被动式运动测试。患者俯卧位,全身放松。检测者一只手压在患者骶髂关节上,另一只手放在一侧屈曲的膝关节上,感觉患者的肌肉反应有无痉挛;观察有无任何异常运动,如髌骨是否从床上提起、骨盆是否扭转、膝关节屈曲的程度,并比较左右两侧膝关节屈曲的角度是否一致。

测试分析(图2-5):

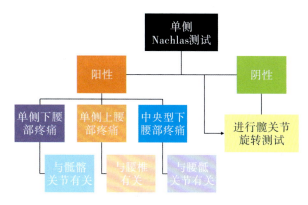

图2-5 单侧Nachlas测试分析

(3) 髋关节旋转测试:此测试是被动式运动测试。患者俯卧位,全身放松。检查者用一只手压在骶髂关节上,另一只手将腿旋转向右然后向左旋转,检查两方向旋转运动的极限。

测试分析(图2-6):

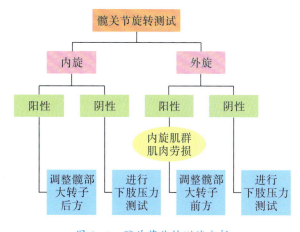

图2-6 髋关节旋转测试分析

(4) 下肢压力测试:此测试是被动式运动测试。患者采取俯卧姿势,全身放松。如上述测试,发现两侧内外旋都相等,无痛觉,无异样,那么就要做下肢肌肉加压测试,采取用手沿着肌肉从上到下施加压力来寻找有无压痛点,骶髂关节损伤会引起部分下肢肌肉过度兴奋。

测试分析（图2-7）：

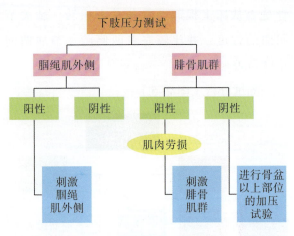

图2-7　下肢压力测试分析

（5）骨盆上方压力测试：此测试是被动式运动测试，患者俯卧，全身放松。腰方肌会因骶膝关节损伤变得过度活跃而劳损，用手沿该肌肉，从下向上滑压，寻找过度反应，如肌痉挛或痛点。

测试分析（图2-8）：

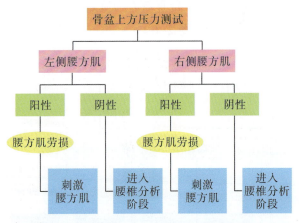

图2-8　骨盆上方压力测试分析

（二）具体操作方法

1. 骶髂关节调整

（1）脉冲部位：髂后上棘内侧。

（2）脉冲方向：向外侧。

（3）脉冲设置：中档或高档。

（4）脉冲次数：1次。

2. 髋关节内旋受限调整

（1）脉冲部位：大转子后方。

（2）脉冲方向：向前。

（3）脉冲设置：中档或高档。

（4）脉冲次数：1次。

3. 髋关节外旋受限调整

（1）脉冲部位：大转子前方。

（2）脉冲方向：向后。

（3）脉冲设置：中档或高档。

（4）脉冲次数：1次。

4. 腘绳肌调整

（1）脉冲部位：腘绳肌外侧。

（2）脉冲方向：向前。

（3）脉冲设置：中档。

（4）脉冲次数：1次。

5. 腓骨肌调整

（1）脉冲部位：腓骨肌群。

（2）脉冲方向：向前。

（3）脉冲设置：中档。

（4）脉冲次数：1次。

6. 腰方肌调整

（1）脉冲部位：腰方肌肌腹的敏感处。

（2）脉冲方向：向前。

（3）脉冲设置：低档或中档。

（4）脉冲次数：1次。

7. 腰椎调整

（1）调整腰椎椎间关节。

1）脉冲部位：腰椎棘突。

2）脉冲方向：向上或向前。

3）脉冲设置：中档或高档。

4）脉冲次数：1次。

（2）腰骶关节调整

1）脉冲部位：骶骨基部双侧（双头）。

2）脉冲方向：向前向下。

3）脉冲设置：中档或高档。

4）脉冲次数：1次。

（3）腰椎多裂肌调整

1）脉冲部位：腰椎多裂肌（双头）。

2）脉冲方向：向前或向上。

3）脉冲设置：中档或高档。

4）脉冲次数：1次。

8. 颈椎调整

（1）颈椎测试

1）颈椎压力测试：对前屈后伸运动的范围和抗阻能力的评估。此测试是被动测试，患者俯卧位，全身放松；也可以坐立位。测试者一只手轻按患者头部，另一只手按压患者颈椎，向上逐步检测疼痛点和障碍。颈椎有疼痛的地方和/或有障碍的地方为阳性。

2）颈椎侧屈：主要对第3~7颈椎的运动性进行评估。测试者一只手轻按患者头部，另一只手按压患者颈椎并向左右侧屈，观察左右侧屈是否对称，哪一侧受限。

3）颈部旋转：对第1~2颈椎枕骨处运动性的评估。此测试是被动测试，患者俯卧位，全身放松，测试者一只手轻按患者头部，另一只手按压患者颈椎，旋转检测颈椎活动度，若旋转测试仍然受限制，调整该侧的枕骨部。

（2）第2颈椎调整

1）脉冲部位：第2颈椎关节突关节（双头）。

2）脉冲方向：向前向上。

3）脉冲设置：低档。

4）脉冲次数：1次。

（3）枕骨调整

1）脉冲部位：枕骨（双头/单头）。

2）脉冲方向：向前向上。

3）脉冲设置：低档。

4）脉冲次数：1次。

（4）第2~7颈椎横突调整：

1）脉冲部位：第2~7颈椎横突。

2）脉冲方向：向前向上。

3）脉冲设置：低档。

4）脉冲次数：1次。

（5）颈椎关节突关节调整

1）脉冲部位：颈椎关节突关节。

2）脉冲方向：向前向上。

3）脉冲设置：低档。

4）脉冲次数：1次。

（6）第1颈椎横突调整。

1）脉冲部位：第1颈椎横突（单头）。

2）脉冲方向：向内侧。

3）脉冲设置：低档。

4）脉冲次数：1次。

（7）枕部的肌肉调整：斜角肌、肩胛提肌。

1）脉冲部位：斜角肌/肩胛提肌（单头）。

2）脉冲方向：向内侧。

3）脉冲设置：低档或中档。

4）脉冲次数：1次。

9. 胸椎调整

（1）胸椎测试步骤：

1）脊柱侧弯检查：检查者站在患者的正后方，让患者弯腰，视诊及触诊患者的整段脊椎，留意是否有脊柱侧弯、脊柱后弯。

2）棘突初步检查：让患者坐在椅子上并微屈胸部，检查者用食指与中指分别触摸每一节胸椎的棘突，并留意是否有疼痛、压痛或异常的结构排序，再将每一节棘突往旁边推并留意活动度。

3）神经根病症检查：患者仰卧位，用双手钩住后颈部并用力将头部撑起，如做仰卧起坐的动作，测试者注意看患者肚脐的移动。

4）胸骨检查：触摸整块胸骨、肋骨边缘及胸锁关节，并留意有无压痛或异常形状及移位。若因外伤所造成的疼痛或压痛，可能是胸骨柄骨折或肋软骨损伤。

5）肋骨与肋间区域检查：由脊柱的外侧向外触摸每一根肋骨直到腋下，然后触摸每一个肋间区域。

6）胸椎压力测试：此测试是被动测试，患者俯卧位，全身放松。测试者一只手轻轻按压胸椎一侧，另一只手由上而下触摸胸椎，并留意有无压痛或异常形状及移位。

（2）胸椎疼痛：调整胸椎横突。

1）脉冲部位：胸椎横突。

2）脉冲方向：向前向上。

3）脉冲设置：低档或中档。

4）脉冲次数：1次。

（3）胸廓疼痛：调整中后肋骨。

1）脉冲部位：中后肋骨。

2）脉冲方向：向前向上。

3）脉冲设置：低档或中档。

4）脉冲次数：1次。

（4）胸腔疼痛：调整前肋骨。

1）脉冲部位：前肋骨。

2）脉冲方向：向前向上。

3）脉冲设置：低档或中档。

4）脉冲次数：1次。

三、临床应用

1. 适应证

（1）头痛、颈痛、颈椎病。

（2）颞颌关节功能紊乱。

（3）肩痛、肩周炎。

（4）上臂痛、网球肘。

（5）手腕痛、腕管综合征。

（6）下腰痛、腰椎间盘突出症。

（7）脊柱侧弯症。

（8）髋、膝、踝痛。

（9）肌肉痉挛疼痛。

（10）疲劳不适。

（11）其他。

2. 禁忌证（相对的）

（1）骨折未愈部位。

（2）骨质破坏：肿瘤、结核等。

（3）严重的骨质疏松症。

（4）局部炎症急性渗出期。

（5）局部皮肤溃疡部位。

（6）治疗后出现不适或恐惧者。

（7）不宜冲击震动部位。

（8）其他。

3. 注意事项

（1）无评估，不治疗。

（2）颈椎治疗时强度为低档。

（3）治疗后多喝水。

（4）多有后遗效应。

（邓景元）

第四节　红外偏振光疗法

一、概述

1. 定义　红外偏振光疗法是指利用红外偏振光通过对神经节、神经干、神经根和病灶的局部照射，对人体炎症性、神经性和创伤性疾病进行有效治疗的方法；是将最新光电技术与解剖学、神经学及中医经络学和针灸原理结合在一起，用于治疗慢性疼痛及其相关症状的高科技疗法。

2. 偏振光的产生　光的本质是电磁波，是一种横波，光的传播方向与振动方向垂直。振动方向与传播方向的不对称性称为偏振，具有偏振性的光则称为偏振光。一般的自然光在各个方向振动是均匀分布的，是非偏振光。通过反射、多次折射及选择性吸收的方法可以获得平面偏振光。可采用具有选择性吸收的偏振片产生平面偏振光。将波长600~1600nm光透过偏振片后产生红外偏振光（光透过具有吸收的偏振片产生平面偏振光。偏振光的轨迹在传播过程中为一直线，故又称线偏振光，图2-9）。600~1600nm的光透入人体组织的能力较强，这一段光被称为"人体透射窗口"，特别是近红外部分穿透人体可达10mm，是穿透人体组织最强的光。红外偏振光可穿透人体5~7cm。红外偏振光的波形及穿透深度见图2-10，图2-11。

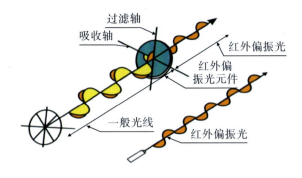

图 2-9　红外偏振光的产生

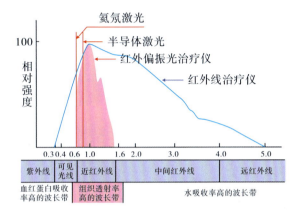

图 2-10　红外偏振光的波形

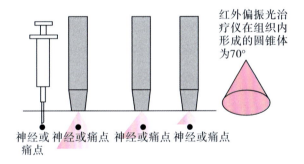

图 2-11　红外偏振光的穿透深度

3. 治疗原理

（1）光热效应：可以促进血管扩张，改善微循环，增加组织营养，加速各种炎症产物和致痛物质排出，减轻肿胀，缓解疼痛和抗炎的作用。还可以促进新陈代谢，刺激组织再生，促进创面干燥、结痂和愈合。

（2）对神经系统的影响：偏振光作用于周围神经，可以抑制疼痛信息的产生，降低神经兴奋传导速度；调节自主神经系统，促进淋巴系统循环，稳定机体的内循环，提高机体免疫力。

（3）生物刺激作用：偏振光作用于细胞膜类脂双分子层，从而影响膜表面特性，如电荷分布的变化及膜的通透性；继而可能影响与细胞膜有关的生理过程，如细胞新陈代谢、免疫和酶的改变等。

（4）光针效应：偏振光照射穴位，具有针灸治疗效果，可以调整体内阴阳平衡和气血运行，改善脏腑功能。

4. 治疗作用
红外偏振光疗法通过对人体神经节、神经干、神经根、穴位和疼痛处局部照射，起到以下治疗作用。

（1）抑制神经兴奋，松弛肌肉，使疼痛部位充分进行有氧代谢，阻断疼痛的恶性循环，达到解除肌肉痉挛、缓解疼痛的目的。

（2）加速组织活性物质的生成和疼痛物质的代谢，促进炎症和水肿的消除。

（3）扩张血管，增加血流量，改善局部微循环，加强组织营养，促进创伤愈合。

（4）调节自主神经系统，促进淋巴系统循环，稳定机体的内循环，提高机体免疫力。

（5）星状神经节的照射可"代替"星状神经节阻滞，操作简单，便于临床推广。

（6）穴位照射具有通经活络、行气活血的作用。

5. 治疗特点
红外偏振光治疗特点：①无损伤；②无痛苦；③无感染危险；④治疗时间短；⑤无副作用及并发症；⑥适应范围广泛；⑦可作为神经阻滞的辅助疗法或替代疗法；⑧穿透性强：偏振光对人体的有效作用深度可达5~7cm，普通理疗仪器一般只能达1~3cm。⑨多种照射探头和治疗模式：具有偏振光治疗头（集射头）、红外光治疗头（散射头）、星状神经节治疗头三种照射探头，五种治疗模式，可根据病情选择，照射疼痛支架式，可任意伸缩旋转，无须手持。⑩可与各种药物合用。操作者无须较高的医疗技术，在医生指导下即可完成局部普通照射操作。

二、治疗技术

1. 常规操作方法

（1）患者坐位或卧位，暴露治疗部位，全身放松、安静。

（2）按照病情选择需照射的痛点、穴位、星状神经节，或照射部位的体表投影区（在投影区上、下、左、右选取4~5个点照射，并在照射点上做标记）。

（3）按病情与部位，决定照射功率（以总功率的百分数计算，如60%、80%等）。

（4）照射前检查电线是否连接好，各旋钮是否在零位上。接通电源，将光源对准照射部位，治疗头距皮表2mm左右，再开输出功率和脉冲比例，每日1次，每次照射3~5个点，每点5min，总治疗时间不超过30min。

（5）治疗完毕，移开光源；也可继续照射另一患者，直至工作完毕再关闭电源。

2. 偏振光治疗头的选择
根据患者病史及检查，明确诊断，对疼痛点及疼痛部位的相应神经支配区进行照射。按照射部位的不同，采用不同的治疗头：①照射痛点和穴位时用偏振光治疗头（集射头）接触照射，时间设定为5~6min；②照射星状神经节时用星状神经节治疗头（最小的治疗头）接触照射，时间设定为7~10min（一般设为10min）；③疼痛面积较大者用红外光治疗头（散射头）非接触照射（治疗头距病灶部位1~2cm，患者有热感为宜），连续照射，时间设定为20~30min。

（1）颈椎病、肩周炎、腰椎间盘突出、网球肘、三叉神经痛、颈背肌筋膜炎选择椎旁、痛点及穴位照射。一般选3~5个点，每个点照射5~6min，每日1次，7~10d为1个疗程。

（2）神经痛、带状疱疹后神经痛、骶尾神经痛、枕大神经痛、偏头痛、失眠症、面神经麻痹选择星状神经节、局部痛点照射为主，依据病情加选穴位照射为辅。一般选择3~5个点，每个点照射5~6min。

（3）周围性面瘫：选择穴位照射，如地仓、颊车、颧髎、合谷等，每穴照射5~6min，每日1次，7~10d为1个疗程，治疗1~2个疗程。

（4）左下肢脉管炎：选择左股动脉、痛点照射，每个点照射5~6min，每日1次，7d为1个疗程，治疗3个疗程。

（5）自主神经功能紊乱：选择星状神经节照射，部位为胸锁关节上2.5~3cm与前正中线旁开1.5cm交界处（胸锁乳突肌内侧缘）垂直照射，每侧照射10min，7~10d为1个疗程，治疗1~3个疗程。

（6）急慢性盆腔炎、卵巢炎及痛经、斑秃、神经性皮炎、过敏性皮炎、湿疹性皮炎、皮肤溃疡、褥疮、痤疮连续照射，时间和功率可适当增大，照射时间为20~30min。

三、临床应用

1. 适应证

（1）疼痛科：非典型面部痛、三叉神经痛、带状疱疹后神经痛、坐骨神经痛、雷诺病、不定陈诉综合征、术后痛、肋间神经痛等。

（2）骨科：各种慢性肌肉痛和关节痛、腰痛、神经痛、肌腱痛、腱鞘炎、颈肩综合征、关节炎、风湿性关节炎、跟腱周围炎、肩周炎、肱骨外上髁炎、髌腱炎、足底肌膜炎、鹅足滑囊炎、静脉炎、急性扭挫伤等。

（3）康复科：脑卒中后肢体功能障碍，各种外伤后遗症等。

（4）神经科：面神经麻痹、面肌痉挛、血管性头痛、紧张性头痛等。

（5）皮肤科：带状疱疹、斑秃、压疮、

组织坏死、刀口不愈合、慢性皮肤溃疡、过敏性皮炎、湿疹性皮炎、痤疮等。

（6）口腔科：颞颌关节炎、复发性口疮、牙龈炎、口腔内膜炎、唇炎等。

（7）耳鼻喉科：慢性鼻炎、过敏性鼻炎、突发性耳聋、耳鸣、扁桃体炎、咽喉炎、腮腺炎、中耳炎、特发性声门痉挛等。

（8）妇科：盆腔炎、附件炎、痛经等。

（9）其他：失眠、自主神经功能紊乱、更年期综合征等内分泌失调性疾病、哮喘、交感神经依赖性疼痛、交感神经非依赖性疼痛、高血压、高血脂、支气管炎等。

2. **禁忌证**

（1）眼睛、性腺、孕妇腹部。

（2）恶性肿瘤局部。

（3）心脏安放起搏器者不宜照射星状神经节。

（4）对光线过敏的患者。

（5）有出血性疾病的患者。

（6）新生儿、婴儿。

（7）高热。

（8）炎症的急性期。

（9）严重免疫系统疾病如红斑狼疮、血管闭塞性脉管炎。

3. **注意事项**

（1）同一治疗部位可连续照射，但一般不超过15~20min。

（2）治疗头不要直接接触皮肤，以免过热烧伤，照射部位有黑色素病、褐斑时，谨防烫伤。

（3）避免用黑颜色标记照射部位，光斑应在标记之外，不要将光斑与标记重叠。

（4）开机后，应根据临床治疗需要设置相应参数。

（5）根据病情需要配置相应的照射头。

（李红玲）

第五节　全身振动疗法

一、概述

1. **定义**　振动疗法是一种将振动作用于人体来治疗疾病的物理治疗方法。振动疗法是近20年才出现的一种治疗方法。近年来，振动疗法被广泛应用于骨关节系统、神经系统、心血管系统、呼吸系统等疾病的康复治疗中。根据振动作用于人体的范围，可将振动疗法分为全身振动疗法、区域型振动疗法及局部振动疗法。根据振动作用于人体的方向，可将振动疗法分为垂直振动疗法、横向振动疗法、侧向振动疗法。根据振动的能量来源，可将振动疗法分为机械振动疗法、电振动疗法、磁振动疗法。根据振动的方式，又可将振动疗法分为同步振动模式和交替振动模式。全身振动疗法是指由人的足部或臀部接触振动器械，通过下肢或躯干将振动传导至全身的治疗方法。

2. **治疗原理**　振动疗法的作用可分为直接作用与间接作用两类。直接作用为振动波直接传递到器官、组织、细胞等结构而产生。间接作用为机械振动波刺激后通过神经、体液的反射、调节而获得。

（1）直接作用

1）对骨骼系统的作用：全身振动疗法能在提高下肢肌力、收紧韧带和增加膝关节稳定性的同时，缓解软骨上的压力集中，从而减轻炎症反应或肿胀的程度。振动疗法对关节软骨细胞也具有调控作用。研究表明，全身振动造成的体内压力方向与肌肉纤维、软骨承力、骨骼骨小梁分布完全相同，对肌肉纤维、软骨承力、骨小梁的正常功能恢复同时发挥作用，可以增加骨质疏松症患者的骨密度，同时缓解骨痛，增强肌肉力量。

2）对神经系统的作用：人体姿势的控制

与平衡主要依靠感觉系统、运动系统及中枢神经系统来维持。人体皮肤及深部组织均有不同类型的机械感受器如触觉小体、环层小体等均能接受触压觉和振动觉的信息，而深部感觉器官肌梭则是引发牵张反射的基础。全身振动疗法借此触发人体感受器，通过触压觉、本体感觉的输入，进一步引起身体相应的适应性及神经肌肉兴奋性的改变。全身振动疗法还可对足底的传入神经产生刺激，而这种传入神经引起的冲动在姿势控制中发挥着重要作用。

3）对肌肉、肌腱、关节的作用：振动疗法可促进肌肉内毛细血管开放，增加局部血液供应，同时增强韧带、肌腱的弹性和活动性，促进关节滑液的分泌与流动，加速关节周围的血液、淋巴液循环，消除关节囊的牵缩和肿胀，增加膝关节稳定性等。

4）对呼吸系统的作用：振动可直接刺激胸壁而使呼吸活动加深，同时也可通过反射使呼吸活动加深。还可直接促使组织坏死，细胞脱落，黏液稀释，因而可促进排痰。

5）对心血管的作用：全身振动疗法可使处在高血压前期的绝经后妇女压力波反射和大动脉收缩压降低，可降低臂、踝脉搏波的传导速度，从而降低其患心血管疾病的风险。低幅相控的胸壁机械振动疗法可直接调节左心室弛缓率，特别是在合并心肌肥大或心力衰竭时。振动还可引发局部血管收缩。

6）对血液循环和淋巴系统的作用：振动疗法能促进血液和淋巴液的流动，并可通过神经反射引起血液成分的变化。

（2）间接作用：振动疗法对神经系统的作用是一种机械物理刺激，它以一种交替挤压、松弛的形式构成对神经末梢的刺激，进而引起神经反射。振动疗法还可以调节大脑的兴奋与抑制过程。间接作用的主要生理效应：通过神经反射使呼吸加深，引起血液成分变动后反射性使排尿量增加，刺激皮肤感受器后反射性地使局部皮温升高，振动颈后或腰背区时可反射性地引起颈部或腰部自主神经支配的器官的相应变化等。

3. **治疗作用** 根据生物谐振规律，适宜的外部机械振动作用于人体，可最大限度地激活神经肌肉系统，最大限度地接近生物学谐振，使得病理状态下的神经肌肉能够恢复至正常生理状态。振动作用的基础是通过机械振动刺激肌梭、腱梭等本体感受器，诱发有神经支配的骨骼肌的牵张反射来增强其神经肌肉的功能。Ⅰ型和Ⅱ型肌纤维在振动训练中被同时激活，在募集更多的运动单位参与活动、改善肌肉协调性的前提下，提高了对Ⅱ型纤维的训练效应，增加了肌肉的爆发力。振动训练还能激活拮抗肌的Ⅰa抑制神经元，使拮抗肌的兴奋受到抑制，增强肢体活动的灵活性和协调性。研究发现低频振动训练可加速患侧下肢腘动脉血流速度，降低血管阻力指数，改善肢体血液循环。振动训练还可刺激细胞外基质快速释放生长激素和细胞因子，调控神经肌肉的生理功能。在以上多种治疗作用下，全身振动疗法可有效地改善肌肉力量和治疗骨骼肌减少症。机械振动作为一种低强度的力学刺激信号，其所产生的压力直接或经由肌肉传导产生的挤压力和剪切力间接作用于骨组织，当局部的有效机械应力足以引起骨组织发生形变时，即可刺激骨祖细胞-成骨细胞活性；另外，振动过程中，骨骼肌的频繁收缩在大量增加肌肉血液供应的同时，也增加骨皮质的血流量，加速骨细胞钙离子和其他营养物质的供应和吸收，促进骨形成；同时，将一定限度地振动沿肢体的纵轴传至骨折的断端，使其接触更加紧密，从而减少断端间血肿的形成，促进骨密度的增加和骨结构的改善。对于膝骨性关节炎患者，全身振动训练可增强双下肢肌力和爆发力，改善膝关节有效活动范围及各项功能表现，同时有效缓解症状。全身振动训练可有效增强运动功能、本体感觉、姿势控制及平衡功能，其作用机制是通过机械振动刺激肌梭、腱梭等本体感受器，诱发有神经支配的骨骼肌的牵张反射来增强其神经肌肉的功能，因此，对平衡功能的重要感受器——本体感觉康复具有明显的效果。

二、操作方法

（1）治疗前向患者说明仪器的使用和训练方法，并要求患者积极配合。

（2）将治疗仪固定放置，接通电源。

（3）开机，检查并确认工作正常。

（4）根据医嘱、患者情况、调整速度、时间或程序模式，选择合适的体位，通常患者站立或坐位于振动治疗仪平台上，双手握住扶把，并用悬吊带固定。

（5）点击"启动/暂停"键。

（6）确认强度、方向、时间设置无异常。

（7）操作完毕关机；整理、清洁治疗仪，放回指定位置。

（8）治疗时间与疗程：每日1次，每次2min，组间休息2min。4周为1个疗程。

三、临床应用

1. 适应证　振动疗法的主要适应证如下。

（1）骨关节系统：骨折、骨质疏松、颈椎病、骨性关节炎、关节挛缩、肩关节周围炎、腰痛（姿势性）、肌肉肌腱等软组织损伤、肌肉疲劳综合征（运动过度）、肌肉痉挛等。

（2）神经系统：脑卒中后肢体功能障碍、脑瘫患者、脊髓损伤后射精障碍、特发性射精障碍、周围神经损伤后遗留浅感觉障碍、空间忽略症等。振动疗法还可改善平衡功能。

（3）呼吸系统：老年慢性支气管炎、慢性阻塞性肺疾病、支气管哮喘、胸部（心、肺）手术后呼吸困难等。

（4）心血管系统：高血压、心肌病（心肌肥大、心力衰竭）等的辅助治疗。

（5）其他：老年性消化不良、便秘、胆囊炎、胆道结石等。此外，还可用于肥胖症、消除疲劳、肌痉挛、泌尿系结石、炎症与瘢痕软化等的辅助治疗。

2. 禁忌证

（1）心血管系统：心肌梗死急性期、高血压不稳定期、支架或起搏器植入、主动脉、外周血管疾病、下肢静脉血栓。

（2）肌肉-骨骼系统：下肢关节置换术后、腰椎间盘突出、关节炎及骨折急性期。

（3）神经系统：认知功能障碍、癫痫症。

（4）其他：恶性肿瘤、大小便失禁、术后早期、局部皮肤创面或瘢痕。

3. 注意事项

（1）进食半小时内不可进行治疗。

（2）使用时留意仪器表面的各种指（警）示，确保操作人员安全和仪器正常工作。

（3）运行过程中，若需调整时间、速度，必须先按"启动/暂停"键，待调整完毕方可继续治疗，若需终止操作，请按"停止"键，不可直接拔除电源。

（4）在仪器周围应留有20cm以上的空间，方便仪器正常散热。

（5）仪器维护或维修前，必须先切断电源。

（6）仪器使用中出现故障，应立即检查原因，同时通知设备科检修，已坏或有故障的仪器不得出现在固定位置。

（7）全身性振动副反应主要有运动病又称晕动病（即晕车、晕船）等，临床表现为前庭自主神经功能障碍，如面色苍白、眩晕、平衡失调等。

（陈　健）

第六节 深部肌肉刺激疗法

一、概述

（一）定义

深层肌肉刺激（deep muscle stimulator, DMS）是应用电动深层肌肉刺激仪通过冲击与机械振动将产生的能量作用于深层的肌肉组织和筋膜，从而缓解肌肉疼痛，改善肌肉功能。它不是电刺激，是一种手持设备，是一种深部的机械振动及冲击，在可触及的独立肌肉或肌群使用。在运动前后使用可以缓解肌肉疼痛和软组织损伤。电动深层肌肉刺激仪是美国食品药品监督管理局（U.S. Food and Drug Administration, FDA）批准生产的医疗设备，由 Jake Pivaroff 医生设计（图2-12）。

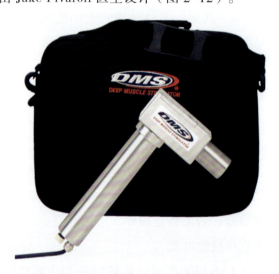

图2-12 电动深层肌肉刺激仪

（二）治疗原理

电动深层肌肉刺激仪材质为不锈钢和钛，其5cm圆形振动头移动频率为2200RPMs，可提供自治疗接触部位起5~10cm深度的振动感。通过冲击与机械振动，将产生的能量作用深层的肌肉组织和肌筋膜，刺激本体感觉功能，直接机械效能可以显著提高血液、淋巴循环速率，对神经感受器的刺激引起血管扩张，促进血液流动，改变细胞外基质，修复肌筋膜的机械卡压，从而改善因各种原因（如应变、乳酸堆积、扳机点、瘢痕组织等）导致的肌肉疼痛。

（三）治疗作用

（1）DMS疗法可以缓解肌肉软组织疼痛。

（2）DMS疗法可以促进血液及淋巴循环。

（3）DMS疗法可以松解局部肌肉粘连（包括肌筋膜粘连）。

（4）DMS疗法可以通过对关节周围组织功能的改善增加关节活动度。

（5）DMS疗法可以帮助松弛紧张的缩短的肌肉，还可以刺激松弛、较弱的肌肉，从而改善肌肉张力。这种肌肉"平衡"有助于摆正姿势并产生更有效的动作。

（6）DMS疗法可以促进和提高做更多运动和训练的能力，强健肌肉并增强控制。

（7）DMS疗法可以加强肌肉及其周围起支持作用的结缔组织完成缓慢牵拉动作的能力。

（8）DMS疗法可以促进损伤修复，如扭伤和拉伤的软组织的康复，这极有可能是因为组织的生长和修复通过损伤区域高效的代谢及其得到的刺激而加速。

二、操作方法

1. 第一步 准备治疗所需物品：一张治疗床或软椅，一张可以放电源箱的桌子或柜子，以及一块柔软干净的毛巾。

2. 第二步 治疗前向患者讲明治疗的目的及治疗时产生的治疗感觉。与患者充分沟通获得患者理解及配合后，选择适应治疗操作的床或软椅，使患者处于合适的治疗体位。电源箱不能放在地面上，而应该放置在一个安全的位置（桌子或柜子的表面上）。将软毛巾折叠成适宜的大小及厚度，用作DMS治疗时电动深层肌肉刺激仪与患者中间的介质；通常最好折叠两次，但也可以折叠到使患者感觉舒适并适应DMS治疗的厚度。

3. 第三步 根据压痛部位及扳机点选择治疗部位。

（1）肩颈部位治疗（图2-13）：

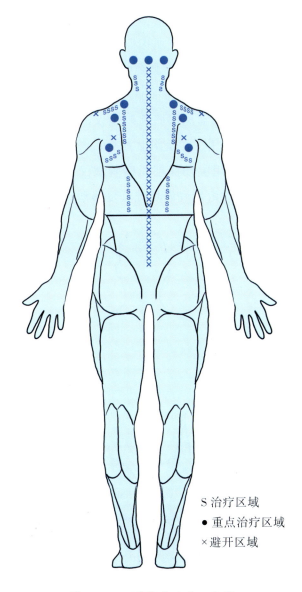

图2-13　颈肩部位治疗示意图

1）颅底（枕部与颈静脉窦的横截面处）使用电动深层肌肉刺激仪做治疗时应轻柔，患者双眼闭合。

2）颈部（两侧）使用电动深层肌肉刺激仪时应轻柔，患者双眼闭合。

3）肩部（扳机点，斜方肌）患者将右臂置于左肩上方。针对右侧的冈上肌、冈下肌、菱形肌进行治疗。用同样的方式进行对侧治疗。

4）将患者的右手置于头顶部，将手肘轻轻地扳向背部，使用电动深层肌肉刺激仪在患者的腋下和斜方肌上来回移动进行治疗。

5）治疗任何目标区域都需反复刺激。

6）务必再次强调患者多饮水，加快新陈代谢。

（2）手臂部位治疗（图2-14）：让患者伸展手臂，掌心向下，将折叠好的毛巾放在手臂上方。让患者放松手臂，以便治疗师轻轻托住。在使用电动深层肌肉刺激仪进行治疗的过程中，手臂部位应分为两个步骤进行治疗：

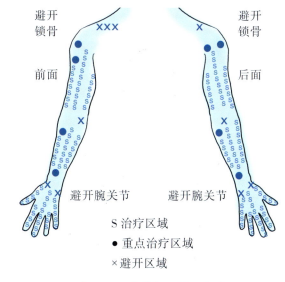

图2-14　手臂部治疗示意图

1）使用电动深层肌肉刺激仪作用在三角肌后方及肱三头肌上，从肩部到肘部。转动手臂使掌心向上，使用电动深层肌肉刺激仪作用在三角肌的前部、肱二头肌，向下止于肘部。

2）前臂的内外侧使用。注意：不要将电动深层肌肉刺激仪碰到肘关节。稳住手臂，患者掌心向下，在前臂压痛点使用，向下直到手腕处。转动手臂使掌心向上，在前臂内侧使用，向下直至手腕处，避免碰到腕部骨骼。张开手掌，深层肌肉刺激仪作用在掌心面使用，向下直至手指。

（3）腹侧躯干及下肢治疗（图2-15）：让患者保持放松，舒适的体位仰卧于治疗床上，以便能更好地接受治疗。

1）使用电动深层肌肉刺激仪作用在腹肌时应从右到左（顺时针方向），两侧都距离肚脐 1 英寸（1 英寸 ≈ 2.54cm）。

2）大腿部治疗时，由腿根及侧面向下移动至膝盖上方。注意不要作用在股骨头或膝盖。

3）治疗小腿部位时，注意避过胫骨和踝部，同时治疗前要询问患者是否发生过小腿甚至足趾的骨折病史，避免在骨折部位使用电动深层肌肉刺激仪。

4）从踝部区域向下到足趾处使用。

5）可以在重点部位反复地移动进行治疗。

（4）背侧躯干及下肢治疗（图 2-16）：让患者翻身，俯卧在平坦柔软的台面上。确保其感觉舒适。

1）将电动深层肌肉刺激仪从斜方肌的底部开始进行治疗。

2）将电动深层肌肉刺激仪多停留在臀肌和梨状肌处使用。沿腘绳肌向下并止于腘窝处停留。

3）将电动深层肌肉刺激仪沿小腿肚向下到跟腱处使用，在足跟上方 10cm 左右处停止。

4）使用电动深层肌肉刺激仪作用在足底至足趾处。由足底向足趾反复移动，避开足跟

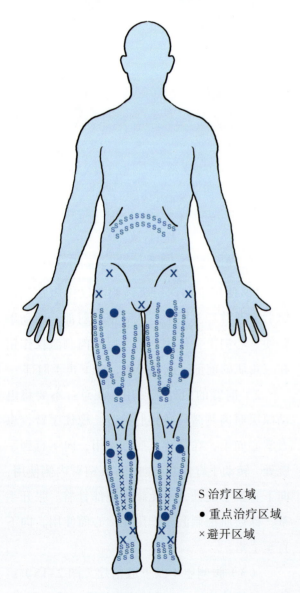

图 2-15　腹侧躯干及下肢治疗示意图

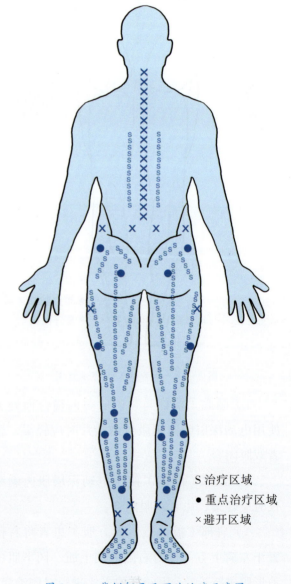

图 2-16　背侧躯干及下肢治疗示意图

部。一定要询问足趾是否有骨折的病史。

5）根据患者实际情况，在一次治疗中可反复作用于扳机点上。

三、临床应用

1. 适应证

（1）肩周炎、颈椎病、腰椎病、关节慢性劳损等导致慢性疼痛。

（2）肌肉过度疲劳、肌肉过度紧张、痉挛（截瘫、脑瘫、偏瘫、外周神经损伤）。

（3）肌肉拉伤。

（4）骨折术后及松解术后的关节肌肉挛缩。

2. 禁忌证

（1）不要在眼睛、牙齿、肺部、头部、脊柱、生殖器官、隆胸等部位上使用电动深层肌肉刺激仪。

（2）风险人群禁用：如恶性肿瘤患者、16岁以下人群、孕妇。

（3）有人工植入物如起搏器、假肢、置换关节、体内置入电子设备、螺钉等金属物的患者禁用。

（4）接受糖皮质激素治疗的患者禁用。

（5）避免在水中或湿润环境中使用。

（6）深静脉血栓患者禁用。

（7）对于糖尿病患者，只能在足底和手部使用电动深层肌肉刺激仪。

（8）患严重心脏病患者慎用。

（9）背部、肾区部位慎用。

3. 注意事项

（1）治疗中注意事项：患者不需要脱去任何衣物，但是要摘除腰带、钱包、首饰等附属品。治疗局部时需要垫一块柔软的折叠好的干毛巾。操作者应该避免在脊柱区域及突出的骨性结构附近使用电动深层肌肉刺激仪。肌肉或软组织的修复没有规定的时间。永远以较小的压力开始，并逐渐增加压力。使用电动深层肌肉刺激仪治疗应该注意强调患者增加水摄入量。只在软组织上使用电动深层肌肉刺激仪，避免停留在脊柱部位。

（2）设备管理注意事项：设备可使用医用乙醇擦拭清洁。每30d旋开震动头，进行内部清洁，并在旋钮内滴入2~3滴润滑油，使用设备配套润滑油，启动电动深层肌肉刺激仪使润滑油充分浸润旋钮纹路，停下机器并擦去溢出的润滑油，最后将震动头重新旋入旋钮中。电动深层肌肉刺激仪在非治疗期间一定要按要求将设备和配件装入保护箱中。

（乔鸿飞）

第七节 超声波疗法

一、定义

超声波是指频率在20kHz以上，不能引起正常人听觉反应的机械振动波。超声波疗法是应用超声波作用于人体以达到治疗疾病目的的方法。

二、治疗原理

1. 机械作用 超声波的机械作用是超声波在介质内传播时介质质点交替压缩与伸张形成交变声压，不仅可使介质质点受到交变压力及获得巨大加速度而剧烈运动，相互摩擦，还能使组织细胞产生容积和运动的变化，引起较强的细胞质运动，从而促进细胞内容物的移动，改变其中空间的相对位置，而对组织内物质和微小的细胞结构是一种"微细按摩"作用。

2. 温热作用 超声波作用于机体时，探头作用部位组织可产热，在机体内热的形成主要是组织吸收声能的结果。由于人体各组织对声能的吸收量各有差异，因而产热也不同。一般超声波的热作用以骨和结缔组织为显著，脂肪与血液为最少。

超声波的热作用的独特之处是除普遍吸收之外，还可选择性加热，主要是在两种不同介质的交界面上生热较多，特别是在骨膜上可产生局部高热。这在关节、韧带等运动创伤的治疗上有很大意义。所以，超声波的热作用（不均匀加热）与高频及其他物理因子所具有的弥漫性热作用（均匀性加热）是不同的。另外，超声波产生的热量将有79%~82%由血液循环带走，18%~21%的热量由邻近组织的热传导散布，因此，当超声波作用于缺少血液循环的组织时，如眼角膜、晶体、玻璃体、睾丸等，应注意过热，以免发生损害。

3. 理化作用 超声波的机械作用和温热作用，可继发许多物理或化学变化。氢离子浓度的改变，炎症组织中伴有酸中毒现象时，超声波可使pH向碱性变化，有利于炎症的修复；另外，超声波能使复杂的蛋白质解聚为普通的有机分子，能影响到许多酶的活性。

三、治疗作用

1. 对神经系统的影响 小剂量超声波能使神经兴奋性降低，传导速度减慢，因而对周围神经疾病，如神经炎、神经痛，具有明显的镇痛作用。大剂量超声波作用于末梢神经可引起血管麻痹、组织细胞缺氧，继而坏死。

2. 对循环系统的影响 治疗剂量超声对血管无损害作用，通常可见血管扩张，血液循环加速。低强度超声作用下，血管扩张；较大剂量作用下，可引起血管收缩。更大剂量的超声可使血管运动神经麻痹，血管内皮肿胀，血液循环障碍，从而造成血液流动停止。

3. 对眼睛的影响 由于眼的球体形态的解剖结构特点，层次多，液体成分和血循环等因素容易产生热积聚导致损伤。小剂量（脉冲式0.4~$0.6W/cm^2$治疗时间6min以下），可以促进吸收，改善循环，对玻璃体浑浊、眼内出血、视网膜炎、外伤性白内障等有较好疗效；大剂量超声可引起结膜充血、角膜水肿，甚至眼底改变，对晶体可造成致热性白内障。还可以引起交感性眼炎。

4. 对生殖系统的影响 生殖器官对超声波较敏感，治疗剂量超声波虽不足以引起生殖器官形态学改变，但动物实验可致流产，故对孕妇下腹部禁用。睾丸组织对超声波很敏感，高强度作用可引起实质性睾丸损害和不育症。

5. 对骨骼的影响 小剂量超声波（连续式0.1~$0.4W/cm^2$、脉冲式0.4~$1W/cm^2$）多次投射可以促进骨骼生长，骨痂形成；中等剂量（$3W/cm^2$以下5min）超声波作用时可见骨髓充血，温度上升7℃，但未见到骨质的破坏，故可用于骨关节创伤；大剂量超声波作用于未骨化的骨骼，可致骨发育不全，因此，对幼儿骨骺处禁用超声。

6. 对结缔组织的影响 结缔组织对超声波的敏感性较差，对有组织损伤的伤口有刺激结缔组织增长的作用；当结缔组织过度增长时，超声波又有软化消散的作用，特别对于浓缩的纤维组织作用更显著。在临床上，超声波主要用于瘢痕治疗。

四、操作方法

（一）治疗设备和辅助准备

1. 治疗设备 超声治疗设备由高频振荡器和输出探头两部分组成。

2. 输出形式 连续超声波：在整个治疗过程中，探头连续不断地辐射出声能，作用于机体，它作用均匀，产热效应较大；脉冲超声波：在治疗过程中间断地辐射出声能，作用于机体，它的热效应较小。

3. 接触剂 要选择其声阻接近于人体组织者，以减少其与皮肤界面间的反射消耗。常用的有煮沸过的水、液状石蜡、凡士林等。

(二) 操作方法

1. 直接接触法 将超声波探头直接与治疗部位的皮肤接触进行治疗。此时在皮肤与探头之间应加接触剂液状石蜡或凡士林等。常用的方法有以下四种：

（1）移动法：该方法最为常用。治疗时探头轻压皮肤，在治疗部位缓慢移动，移动速度以每秒1~2cm为宜。常用强度0.5~1.5W/cm^2。每次5~10min，大面积移动每次可适当延长至10~20min。

（2）固定法：将超声波探头以适当压力固定在治疗部位。此法易致治疗部位过热而发生"骨膜疼痛反应"。故治疗剂量宜小，常用强度为0.2~0.5W/cm^2，每次3~5min。一般治疗次数6~8次，慢性病10~15次或更多。每日或隔日1次。疗程间隔1~2周。

（3）超声药物透入疗法：将药物加入接触剂中，利用超声波对媒质的弥散作用和改变细胞膜的通透性将药物经过皮肤或黏膜透入机体的治疗方法。该疗法超声和药物综合作用，不仅能将药物透入体内，同时保持原有药物性能，药物分子透入体内，所用药源较广，不限于电离和水溶物质，可以根据药物性能配成水剂、乳剂或药膏等作为接触剂被透入，操作简便。

（4）超声雾化吸入疗法：该疗法是气雾及吸入疗法的一种，利用超声的空化作用，使液体在气相中分散，将药液变成雾状颗粒（气溶胶），通过吸入直接作用于呼吸道病灶局部的一种疗法。应用超声雾化器产生的气雾，其雾量大，雾滴小而均匀，吸入时可深达肺泡，适合药物在呼吸道深部沉积。该疗法可以使药物直接作用于呼吸道局部，局部药物浓度高，药效明显，对呼吸道疾病疗效快。

2. 直接接触法

（1）水下法：治疗时将超声波探头和治疗肢体一起浸入36℃~38℃温开水中，探头与皮肤距离1~5cm，剂量要比直接接触法稍大。此法常用于不规则的体表、局部痛觉敏感的部位或探头不便直接接触的部位如手指、足趾、踝关节、肘关节、溃疡等。

（2）辅助器治疗法：常用的有水漏斗法、水枕或水袋法。后者是用薄橡皮膜制成袋，灌满煮沸过的温水，然后再涂接触剂进行治疗，用于面部、颈部、关节、前列腺、牙齿、眼等不平之处。

（3）聚集照射法：利用凹面镜和声透镜将超声波高度集中在某一部位而获得大能量超声波的作用，如肿瘤治疗。

五、临床应用

1. 适应证

（1）运动创伤性疾病：腰痛、肌痛、挫伤、扭伤、肩关节周围炎、增生性脊柱炎、颞颌关节炎、腱鞘炎等。

（2）瘢痕、粘连、注射后硬结、硬皮症、血肿机化。

（3）作用于局部及相应的神经节段时，可治疗神经炎、神经痛、幻肢痛、慢性荨麻疹、带状疱疹、湿疹、瘙痒症、消化性溃疡、支气管哮喘、胃肠功能紊乱。

（4）其他：脑血管病偏瘫、冠状动脉供血不足、眼视网膜炎、玻璃体混浊、营养不良性溃疡。

2. 禁忌证

（1）恶性肿瘤（超声波抗癌药物透入时除外）、孕妇腰腹部、小儿骨骺部、出血倾向、急性炎症禁用超声波疗法治疗。

（2）眼与睾丸等部位疾病慎用超声波疗法治疗。

3. 注意事项

（1）保持探头和皮肤之间良好的接触，探头在治疗部位做均匀的小范围移动，探头移动缓慢加压，用力均匀。

（2）在关节部位治疗应采用脉冲波。

（3）探头清洗只能用肥皂水，禁止使用乙醇。

（4）禁止反复加热探头，禁止使用冰水、冰袋冷却探头。

（5）不能用增大强度来缩短治疗时间，也不能用延长时间来降低治疗强度。

（6）超声药物透入时，禁用患者过敏和对探头有腐蚀性的药物，慎用对皮肤有刺激的药物。

（7）在治疗过程中，密切观察患者反应及仪器的工作状态，若治疗部位过热或疼痛，应暂停治疗。

（8）定期测定超声治疗仪输出强度，确保超声治疗的剂量准确。

（9）治疗结束及时关闭仪器，严禁空载。

（张锦明）

第八节　冲击波疗法

一、概述

1. 定义　冲击波疗法是利用液电、压电、电磁、气压弹道等发生器产生的一种具有高压强性、短时性和宽频性的脉冲声波。声波的直接机械冲击效应以及空化作用间接产生的机械效应等引起人体组织和细胞的变化而达到治疗作用。

冲击波的波源有聚焦和散焦两类。聚焦类包括液电式、压电式和电磁式。液电式波源是利用火花塞放电原理；压电式波源是利用反压电效应使石英晶体产生振动。电磁式是与扩音器一样的原理，通电使金属膜片振动。散焦类有气压弹道式。

2. 治疗原理

（1）机械效应：冲击波可以穿过体液和组织到达患处，当它进入人体后，由于其所接触的介质不同，如脂肪、肌腱、韧带等软组织以及骨骼组织等，不同声阻抗组织的界面处会产生不同的机械应力，表现为对组织产生不同的压力和张力。张力可以诱发组织间松解，促进微循环；压力可促使细胞弹性变形，增加细胞摄氧，从而达到治疗目的。

（2）空化效应：由于在声波张力作用下，液体爆裂而形成大量的水泡或气泡，当气泡表面的压力快速下降时，气泡突然破裂，从而产生高速液体微喷射现象，以达到治疗目的。空化效应是冲击波独有的特性。

（3）压电效应：冲击波的牵张和应力均引起压电效应，从而改变受冲击部位组织的细胞电位，产生电荷变化带来的生物效应，治疗疾病。在应力等因素作用下，液体发生流动就会产生流动电位。一般认为，在应力作用下产生的生物电表现为压力侧的负电荷和张力侧的正电荷。负电荷通过激活成骨细胞、抑制破骨细胞而促进骨形成，正电荷通过激活成骨细胞促进骨吸收。ESW引起的压电效应对骨组织的影响与ESW的能量大小有关。许多动物实验都发现高能量的ESW可以引起动物的骨骼骨折，低能量的ESW可以刺激骨的生成。

（4）镇痛效应

1）由于体外冲击波对人体组织的作用力较强，可直接抑制神经末梢细胞，从而缓解疼痛。

2）体外冲击波可改变伤害感受器对疼痛的接收频率，由此缓解疼痛。

3）体外冲击波通过改变伤害感受器周围化学介质的组成，抑制疼痛信息的传递。

（5）代谢激活效应：冲击波可改变局部细胞膜的通透性。一方面，压力波可以改变离子通道，致使细胞膜分子间距增大；另一方面，代谢反应可以使细胞内外离子交换过程活跃。代谢过程中，代谢分解的终产物被清除和吸收。

3. 治疗作用

（1）高密度组织裂解作用：这是由冲击波的机械效应造成的。由于高密度组织内部结构的非均一性，压力和张力形成复杂的应力场，使高密度组织从外向内破裂，在多个界面上形成破裂。

（2）组织损伤再修复作用：慢性软组织损伤受侵袭的组织接受冲击波治疗发生微创伤，机体产生愈合反应，愈合过程引起血管生成和增加局部营养供应，刺激修复过程。

（3）镇痛及神经末梢封闭作用：高强度的冲击波在较小的范围对神经末梢产生超刺激，特别是对痛觉神经感受器的高度刺激，使神经的敏感性降低，神经传导的传输受阻，从而缓解疼痛。

（4）炎症及感染控制作用：代谢反应可以使细胞内外离子交换过程活跃。在代谢过程中，分解终产物被清除和吸收，有利于慢性炎症减轻和消退。

（5）组织粘连松解作用：高能冲击波在液电能量转换及传递过程中，造成不同密度组织之间产生能量梯度差及扭拉力，达到分离粘连、伸展挛缩等目的。

（6）扩张血管和血管再生作用：体外冲击波的空化效应有利于疏通闭塞的微细血管并扩张血管，恢复正常血液循环。同时对血管内皮细胞生长因子的作用，促进血管新生，增加局部损伤组织的血供，促进局部组织代谢，缓解或治愈相关疾病。

二、操作方法

（1）检查确定病变软组织或骨组织。

（2）找准痛点冲击，再对病变部位冲击。对于软组织选择较高能量，骨组织选择较低能量。并由低到高能量微调，低频率冲击。以患者能耐受为准。

（3）对主动肌采取放松状态下低能量高频率冲击。对功能障碍的拮抗肌采取高能量高频率冲击。

（4）对病变骨组织进行低能量低频率冲击。

（5）冲击次数控制在2000~4000次以内，治疗时间间隔5~6d。

（6）每2~3个月随访1次，复查患者症状、体征并与治疗前做比较。

三、临床应用

（一）适应证

1. 骨组织疾病

（1）骨折延迟愈合：ESWT具有成骨作用，在治疗骨折延迟愈合方面应用越来越广泛，治疗胫骨、趾骨、股骨等骨折延迟愈合时，总体有效率为70%~90%。

（2）骨折不愈合：根据临床及X线的证据，骨折治疗后超过一般愈合时间且再度延长治疗时间仍达不到骨性愈合，显示骨修复已停止，可诊断为骨折不愈合。ESWT治疗骨折不愈合的原理与治疗骨折延迟愈合类似，且具有良好的效果。

（3）成年人早期股骨头坏死：ESWT可以治疗成年人早期股骨头缺血坏死，延缓股骨头坏死的进展，其疗效与钻孔减压类似。

2. 软组织慢性损伤性疾病

（1）钙化性肌腱炎：为肌腱组织内有钙盐沉着的无菌性炎症的病变，是造成肩部疼痛和运动障碍的原因之一。ESWT治疗钙化性冈上肌腱炎的有效率为78%~91%，治疗后能减少钙化斑面积，减轻疼痛。

（2）肱二头肌长头肌腱炎：肱二头肌长头肌腱由于解剖和功能特点，容易遭受损害，它几乎参与肩部的所有活动，容易导致肌腱慢性损伤，发生创伤性炎症。此外，肩袖的损伤、钙盐沉着、肩关节内的病变，均可累及此腱鞘而造成腱鞘炎。ESWT治疗肱二头肌长头肌腱炎的有效率为80%~91%。

（3）肱骨外上髁炎：是一种发生于肱骨外上髁处，伸肌总腱起点附近的慢性损伤性炎症，而骨质并无实质性损害。ESWT治疗肱骨外上髁炎的有效率为68%~91%。

（4）肱骨内上髁炎：指前臂屈肌总腱肌腱的起始部位疼痛和压痛的慢性劳损性疾病。凡能使前臂外旋和屈腕运动的工种都易发生此病。目前应用ESWT治疗肱骨内上髁炎的疗效存在争议，研究表明有效率大于90%。

（5）足底筋膜炎：肥胖、长时间负重站立、扁平足等是常见的诱发因素，其主要临床表现为负重时足跟部疼痛。患者通常在晨起下床或经过一段时间静止不动后，足跟着地站立时感到足跟部疼痛，最初迈步时疼痛加剧，行走数步后有所缓解，但随着步行距离或站立时间的增加，疼痛加剧。ESWT治疗足底筋膜炎的相关文献报道很多，有效率为34%~88%。

（6）跟腱炎：是以局部疼痛，足跟不能着地，踝关节背伸疼痛加重等为主要表现的无菌炎症性疾病。ESWT治疗跟腱炎的有效率为70%~95%。

（二）相对适应证

1. 骨性关节炎 骨性关节炎是一种以关节软骨退行性变和继发性骨质增生为特征的慢性关节疾病。多见于老年人，女性多于男性。ESWT能明显缓解骨性关节炎患者的疼痛症状。

2. 距骨骨软骨损伤 ESWT是治疗距骨骨软骨损伤的一种非侵入性、疗效显著的微创治疗方法。

3. 腱鞘炎 肌腱在腱鞘内长期、过度用力摩擦后，即可发生肌腱和腱鞘的损伤性炎症。ESWT能减轻腱鞘水肿，缓解疼痛症状。

4. 肩峰下滑囊炎 肩峰下滑囊炎亦称三角肌下滑囊炎，为人体最大的解剖滑囊，它能保证肱骨大结节顺利地在肩峰下进行外展活动。引起以肩部为中心的广泛疼痛，肩关节运动受限，局部压痛为主要表现的一类疾患，治疗方法主要是镇痛、松解粘连和恢复肩关节的功能。

5. 髌前滑囊炎 髌前滑囊炎多见于髌前皮下囊，由于反复摩擦、挤压、碰撞等机械因素均可引起，主要表现为髌前局限性肿块，触之有波动感，柔软，界限清楚，有轻度疼痛或无痛，膝关节功能不受限。

6. 髌腱炎 髌腱炎是运动损伤中常见的一种慢性损伤，在运动员中发病率尤高。ESWT治疗肌腱炎的有效率为73.5%~87.5%。

7. 肌痉挛 肌痉挛是脊髓损伤患者常见的并发症之一，常累及双下肢，易导致关节挛缩、压疮及内收肌痉挛所致的会阴清洁困难等问题，严重影响患者的日常生活能力及康复治疗效果。

8. 其他 股骨大转子滑囊炎、月骨坏死、距骨坏死、舟状骨坏死等。

（三）禁忌证

1. 整体因素的禁忌证

（1）绝对禁忌证：

1）出血性疾病：凝血功能障碍患者可能引起局部组织出血，未治疗、未治愈或不能治愈的出血疾病患者不宜行ESWT。

2）血栓形成患者：该类患者禁止使用ESWT，以免造成血栓栓子脱落，引起严重的后果。

3）生长痛患儿：其疼痛部位多位于骨骺附近，为避免影响骨骺发育，不宜行ESWT。

4）严重认知障碍和精神疾病患者。

（2）相对禁忌证：以下疾病在使用电磁、压电式冲击波治疗机时为相对禁忌证，而气压弹道式冲击波治疗机不完全受以下禁忌证限制。

1）严重心肺功能失常患者。

2）严重高血压且血压控制不佳者。

3）安装有心脏起搏器者（避免造成心脏

起搏器工作异常）。

4）恶性肿瘤已多处转移者。

5）妊娠作为ESWT的禁忌证无疑是合理的，因为绝大部分患者可以等待分娩后接受治疗。

6）感觉功能障碍者。

7）其他。

2. 局部因素禁忌证

（1）肌腱、筋膜断裂及严重损伤患者：组织损伤急性期一般都会伴有明显的损伤修复过程，ESWT可能会干预这一过程，不利于组织损伤的修复。

（2）体外冲击波焦点位于脑及脊髓组织者、位于大血管及重要神经干走行者、位于肺组织者，不宜使用体外冲击波，肺组织是一种实质性含气器官，当暴露于ESWT时，肺内气体比肺组织声阻抗小得多，所以在两者界面处会发生强烈的相互作用，造成肺组织严重损伤。

（3）骨缺损 > 2cm 的骨不连患者。

（4）关节液渗漏的患者，易引起关节液渗出加重。

（5）其他。

（三）注意事项

（1）向患者及其家属耐心讲解冲击波治疗骨骼系统疾病的原理、进展及效果，消除患者的忧虑，取得患者合作。

（2）了解患者对疼痛的耐受程度。

（3）能量由轻至重，患者适应后再逐渐加大至其最大耐受程度。

（4）治疗前不宜空腹，如有疼痛性眩晕，应立即停止治疗，让患者平卧休息，给予温开水，如症状缓解，休息片刻即可。

（5）治疗后检查局部治疗区域皮肤情况，向患者说明可能会有肿胀，不用给予特殊处理。

（范建中　江志锦）

第九节　石蜡疗法

一、概述

（一）定义

石蜡疗法（paraffin therapy）是指运用医用石蜡为热导体作用于人体皮肤表面，通过其物理作用、机械作用、化学作用而达到治疗人体相关疾病的方法。石蜡是石油的蒸馏产物，是白色无味的固体，且无毒无腐蚀性，熔点在47~64℃，因其在冷却时缓慢持久地释放大量热能，所以是比较理想的蓄热物质。石蜡透热作用可深达皮下组织0.2~1cm，且热容量大，导热性小，散热慢，保温时间长。

（二）治疗原理

1. **物理作用**　石蜡疗法的物理作用主要是温热作用，其透热至皮下0.2~1cm，凝固后的石蜡在15~20min内保持40~45℃，温热作用可以使局部小血管扩张，血液循环加速，血流量增加，加强静脉和淋巴回流，增强局部抵抗力，加快炎症（但不适于早期炎症）组织新陈代谢，消除肿胀和促进周围毛细血管对营养物质的吸收，改善血液循环、代谢和放松痉挛的肌肉。石蜡的温热作用可以缓解因炎症反应引起的疼痛，并抑制大脑对阿片类疼痛物质的释放。

2. **机械作用**　石蜡的可塑性、黏滞性使其与治疗部位肌肤紧密接触，在后期缓慢持久的冷却过程中与肌肤接触的面积缩小10%~20%，产生对损伤肌肉柔和的机械压迫，这种机械压迫能缓解肌肉组织的肿胀，减轻组织水肿。与此同时，石蜡的温热作用与机械作用同时促进石蜡的热能向患处深层组织渗透和传递，增加原有胶原纤维组织的可延展性，软化肌纤维瘢痕，松解粘连的肌肉结缔组织，缓解挛缩关节的紧张度，增加患处关节的活动度，为进一步的康复功能锻炼增加可能性。

3. 化学作用　石蜡为石油蒸馏的产物，具有一定的润滑作用。可以促进患处上皮组织的生长，同时改善伤口皮肤的干燥发痒。

（三）治疗作用

（1）缓解疼痛，消除炎症，改善肿胀。

（2）软化瘢痕，松解粘连，放松肌肉，提高关节活动度。

（3）改善新生皮肤的干燥情况，缓解瘙痒。

二、操作方法

石蜡疗法分为刷蜡法、浸蜡法、蜡饼法等，目前临床上多用蜡饼法治疗疾病。

1. 石蜡饼的制作方法　为了使蜡块表层与底层同时凝固，可以往盘内加些冷水，水比蜡重，沉入盘底。等到表层与底层的蜡差不多凝固后，把水倒掉擦干，在桌上或床上铺一块塑料或橡皮布，把蜡块倒在布上，并裹住需要治疗的部位。外用毛毯保温20~30min，然后把石蜡剥下，可反复使用。以前采用传统的手工方式制作蜡块，随着经济和科技的发展，目前多采用全自动智能蜡疗系统制作理想的蜡块模型，可以严格控制蜡块的大小、厚度、温度等参数情况。

2. 石蜡饼的治疗方法

（1）根据人体治疗部位的身体结构特征选用不同尺寸的蜡饼，蜡饼要大于患侧皮肤部位3~10cm。石蜡的温度宜控制在40~45℃，治疗前清洁治疗区域的皮肤，包括擦污渍、擦汗液、剃除毛发或涂擦凡士林等润滑剂。

（2）将准备好的蜡块紧紧贴敷于患病处皮肤，不留空隙，利于保温。贴敷20~30min，每日1次，以每10~20次为一个疗程进行评估。

（3）石蜡疗法结束后取掉已凝固的蜡饼，擦拭治疗部位的汗液，整理好患者衣物，嘱患者休息片刻后，出汗较多者给予补充水分后方可离开。

三、临床应用

1. 适应证　包含骨折手术后组织粘连和瘢痕挛缩，外伤性关节疾病，肌肉、肌腱和韧带的扭挫伤，腱鞘炎，滑囊炎，肌炎，肩周炎，肩手综合征，肱骨外上髁炎，退行性骨性关节炎，各型颈椎病，腰椎间盘突出症，扭伤，周围神经损伤，神经炎，神经痛等疾病。

2. 禁忌证　高热、恶性肿瘤、活动性肺结核、有出血倾向的疾病、重症糖尿病、伤口未愈合、严重的内科疾病、感染性皮肤病、严重的感觉功能障碍，以及孕产妇、婴儿等。

3. 注意事项

（1）儿童进行治疗时，应特别注意。因儿童不合作，且皮肤细嫩，容易发生烫伤，因此治疗温度应低于成人。

（2）治疗有严重感觉功能障碍的神经损伤患者时，应严格把控温度，防止烫伤。

（3）刷蜡法应准确掌握蜡的温度，蜡垫应以其接触皮肤表面温度为准，涂刷时要均匀，动作要迅速，否则容易流出而烫伤皮肤或损伤衣物。若治疗时患者有疼痛感，应立即检查。做蜡疗时必须先向患者交代清楚，再次浸入蜡液时均不得超过第一层蜡膜的边缘，以免灼伤皮肤。

（4）蜡垫冷却后变硬，应轻拿轻放，防止碰撞或是用力折叠，避免蜡垫破裂。加温后要先擦净蜡垫表面的水分，再行治疗。

（5）在治疗过程中，必须注意观察和询问患者治疗部位的皮肤情况，若发现有皮疹，应立即停止治疗。其原因多见于蜡质不纯或变质（如高温后引起氧化），也有对石蜡或胶布（油布）过敏者，应暂停治疗并处理。

（赵　亮）

第十节 神经肌肉电刺激疗法

一、概述

(一)定义

神经肌肉电刺激疗法(neuromuscular electrical stimulation,NMES)是应用低频脉冲电流刺激神经、肌肉,使肌肉产生收缩,以达到促进周围神经再生、促进中枢神经功能及肌肉运动功能恢复的方法。

NMES在神经肌肉骨骼疾病康复中起着重要的作用。凡是应用各种电流刺激神经或肌肉的方法均属于NMES范畴,主要指低频电刺激,包括功能性电刺激、偏瘫低频电治疗、周围神经损伤电刺激、电刺激生物反馈疗法等。低频电刺激周围神经及肌肉对中枢神经的影响是非常重要的。

NMES的主要刺激部位为神经或肌肉运动点,其在人体肌肉表面某一点或神经解剖部位最接近皮肤的某一点,用较小的电流强度刺激就能引起较强的肌肉收缩反应。一般情况下,浅层肌肉运动点在肌腹中央,而深层肌肉运动点在覆盖其浅层肌肉下外露处。

(二)物理特性

1. 波形 理想的电流应能够选择性刺激病肌而不波及邻近正常肌肉,常用波形为不对称双相方波和对称双相方波,三角波、指数曲线波、锯齿波三种波形也可以选择。希望利用正常肌肉适应能力好而病肌适应能力差的特点,达到选择性作用于失神经肌肉而避免刺激正常肌肉的目的,临床应用比较困难。

2. 脉冲宽度和频率 为了兴奋运动神经或肌肉,除必要强度的电流外,尚需一定的脉冲持续时间,即脉冲宽度(或称脉宽)。对于运动神经或肌肉,脉冲持续时间应分别超过0.03ms或1ms(由运动神经或肌肉兴奋后不应期决定)。频率决定肌肉收缩的状态,在人体当脉冲频率大于20Hz时,肌肉发生不完全性强直收缩;当频率上升至50~60Hz时,肌肉则发生完全性强直收缩。对于完全失去神经支配的肌肉,电刺激脉冲宽度则需高于正常(1ms)的50~100倍,频率可以选择低至10Hz以下的刺激;对于部分失神经支配肌肉,脉冲宽度一般较小,频率一般为10~25Hz。

3. 电流强度 引起神经肌肉兴奋的刺激需要达到或超过组织兴奋阈值,另外,刺激强度变化速率也需大于一定数值,若刺激强度变化速率过小,刺激神经肌肉则无反应。治疗时应以见到肌肉收缩,且患者感觉舒适为宜。

4. 治疗时间、次数及疗程 中枢性神经损伤或病变脉冲宽度窄、频率高。周围神经损伤程度不同,对不同的脉冲宽度反应是不同的,脉冲宽度窄,需要的作用电流大,易产生电烫伤;脉冲宽度宽需要的电流强度弱,通常选择脉冲宽度宽的电刺激,电刺激治疗强度应根据治疗处神经损伤的轻重程度、肌肉收缩的强弱来确定。选择脉冲宽度宽时注意防止直流引起的化学烫伤,每次治疗10~15min,每日治疗3~4次。应注意每次的治疗时间不要过长,以防止肌肉疲劳及产酸引起局部不适。部分变性或部分失神经支配,需6~12周才能恢复。完全变性或完全失神经支配,需6~12个月。治疗过程中应定期进行临床检查,特别注意观察肌力微小的变化,有条件可以(每3~4周)做I/t曲线检测或肌电图。

(三)治疗方法分类

1. 单极刺激法 用一个小的电极(2.5~3cm²)作为主电极和另一个较大的电极(100~200cm²)作为辅助电极,等量电流通过两电极时,面积较小的主电极,电流密度大,作用强。

2. 双极刺激法 应用两个等大电极(5×8cm²或3×6cm²),其电流强度相等,根据电极不同的摆位而产生效应,此法适用于多部位刺激，如肌群或较大肌肉。

（四）治疗原理

1. 对中枢神经的影响 神经传导系统由两大传导通路组成：感觉（上行）及运动（下行）传导通路。感觉传导通路是获得信息来源的途径，包括本体（深）感觉、痛温觉、粗触觉和压觉（浅）传导通路，视觉传导通路和瞳孔对光反射通路，听觉传导通路等。运动传导通路为实现目的的通路，包括躯体及眼球运动、语言。运动传导通路中的锥体系由二级神经元组成：上运动神经元及下运动神经元。人体运动力的大小及方向主要是由上行传导感觉神经调节的。NMES 产生肢体运动，特别是神经相应频段通过本体觉等感觉传导通路对运动中枢具有激活及调节作用。目前我们过多地强调了视觉反馈、听觉反馈，而忽视了电刺激产生的本体觉等感觉传导反馈，而这种反馈途径对中枢的运动恢复是最直接的。

感觉神经控制人体运动力的大小及方向，对运动神经的恢复具有直接的促进作用，特别是本体感觉的刺激，降低运动神经的兴奋性，易于启动运动功能。有实验证明了感觉神经的控制作用，他切断猴脊神经后根，即感觉支，结果肢体所有的运动消失，证明人类的运动在很大程度上依靠感觉的冲动反馈，运动即为感觉，感觉和运动相互依赖。通过电刺激人体肢体等产生的感觉信息只能沿着感觉神经传递，因为神经传递间有一个连接处——突触，保证了神经信息的定向传递。

2. 周围神经损伤或瘫痪 臂丛神经损伤、喉返神经损伤、Guillian-Barree 综合征等损伤的特点是随意运动障碍，表现为损伤神经支配区域的运动障碍，肌张力降低，肌肉萎缩明显，反射消失，应采用脉冲宽度宽的电刺激治疗。作用机制：①增加受损神经血供，促进神经再生，降低神经纤维化。神经营养的血供主要来源于神经周围微小血管，而不是靠组织液的渗透，即神经膜上纵向走行的微血管网，而这些微血管网与周围肌肉及筋膜组织的血管网相连接。这些血管网血流量的多少决定了神经血供的量。脉冲宽度宽的低频电刺激可以有效刺激神经肌肉收缩，增加了局部血流，神经膜上的微血管血流量增加有助于神经再生。有研究采用中国人民解放军总医院与清华大学研制的 NMR-Ⅰ型神经肌肉康复仪治疗臂丛神经损伤，交替刺激患侧肢体屈、伸侧，患侧肢体血供明显增加，治疗后甲床红润，患肢温度增加。②防治肌肉萎缩，减少肌肉束间的粘连，促进神经再生。③促进再生神经轴突与靶器官的连接。④感觉神经的反馈作用。

3. 增加肌力及肌张力 此治疗在吞咽障碍的患者中疗效明显。上运动神经元瘫痪的表现形式：单侧支配部位的上运动神经元一侧损伤，如肢体、伸舌、面部表情运动，表现为偏瘫、单瘫。双侧支配部位一侧上运动神经元损伤如吞咽肌、咀嚼肌、躯干肌，表现为肌力及肌张力降低。而吞咽肌为双侧支配，出现吞咽障碍的患者大部分表现为吞咽肌力及肌张力降低，失用性肌萎缩及肌张力降低，表现为吞咽运动不到位，出现饮水呛咳。NMES 对于失用性肌萎缩可以通过电刺激增加肌力及肌张力，有效改善神经肌肉功能，治疗吞咽障碍。实验证明，肌肉受 NMES 刺激收缩后，肌纤维增粗，肌肉体积、重量增加，肌内毛细血管变丰富，琥珀酸脱氢酶和三磷酸腺苷酶等有氧代谢酶增多，慢肌纤维增多，并出现快肌纤维向慢肌纤维转变的现象。

4. 增加局部血液循环 对于骨折、慢性炎症及关节纤维化的患者，增加局部血液循环，有助于骨折愈合，炎症吸收及促进纤维化组织吸收。对于关节纤维强直的治疗，主要采用关节运动及热敷，如蜡疗等治疗，而腕关节强直因疼痛难以完成。采用 NMR-Ⅰ型神经肌肉康复仪治疗腕关节骨折后的关节纤维性强直患者，电刺激患侧前臂屈、伸肌肉，改善腕关节血液循环，促进纤维组织吸收，降低纤维化，腕关节强直明显好转，比关节运动疗法的优势是疼痛不明显，疗效好。

（五）治疗作用

1. 促通中枢神经瘫痪恢复 如偏瘫、脑瘫、吞咽困难等，NMES有助于神经功能及吞咽困难患者的恢复。其治疗机制：提供本体等感觉的反馈，增强肌力及肌张力，预防失用性肌萎缩，刺激拮抗肌，抑制屈肌痉挛，代替矫形器或代偿肢体已丧失的功能，保持或改善关节活动能力，促进外周循环，减轻肢体肿胀等。

2. 促进周围神经损伤及病变恢复 刺激失神经支配的肌肉收缩，可促进血液和淋巴回流，增加受损神经血供，提供神经再生的营养，降低肌纤维变性，减缓肌肉失神经后萎缩。

3. 增加局部血液循环 刺激神经肌肉收缩，产生类似肌肉泵的作用，增加局部血液循环。

4. 增加肌力及肌张力 NMES刺激肌肉收缩，达到锻炼肌肉，增加肌力及肌张力的作用。

二、操作方法

1. 刺激方法 ①单极法：面积较小的主电极放在肌肉运动点上或支配该肌的神经上，另一个较大电极作为辅助电极置于相应的位置上。适用于单部位刺激肌肉收缩的患者。②双极法：两个电极分别放置于肌肉的肌腹或运动点上及支配该肌的神经上。适用于神经瘫痪的患者，上运动神经元瘫痪选择频率高，电刺激时肌肉收缩明显；周围神经病变或损伤选择脉冲宽度宽、频率低的电刺激，NMES刺激时肌肉收缩较弱。

2. 治疗前准备程序 仪器使用前，检查仪器电源、电极的导电性及清洁、导线等，确保使用安全；清洁治疗部位，除去金属、装饰物等；治疗时保证电极贴敷平整，两电极间距离不能太近，以防短路。

3. 操作方法

（1）治疗前向患者进行必要的解释和说明。

（2）检查患者治疗局部皮肤是否有破损和感觉缺失。

（3）根据不同病情，选择不同的频率及脉冲宽度。治疗时可以让患者尝试与刺激同步主动运动，达到与生物反馈相同的作用。

中枢性瘫痪如偏瘫、脑瘫、脊髓损伤等，一般选择脉冲宽度窄的电刺激，频率通常高于30次，使肌肉产生平滑、强有力收缩，出现完全性或不完全性强直收缩。增加电流强度可以观察到明显的肌肉收缩。周围神经损伤或病变时，根据神经损伤或病变累及的部位治疗，需要脉冲宽度宽的电刺激，一般应大于100ms的刺激时间。增加电流强度至观察到肌肉收缩，神经损伤重者肌肉收缩弱，可以看到微弱的肌肉收缩，肌肉收缩的幅度比中枢性神经瘫痪弱。治疗时间10~15min，不要一次治疗时间太长，避免过长的电流刺激引起肌肉疲劳，每日2~3次，每次间隔2~3h。

（4）治疗结束时，降低电流强度至零，移去电极，清洁皮肤。

（5）观察治疗部位的皮肤反应状况，进行评定。

三、临床应用

1. 适应证

（1）中枢性瘫痪：偏瘫、脑瘫、吞咽困难、脊髓损伤等，通过感觉神经的刺激对运动神经产生促通作用，增加肌力及肌张力，抑制肢体的屈曲挛缩。脑功能MRI实验证明，用NMR-Ⅰ型神经肌肉康复仪刺激正常人腓总神经，脑功能MRI显示，在脑内的相应部位产生兴奋区，说明电刺激对中枢神经系统有激活作用。

（2）周围神经损伤与病变：神经损伤及神经修复术后、周围神经炎、Guillian-Barree综合征等损伤的神经支配的肌肉均会出现不同程度的萎缩、神经肌接头退化、膜电位改变、肌张力下降或消失、反射减弱或消失。病理学可见溶酶体增多、肌肉体积减小、肌纤维直径变小。用NMR-Ⅰ型神经肌肉康复仪刺激患处，使肌肉收缩，明显增加受损神经血供。这种治疗有助于神经再生，防治神经纤维化，增加神经吻合处再生轴突的数量及速度，加速神经传导速度的恢复，增加运动神经轴突同肌肉重建的数量；刺激失神经肌肉收缩，防治肌肉萎缩，减少肌肉间的粘连，改善肌肉血液循环、减轻水肿，防治肌肉纤维化。基础研究电刺激还可产生某些生化物质，如神经生长因子、生长相关蛋白、阿片样肽、γ-氨基丁酸、生长激素抑制素等，对于促进神经纤维再生、缓解慢性病理性疼痛具有重要作用。NMES刺激肌肉收缩防止肌肉萎缩，并通过感觉神经的反馈作用促进神经再生。选择脉冲宽度宽、NMES刺激受累部位产生肌肉单收缩的运动模式。

（3）失用性肌萎缩：可改变肌肉横切面积，NMES虽然不能完全阻止肌萎缩，但可延缓肌萎缩发生，增强萎缩肌肉的肌力，使长期制动的肌肉分解代谢减弱，蛋白降解产物减少。肌肉严重萎缩时可选择1~30Hz频率的电刺激，每次治疗5~10min，每日3~4次；轻度萎缩时可选择30~50Hz频率的电刺激，每次治疗15min，每日1~2次。

（4）脊髓损伤

1）中枢性瘫痪：通过感觉神经冲动，对脊髓损伤有直接的促通作用。通常对脊髓损伤出现的中枢性瘫痪肢体进行电刺激，需要刺激的电流比脑病变引起瘫痪肢体的电流大。

2）下运动神经元损伤：可以刺激肌肉收缩，防治肌肉萎缩。电刺激下运动神经元损伤的肢体或受累部位所产生的肌肉运动较弱。

脊髓损伤后出现的神经源性膀胱是临床存在的棘手问题。由于排尿中枢和/或下运动神经元病变或损伤，从而引起的膀胱和/或尿道括约肌以及排尿功能障碍，进而引发一系列下尿路功能障碍及相关并发症。目前NMES是治疗神经源性膀胱的一种重要方法，包括逼尿肌直接电刺激、括约肌电刺激、骶神经电刺激等。其机制为刺激相应的肌肉或支配它们的神经纤维，防止肌肉萎缩，增加肌肉张力，反馈促通神经中枢恢复，调节神经兴奋性与抑制性，从而对效应器产生直接作用或对神经通路的活动产生影响，改善储尿或排尿功能。研究表明，脊髓损伤低频电刺激后，损伤局部神经生长因子表达明显增加，也可促进脊髓及背根节的运动、感觉轴突再生。另外，电刺激在短期内能减少星形胶质细胞增生，降低炎症因子，从而能够创造出有利于运动功能恢复及神经再生的微环境。

（5）增加或维持关节ROM：关节周围软组织或关节挛缩、痉挛，纤维性关节强直，使ROM受限，NMES可增加或维持ROM。有研究使用NMR-Ⅰ型神经肌肉康复仪治疗腕关节骨折后纤维性强直2年，每日治疗2次，1个月后关节活动度明显增加。NMES与被动牵拉、主动运动等运动疗法有相互辅助的治疗作用。

（6）肌肉运动再学习和易化：患者治疗中可感觉到"轻触、拍打"等感觉，类似神经促通技术；另外，刺激产生肌肉运动的本体感觉等信息可以向中枢传递感觉信息，从而帮助患者建立正常的运动模式。治疗过程中，患者最好随着刺激冲动自主运动，以达到生物反馈疗法的效果。

2. 禁忌证

（1）电极不能放置在心前区，禁忌在心

脏投影的心前区和背后相应位置（图2-17，阴影部分）放置。电极靠近心脏有增加心律失常的风险。

（2）避免电流流经心脏，以心脏为界将身体分为上、下半身，同一输出通道内的两个电极不能一极置于上半身，另一极置于下半身（图2-17为错误操作，阴影处为心脏投影区）。

（3）植入心脏起搏器的患者需在医生的指导下慎用，起搏器的发生器不能在同一输出通路的两个电极回路中。

（4）不能将电极置于皮肤破溃、化脓性感染处，以免引起刺痛及电烫伤。

（5）在治疗过程中，被治疗的患者禁止触摸接地的金属物，防止电流经接地的金属物与地面形成回路，对人体产生潜在的危险。

（6）不能将电极置于妊娠者下腹部，以防流产。

（7）有出血倾向如再生障碍性贫血、白血病、血小板减少性紫癜者慎用。

3. 注意事项

（1）治疗中枢性瘫痪：电刺激应产生节律性肌肉收缩，其收缩强度应为间歇性强直收缩，出现关节或肌肉明显的运动为宜。

（2）治疗周围神经损伤或瘫痪：应选择脉冲宽度宽的电刺激，有效地刺激肌肉收缩，电极应置于肌腹上，而不应放在肌腱上。若怀疑神经病变或损伤，应尽早进行此治疗，失神经支配后1个月内，肌萎缩最快。进行电刺激

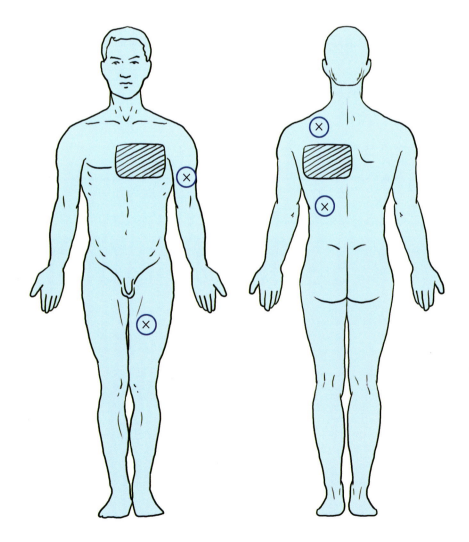

图2-17　神经肌肉电刺激疗法的错误操作

治疗之前，应初步判断神经是否有恢复的可能，若神经完全性断裂，应采用手术治疗，术后进行电刺激治疗。若不能准确判断神经是否完全性横断，治疗中应定期观察其变化，主要观察细微的肌力变化。有条件可做时间强度曲线检测或肌电图检查。大部分神经损伤为部分损伤，NMES 是一种有效的治疗方法。

（3）皮肤感觉缺失或不敏感的患者治疗时要谨慎，防止烫伤。

（4）电极不能直接置于开放性伤口上及皮肤破溃处，开发性伤口及皮肤破溃处由于缺乏高阻抗的角质层，电阻值低易使电流集中于伤口处，引起电烫伤及刺痛。

（5）避免出现过度刺激，刺激时间过长，局部肌肉疲劳及产酸增多，治疗后数小时内仍有僵硬及不适时，应适当减少治疗时间及刺激时的电流强度，少量多次为宜。

（6）使用中出现电击或明显刺痛，应立即关机，或强度返回"0"位，检查治疗部位电极是否置于破损的皮肤表面或直接接触了皮肤。治疗时或调节强度输出时，两电极不能接触短路，防止损坏仪器。

（7）仪器在使用时，应远离高频设备如超短波、微波等，以免高频电磁场干扰仪器，影响治疗仪输出或损坏仪器元件，或在治疗部位干扰引起电灼伤。

（8）若使用硅橡胶或金属电极通过湿的棉衬垫直接接触人体皮肤，不同患者之间使用时应清洗后高压消毒，或 100℃煮沸 30min。患传染病患者的棉衬垫及硅橡胶电极应专人专用，硅胶电极应浸泡消毒，棉衬垫高压或煮沸消毒，避免交叉感染。硅橡胶电极使用一段时间后，电阻值增高，刺激电流增大，称为老化。电阻值增大到一定程度时，应更换新的电极片。

（高月明　王兴林）

第三章 运动疗法

第一节 概述

康复医学科在处理肌肉骨骼疾病患者时有一项区别于其他临床专科的独一无二的治疗方法。它既不是医生开具的药物或注射技术，也不是治疗师实施的手法治疗，而是本章要讨论的运动疗法。"运动是良药"一直是美国运动医学学会的宣传口号。骨科患者的康复均涉及运动系统的功能恢复，没有一种药物或手术可以使运动功能从弱变强，手术也只能为重建运动功能打下基础，运动治疗是恢复运动功能不可或缺的康复手段。尤其对于运动损伤的康复，一定是从运动中来（损伤），再回到运动中去（康复）。为了有效地实施运动治疗，医生或治疗师必须了解运动治疗的实施原则，以及运动对肌肉骨骼系统、神经系统、心血管系统、呼吸系统的影响，了解患者受伤的机制、损伤的类型、治疗方式和组织修复的程度，通过评估患者现阶段的功能状况，从而确定不同阶段的康复目标，制订出详细的个性化运动治疗方案；同时对运动治疗中的注意事项、禁忌情况都在运动处方中标明。

一、运动疗法的定义

通过徒手或应用器械进行运动训练来治疗伤、病、残患者，恢复或改善功能障碍的方法（主要利用物理学的力学因素）称为运动疗法（kinesiotherapy），又称治疗性运动（therapeutic exercise）。运动疗法广义上属于物理疗法的一种，现代物理疗法可以用"3M"来概括：modality，物理因子疗法，即传统的理疗；manual therapy，手法治疗；movement therapy，动作或运动治疗。通过设计特定动作，使患者完成规定动作，从而得到治疗的一种疗法，即运动疗法。

二、运动治疗的作用

运动治疗的主要作用是预防功能丧失，发展、恢复或维持以下各项能力：肌力、活动度与柔韧性、稳定性、协调性、平衡能力及功能性技巧、耐力及心血管系统的健康状况。从而达到提高个人的生活能力，增强社会参与的适应性。

人体及其骨骼系统皆有对施于其上的外力及压力产生反应及适应的能力。重力是一种影响神经、肌肉、骨骼及循环系统恒定的外力。沃夫定律（Wolff's law）指出，骨骼系统对于其上的外力产生适应性的变化。人体在生长阶段所承受的重力，特别是在负重的姿势下可促进骨骼系统的生长。每一次肌肉正常收缩对骨骼产生的压力也会影响其形状和密度。日常生活中任何动作也对神经肌肉及心肺系统施加压力，使其产生适应性的改变。

机体若缺乏这些正常的压力，将会导致退化、变性、功能减退，甚至出现严重并发症。例如，长期卧床而没有正常负重的活动，骨骼缺乏正常的肌肉拉力，会造成骨质疏松和肌肉萎缩、特定的软组织也会产生挛缩。长期缺乏活动也会使呼吸系统和循环系统效率变差，甚至发生呼吸系统及泌尿系统感染。另外，肌肉或骨骼系统受到重复不当的压力会导致其损伤，如运动损伤中的应力性骨折、末端病。

运动治疗就是给特定的患者特定的组织、器官或系统实施恰当的压力或应力，不仅可以预防运动缺乏产生的副作用，避免应力集中的损伤，更可以促进组织修复，提升器官及系统功能。

三、运动治疗的介入类型

根据运动治疗的目的，运动治疗的介入类型可以分为力量训练、活动度训练、稳定性训练、平衡性和协调性训练、有氧训练等。

1. 力量训练　力量训练是为了增加靶肌肉的力量。然而，针对临床情况不同，同样是力量训练，其目的又各有不同。①对于因制动造成的肢体肌肉萎缩，常见于下肢石膏固定后，需要通过力量训练来增加肌围度。这一类型的力量训练针对的是下肢所有的大肌群。②对于力偶失衡，需要重建平衡。三角肌与肩袖肌群是盂肱关节稳定的重要力偶，热爱运动或健身的肩峰撞击症患者中常存在三角肌强、肩袖肌群弱的现象。针对肩袖肌群的力量训练恰是为了重建力偶之间的平衡，从而恢复关节的稳定性。③对于韧带重建术后的力量训练，以前交叉韧带重建术后为例，关注点不仅仅是恢复股四头肌与腘绳肌的肌围度或力量，还有两者的比例。最优化的股四头肌/腘绳肌比值尽可能接近1，才能降低前交叉韧带再次损伤的风险。无论出于何种目的，力量训练的原则都要遵循渐进性抗阻。阻力的选择可以是自由配重或特定自由度的机械。

2. 活动度训练　任何正常动作的发生都需要适当的关节活动度。在肌肉骨骼创伤后的机体或关节恢复过程中，由于手术方式或制动等因素的影响，常导致关节囊挛缩、韧带粘连、肌肉的长度变短等，从而使关节活动度受限。临床经验证实，早期预防和干预尤为重要。常见的干预手段有自我牵伸、徒手或机械被动牵伸、关节松动术、软组织松动术等。

3. 稳定性训练　稳定性是指神经肌肉系统通过肌肉协同作用，使身体近端或远端部分维持在一个静止的姿态或叠加运动下控制稳定的能力。肌肉骨骼损伤后，运动功能下降表现为肢体运动链中的某部分肌力不足，造成稳定性不足，累及其他关节必须承受过度的压力。以膝关节置换术患者为例，骨科手术只将其膝关节疼痛的因素解决，但不尽快加强手术侧膝关节的肌肉力量、协调能力的训练，患者可能因此稳定性不够，惧怕手术侧负重，将身体重量过多置于非手术侧，从而导致非手术侧疼痛。

4. 平衡性和协调性训练　平衡是指能够使身体各部分，在可用的支持基础上整合定位，以对抗重力来保持或移动身体（重心）而不跌倒的能力。平衡能够借由感觉和运动系统互动，而在重力平衡的情况下，移动身体。协调是指机体正确的肌肉活化时间与顺序，加上适当的肌肉收缩强度，使得动作有效地启动、引导及分级。协调是运动平稳、精准、有效的基础，并且发生于自觉意识或自动化阶段。这两种功能性均受感觉系统的影响，尤其是本体感觉系统。患者若是肌肉骨骼或神经肌肉系统受到损伤，机体活动度及肌力不足，其平衡能力和协调性都将受影响。以踝关节扭伤后的踝关节不稳为例，外科医生将踝关节解剖结构恢复稳定后，患者需要先恢复踝关节的功能活动度和肌力，然后先模拟功能性活动，再进入特定的功能性活动，先设定由简单到复杂的运动，使得踝关节能在日常生活或运动中保持静态和动态的稳定，协调地完成动作，避免再次扭伤。

四、禁忌证

对于需要选用运动治疗的患者，要注意身体检查，有如下禁忌证存在时，不宜施行运动疗法。

（1）处于疾病的急性期或亚急性期，病情不稳定者。

（2）有明确的急性炎症存在，如体温超过38℃，白细胞计数明显升高等。

（3）全身情况不佳、脏器功能失代偿期，如脉搏加快，安静时脉搏每分钟超过100次；血压明显升高，临床症状明显，舒张压高于120mmHg，或者出现低血压休克者；有明显的心力衰竭表现，即呼吸困难、全身水肿、胸腔积液、腹腔积液等；严重心律失常。

（4）安静时有心绞痛发作者。

（5）休克、神志不清或有明显精神症状、不合作者。

（6）运动治疗过程中有可能发生严重并发症，如动脉瘤破裂者。

（7）有大出血倾向者。

（8）运动器官损伤未做妥善处理者。

（9）身体衰弱，难以承受训练者。

（10）患有静脉血栓，运动有可能脱落者。

（11）癌症有明显转移倾向者。

（12）剧烈疼痛，运动后加重者。

五、实施原则

（1）运动治疗前先准确评估患者的各项功能状态，了解患者预期的康复目标，根据患者情况个体化对待。

（2）运动治疗过程中应重视患者的安全因素，包括所设计动作的安全、运动环境的安全、是否在监督帮助下运动等。

（3）治疗过程中，定期评估检查患者的功能状态、进展情况，根据具体情况及时调整运动治疗的方案。

（4）运动治疗前将治疗内容向患者讲解清楚，对运动过程中的注意事项、可能出现的错误或引起损伤的动作等进行说明，争取患者或家属的积极配合，科学合理地进行运动。

（5）对于进行了外科介入治疗的患者，应尽可能地与外科医生沟通，详尽了解影响运动治疗的手术因素，避免给患者带来不必要的风险。

（蔡　斌　范　帅）

第二节　运动处方

运动处方的概念最早是美国生理学家卡波维奇在20世纪50年代提出的。1969年，世界卫生组织开始使用"运动处方"术语，从而在国际上得到认可。2007年美国运动医学会更是提出"exercise is medicine"（运动是药）的口号，以鼓励大众积极参与运动，促进身心健康。区别于预防保健、竞技训练的运动处方，临床治疗运动处方是针对各种疾病的患者所制订的运动处方，目的是治疗疾病，提高康复治疗效果，促进功能的进一步恢复。

一、运动处方的内容

临床药物处方的组成包括药物名称、剂量，每日服用次数，给药途径，持续给药次数，注意事项。运动处方的组成与其类似，一般应用FITT的原则，即运动频率（frequency）、运动强度（intensity）、运动时间（time）、运动类型（type）四个要素。与临床药物干预类似，医生应根据患者身心状态的变化、治疗的目标及时调整处方的内容（表3-1）。

1. 运动频率　为每周从事运动的次数。对于骨科康复的患者而言，根据疾病恢复的不同时期、运动目的的变化，运动频率也会进行相应的调整。例如，下肢围手术期作用于消肿

表 3-1 运动处方与临床药物处方对比

药物处方	运动处方
药物：布洛芬	运动方法：每日 30min
单位剂量：300mg	强度：中等强度
给药途径：口服	频率：每周 5 次
包装：每盒 90 片	注意事项：循序渐进，避免损伤
服用方法：每日 3 次，每次 1 片	持续时间：8 周
注意事项：胃部不适请停用	
持续给药次数：3 次	

的踝泵是要求每日进行，而骨折愈合后期作用于肌力提高的下肢力量锻炼则一般为每周 2~3 次。

2. 运动强度 是运动的负荷水平。运动强度的评估根据运动类型的不同而变化。

（1）耐力性运动的运动强度可根据自觉疲劳程度、最大吸氧量的百分数、心率、代谢当量等来评估。

1）自觉疲劳程度：一般使用 Borg 量表来评估，是根据运动者自我感觉疲劳程度来衡量相对运动强度的指标，从 0~10 分，<3 为低强度；3~4 为中等强度；≥5 为高强度。使用方便简单，但客观性较低。

2）生理性/相对性测量法：常见的包括 %VO$_2$R（摄氧量储备百分比）、%HRR（心率储备百分比）、%HRmax（最大心率百分比）。美国运动医学会介绍的一个简便的计算是 HRmax=220- 年龄，但这对 40 岁以下的患者可能会低估最大心率，因此美国运动医学会介绍了另外一个公式：HRmax=206.9-0.67× 年龄。他们将 <64%HRmax 定义为低强度；64%~76%HRmax 定义为中等强度；≥76%HRmax 定义为高强度。

3）绝对测定：METs 指运动时代谢率对安静时代谢率的倍数。1METs 是指每千克从事 1min 活动消耗 3.5ml 的氧，其活动强度称为 1METs [METs=3.5ml/（kg·min）]。1METs 的活动强度相当于健康成人坐位安静代谢的水平。美国运动医学会推荐：<3METs 为低强度；3~6METs 为中等强度；>6METs 为高强度。常见运动：步行，4.8km/h（3.3），6.4km/h（5），7.2km/h（6.3）；跑步，8km/h（8），9.6km/h（10），11.2km/h（11.5）；自行车，16~19km/h（6），19~22km/h（8），22~26km/h（10）；体育，慢交谊舞（3），快交谊舞（4.5），乒乓球（4~6），羽毛球（4.5~8），篮球（4.5~8），游泳（6~11），足球（7~10）。

（2）力量性运动的运动强度以局部肌肉反应为准，而不是以心率等指标为准。常用的评估指标为 最大重复次数（repetition maximum, RM）：指某一肌肉或肌群在疲劳前能举起的某一指定次数的最大负荷。同时还应将参与运动的肌群大小、运动节奏、重复次数等因素考虑进去（表 3-2）。

（3）牵伸性运动的运动强度一般较小，为 2~3METs。

3. 运动时间 耐力性运动指运动持续的时间，一般持续 20~40min；力量性运动为每个练习动作持续的时间，一般持续 10s；牵拉性运动为末端持续时间，一般持续 6~10s。

表 3-2 基于 1RM 的肌力练习

训练目标	RM（%）	组数	每组次数	组间休息
肌耐力	30~40	4~6	>30	30s
肌肉肥大	65~85	4~8	6~12	45~90s
爆发力	65~80	3~6	1~5	3~5min
最大力量	85~100	3~5	3~6	3~5min

4. **运动类型** 一般以耐力性（有氧）运动、力量性运动及牵伸性运动为主。

（1）耐力性（有氧）运动在运动处方中，主要用于改善和提高心血管系统、呼吸系统、内分泌等系统的功能。

（2）力量性运动在运动治疗处方中，主要用于运动系统、神经系统等肌肉、神经麻痹或关节功能障碍的患者，预防失用性肌肉萎缩，恢复肌肉力量，提高身体运动控制，达到改善身体活动功能的目的。力量性运动根据其特点可分为被动运动、助力运动、减重运动（即在减除肢体重力负荷的情况下进行主动运动，如在水中运动）、主动运动、抗阻运动等。抗阻运动包括等张运动（向心与离心）、等长运动、等速运动等。

（3）牵伸性运动的主要作用是提高身体整体或局部的柔韧性，增强关节活动度，放松精神，促进疲劳恢复。主要包括自我牵伸和被动牵伸的形式。

二、运动处方的制订程序

运动处方的制订应严格按照运动处方的制度进行，首先应对参加锻炼者或患者进行系统的检查，以获得制订运动处方所需要的全面资料。运动处方的制订程序包括一般调查、临床检查和功能检查、制订运动处方、实施运动处方、运动中的监督、运动处方的调整等步骤。

1. **运动处方的一般调查** 询问病史、康复目标期望值、运动喜好、运动环境等。

2. **临床检查和功能检查** 对于骨科康复而言，运动处方的临床检查主要是运动系统的检查，包括损伤关联部位肌力、关节活动度、物理检查，必要时增加心血管系统、呼吸系统、神经系统的检查等。

三、运动处方的基本原则

1. **安全原则** 运动是药，过量或不当时可能会造成再次运动损伤。在设计运动处方前，要仔细评估患者的愈合恢复状况、手术方式可能带来的影响、患者对动作理解水平。对患者运动风险意识的宣教，避免急功近利的康复方式带来不良影响，如关节炎正处于急性发作期，应避免使关节进行较大强度运动；进行强度或动作幅度大的运动前，特别强调要认真设计适当的热身运动。阶段评估始终贯彻运动处方，根据患者的治疗进展调整治疗方案。

2. **个体化原则** 临床上的常见骨科疾病都会有专门的康复治疗指南，但不能单纯以时间节点来设计运动处方，而是需要根据患者的评估情况设计。每位患者康复的预期值不同，在合理科学的预期值下应当对运动处方进行调整。同一种损伤，骨科医生的处理可能不同，因此需要仔细了解手术方式，确保安全的情况下设计运动处方。为了增加运动处方的执行性，应该尽量根据患者各自的运动兴趣调整处方。患者的经济条件或时间地域条件等社会因素限制时，也应适当调整运动处方。

3. 有效原则 运动处方的制订和实施应使参加锻炼者或患者的功能状态有所改善。在制订运动处方时，要科学、合理地安排各项内容。在运动处方的实施过程中，要按质、按量认真完成训练。一般来说，要提高运动处方的难度，应先增加运动时间，再增加运动强度。

> **运动处方案例**
>
> 某男，28岁。办公室职员。
>
> 主诉：上下台阶费力、不灵活。
>
> 现病史：10个月前右膝ACL断裂，现为自体腘绳肌肌腱重建术后20周。
>
> 体格检查：膝关节附近未触及明显压痛。前抽屉实验（-）、轴移实验（-）。右膝关节AROM（0~115°）；徒手肌力测试时，伸膝末端4⁺/5，屈膝末端4⁺/5，直腿抬高伸膝滞后5°，髌骨上方10cm双侧腿围相差2cm。
>
> 目前康复锻炼情况：以家庭康复锻炼为主，不定期的1~2次/周，每次30min。
>
> 运动内容：1kg沙袋直腿抬高三组，每组20个，抬高末端维持10s；1kg屈膝三组，每组20个，屈膝末端维持10s。
>
> 根据患者情况，医生判断该患者是由于股四头肌肌力不足与活动度稍受限，而导致上下台阶费力且不灵活。制订运动处方一份，继续在家中康复训练，执行4周，1个月后复查。运动内容如下：
>
> 力量训练：每周3次，隔日进行。次日清晨若感觉非常疲劳，下次锻炼可减少每组次数。①终末端伸膝三组，每组20个，伸膝末端维持10s。要求尽力伸膝到0°，甚至过伸，从无阻抗逐步增加至5kg的沙袋。②单腿负重微蹲三组，每组10次，微蹲末端维持10s，逐步增加下蹲角度。要求保持上半身直立，膝关节不超过足尖。③屈膝抗阻训练，逐步增加沙袋重量到5kg，三组，每组20个，屈膝末端维持10s。④骑固定自行车10min，要求小阻力，快速度，增加膝关节灵活性。
>
> 牵拉训练：软垫上跪位屈膝或者在膝关节处绑以无弹性绑带，通过手将膝关节拉到屈膝末端，屈膝末端维持30~60s，每组10次。早晚各一组，每周5~6次。切忌暴力，疼痛在可忍受范围内。

（范 帅 杨海霞）

第三节 关节活动度技术

关节活动度是一种用于检查动作并确定治疗介入计划中的起始动作。完成功能性活动所需的运动，可以视为肌肉或外力以各种形式或活动幅度来移动骨骼。当一个人运动时，是由中枢神经系统来控制运动所需的复杂肌肉活动，骨骼仅跟随连接的关节而移动。关节的结构及通过该关节的软组织的完整性和弹性，会影响任何两个骨骼之间所产生的活动量，有可能产生的最大活动量，即所谓的关节活动度（range of motion，ROM）。当一个部位经由其关节活动度移动时，所有该区域的结构都会受到影响，包括肌肉、关节面、关节囊、韧带、筋膜、血管及神经等。关节活动度以最简单的方式解释，以关节活动范围和肌肉活动范围来描述。为了描述关节范围，所使用的术语包括屈曲、伸直、外展、内收及旋转。关节活动范围通常可以使用量角器测量，并记录其度数。肌肉活动范围则与肌肉的功能性活动度有关。

一、各类关节活动度运动

被动关节活动度，是身体一个部位在不受限制的关节活动度范围内的运动，该运动完全是由外部力量控制，很少或没有自主性肌肉收缩。外部力量可以是重力、机器、另一个人或自己身体的另一部分。被动关节活动度不等于被动牵拉。

主动关节活动度，是身体一个部位在不受限制的关节活动度范围内，由通过关节的肌肉主动收缩产生的运动。主动-助动关节活动度，是主动关节活动度的一种，以徒手或机械提供外力，援助需要帮助的主要运动肌肉完成运动。

二、应用关节活动度技术的原则和方法

1. 检查、评估与治疗计划

（1）检查和评估患者的功能损伤和功能程度，确认注意事项及预后，并计划介入方法。

（2）判断患者参与此项关节活动的能力，以及被动关节活动度、主动-助动关节活动度或主动关节活动度是否能够满足目前的目标。

（3）确保可以安全地应用于组织的状况和个人的健康。

（4）确定什么模式才能最好地满足目标。关节活动度技术可进行于：

1）动作的解剖平面：额状面、矢状面、横断面。

2）肌肉延伸的范围：与肌肉力线相反。

3）组合模式：对角线动作或组合数个动作平面的动作。

4）功能模式：使用于日常生活活动的动作。

（5）监测患者的整体状况及检查和介入后的反应：注意任何生命迹象的变化，任何身体部位在温度和颜色上的变化，任何关节活动度、疼痛或动作质量上的改变。

（6）记录和沟通结果及介入措施。

（7）必要的话，重新评估和修改介入措施。

2. 应用的技巧

（1）需抓握关节以控制动作。若关节疼痛，则修正抓握部位及方式。

（2）支持结构完整性不佳的区域，如过度松弛的关节、新鲜骨折的部位或瘫痪的肢体部位。

（3）将该身体部位移动通过完全无痛的动作范围直到组织产生阻力。不要强迫超出范围，如果强迫动作，则会成为一种牵拉技术。

（4）平顺且节奏型地执行动作5~10次。重复次数取决于计划目标、病患的病情及对治疗的反应。

三、关节活动度技术的具体操作方法

关节活动度技术，可用于被动关节活动度及主动-助动关节活动度和主动关节活动度的训练。当由被动关节活动度过渡到主动关节活动度时，重力具有较大影响，尤其是对肌无力而言。当某个部位有相对重力运动时，可能需要对患者提供协助。然而，当平行于地面运动时（去重力或无重力），该部位可能只需要在该肌肉收缩执行该运动范围时得到支撑。

许多运动都可能会有其他姿势，而有些运动则一定要利用另一种姿势。为了提高效率，应尽可能以一种姿势实行所有运动；然后改变患者的姿势，并以该姿势执行所有适当的运动，渐进治疗且尽量减少患者翻身的频率。

> **注意：**上（upper）手或顶（top）手是指治疗师的手对着患者的头；底（bottom）手或下（lower）手是指治疗师的手对着患者的足部。

1. 上肢

（1）肩关节：屈曲。手的抓握位置和方法（图3-1）：①以治疗师的底手由肘关节以下握持患者的手臂。②以顶手横跨抓住患者的手腕与手掌。③提起手臂执行现有的动作范围并回到起始位。

注意：为了完成正常运动，肩胛骨应该在肩关节屈曲时可自由上回旋。如果只想让盂肱关节产生运动，则牵拉时肩胛骨是固定的。

（2）肩关节：伸直（图3-2）。如果患者在床上仰卧时肩关节在床的边缘，或者病患是侧躺、俯卧或坐位时，伸直就可以超过0°。

（3）肩关节：外展和内收（图3-3）。例如，手的抓握位置和方法与屈曲的手部抓法相同，但将手臂移出到侧方，肘关节是可以屈曲的。

注意：要达到全面的外展，必须要有肱骨外旋和肩胛骨的上回旋。

（4）肩关节：内旋和外旋（图3-4）。如果可能，外展手臂至90°，肘关节屈曲至90°，前臂维持正中姿势。旋转也可以让患者手臂在胸部侧边的姿势下进行，但在这个姿势不可能做完全内旋。

手的抓握位置和方法：①治疗师的食指放在患者的拇指和食指之间握持患者的手和手腕。②治疗师的拇指和其余手指放在患者手腕的任一侧，从而稳定腕关节。③以另一只手固定肘关节。④移动患者前臂以旋转肱骨。

（5）肩关节：水平外展和内收（图3-5）。患者的肩关节必须处于床的边缘以达到完全的水平外展。手臂可以在屈曲或者外展90°位置开始。

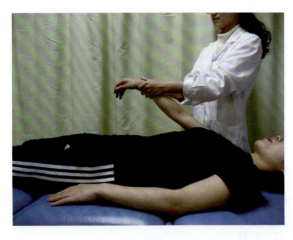

A. 起始

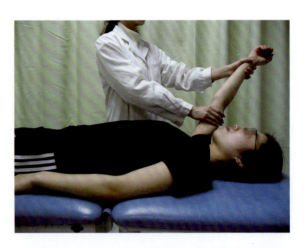

B. 结束

图3-1　肩关节屈曲

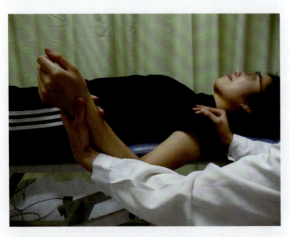

A. 患者在床的边缘起始

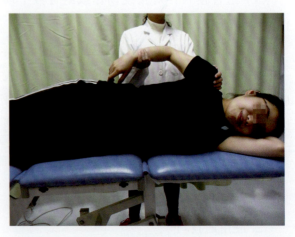

B. 患者侧卧

图3-2　肩关节伸直

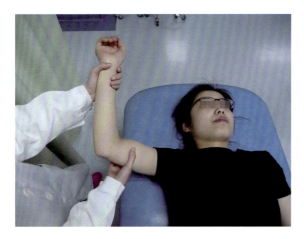

图 3-3　手肘屈曲时肩关节外展

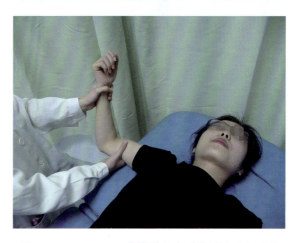

图 3-4　以 90°/90° 姿势引发肩关节的内旋和外旋

手的抓握位置和方法：手的位置与屈曲相同，但是随着治疗师将患者的手臂动向一侧，经过身体上方时，治疗师的身体转过来面对患者。

（6）肩胛骨：上提/下压、前突/后缩、上回旋/下回旋（图3-6）。患者俯卧、手臂置侧面，或患者侧卧面对治疗师，且患侧的手臂悬垂于治疗师的下手臂。

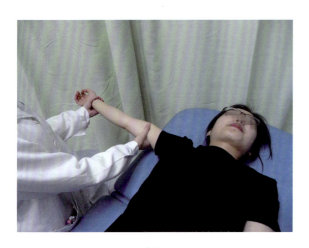

A. 外展

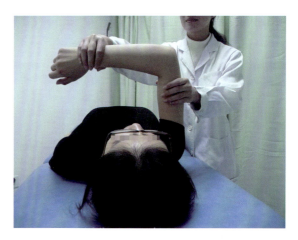

B. 内收

图 3-5　肩关节水平外展和内收

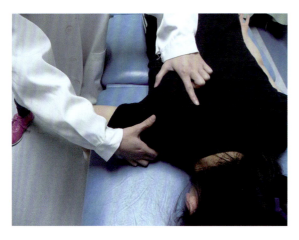

A. 俯卧

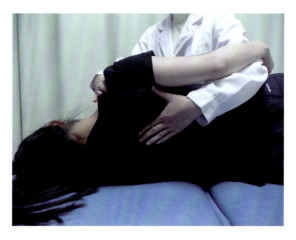

B. 侧卧

图 3-6　肩胛骨的关节活动

手的抓握位置和方法：①将顶手像杯子一样盖住患者肩峰并将另一只手放在患者肩胛下角周围。②在上提、下压、前突、后缩时，患者锁骨也会随肩胛骨运动。③在回旋时，将患者肩胛骨动作导向肩胛下角，并同时将患者肩峰推往相反方向，以创造一个力偶的旋转效果。

（7）肘关节：屈曲和伸直（图3-7）。

手的抓握位置和方法：手的位置与肩关节屈曲相同，只是因为肘关节屈曲与伸直，故动作出现在肘关节。

注意：治疗师的手指围绕前臂远端，控制前臂的旋前与旋后。以前臂旋前和旋后的姿势进行肘屈曲。肘关节伸直时，肩胛骨不要前倾，这会掩盖真实的动作范围。

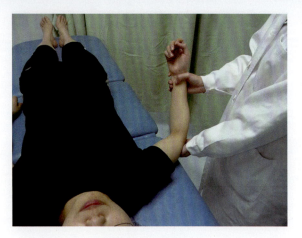

图3-8　前臂旋后

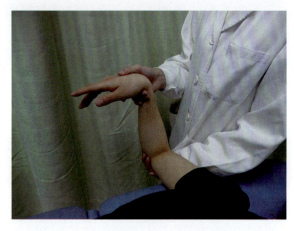

图3-9　腕关节的关节活动度。显示腕关节屈曲，注意手指可以自由回应手指外在肌的被动张力

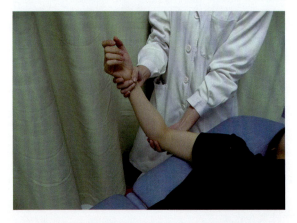

图3-7　前臂旋后时肘关节屈曲与伸直。

（8）前臂：旋前和旋后（图3-8）。

手的抓握位置和方法：①握持患者的手腕，以食指支撑，并把拇指和其他手指放在患者前臂远端的两侧。②以另一只手稳定肘关节。③运动为桡骨绕着尺骨完成滚动。

注意：旋前与旋后应分别在肘关节屈曲及伸直下进行。

（9）腕关节：屈曲（掌屈）和伸直（背屈），桡偏（外展）和尺偏（内收）（图3-9）。

手的抓握位置和方法：对于所有的腕关节动作，要以一只手抓住患者刚刚过远端关节的部位，并以另一只手稳定前臂。

注意：手指外在肌的动作范围如果受到张力，会影响腕关节的动作范围。为了获得腕关节完全的动作范围，则要使手指的移动获得自由。

（10）拇指与手指关节：屈曲与伸直和外展与内收（图3-10）。拇指和手指的关节，包括掌指与指间关节。

手的抓握位置和方法：①视患者的姿势，稳定患者的前臂及手于床上或者治疗台上。②逐个移动患者手的每个关节，其方法为以一只手的食指和拇指稳定骨骼近端，而以另一只手的食指和拇指移动骨骼远端。

> **注意**：要完成完全的关节活动度，不要让手指的外在肌紧张。肌肉的张力，可以由移动手指同时移动腕关节姿势来缓解。

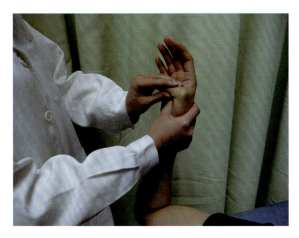

图 3-10　拇指掌指关节的关节活动度

（11）手腕和手外在肌：伸直屈肌与伸肌（图 3-11）。为了尽量减少手指关节的压迫，从最远端关节开始运动。每次一个关节的伸长肌肉，稳定该关节，然后伸展肌肉到下一关节，直至该多关节肌处于最大长度。这对于外在肌结构的弹性有障碍者尤为关键。

手的抓握位置和方法：①首先移动远端指间关节并稳定，然后移动近端指间关节。②维持上述两个关节于活动范围终点，然后移动掌指关节至活动范围终点。③稳定各手指关节，并开始运动腕关节。当患者感觉不适，则肌肉已完全拉长。

2. 下肢

（1）髋关节和膝关节：屈曲和伸展（图 3-12）。

手的抓握位置和方法：①以顶手托住患者膝关节后方（腘窝），底手托足跟下方，支撑并提举患者下肢。②当膝关节完全屈曲时，将手指转移到大腿边。

> **注意**：腘绳肌肌群和股直肌均是跨髋关节与膝关节的双关节肌肉，要达到髋关节完全屈曲，膝关节必须屈曲以释放腘绳肌肌群的张力；为了达到膝关节完全屈曲，髋关节必须屈曲以释放股直肌的张力。所以，髋关节与膝关节结合完成屈曲与伸展。

（2）腘绳肌肌群的伸展（图 3-13）。

手的抓握位置和方法：①顶手于膝关节上面，底手握住足跟。②保持膝关节伸直位并屈曲髋关节。③如果膝关节需要支持，底手手臂可环抱患腿以支撑重量，顶手视情况给予稳定或支持。

（3）髋关节：伸直（过度伸直）（图 3-14）：

手的抓握位置和方法：①如果患者俯卧，治疗师以顶手或手臂稳定骨盆，底手托膝关节

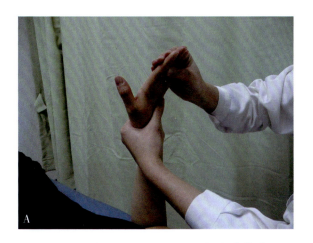
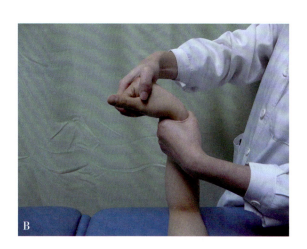

图 3-11　（A）外在手指屈肌和（B）伸肌的终末端动作范围。

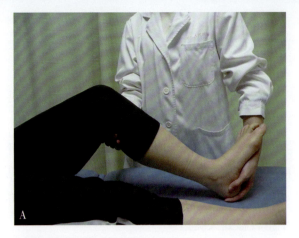
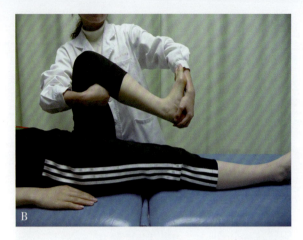

图 3-12　髋关节和膝关节共同屈曲（A）开始（B）完成合并动作。

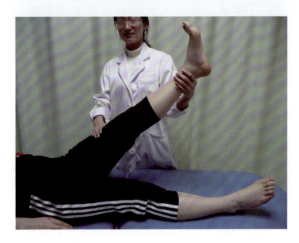

图 3-13　腘绳肌肌群的伸展

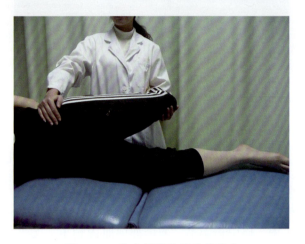

图 3-14　患者侧卧做髋关节伸直

下方上抬患者大腿。②如果患者侧卧，将大腿下方底手放在正前面，顶手稳定骨盆。髋关节完全伸展时，不要完全屈曲膝关节，避免股直肌限制动作范围。

（4）髋关节：外展和内收（图 3-15）。

手的抓握位置和方法：①患者仰卧位，对侧下肢置于稍外展的体位。②顶手托患侧膝关节下面，底手托足跟，以支撑患肢。③进行外展和内收时，保持患肢伸直无旋转。

（5）髋关节：内旋和外旋（图 3-16）。

手的抓握位置和方法：①患者仰卧位，髋关节和膝关节屈曲 90°，顶手固定膝关节。②如果膝关节不稳定，则以底手托足跟，协助稳定下肢。③以股骨为轴心，底手水平面钟摆式移动小腿，以完成髋关节的内旋和外旋。

（6）踝关节：背屈和跖屈（图 3-17）。

手的抓握位置和方法：①患者仰卧位，顶手固定足踝。②背屈时，以底手握持足跟并将前臂沿足底放置，前臂推压足底的同时以拇指和食指把跟骨拉向远端。③跖屈时，底手固定足跟，顶手置于足背推至跖屈。

注意：由于患者卧床，踝关节往往因为重力和被子的重量而保持跖屈，因此可以不必进行跖屈运动。

（7）踝（距下）关节：内翻和外翻（图 3-18）。

手的抓握位置和方法：①患者仰卧位，顶手固定足踝，底手的拇指放在跟骨内侧，其余手指在跟骨外侧。②使用底手握持足部往内或

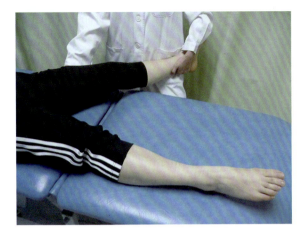

图 3-15　髋关节外展，同时保持患者肢体伸直和无旋转

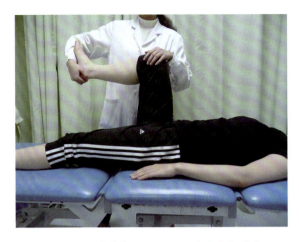

图 3-16　髋关节在屈曲 90°下的内旋和外旋

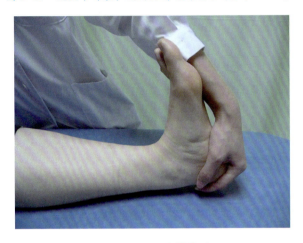

图 3-17　踝关节背屈

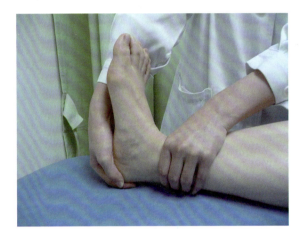

图 3-18　踝（距下）关节内翻

往外转。

（仝　林　叶济灵）

第四节　阻力运动

一、背景引入

肌肉动作执行指的是肌肉做功（力×距离）的能力，且受所有身体系统影响。影响肌肉表现的因素包括肌肉的形态特征、神经、生化及生物力学影响、新陈代谢、心脏血管、呼吸、认知及情绪功能等。肌肉动作执行的要素有肌力、肌肉爆发力及肌耐力。

二、阻力运动的定义与执行原则

（一）定义

阻力运动是在动态或静态的肌肉收缩下，给予徒手或机械外力抵抗的任何形式的主动运动，也称为阻力训练。

（二）原则

1. **过度负荷原则**　过度负荷原则即若要改善肌肉动作执行，就必须施以超过肌肉本身新陈代谢能力的负荷。过度负荷的原则重点在于操作肌肉进展的负荷，例如，运动的强度或量，阻力运动的强度是指施加于肌肉上的重要阻力；量包括的变数有运动的重复次数、回合或频率，逐渐调整任何当中的一项或多项以增加对肌肉的挑战。在肌力训练计划中，施予肌肉阻力的量是逐渐增加的。对于耐力训练的重点则是增加肌肉持续收缩的时间或执行动作的重复次数，而非增加阻力。

2. **人体对施加的负荷有专一适应性**（specific adaptation to lmposed demands,

SAID）原则　　SAID原则协助治疗师决定运动处方及选择运动参数以产生特定针对功能需要及目标的特定训练效应。包括：①训练的特异性，如肌力、肌爆发力及肌耐力的改善与训练使用的方法，有高度的特异性。如果预想的功能活动需要较大的肌耐力而非肌力，运动的强度与时间应以改善肌耐力为目的来设计。②训练的转移，即一类运动或动作任务产生训练的转移效应到另一类的运动或动作任务上，这种现象称为训练转移、转移或交叉训练。例如，为发展肌力所设计的运动计划也可以改善肌耐力。③可逆原则，即相应的阻力运动计划产生的身体系统适应性变化，例如，肌力或肌耐力增加是短暂的，除非训练引发的改善不断规律地用于功能活动，否则在停止阻力运动1~2周内开始发生训练效果减弱，直至效果丧失。

三、因阻力运动产生的潜在益处及生理适应

（1）强化肌肉动作执行的表现：恢复、改善或维持肌力、肌爆发力及肌耐力。

（2）增强结缔组织的力量：肌腱、韧带、肌肉内结缔组织。

（3）较大的骨骼矿物密度或降低骨骼去矿物化。

（4）执行体能活动时作用于关节的压力降低。

（5）执行体能活动时软组织受伤风险降低。

（6）对于组织重塑时的正面效应，使损伤的软组织修复和愈合能力改善。

（7）平衡改善。

（8）强化日常生活活动、职能及休息活动体能表现的改善。

（9）身体组成正向的改善：净肌肉质量增加或身体脂肪下降。

（10）强化健康体能的感觉。

（11）对失能的认知及生活品质的改善。

四、阻力运动的决定因素

许多要素（参数）决定阻力运动计划的适应性、有效性与安全性。

（一）排列及稳定

要有效强化特定的肌肉或肌群并避免代偿性动作，身体的适当摆位及肢体或身体躯干的排列都很重要。

（二）强度

运动强度是每一次的重复运动中，加在收缩肌肉中的阻力（重量）量。阻力量也是运动的负荷（训练负荷），欲改善肌肉动作，执行肌肉所承担的负重，必须比实际重量还重。计划中应逐渐增加阻力量，运动的强度与肌肉过度负重的程度取决于运动量、频率及运动的顺序或是休息间隔长度。

（三）频率

阻力运动计划的频率是指每日或每周运动的次数。频率取决于其他决定因素，如强度、量、患者的目标，整体健康状况，先前参加阻力运动计划及对训练的反应。

（四）时间

运动时间是执行阻力运动计划的总周数或月数。根据肌肉动作执行功能损伤的原因，有些病患只需要1个月或2个月的训练就可以恢复理想的功能或活动程度，但有些患者可能就必须持续执行一辈子的运动计划，以维持理想的功能状况。

（五）休息间隔（恢复期）

休息是阻力运动计划很重要的因素，也是身体所需要由于肌肉疲劳相关的运动急性效应，恢复或去除负面效应，如运动诱发延迟发作的肌肉酸痛的时间。只有在适当的负重进展与足够的休息间隔的平衡下，肌肉动作执行表现才会进步。

（六）运动形式

阻力运动计划的运动形式指的是运动的形态、肌肉的收缩方式及执行运动的方式。患者可能是以动态或静态的方式或在承重或非承重的姿势下做运动。运动形式也包括阻力形态，可以徒手或用机械方式施予阻力。

（七）运动速度

肌肉收缩的速度明显影响肌肉产生的张力，也会影响肌力与肌爆发力。在阻力训练计划中，控制好速度，使患者从事由慢到快的多变化功能活动。

（八）分期

分期也称为分期训练。是阻力训练的一种方式。是运动强度与重复次数、回合、有规律间隔的频率，在一段固定的时间内有系统性的变化。这种训练方式是作为高度训练的运动员准备参加竞争性的健力运动。此观念的设计在于竞赛前避免过度训练并预防心理停滞，使竞赛得到最好的表现。

（九）阻力运动种类

阻力运动的种类包括各种类别的运动，有静态（等长）与动态、向心与离心、等速肌力及开放链与闭锁链运动，以及徒手、器械、固定与变化阻力运动。

五、阻力训练的一般原则

阻力训练的原则可用于任何年龄层接受徒手及机械阻力运动的病患。但原则并非一成不变，治疗师应根据实际情况进行调整。

（一）检查与评估

如同各种形式的运动治疗，完整的检查与评估是个别化阻力训练计划的基石。因此，在开始执行任何形式的阻力运动之前应做到以下几点。

（1）对患者执行完整的检查，包括健康史、系统回顾及选择性测试与测量

（2）决定肌力、肌耐力、关节活动度及整体功能表现程度的品质与量化清楚，作为往后可测量进展的基础。

（3）执行测试程序，如徒手肌力测试，决定最大重复剂量、肌力测试仪器、关节活动度计量仪、量化功能表现测试及病患自觉失能程度的评估。

（4）诠释结果以决定使用阻力运动在此时是否合适。确定找出与功能相关的功能损伤，患者欲练成的目标及运动计划预期的功能成果。

（5）决定阻力训练要如何整合到其他运动治疗中，如牵拉、关节松动技巧、平衡训练及心肺适能运动。

（6）定期再评估以记录进展并决定运动的剂量（强度、量、频率、休息）与阻力运动的种类。

（二）阻力运动的实施

1. 热身 在开始执行阻力运动前，先以轻的、重复性的、动态的、特定部位的动作，不施以阻力的方式热身。

2. 阻力的置放位置

（1）施加阻力的位置通常是在欲强化的肌肉附着于肢体的远端部位。远端阻力的施予位置可用最少量的徒手或机械阻力（负重）产生最大的外在力矩。例如，要强化前三角肌，就要在患者屈曲肩关节时在肱骨远端施予阻力（图3-19）。

（2）阻力也可以施加在中间关节，只要此时此关节是稳定的且无痛，并有足够的肌力支持此关节。例如，欲使用机械阻力强化前三角肌，常使用的阻力来源为手握重物。

（3）如果提供负重的压力造成不适就要重新修正阻力的置放位置。

3. 阻力方向 执行向心运动时，给予阻力的方向是与在动作方向相反的方向；在执行离

心阻力运动时，施予阻力的方向与前述方向相同（图 3-19）。

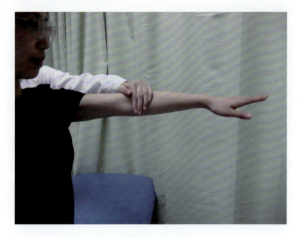

图 3-19 阻力施加于欲训练肌力的关节远端。阻力的方向与肢体动作方向相反以对抗向心肌肉收缩，而与肢体动作方向相同，以对抗离心肌肉收缩

4. 固定 固定是必要的，以免不必要的代偿动作。

（1）非承重阻力运动，肢体外在的固定是施加在欲强化肌肉的附着点近端。在执行肘关节阻力屈曲时，固定是施于肩关节前方（图 3-20）。例如，皮带或绑带等固定仪器都是有效的外在固定。

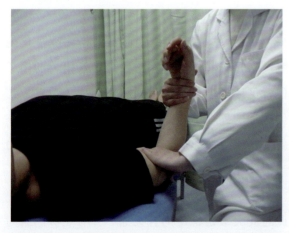

图 3-20 给予固定的部位，是在欲强化的肌肉附着于骨骼的近端。图中给予肘关节屈曲阻力时，固定肱骨近端与肩胛骨

（2）在承重姿势下，执行多关节阻力运动，患者必须使用肌肉控制（内在固定）以维持非移动肢节在正确排列上。

5. 运动强度 / 阻力大小

（1）开始时，使患者在对抗极小负重情形下，练习动作模式，以学习正确的动作模式及运动技巧。

（2）让患者用力但应有控制及无痛的动作模式。阻力大小应是让患者可以平顺地不产生暴冲性质或颤抖的动作程度。

（3）如果病患无法完成可行范围的关节活动度，肌肉发生颤抖或代偿动作就调整排列、固定方式或阻力大小。

6. 量 / 重复次数、回合与休息间隔

（1）一般而言，对于大部分成年人，是在特定动作下对抗中度负重，重复 8~12 次。这样的量会引发典型的急性及慢性反应，分别使肌肉疲劳与肌力增加。

（2）如果患者无法完成 8~12 个重复次数，减少阻力大小短暂休息后执行额外几个重复动作；如果可以的话，执行第 2 回合的 8~12 个重复次数。

（3）进阶负重的做法是在刚开始增加重复次数或回合；在运动计划末尾，逐渐增加阻力。

7. 言语或书面指令 在使用机械阻力或徒手阻力教导运动时，使用容易了解的简单指令。不要使用医学名称或术语。例如，告诉患者，弯曲并伸直你的左手肘。

8. 检测患者 评估患者在运动前、中、后的反应。建议检测患者的生命表征。

9. 缓和放松 一连串阻力运动后进行有节奏的无阻力动作，如晃动手臂或脚踏车缓和，也可以进行和缓牵拉。

（三）注意事项

（1）警告患者在运动时不应产生疼痛。

（2）不以最大程度阻力运动开始阻力训练，特别是离心运动，以减少持续性肌肉酸痛的发生，在恢复期使用轻度到中度的运动。

（3）对于儿童、老人或有骨质疏松的患

者避免使用重阻力运动

（4）对于不稳定关节或尚未愈合的骨折远端骨骼不施予阻力。

（5）让患者执行阻力运动时避免产生憋气现象，强调用力时要吐气。

（6）避免无控制、暴冲性的动作，因为这些动作将影响运动的安全及有效性。

（7）介由适当的固定及合适的阻力程度避免不正确或代偿动作。

（8）避免对于背部造成过度、不必要的次发性压力。

（9）注意患者所使用有可能改变运动中急性及慢性反应的药物。

（10）通过在运动间加入适当的休息间隔，给予运动后合适的恢复时间，避免运动频率过高及过度训练效应或过度运动导致堆积性的疲劳。

（11）若是患者产生疼痛、头晕或持续加重的喘不过气等现象，就要停止运动。

六、阻力运动的禁忌证

在急性炎症期间及一些急性病和功能失调时，阻力训练是最常见的禁忌。通过仔细选择合适的运动方式（静态与动态，承重与非承重）和保持该运动的初始强度，则可以避免阻力运动训练产生的不利影响。

（一）疼痛

如果患者在主动自由式（无阻力）运动期间感觉到严重的关节或肌肉疼痛，则不应该开始动态阻力运动。测试期间，如果患者在阻力等长收缩时感觉到急性肌肉疼痛，则不应该开始动态阻力运动；如果患者疼痛的感觉不能因减少阻力而消除，则应停止运动。

（二）发炎

在炎症性神经肌肉疾病时，动态和静态阻力训练是绝对的禁忌证。例如，在治疗急性前角细胞病或炎症性肌肉疾病（多发性肌炎、皮肌炎）的阻力运动，实际上可能因损害肌肉而造成不可逆转的恶化结果。急性炎症关节是动态阻力运动的禁忌证。动态阻力运动可以刺激关节造成更多的炎症。温和的肌肉定位收缩（静态）运动对抗微不足道的阻力是适当的。

（三）严重的心肺疾病

严重的心脏疾病或呼吸系统疾病时，阻力训练是禁止的。如严重的冠状动脉疾病、心脏病或心肌病患者不应参与激烈的体力活动，包括阻力训练计划。阻力训练应推迟至心肌梗死或冠状动脉绕道手术 12 周后，或直至患者情况得到医生认可。

七、阻力训练的设备

在市场上专为阻力训练设计的运动器材种类非常多，选择的设备主要取决于使用设备之人的需要、能力和目标。市场上的运动器材包括：独立重物和简单中立滑轮系统，如哑铃、杠铃、重量球等，简单重力滑轮系统，阻力变化仪，弹性阻力带及管弹性阻力的产品，交替性运动仪器，动态稳定训练仪器，如瑞士球（稳定球）、等速肌力仪等。

（方仲毅　吴超伦）

第五节　有氧运动

一、定义

（一）体适能

体适能是指进行体能活动的能力。进行体能活动需要心脏呼吸功能、肌力、耐力和肌肉骨骼弹性。

欲使体能健康，个体必须规律地参与某种形式的体能活动，这些体能活动必须要用到大的肌肉群，并能挑战心脏呼吸系统。

体适能程度可根据一回合的体能活动后直接

或间接测量身体的最大耗氧量进行分级，氧气的消耗受年龄、性别、遗传、活动与否及疾病影响。

（二）有氧运动

有氧运动是经由运动计划，强化肌肉、利用能量的能力。肌肉使用能量能力的改善，是肌肉内氧化酶素浓度的增加，线粒体密度的增加及肌纤维微血管供应数量的增加。

运动的结果依赖足够强度、时间及频率的运动。运动会造成心脏血管及/或肌肉适应性改变，且反映在个体耐力上。

特定运动或活动的训练取决于特异性原则，也就是说，个体只有在特定运动训练的任务上有改善的情况，而在其他任务上没有改善。例如，游泳可以强化在游泳运动中的表现，但可能无法改善在跑步机上跑步的表现。

（三）最大耗氧量

最大耗氧量是身体使用氧的能力指标。通常是在使用大肌肉群的运动，如游泳、行走及跑步中来测得，这是当个体达到最大力量的运动时，每分钟的最大耗氧量。通常是相对于体重表示，如每分钟每千克体重消耗的每毫升氧气[ml/（kg·min）]。这取决于氧的传输、血液结合氧的能力、心脏功能、氧气抽取能力及肌肉氧化潜能。

（四）耐力

耐力（体适能的指标）指的是长时间工作及抵抗疲劳的能力。这包括肌耐力及心血管耐力。肌耐力指的是在一定时间内，单一肌肉群执行重复性收缩的能力，而心血管耐力指的是在一段时间内，执行大肌肉动态运动的能力，如游泳、行走及跑步。

（五）适应

心血管系统及肌肉在一段时间的训练下，会产生适应。明显的改变可在训练后10~12周测量到。

适应就是心血管系统及主动肌肉工作效率的增进。适应指的是心血管及肌肉系统的神经、力学及生化改变。训练后，改善的表现在于等量的工作可在较少的生理代价下完成。

适应的发生有赖于集体改变的能力及训练刺激的阈值（诱发训练反应的刺激）。体适能状况较差的人比体适能状况较高的人有较多的改善潜能。

（六）心肌耗氧量

心肌耗氧量是心肌消耗氧气的指标。对氧的需求，取决于心跳速度、系统性血压、心肌收缩力及后负荷。后负荷又取决于左心室壁的张力及中心动脉压，这是心室开始收缩时所需要打开动脉瓣的力量。左心室壁的张力主要由心室大小及心室壁厚度决定。

提供心肌氧气的能力，取决于动脉含氧量、血红蛋白氧分离及冠状动脉血流，这些条件又受动脉舒张压、舒张时间、冠状动脉阻力及侧支循环决定。健康个体执行最大量运动时，心肌供养及需氧可维持平衡。当对氧的需求大于氧消耗时，既导致心肌缺氧。

（七）体能变差

长期卧床及由于静态的生活方式与年龄增加的个体，会使体能变差。其最大耗氧量、心输出量及肌力的减少发生得很快。

（八）能源系统

人体的三大能源系统：磷肌氨酸/腺苷酸三磷酸-磷酸肌酸系统（ATP-CP系统）、无氧糖酵解系统、有氧呼吸系统。

（九）运动单位的征召

运动单位的征召取决于工作速率。纤维在运动时被选择性地征召。

慢性纤维（Ⅰ型）是由缓慢的收缩反应、富含肌球蛋白及线粒体、具有高度氧化能力、在需要耐力的活动下被征召。这些纤维由含有低活化阈值的小神经元支配，通常在低强度运动下作用。

快缩纤维（Ⅱb型）具有快速地收缩反应，富含低量肌球蛋白及线粒体，具有高度糖酵解能力，在需要爆发力的活动会被征召。

快缩纤维（Ⅱa型）同时含有Ⅰ型和Ⅱb型两种纤维的特性，在无氧和有氧活动中皆会被征召。

（十）有氧运动生理反应

运动所需能力的快速增加，需要同等快速的循环调整，以满足对氧气及营养需求的增加，方可将新陈代谢的最终产物如二氧化碳及乳酸移除，并排除剩余的热能。身体新陈代谢的转移是通过多种身体系统有协调地活动：神经系统、呼吸系统、心血管系统、新陈代谢及内分泌激素。收缩肌肉中氧气的输送及线粒体对氧气的利用，取决于足够的血流及细胞呼吸。

二、运动计划的决定因子

对于任何族群，有效地耐力训练必须产生体能训练或心脏血管的反应。心血管反应的诱发，取决于三项重要的运动要素：强度、时间与频率。

（一）强度

合适的运动强度，是根据过度负荷原则及特异性原则决定的。

1. 过度负荷原则 为改善心血管及肌耐力，就必须对这些系统施予过度负荷。运动负荷（过度负荷）必须超过训练刺激阈值（激发训练或体能锻炼反应刺激），以产生适应。一旦对一定的负荷产生适应，训练的强度（运动负荷）就要再增加。训练的刺激阈值不同，是根据个体的健康程度、活动程度、年龄及性别而定的。

2. 特异性原则 特异性原则与训练特异性相关，是根据运动加诸的需求，所产生的新陈代谢及生理系统的适应。工作负荷及工作休息期间的选择，使训练产生：①肌力增加而总耗氧量没有明显增加；②有氧或耐力训练而没有训练到无氧系统；③无氧训练而不训练到有氧系统；④即使在评估有氧或耐力运动时，也几乎没有重叠性。

（二）时间

锻炼心血管最理想的运动时间长短，取决于工作总执行量、运动强度与频率以及体适能强度。一般而言，运动强度越强，需要产生适应的时间越短；运动强度越低，所需时间越长。通常在60%~70%最大心跳速率下，运动20~30min是最理想的；当强度低于心跳速率的阈值，45min持续的运动较适合；对于体力衰微的患者，每日3次5min的运动即有效。

（三）频率

理想的训练频率通常为每周3~4次。若训练为低强度，较大的频率可有助益。每周2次的频率通常不会引发心血管变化，较老年的个体及恢复中的患者可通过这样的频率的运动中获益。

（四）形式

许多活动都可提供改善心肺适能的刺激。重要的因素为运动需要大肌肉群，以有节奏的有氧方式进行活化。但改变的强度是由使用的形式决定。

特定的有氧活动，如骑脚踏车及跑步，过度负荷应加诸于活动所需使用的肌肉上，并强调心肺系统（特异性原则）。若执行的任务活动需要上肢的耐力，则应在运动计划中以上肢肌肉为目标进行训练。受训练的肌肉会发展出较大的氧合能力，合并此区域的血流增加。血流增加是由于微循环的增加及较有效地心脏输出。

若运动计划的内容可符合个体的需求及参与者的能力，就可达到最佳受益。个体的技巧、竞争力与积极性及环境状况的差异，都必须考虑。

三、运动计划

一项运动计划内含有三项组成：热身期、有氧运动期与缓和期。

（一）热身期

在生理学上，活动开始与身体调整，以满足身体体能的必要条件的时期，即为热身期，与运动期存在时间差。热身期的目的就是要在促进体能活动前，进行许多必要的身体调整。

1. 生理反应 在这段时间会发生：①肌肉温度的增加。②对氧气需求增加，以满足肌肉所需能源多寡。③先前收缩的微血管此刻扩张，血液循环增加，强化氧气输送到活动中的肌肉，并减少缺氧的情形及乳酸的形成。④对于各种运动刺激、神经呼吸中枢敏感性的调整。⑤静脉回流增加。

2. 目的 热身期可以避免肌肉骨骼受伤，以及心电图上缺血变化及心律不齐的发生。热身的方式必须是渐进的，且足以增加肌肉及核心温度，而不导致疲劳及能量储存的减少。这一期的特征包括：① 10min 的全身运动如柔软操及慢走；②每分钟达到 120 次的目标心跳速度。

（二）有氧运动期

有氧运动期为运动计划中体能锻炼的部分。应将重点放在决定强度、频率及计划的形式。选择特定的训练方式的主要考虑是强度必须强到足以刺激心搏量及心输出量的增加，并可有效促进局部血液循环及有氧新陈代谢。运动时间长短应在患者可耐受的范围内超过阈值，使其发生适应，并在引发临床症状的运动强度以下。

在有氧运动中，要强调大肌肉群的次大剂量、节奏性、重复性及动态的运动。有四种训练方式可以挑战有氧系统：持续、间隔（工作缓和）、串联循环及串联循环间隔。

1. 持续训练

（1）在整个训练期间，使用次大量的能量需求。

（2）一旦到达稳定期，肌肉就通过有氧呼吸得到能量。

（3）活动时间长度可由 20~60min 不等，而不影响氧气输送系统。

（4）若有达到训练的改善，就进阶性增加工作速率。可通过增加运动时间、过度负荷量达到训练目的。

（5）对健康的个体持续训练，是最有效地改善耐力的方式。

2. 间隔训练 这种训练方式是在工作或运动后，接着适当的缓和或休息的间隔时间。间隔训练的强度，被认为比持续训练的强度弱。健康个体的间隔训练倾向改善肌力，爆发力多于耐力。

3. 串联循环训练 使用一连串运动的形式后，在最后一项活动末，个体再从头开始执行一连串的运动。这一连串的活动重复多次。

（1）运用大或小的肌群，或者混合静态与动态的运动方式都可以。

（2）串联循环训练可以通过增加有氧及无氧系统压力，进而改善肌力及耐力。

4. 串联循环间隔训练

（1）结合串联循环及间隔训练，因为有氧及无氧产生 ATP 的交互作用而有效。

（2）除了通过各种活动锻炼有氧及无氧系统，有缓和间隔也可在有氧气供应 ATP 前延迟酵解作用的需求及乳酸的产生。

（三）缓和期

1. 目的

（1）借由持续的肌肉收缩维持静脉回流，避免血液淤积于肢体中。

（2）当心输出量及静脉回流减少时，通

过回流心脏及脑部的血液增加,避免晕倒。

(3)以氧化新陈代谢废物及回充能量储备,促进恢复期的体能恢复。

(4)避免心肌缺血、心律不齐或其他心血管系统并发症。

2. 须知

(1)缓和期特性与热身期类似。

(2)全身运动,如柔软操及慢走。

(3)时间持续5~10min。

四、有氧运动计划一般原则

(1)建立目标心率及最大心率。

(2)热身5~10min,包括缓慢拉伸及重复动作,逐渐增加强度。

(3)增加活动节奏,以维持目标心率。如快走、跑步、自行车、游泳。

(4)以缓慢、全身重复动作及拉伸活动,缓和5~10min。

(5)每周训练3~5次。

(6)为避免造成受伤,使用适当的器具、正确的鞋子,以得到正确的生物力学支撑。避免在硬的表面跑步等。

(7)为避免肌肉骨骼系统过度使用,应热身及肌肉牵伸。活动的进展应在个体可耐受的范围内,若运动时间增加或强度增加,但没有适当的休息,常会发生过度使用。每周增加重复次数或时间不超过10%。若在运动时开始疼痛,或是疼痛时间在运动后超过4h,就需要减轻强度。

(8)每个人都不是有着相同的体适能程度,因此无法执行相同的运动,任何运动只要无法正确执行,都会造成损伤。受伤或手术后恢复时,对于每个个体都要从安全的程度下开始,并向个人的预期目标进展。

(姜 鑫 徐 赛)

第六节 水中运动

一、定义

有关"水疗"的记载古已有之,早在《黄帝内经》中,便有关于"渍形""汤烫法"及"浴法"等治疗方法的记载。现代水疗起源于19世纪末,欧美国家开始用水中运动来促进功能恢复。随着现代康复治疗技术的发展,水疗逐渐发展为包括水下运动、交替浴、漩涡浴及水下超声波等重要康复治疗技术。其中,水中运动疗法已经越来越多地被运用到包括骨科康复在内的各类康复疾病治疗中。

水中运动是指以水为介质,利用水的特性使患者在水中进行运动训练,以治疗功能障碍的方法。具体包括水下的行走训练、步态训练、平衡训练、关节活动度训练、肌力训练、牵伸训练等,是骨科康复的重要方法之一。

二、作用

水具有浮力、压力的传导、热容量及阻力等特性,利用这些特性,可以有针对性地进行骨科康复治疗。

1. 减重作用 减重作用是基于水的浮力,达到减轻体重负荷的作用,对骨科康复意义重大。根据患者入水位置的高低,可达到的减重效果不同。一般而言,水面在腹部时,可减轻体重约50%;水面平胸口处,可减轻体重约70%;水面平颈部,可减轻体重约90%。对于脊柱、骨盆、下肢骨折损伤患者,因不能完全负重,在皮肤条件允许下,可借助浮力减重,早期进行运动训练,使运动功能障碍者在水中进行辅助或阻抗性等各种锻炼,能提高患者的运动能力。

2. 温度刺激 水下的温度传达速度是空气中的25倍。适宜的温度刺激可以缓解疼痛,减轻肌肉痉挛,促进血液循环和新陈代谢。

水温与体温之间差距愈大，反应愈强，温度刺激范围愈广，面积愈大则刺激愈强。作用的持续时间在一定范围内与反应程度成正比，如寒冷刺激在短时间引起兴奋，长时间后可致麻痹，温度刺激重复应用则反应减弱。因此，在水疗时应逐渐增加刺激强度，以维持足够的反应。

3. 机械刺激

（1）静水压力刺激：全身浸浴时，人体受到水压的作用，可使协助静脉回流及促使血液重新分布。随着浸浴的温度不同，还会对心率产生不同的影响。静水压力和浸浴的深度呈正比，因此，越接近水的表面，运动越容易。另外，适当的水下压力还可起到按摩作用。

（2）黏附性：黏附性是水疗的另一个特性，是由于液体分子之间的摩摩擦系数导致的流速阻力，阻力大小和在液体中物体的移动速度成正比。其临床意义在于，可对水下主动运动提供阻力，实现抗阻运动。

（3）流体力学：流体力学中有"拖拽"的概念，其意义在于患者在水中运动时，其速度增加，阻力亦会增加。随着患者的恢复，其水下运动时需要增加力量以维持平衡。康复训练中，也可利用流体力学特点，以"脚蹼"等工具增加阻力，达到水下平衡训练的目的。

4. 浮力中心的改变

浮力中心是沉浸物遭受浮力作用的参考点。其特点为不相交于浮力中心的垂直力，会引起浸泡物的旋转。浮力中心的临床意义：在人体后方放置浮力装置，会引起人体前倾；在人体前方放置浮力装置，会引起人体后倾；单侧徒手抗阻训练时，肢体有向对侧旋转的倾向。

5. 化学刺激

淡水浴所用的水中包含微量矿物质。若往水中加入少量矿物盐类、药物和气体，这些化学性物质的刺激可加强水疗的作用并使得机体获得特殊的治疗作用。

三、分类

（一）辅助运动

利用水的浮力，可有效减轻身体重量。当肢体或躯干沿浮力的方向进行运动时，浮力将对运动起辅助作用，平时在空气中抬不起来或不易抬动的肢体，在水中就可以活动。这一方面给患者以良好的心理影响，另一方面使患者得到锻炼的机会。

（二）支托运动

当肢体浮起在水面做水平运动时，肢体则受到向上的浮力支撑，其受重力下垂的力则被抵消。由于不必对抗重力，肢体沿水平方向的活动，就感到容易得多，这不仅有助于肢体活动，而且在支托情况下，是评价关节运动和肌力的一个颇为有用的肢位。因为此时在能观察到重力作用消失或减小的情况下，肢体可能达到的活动范围。

（三）抗阻运动

肢体的运动方向与浮力的方向相反时，浮力就成为肢体活动的一种阻力，这时肌肉的活动就相当于抗阻运动。通过增加运动速率或在肢体上附加一些添加物，增大肢体的面积，可以增大阻力。因此，治疗中可根据病情需要，给予不同的阻力，以达到不同的抗阻运动目的。

四、形式

（一）骨折术后

对于胸腰椎骨折术后、骨盆骨折术后、髋膝部骨折术后、下肢骨折术后，骨折断端尚达不到负重时，可采用水下运动进行肌力、平衡练习，可极大程度提高患者力量、平衡能力及回归社会的信心。

上述损伤的运动方式是每日让患者在水中锻炼30min，经过水中站立、扶固定物（如双杠、水疗池岸边等）行走、独立行走等，最后在水中功能锻炼。水中练习站立直抬腿、侧抬腿、后伸腿、双腿内收、外展等。直抬腿是一条腿站立固定，另一条腿伸直向上缓慢抬高，两条腿交替进行，每侧腿10个为一组，共练习五组，主要练习股四头肌。侧抬腿是指一条腿为支撑，另一条腿外展，两条腿交替进行，每侧10个为一组，共五组，主要练习臀中肌和股外侧肌。后伸腿是双手扶固定物，一侧腿为支撑腿，另一侧向后伸直抬高，要求同前，主要练习臀大肌和大腿后侧肌群。双腿外展与内收同时进行，为双手和背部固定在水池边，做双腿并拢和分开的动作，要求同前，主要练习大腿内外侧肌肉。

（二）膝关节损伤

对胫骨、胫骨平台、髌骨骨折，半月板损伤，韧带损伤，X光检查提示患者膝关节结构均无明显改变，骨折患者骨折对位对线良好，骨折愈合良好，可采用水中本体感觉神经肌肉促进疗法治疗：利用水的浮力和阻力原理，患肢置于其中，根据病情分别应用放松和紧张技术，以维持—放松、收缩—放松；协调主动肌、拮抗肌、协同肌的收缩、放松，维持关节稳定，逐渐建立关节适应性的本体感觉，每日1次，每次20min。

（三）足踝部损伤

足踝部损伤包括胫腓骨远端骨折、跟骨骨折、距骨骨折、跟腱断裂术后等。除可如上述进行水下行走、步态及肌力训练外，为预防患者出现踝关节僵硬、跟腱挛缩等，还可以早期行水下斜板站立牵伸训练。方法：可予踝关节牵伸板置于水下，根据患者关节挛缩情况选择不同的角度，足尖向上站立，以拉伸跟腱及小腿三头肌。

（四）非特异性下腰痛

可充分利用水疗的温热效应及静水压力效应，缓解疼痛。另还可进行水下运动。在水温38~40℃的水疗池中，将游泳圈套在腋下，两上臂展开置于游泳圈上，下肢放松垂直悬吊在水中，并在水中悬吊时按医生指导做屈髋、屈膝、腰部左右旋转等运动；站立于水中，做腰椎左右旋转及左右侧向牵伸等运动。整个治疗时间为40~50min，每日1次，20次为1个疗程。

（五）强直性脊柱炎

强直性脊柱炎的水疗重心，早期趋向于应用全身的水疗法，以改善免疫功能，使其向正常化方向发展。以矿泉热水浸浴法为主，水温36℃以上，矿泉水为硫化氢泉、碳酸氢钠泉、氯化钠泉，时间为40~60min，每日1次，25次为1个疗程。

中期及后期主要以关节活动训练和加强伸肌肌群牵伸为主，同时可维持和改善胸廓活动度和肺活量等。具体方法如下：

（1）水中运动热水浸浴法：水温36℃以上，进行水中运动时间30min左右，每日1次，25次为1个疗程。

（2）步行浴热水浸浴法：水温36℃以上，进行水中步行运动时间30min左右，每日1次，25次为1个疗程。

（六）类风湿关节炎

水疗对类风湿关节炎的早期效果不佳，但对亚急性期和慢性期效果较好。其作用为镇静、消肿、脱敏。治疗目的在于阻止疾病发展，维持关节功能及矫正畸形，改善功能。关节局部有疼痛、肿胀等症状时，可采取局部冷水浴浸浴法、局部冰浴浸浴法、局部冷水超声浸浴法等。改善全身症状者方法具体如下：

（1）全身热水水中运动浸浴法：水温34~38℃，时间30min，每日1次，25次为1个疗程。

（2）全身热水步行浴浸浴法：水温34~38℃，时间20min，每日1次，25次为1个疗程。

（3）全身温泉热水浸浴法：水温34~38℃，时间20min，每日1次，25次为1个疗程。

（张　鑫）

第四章 关节松动术

第一节 概述

一、定义

关节松动术是现代康复治疗技术中的基本技能之一,是操作者利用双手作用于患者某一关节,在该关节活动允许范围内完成的一种针对性很强的手法操作技术。具体操作时常选择关节的生理运动和附属运动作为治疗手段,分为四级治疗手法。关节松动术类似于我国传统医学中手法治疗中的推拿术或按摩术,但在理论体系、操作手法及临床应用中,两者又有较大的区别。

二、关节运动

1. 关节的分型(图4-1)

(1)单轴关节:此类关节只有一个自由度,只能环绕一个运动轴在一个水平面上运动。包括:滑车关节,如指间关节、肱尺关节,只能沿额状轴在矢状面上做屈伸运动;车轴关节(圆柱关节),如近侧、远侧桡尺关节,只能绕垂直轴在水平面上做旋轴运动。

(2)双轴关节:此类关节有两个自由度,可围绕两个互相垂直的运动轴并在两个平面上运动。包括:椭圆形关节,关节的一面为凸面,另一面为凹面,如桡腕关节,可在额状轴和矢状轴上做屈伸、内收外展和环转运动;鞍状关节,一关节面为凹凸两面,另一关节面则是以凹凸两面与其相对应,如拇指的腕掌关节,可做屈伸、内收外展及环转运动。

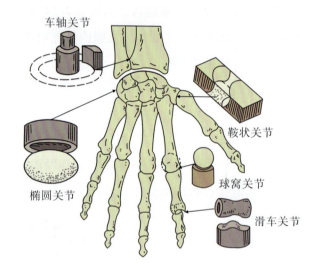

图4-1 关节的分型

(3)三轴关节:此类关节有3个自由度,即可在3个互相垂直的运动轴上,做屈伸、内收外展、旋转、环转等多方向的运动。包括:球窝关节,如肩关节;杵臼关节,如髋关节;平面关节,如肩锁关节、腕骨和跗骨间诸关节。

2. 生理运动 是指关节在生理范围内完成的活动。如关节的屈伸、内收外展、旋转等。生理运动可以由患者主动完成,也可以由治疗师被动完成,在关节松动技术操作中,生理运动就是一种被动运动。

3. 附属运动 是正常关节活动范围内具有关节内或关节周围组织的运动,但是患者无法主动完成,只能被动完成。例如,肩关节屈曲至一定程度后,再主动屈曲自己无法完成,此时再做被动屈曲,可产生肩胛骨和锁骨向上旋转。又如关节面的牵张、挤压、滑移、转动和旋转。这些动作是关节在生理范围之外、解剖范围内完成的一种被动运动，是关节发挥正常功能不可缺少的运动，通常自己不能主动完成，要由他人或健侧肢体帮助其完成。

4. 生理运动与附属运动的关系 二者关系密切。当关节因疼痛、僵硬而限制了活动时，其关节的生理运动和附属运动都有可能受到影响。如果生理运动恢复后，关节仍有疼痛或僵硬，则可能关节的附属运动尚未完全恢复正常。治疗时通常在改善关节的生理运动之前，先改善关节的附属运动；而关节附属运动的改善，又可以促进关节生理运动的改善。

三、关节松动术的治疗作用

关节松动术不能改变疾病本身的发展，如类风湿关节炎或受伤后炎症期。在这些疾病的情况下，治疗目的是减轻疼痛，维持可用的关节内活动，并减少因活动受限所造成的不良后果。

1. 缓解疼痛 恢复关节内结构的正常位置或无痛性位置，从而恢复无痛、全范围的关节运动。

2. 改善关节营养 关节固定时间过长，会导致关节软骨萎缩，关节松动术可使滑膜液流动而刺激生物活动，提供并改善软骨的营养。

3. 改善关节活动范围 关节固定后，关节内纤维组织增生，关节内粘连，韧带及关节囊挛缩，关节松动术可维持/改善关节及周围组织的延展性和韧性，从而维持/改善关节活动范围。

4. 增强本体感觉反馈 关节受伤或退化后本体感觉反馈将减弱，从而影响到机体的平衡反应。关节活动可为中枢神经系统提供有关姿势动作的感觉信息，例如，静态姿势及活动速度的感觉传入；运动速度改变的感觉输入；运动方向感觉的传入；肌肉张力调节的感觉输入和伤害性刺激的感觉传入等。

四、关节松动术的适应证与禁忌证

1. **适应证** 任何因力学因素（非神经性）引起的关节功能障碍，包括关节疼痛、肌肉紧张或痉挛、可逆性关节活动降低、进行性关节活动受限、功能性关节制动等。对进行性关节活动受限和功能性关节制动，关节松动术的作用主要是维持现有的关节活动范围，延缓病情发展，预防因不能活动引起的并发症。最佳适应证是关节附属运动丧失继发形成的关节囊、韧带紧缩或粘连。

2. **禁忌证** 关节活动已经过度；外伤或疾病引起的关节肿胀、渗出明显；关节的炎症感染；治疗部位有未愈合的骨折；血友病（关节部位）；恶性疾病（癌肿部位）等禁用关节松动术。对高血压、心脏病、孕妇、儿童、年老体衰者等应详细评估，谨慎操作。

第二节 关节松动操作学

一、治疗平面

治疗平面是指手法治疗中的一个假想平面，该平面平行于关节面，并垂直于关节的轴心。治疗时，分离或牵拉类的手法实施力的方向或是平行于治疗平面，或是垂直于治疗平面。滑动的手法实施力的方向平行于治疗平面，而滚动手法实施力的方向沿着治疗平面变化（图4-2）。

二、手法分级

手法分级是以关节活动的可动范围为标准，根据手法操作时活动（松动）关节所产生的范围的大小，将关节松动技术分为4级（图4-3）。

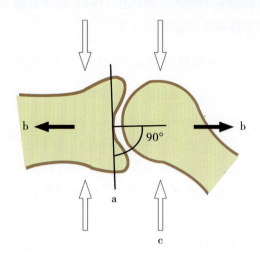

图 4-2　关节松动治疗平面与松动方向
a 表示治疗平面，b 表示牵引方向，c 表示滑动方向

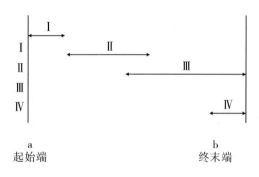

图 4-3　关节松动术手法分级

Ⅰ级：治疗师在关节活动允许范围内的起始端，小范围、节律性地来回推动关节。

Ⅱ级：治疗师在关节活动允许范围内，大范围、节律性地来回推动关节，但不接触关节活动的起始端和终末端。

Ⅲ级：治疗师在关节活动允许范围内，大范围、节律性地来回推动关节，每次均接触到关节活动的终末端，并能感觉到关节周围软组织的紧张。

Ⅳ级：治疗师在关节活动的终末端，小范围、节律性地来回推动关节，每次均接触到关节活动的终末端，并能感觉到关节周围软组织的紧张。

三、治疗前评估

深入学习人体功能解剖，全面细致地检查评定是关节松动术的基础。如果检查中患者存在关节活动受限或疼痛，首先应确定是由哪些因素造成的，以及疼痛的性质，然后明确治疗方向，是缓解疼痛、牵张关节还是处理软组织粘连、挛缩。根据问题的主次，选择有针对性的手法。当疼痛和僵硬同时存在时，一般先用小级别手法（Ⅰ、Ⅱ级）缓解疼痛后，再用大级别手法（Ⅲ、Ⅳ级）改善活动。治疗中要不断询问患者的感觉，根据患者的反馈来调节手法强度。

（1）检查关节主动活动和被动活动时造成的疼痛特征有助于确定病情及治疗剂量。

1）如在活动受限前即感到疼痛，可采用轻柔的抑制关节疼痛技术，禁忌使用牵张技术。

2）如活动受限和疼痛同时存在，可采用轻柔牵张技术缓解紧张组织，逐渐改善其活动。

3）如果活动超过组织受限范围，牵张紧张的关节囊或关节周围组织时能引起疼痛，可采用关节内运动技术，以牵张僵硬的关节。

（2）关节囊限制关节活动且伴随下列症状者，可采用关节松动技术：

1）关节被动活动度受限是由于关节囊挛缩粘连所致。

2）以较大的外力作用于造成关节活动受限的组织时，其关节活动终点为一种阻抗或坚硬的感觉。

3）检查时关节活动度减少。

（3）如果关节活动度减少，而且压迫肌腱韧带时产生疼痛，可能是因肌腱韧带的粘连或挛缩限制了关节活动。此时采用针对肌腱韧带的关节松动技术，效果可能较好。

（4）如果是半脱位或脱位所致的关节活动障碍，采用关节松动术或推进技术效果会比较满意。

四、操作的实施步骤

理想的手法操作应该做到两点：一是操作

者感觉舒适；二是患者感觉舒适。舒适可以是躯体上的，也可以是感官上的。为了达到这两点，我们在制订操作的实施步骤应做到以下几点：

1. **患者体位** 治疗时，患者应处于一种舒适、放松、无疼痛的体位，通常为卧位或坐位，尽量暴露所治疗的关节并使其放松，以达到关节最大范围的被动松动。

2. **治疗师位置及操作手法** 治疗开始前，将治疗床或治疗椅调整到合适高度，治疗时，治疗师应靠近所治疗的关节，一侧手固定关节的一端，一侧手松动另一端。本章中除特别说明外，凡是靠近患者身体的手称内侧手，远离患者身体的手称外侧手，靠近患者头部一侧的手为上方手，靠近患者足部一侧的手为下方手。因治疗师位置及操作手法针对的是患者，因此在后面相关描述中省略"患者"一词。其他位置术语与标准解剖位相同，即靠近腹部为前，靠近背部为后，靠近头部为上，靠近足部为下。

3. **手法应用技巧** 掌握以下操作技巧有助于提高临床治疗效果。

（1）手法操作的运动方向：操作时手法运用的方向主要是根据关节的解剖结构和治疗目的（如缓解疼痛或改善关节活动范围）确定，可以平行于治疗平面，也可以垂直于治疗平面。

（2）手法操作的幅度：治疗疼痛时，手法应达到痛点，但不超过痛点；治疗僵硬时，手法应超过僵硬点，产生的疼痛患者可耐受。操作中，手法要平稳、有节奏。不同的松动速度产生的效应不同，小范围、快速度（如Ⅰ级手法）可抑制疼痛；大范围、慢速度（如Ⅲ级手法）可缓解紧张或挛缩。

（3）手法操作的强度：不同部位的关节，手法操作的强度不同。一般来说，活动范围大的关节如髋关节、胸腰椎，手法的强度要大于活动范围小的关节，如手腕部关节和颈椎关节。

（4）治疗时间：同一治疗部位，每次治疗时一种手法可以重复3~5次，治疗的总时间为15~20min。根据患者对治疗的反应，可以每日或隔日治疗1次。

4. **治疗反应** 治疗后一般症状有不同程度的缓解，如有轻微的疼痛多为正常的治疗反应，通常在4~6h后应消失。若第2天仍未消失或较前加重，提示手法强度太大，应调整强度或暂停治疗一天。如果经3~5次的正规治疗，症状仍无缓解或反而加重，应重新评估，调整治疗方案。

五、操作的注意事项

在关节功能障碍的治疗中，关节松动术是整个治疗方案的一部分。如果存在肌肉或结缔组织的因素，则在治疗过程中，应将关节松动术、抑制和被动牵张技术交替使用。治疗内容包括适度的关节活动度、肌力、本体感觉、功能性技巧训练等。松动的手法、强度、方式等应因人而异、循序渐进，出现任何不适，应立即停止治疗，重新评估。每次治疗前可对治疗部位进行温热治疗，结束后应常规冰敷或冷敷。

第三节　上肢关节松动术

一、肩关节

肩关节是人体活动度最大的关节，主要由盂肱关节、肩锁关节、胸锁关节、肩胛胸壁关节构成，可以进行前屈、后伸、内收、外展、旋转等生理运动，以及分离牵引、长轴牵引、各方向的滑动等附属运动。基本操作手法如下：

1. **分离牵引**（图4-4）

（1）作用：一般松动，缓解疼痛。

（2）患者体位：仰卧位，上肢处于休息位，肩外展约55°并内旋，水平内收30°，前臂中立位。

（3）治疗师位置：站在患者躯干及外展上肢之间。外侧手托住上臂远端及肘部，内侧手四指放在腋窝下肱骨头内侧，拇指放在腋前。

（4）松动手法：内侧手向外侧持续推肱骨约10s，然后放松，重复3~5次。操作中要保持分离牵引与关节盂的治疗平面垂直。

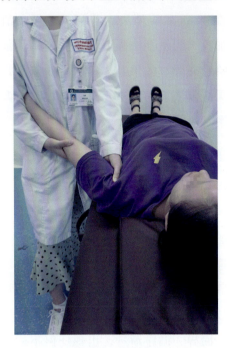

图4-4　分离牵引

2. 长轴牵引（图4-5）

（1）作用：一般松动，缓解疼痛。

（2）患者体位：仰卧位，上肢稍外展。

（3）治疗师位置：站在患者躯干及外展上肢之间，外侧手握住肱骨远端，内侧手放在腋窝，拇指在腋前。

（4）松动手法：外侧手向足的方向持续牵拉肱骨约10s，使肱骨在关节盂内滑动，然后放松，重复3~5次。操作中要保持引力与肱骨长轴平行。

3. 向头侧滑动（图4-6）

（1）作用：一般松动，缓解疼痛。

（2）患者体位：仰卧位，上肢稍外展。

（3）治疗师位置：站在躯干一侧，双手分别握住肱骨近端的内、外侧。

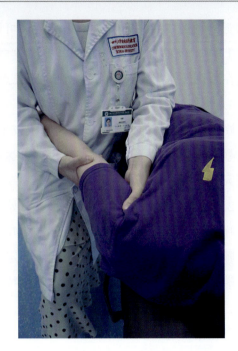

图4-5　长轴牵引

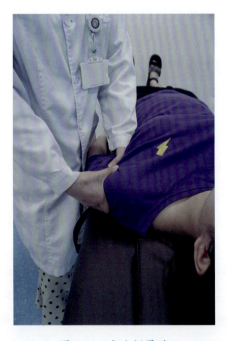

图4-6　向头侧滑动

（4）松动手法：内侧手稍向外作分离牵引，同时，外侧手将肱骨头向头的方向上下推动。

4. 前屈向足侧滑动（图4-7）

（1）作用：增加肩前屈活动范围。

（2）患者体位：仰卧位，上肢前屈90°，屈肘，前臂自然下垂。

（3）治疗师位置：站在躯干一侧，双手分

别从内侧和外侧握住肱骨近端,双手五指交叉。

（4）松动手法：双手同时向足的方向牵拉肱骨。

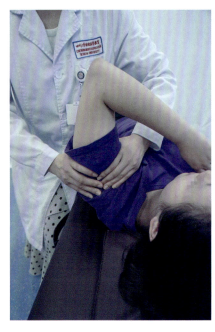

图 4-7　前屈向足侧滑动

5. 外展向足侧滑动（图 4-8）

（1）作用：增加肩外展活动范围。

（2）患者体位：仰卧位,上肢外展 90°,屈肘约 70°,前臂旋前放在治疗者前臂内侧。

（3）治疗师位置：站在患者体侧,外侧手握住肘关节内侧,内侧手虎口放在肱骨近端外侧,四指向下。

（4）松动手法：外侧手稍向外牵引,内侧手向足的方向推动肱骨。

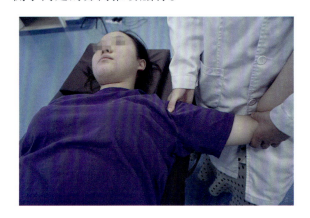

图 4-8　外展向足侧滑动

6. 前后向滑动（图 4-9）

（1）作用：增加肩前屈和内旋活动范围。

（2）患者体位：仰卧位,上肢休息位。

（3）治疗师位置：站在患肩外侧,上方手放在肱骨头上,下方手放在肱骨远端内侧,将肱骨托起。如果关节疼痛明显,也可以双手拇指放在肱骨头上操作。

（4）松动手法：上方手固定,下方手将肱骨向后推动。

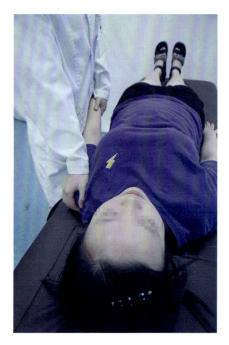

图 4-9　前后向滑动

7. 后前向滑动

（1）作用：增加肩后伸和外旋活动范围。

（2）患者体位：仰卧位,屈肘,前臂旋前放在胸前。

（3）治疗师位置：站在患肩外侧,双手拇指放在肱骨头后方,其余四指放在肩部及肱骨前方。

（4）松动手法：双手拇指同时将肱骨头向前推。

二、肘关节

肘关节由肱尺关节、肱桡关节、桡尺近端关节构成。其生理运动包括屈、伸、旋转。附属运动包括分离牵引、长轴牵引、前后向滑动、后前向滑动及侧方滑动等。

1. 分离牵引（图4-10）

（1）作用：增加屈肘活动范围。

（2）患者体位：仰卧位，上肢置于体侧，肘关节屈曲70°，前臂旋后10°。

（3）治疗师位置：站在患侧，上方手放在肘窝，手掌接触前臂近端，掌根靠近尺侧，下方手握住前臂远端和腕部背面尺侧。

（4）松动手法：下方手固定，上方手向足侧推动尺骨。

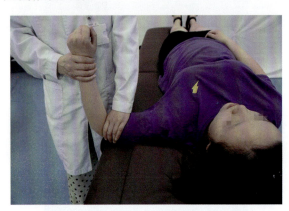

图4-10　分离牵引

2. 长轴牵引（图4-11）

（1）作用：增加屈肘活动范围。

（2）患者体位：仰卧位，肩外展，屈肘90°，前臂旋前。

（3）治疗师位置：站在患侧，内侧手握住肱骨远端内侧，外侧手握住前臂远端尺侧。

（4）松动手法：内侧手固定，外侧手沿着长轴牵引尺骨。

3. 侧方滑动（图4-12）

（1）作用：增加肱尺关节的侧方活动。

（2）患者体位：仰卧位，肩外展，伸肘，前臂旋后。

（3）治疗师位置：站在患侧，上方手放在肱骨远端外侧，下方手握住前臂远端尺侧。

（4）松动手法：上方手固定，下方手向桡侧推动尺骨。

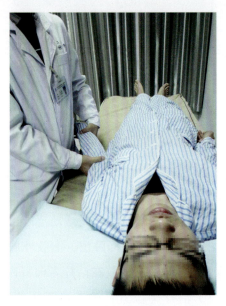

图4-12　侧方滑动

4. 屈肘摆动（图4-13）

（1）作用：增加屈肘的活动范围。

（2）患者体位：仰卧位，肩外展，屈肘，前臂旋前。

（3）治疗师位置：站在患侧，上方手放在肘窝，下方手握住前臂远端。

（4）松动手法：上方手固定，下方手将前臂稍做长轴牵引再屈曲肘关节。

5. 伸肘摆动（图4-14）

（1）作用：增加伸肘活动范围。

（2）患者体位：仰卧位，肩外展，前臂旋后。

（3）治疗师位置：站在患侧，上方手放在腋窝，下方手握住前臂远端尺侧。

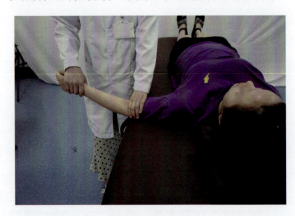

图4-11　长轴牵引

（4）松动手法：上方手固定，下方手在伸肘活动受限的终点摆动。

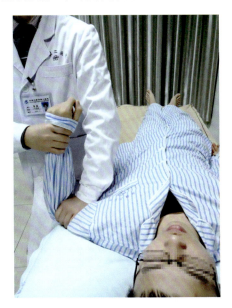

图 4-13　屈肘摆动

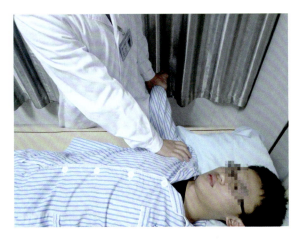

图 4-14　伸肘摆动

三、腕关节

腕关节包括桡尺远端关节、桡腕关节、腕骨间关节。其生理运动包括屈腕（掌屈）、伸腕（背伸）、桡侧偏斜（外展）、尺侧偏斜（内收）及旋转等。附属运动有分离牵引、前后向滑动、后前向滑动、侧方滑动等。

1. 前后向滑动（图 4-15）

（1）作用：增加前臂旋前活动范围。

（2）患者体位：仰卧位或坐位，前臂旋后。

（3）治疗师位置：面向患者，双手分别握住桡骨和尺骨的远端，拇指在掌侧，其余四指在背侧。

（4）松动手法：尺侧手固定，桡侧手拇指将桡骨远端向背侧推动。如果关节僵硬比较明显，可以改拇指为鱼际推动桡骨。

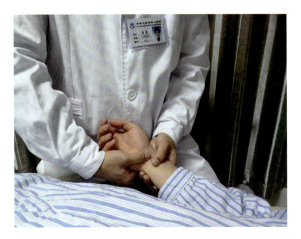

图 4-15　前后向滑动

2. 后前向滑动（图 4-16）

（1）作用：增加前臂旋后活动范围。

（2）患者体位：仰卧位或坐位，前臂旋前。

（3）治疗师位置：双手分别握住桡骨和尺骨远端，拇指在背侧，其余四指在掌侧。

（4）松动手法：桡侧手固定，尺侧手拇指将尺骨远端向掌侧推动。如果关节僵硬明显，可以将拇指改为用鱼际推动尺骨。

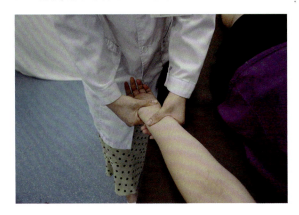

图 4-16　后前向滑动

3. 分离牵引（图 4-17）

（1）作用：一般松动，缓解疼痛。

（2）患者体位：坐位，前臂旋前放在治

疗床上，腕关节中立位伸出床沿，前臂下可垫一毛巾卷。

（3）治疗师位置及松动手法：一手握住前臂远端固定，一手握住腕关节的近腕骨处，向远端牵拉腕骨。

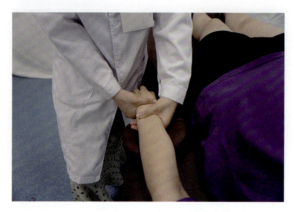

图4-17　分离牵引

4. 尺侧滑动（图4-18）

（1）作用：增加腕桡侧偏斜的活动范围。

（2）患者体位：坐位或仰卧位，伸肘，前臂和腕关节中立位伸出治疗床。

（3）治疗者位置及松动手法：一手固定前臂远端，一手握住近腕骨桡侧，并向尺侧推动。

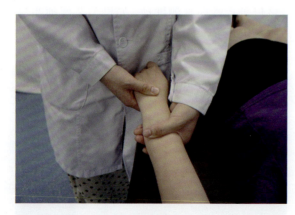

图4-18　尺侧滑动

四、手部关节

手部关节包括腕掌关节、掌骨间关节、掌指关节、拇指腕掌关节、近端和远端指间关节。其生理运动包括屈、伸、内收、外展、拇指对掌等。附属运动包括分离牵引、长轴牵引及各方向的滑动。

1. 长轴牵引（图4-19）

（1）作用：一般松动，缓解疼痛。

（2）患者体位：坐位，前臂旋前放在治疗床上，腕部伸出床沿，中立位。

（3）治疗师位置及松动手法：一手固定远排腕骨，一手握住相对应的掌骨，向远端牵拉。

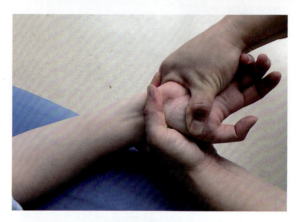

图4-19　长轴牵引

2. 前后向或后前向滑动（图4-20）

（1）作用：增加相邻的掌骨间的活动。

（2）患者体位：坐位，前后向滑动时前臂旋后，后前向滑动时前臂旋前。

（3）治疗师位置及松动手法：面向患者，双手拇指放在相邻掌骨的远端，前后向滑动时，拇指在掌侧，其余四指在背侧，后前向滑动则相反，拇指在背侧，其余四指在掌侧。松动时，一手固定，一手将相邻的掌骨由掌侧向背侧（前后向），或由背侧向掌侧（后前向）推动。

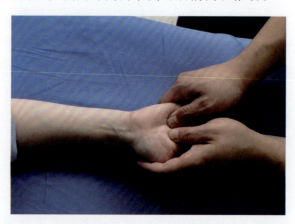

图4-20　前后向或后前向滑动

3. 分离牵引（图 4-21）

（1）作用：一般松动，增加掌指关节屈曲的活动范围。

（2）患者体位：坐位，前臂旋前放在治疗床上，腕中立位，手指放松。

（3）治疗师位置及松动手法：一手握住掌骨远端固定，一手握住指骨近端，将指骨沿长轴向远端牵拉。

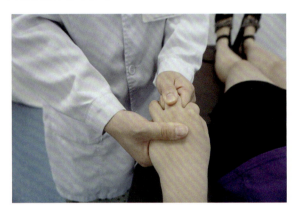

图 4-21　分离牵引

4. 侧方滑动（图 4-22）

（1）作用：增加掌指关节内收、外展的活动范围。

（2）患者体位：坐位，前臂旋前或中立位放在治疗床上，腕中立位，手指放松。

（3）治疗师位置及松动手法：一手握住掌骨远端固定，一手握住指骨近端内外侧，将指骨向桡侧或尺侧来回推动。

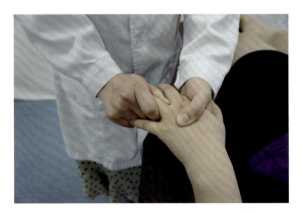

图 4-22　侧方滑动

5. 旋转摆动（图 4-23）

（1）作用：一般松动，增加掌指关节活动范围。

（2）患者体位：坐位，前臂旋前放在治疗床上，手指放松。

（3）治疗师位置及松动手法：一手握住掌骨远端固定，一手握住指骨近端，将指骨稍做长轴牵引后再向掌侧转动，或向背侧转动。

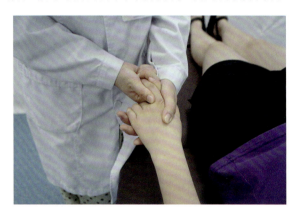

图 4-23　旋转摆动

第四节　下肢关节松动术

一、髋关节

髋关节由髋臼和股骨头构成，其生理运动包括屈、伸、内收、外展以及内旋和外旋。附属运动包括分离牵引、长轴牵引、前后向滑动、后前向滑动及旋转摆动等。

1. 长轴牵引（图 4-24）

（1）作用：一般松动，缓解疼痛。

（2）患者体位：仰卧位，下肢中立位，双手抓住床头，以固定身体。

（3）治疗师位置：面向患者站立，双手握住大腿远端，将小腿夹在上肢内侧和躯干之间。

（4）松动手法：双手同时用力，身体向后倾，将股骨沿长轴向足部牵引。

2. 分离牵引（图 4-25）

（1）作用：一般松动，缓解疼痛。

（2）患者体位：仰卧位，患侧屈髋 90°，屈膝并将小腿放在治疗者的肩上，对侧下肢伸直，双手五指交叉抱住大腿近端。

（3）治疗师位置及松动手法：上身后倾，双手同时用力将股骨向足部方向牵拉。

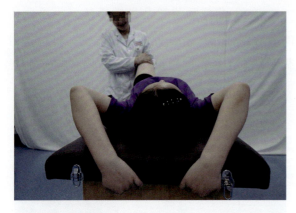

图 4-24　长轴牵引

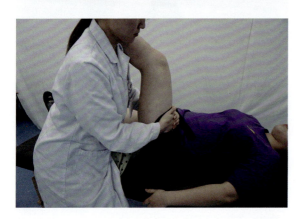

图 4-25　分离牵引

3. 前后向滑动（图 4-26）

（1）作用：增加屈髋和外旋髋活动范围。

（2）患者体位：健侧卧位，患侧在上，下肢屈髋、屈膝，两膝之间可放一枕头，使上方下肢保持水平。

（3）治疗师位置：面向患者站立，双手拇指放在大腿内侧面股骨近端，其余四指自然分开。

（4）松动手法：身体稍向前倾，双手同时用力将股骨向背侧推动。

4. 后前向滑动（图 4-27）

（1）作用：增加髋后伸及内旋活动范围。

（2）患者体位：健侧卧位，患侧在上，下肢屈髋、屈膝，两膝之间放一枕头，使上方下肢保持水平。

（3）治疗师位置：站在患者身后，双手拇指放在大腿近端后外侧相当于股骨大转子处，其余四指放在大腿前面。

（4）松动手法：上身前倾，双手固定，上肢同时用力将股骨向腹侧推动。

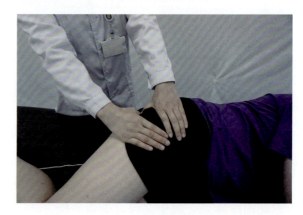

图 4-27　后前向滑动

5. 旋转摆动（图 4-28）

（1）作用：增加髋的内旋或外旋活动范围。

（2）患者体位：仰卧位，患侧上方手放在髌骨上，下方手握住足跟。

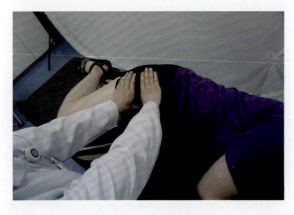

图 4-26　前后向滑动

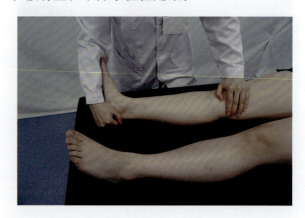

图 4-28　旋转摆动

（3）治疗师位置及松动手法：内旋时，上方手向内摆动大腿，下方手向外摆动小腿；外旋时，上方手向外摆动大腿，下方手向内摆动小腿。

二、膝关节

膝关节包括股胫关节、髌股关节和上胫腓关节。其生理运动包括屈和伸，在屈膝位小腿可内旋和外旋。附属运动包括长轴牵引、前后向滑动、后前向滑动、侧方滑动。

1. 长轴牵引（图4-29）

（1）作用：一般松动，缓解疼痛。

（2）患者体位：坐在治疗床上，患肢屈膝垂于床沿，腘窝下可垫一毛巾卷，身体稍后倾，双手在床上支撑。

（3）治疗师位置：面向患者半蹲，双手握住小腿远端。

（4）松动手法：双手固定，身体下蹲，将小腿向足端牵拉。

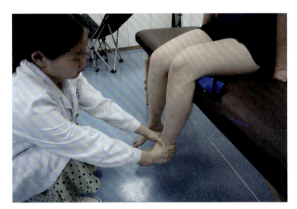

图4-29　长轴牵引

2. 前后向滑动（图4-30）

（1）作用：增加膝关节活动范围。

（2）患者体位：坐位，患肢屈膝，腘窝下垫一毛巾卷。

（3）治疗师位置：面向患者，上方手放在小腿近端前面，下方手握住小腿远端。

（4）松动手法：下方手将小腿稍向上抬，上身前倾，上方手不动，借助上身及上肢力量将胫骨近端向背侧推动。

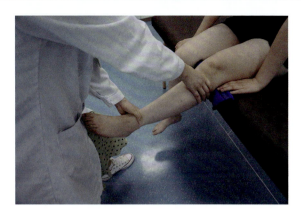

图4-30　前后向滑动

3. 后前向滑动（图4-31）

（1）作用：增加膝关节活动范围。

（2）患者体位：仰卧位，患侧下肢屈髋、屈膝，足平放床上，健侧下肢伸直。

（3）治疗师位置：坐在治疗床一侧，大腿压住患者足部，双手握住小腿近端，拇指放在髌骨下缘，四指放在腘窝后方。

（4）松动手法：双手固定，身体后倾，借助上肢力量将胫骨向前推动。

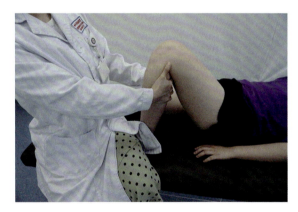

图4-31　后前向滑动

4. 侧方滑动（图4-32）

（1）作用：增加膝关节活动范围。

（2）患者体位：仰卧位，下肢伸直。

（3）治疗师位置：面向患者，双手将下肢托起，内侧手放在小腿近端内侧，外侧手放在大腿远端外侧，将小腿夹在内侧前臂与躯干之间。

（4）松动手法：外侧手固定，内侧手将胫骨向外侧推动。

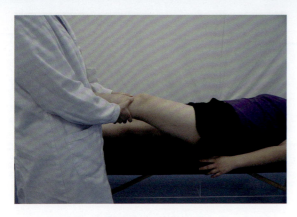

图 4-32 侧方滑动

5. 伸膝摆动（图 4-33）

（1）作用：增加膝关节活动范围。

（2）患者体位：仰卧位，患侧下肢稍外展，屈膝。

（3）治疗师位置：面向患者，将患侧下肢置于上方上肢与躯干之间，双手握住小腿远端。

（4）松动手法：双手稍将小腿向下牵引，并同时将小腿向上摆动。

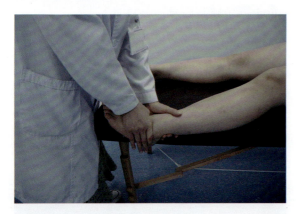

图 4-33 伸膝摆动

三、踝关节

踝关节包括下胫腓关节、胫距（距上）关节、距下关节以及跗骨间关节。其生理运动包括跖屈、背伸、内翻、外翻等。附属运动包括长轴牵引、前后向滑动、后前向滑动、上下滑动等。

1. 后前向滑动（图 4-34）

（1）作用：增加踝关节活动范围。

（2）患者体位：俯卧位，患侧下肢屈膝约 90°，踝关节放松。

（3）治疗师位置：站在患侧。上方手将手掌根部放在外踝后面，下方手掌根部放在内踝前面。

（4）松动手法：下方手固定，上方手将外踝向前推动。

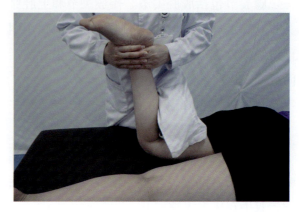

图 4-34 后前向滑动

2. 分离牵引（图 4-35）

（1）作用：一般松动，缓解疼痛。

（2）患者体位：俯卧位，患侧下肢屈膝 90°，踝关节放松。

（3）治疗师位置：面向患者站在患侧，双手握住内外踝远端，相当于距骨位置。也可用一侧下肢屈膝压住患者大腿后侧固定。

（4）松动手法：双手同时向上用力牵引。

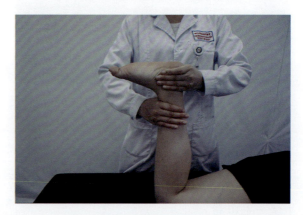

图 4-35 分离牵引

3. 前后向滑动（图 4-36）

（1）作用：增加踝关节背伸的活动范围。

（2）患者体位：俯卧位，患侧下肢屈膝 90°，踝关节稍跖屈。

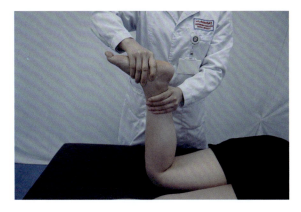

图 4-36 前后向滑动

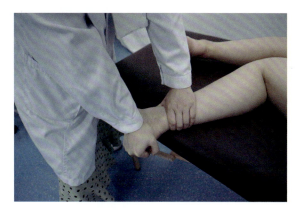

图 4-38 向外侧滑动

（3）治疗师位置：面向患者，下方手放在距骨前面，上方手放在内、外踝后方。

（4）松动手法：上方手固定腿，下方手将距骨向后推动。

4. 向内侧滑动（图 4-37）

（1）作用：增加踝关节外翻活动范围。

（2）患者体位：俯卧位，下肢伸直，踝关节伸出治疗床外，小腿前面垫一毛巾卷。

（3）治疗师位置：面向患者，站在患足外侧，上方手握住内、外踝后面，下方手握住跟骨及距骨。

（4）松动手法：上方手固定小腿，上身前倾，下方手借助上肢力量将跟骨及距骨向内侧推动。

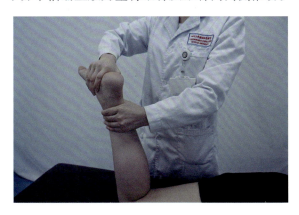

图 4-37 向内侧滑动

5. 向外侧滑动（图 4-38）

（1）作用：增加踝关节的内翻活动范围。

（2）患者体位：患侧卧位，患肢置于下方并伸直，踝关节伸出治疗床外。上方健侧下肢屈髋、屈膝。

（3）治疗者位置：面向患者站立，上方手握住内、外踝后面，下方手握住跟骨及距骨。

（4）松动手法：上方手固定小腿，上身前倾，下方手借助上肢力量将跟骨及距骨向外侧推动。

第五节　脊柱关节松动术

一、颈椎关节

颈椎生理运动包括前屈、后伸、侧屈、旋转运动。活动比较大的节段是颈4~5、颈4~6、颈6~7椎体，一般从颈2~6椎体开始屈曲程度大于伸直，而在颈6至胸1椎体，伸直稍大于屈曲。附属运动包括相邻颈椎的分离牵引、滑动及旋转。分离是颈椎沿着长轴的牵伸运动，滑动是相邻椎体间的前后及侧方的移动，而旋转则是指相邻椎体间或横突间的转动。

1. 分离牵引（图 4-39）

（1）作用：一般松动，缓解疼痛。

（2）患者体位：去枕仰卧位，头部伸出治疗床外，枕在治疗师的手掌上，颈部中立位。

（3）治疗师位置及松动手法：面向患者头部坐或站立，一手托住患者头后部，一手放在下颌处，双手将头部沿长轴纵向牵拉，持续约15s，然后放松还原。重复3次。颈椎上段病变在颈部中立位牵引，中下段病变在头前屈10°~15°体位牵引。

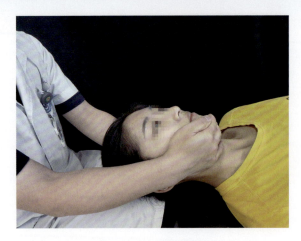

图 4-39 分离牵引

2. 旋转摆动（图 4-40）

（1）作用：增加颈椎旋转的活动范围。

（2）患者体位：同分离牵引。

（3）治疗师位置及松动手法：治疗师位置同分离牵引。向左旋转时，治疗师右手放在患者枕部托住其头部，左手放在其下颌，双手同时使头部向左缓慢转动。向右旋转时手法操作相反。

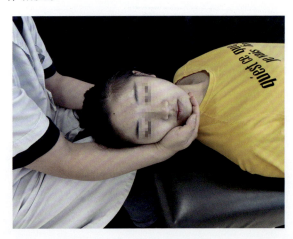

图 4-40 旋转摆动

3. 侧屈摆动（图 4-41）

（1）作用：增加颈椎侧屈的活动范围。

（2）患者体位：同旋转摆动。

（3）治疗师位置及松动手法：治疗师位置同旋转摆动。向右侧屈时，治疗师的右手放在患者的枕后部，食指和中指放在患者颈椎左侧拟发生侧屈运动的相邻椎体横突上，左手托住患者下颌。操作时治疗师上身稍微向左转动，使颈椎向右侧屈，向左侧屈时手法操作相反。

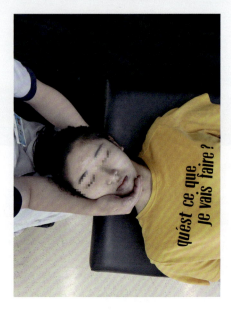

图 4-41 侧屈摆动

4. 后伸摆动（图 4-42）

（1）作用：增加颈椎屈、伸的活动范围。

（2）患者体位：同旋转摆动。

（3）治疗师位置及松动手法：坐位，大腿支撑患者头后部。双手放在颈部两侧向上提，使颈椎被动后伸。

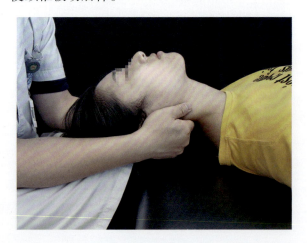

图 4-42 后伸摆动

5. 垂直按压棘突（图 4-43）

（1）作用：增加颈椎屈、伸的活动范围。

（2）患者体位：去枕俯卧位，双手五指交叉，掌心向上放在前额处，下颌稍内收。

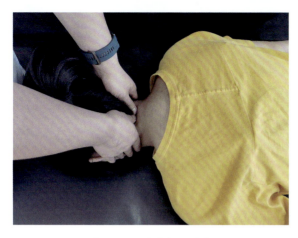

图 4-43 垂直按压棘突

（3）治疗师位置及松动手法：治疗师位置同旋转摆动，双手拇指指尖相对放在同一椎体的棘突上，将棘突向腹侧垂直推动。第 2 颈椎和第 7 颈椎的棘突在体表比较容易摸到，操作时以第 2 颈椎或第 7 颈椎的棘突为标准，依次向下（从第 2 颈椎开始）或向上（从第 7 颈椎开始）移动。

6. 垂直按压横突（图 4-44）

（1）作用：增加颈椎旋转的活动范围。

（2）患者体位：同旋转摆动。

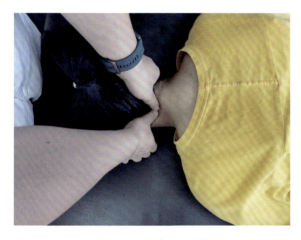

图 4-44 垂直按压横突

（3）治疗师位置及松动手法：治疗师位置同旋转摆动。双手拇指放在同一椎体的一侧横突上，拇指指背相接触，将横突垂直向腹侧推动。可以双手拇指同时推动，或内侧手拇指固定，外侧手推动。如果局部疼痛明显，外侧手的拇指可以靠近横突尖；如果关节僵硬明显，外侧手的拇指可以靠近横突根部。

7. 垂直松动椎间关节（图 4-45）

（1）作用：增加颈椎侧屈和旋转的活动范围。

（2）患者体位：同旋转摆动，但头部向患侧转动约 30°。

（3）治疗师位置及松动手法：治疗师位置同旋转摆动，双手拇指放在横突与棘突之间，向腹侧推动。如果在此体位上一时不能摸准，可先让患者头部处于中立位，治疗师一手拇指放在棘突上，一手拇指放在同一椎体的横突上，然后让患者头向患侧转动约 30°，治疗师双手拇指同时向中间靠拢，此处即相当于椎间关节处。如果症状偏向棘突，可以外侧手固定，内侧手稍偏向棘突用力；如果症状偏向横突，可以内侧手固定，外侧手稍偏向横突用力。

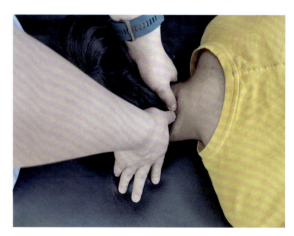

图 4-45 垂直松动椎间关节

二、胸椎关节

胸椎的生理运动可以前屈 30°、后伸 20°，左右侧屈共为 40°，左右旋转为 70°，旋转时合并有侧弯。附属运动包括垂直按压棘突、侧方推棘突、垂直按压横突等。

1. 垂直按压棘突（图 4-46）

（1）作用：增加胸椎的屈、伸活动范围。

（2）患者体位：去枕俯卧位，上段胸椎（第 1~4 胸椎）病变时，脸向下，双手五指交叉，手掌向上放在前额；中、下段胸椎（第5~8胸椎，第9~12胸椎）病变时，头向一侧，上肢放在体侧或上肢外展，前臂垂于治疗床两侧，胸部放松。

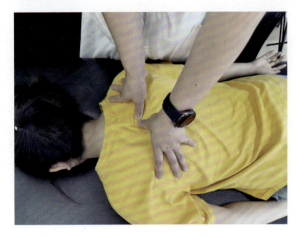

图 4-46　垂直按压棘突

（3）治疗师位置及松动手法：若是上段胸椎病变，治疗师面向患者头部站立，双手拇指放在胸椎棘突上，指尖相对或指背相接触，其余四指自然分开放在胸椎背部。若是中、下段胸椎病变，治疗师站在体侧，一手掌根部（相当于豌豆骨处）放在胸椎棘突。操作时借助上肢力量将棘突向腹侧按压。

2. 侧方推棘突（图 4-47）

（1）作用：增加胸椎旋转活动范围。

（2）患者体位：同垂直按压棘突。

（3）治疗师位置及松动手法：治疗师站在患侧，双手拇指重叠放在拟松动棘突的侧方，其余四指分开放在胸背部。拇指固定，双上肢同时用力将棘突向对侧推动。

3. 垂直按压横突（图 4-48）

（1）作用：增加胸腰椎旋转及侧屈活动范围。

（2）患者体位：同垂直按压棘突。

（3）治疗师位置及松动手法：治疗师位置同侧方椎棘突。双手拇指放在拟松动胸椎的一侧横突上，指背相接触或拇指重叠将横突向腹侧推动。如果疼痛明显，拇指移向横突尖部；如果僵硬明显，拇指移向横突根部。

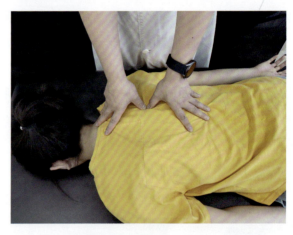

图 4-48　垂直按压横突

4. 旋转摆动（图 4-49）

（1）作用：增加胸椎旋转活动范围。

（2）患者体位：坐在治疗床上，双上肢

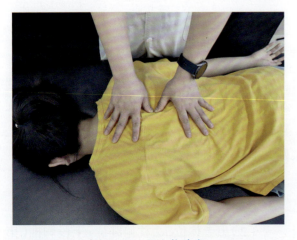

图 4-47　侧方推棘突

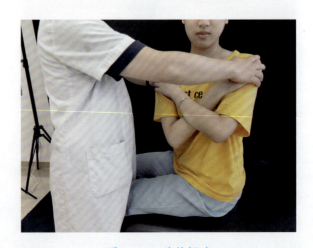

图 4-49　旋转摆动

胸前交叉，双手分别放在对侧肩部。

（3）治疗师位置及松动手法：治疗师站在患者一侧，向左旋转时，右手放在左肩前面，左手放在右肩后面，双上肢同时用力，使胸椎随上体向左转动。向右旋转时手法操作相反。

三、腰椎关节

腰椎的生理运动可以前屈50°、后伸30°，左右侧屈，侧屈时常伴有旋转。屈伸运动通过椎间盘的横轴，范围由上到下逐渐增加，腰椎的单独旋转幅度很小，左右共约16°。附属运动包括垂直按压棘突、侧方推棘突，垂直按压横突及旋转摆动等。

1. 垂直按压棘突（图4-50）

（1）作用：增加腰椎屈、伸活动范围。

（2）患者体位：去枕俯卧位，腹部可以垫一小枕，使腰椎生理性前屈变平，上肢放在体侧或垂于治疗床沿两侧，头转向一侧。

（3）治疗师位置及松动手法：治疗师站在患侧，下方手掌根部（相当于豌豆骨处）放在拟松动的棘突上，五指稍屈曲，上方手放在下方手腕背部。双手固定，上身前倾，借助上肢力量将棘突垂直向腹侧按压。

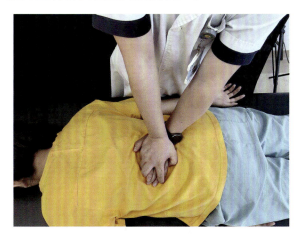

图4-50　垂直按压棘突

2. 侧方推棘突（图4-51）

（1）作用：增加腰椎旋转活动范围。

（2）患者体位：同垂直按压棘突。

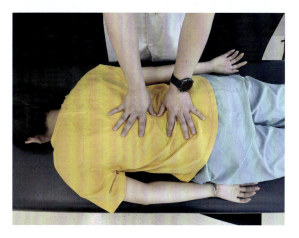

图4-51　侧方推棘突

（3）治疗师位置及松动手法：治疗师站在患侧，双手拇指分别放在相邻棘突一侧，指腹接触棘突，拇指尖相对或拇指相互重叠，其余四指自然分开放在腰部。双手固定，上身前倾，借助上肢力量将棘突向对侧推动。

3. 垂直按压横突（图4-52）

（1）作用：增加腰椎侧屈及旋转活动范围。

（2）患者体位：同垂直按压棘突。

（3）治疗师位置及松动手法：治疗师站在患侧，双手拇指放在拟松动腰椎的一侧横突上，指背相接触或拇指重叠。双手固定，上身前倾，借助上肢力量将横突向腹侧推动。如果疼痛明显，拇指移向横突尖部；如果僵硬明显，拇指移向横突根部。

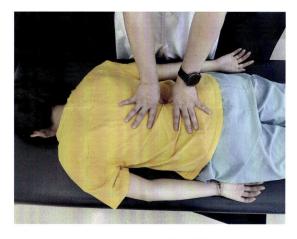

图4-52　垂直按压横突

4. 旋转摆动（图4-53）

（1）作用：增加腰椎旋转活动范围。

（2）患者体位：健侧卧位，患侧在上，下肢屈髋、屈膝。屈髋角度根据松动的腰椎节段而定，松动上段腰椎，屈髋角度偏小，松动下段腰椎，屈髋角度偏大。

（3）治疗师位置及松动手法：治疗师面向患者站立，一侧肘部放在患者的肩前，另一侧肘部放在髂嵴上，双手食指分别放在拟松动相邻椎体的棘突上，同时反方向（肩向后，髂嵴向前）来回摆动。

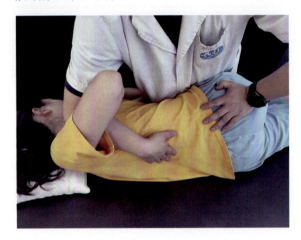

图4-53　旋转摆动

第六节　骨盆关节松动术

骨盆由骶骨、尾骨及两侧的髋骨构成，主要关节有腰骶关节、骶髂关节、骶尾关节及耻骨联合关节。其中骶髂关节和骶尾关节属于微动关节，活动性少，腰骶关节活动稍大。骨盆的生理运动主要为旋转、前屈和后伸。附属运动包括分离、挤压及滑动。

1. 骨盆分离（图4-54）

（1）作用：增加耻骨联合活动范围。

（2）患者体位：仰卧位，下肢伸直，髋外旋。

（3）治疗师位置：站在患者身体一侧，双手交叉放在对侧髂前上棘处。

（4）松动手法：双手固定，上肢内收，两上肢同时向外下方用力，使骨盆向外分离。

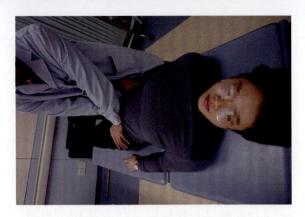

图4-54　骨盆分离

2. 骨盆挤压（图4-55）

（1）作用：增加骶髂关节活动范围。

（2）患者体位：仰卧位，下肢伸直，髋内旋。

（3）治疗师位置：站在患者体侧，双手分别放在两侧髂嵴外侧，屈肘，上身前倾。

（4）松动手法：双手固定，两上肢同时向中线方向用力，向内挤压骨盆。

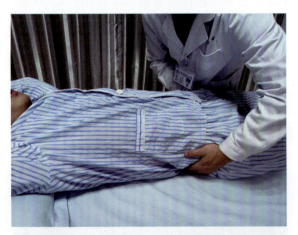

图4-55　骨盆挤压

3. 向头（足）侧滑动（图4-56）

（1）作用：增加骨盆前后活动范围。

（2）患者体位：仰卧位，下肢伸直。

（3）治疗师位置：站在患者患侧，内侧手放在髂前上棘下（上）方。

（4）松动手法：上身前倾，借助上肢力量将骨盆向上（足）的方向并稍向下（前）推动。

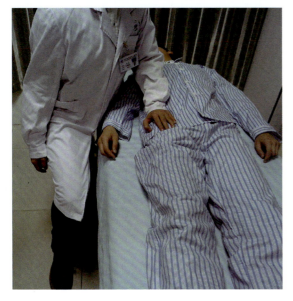

图 4-56　向头（足）侧滑动

（二）腰骶关节

1. 前屈摆动（图 4-57）

（1）作用：增加腰骶关节屈的活动范围。

（2）患者体位：俯卧位，腹部垫一枕头，头转向一侧，上肢垂于治疗床沿，下肢伸直。

（3）治疗师位置：站在患者身体一侧，面向足部，内侧手掌根放在骶骨上端，手指向足。

（4）松动手法：内侧手固定，借助上肢力量将骶骨向前并向下推动。

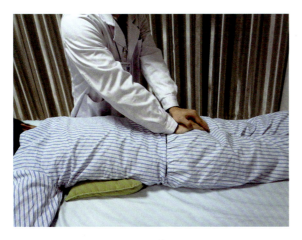

图 4-57　前屈摆动

2. 后伸摆动（图 4-58）

（1）作用：增加腰骶关节伸的活动范围。

（2）患者体位：俯卧位，头转向一侧，上肢垂于治疗床沿，下肢伸直。

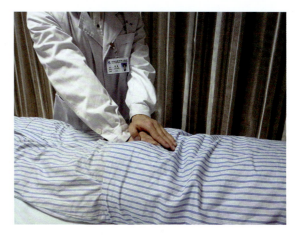

图 4-58　后伸摆动

（3）治疗师位置：站在患者身体一侧，面向头部，内侧手掌根放在骶骨下端，手指向头部。

（4）松动手法：内侧手固定，借助上肢力量将骶骨向前并向上推动。

（三）骶髂关节

1. 侧方旋转（图 4-59）

（1）作用：增加骶髂关节活动范围。

（2）患者体位：俯卧位，头向一侧，上肢垂于治疗床沿，下肢伸直。

（3）治疗师位置：站在患者一侧，双手交叉分别放在对侧骶髂关节外侧的髂骨上。

（4）松动手法：双手固定，上身前倾，借助上肢力量将髂骨向外侧并向下推动。

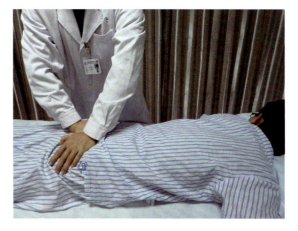

图 4-59　侧方旋转

2. 交叉旋转（图 4-60）

（1）作用：增加骶髂关节活动范围。

（2）患者体位：俯卧位，头转同一侧，上肢垂于治疗床沿。下肢伸直，左侧髋关节内旋，右侧髋关节外旋。向另一侧交叉旋转时方向相反。

（3）治疗师位置：站在患者一侧，上方手放在左侧骶髂关节外侧的髂骨上，下方手放在右侧髂嵴的前侧面。

（4）松动手法：上身前倾，上方手将左侧髂骨向下并向外按压，下方手将右侧髂嵴向上并向内提拉，使双侧骶髂关节发生反向旋转。

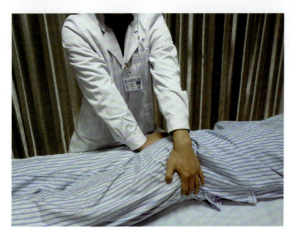

图 4-60　交叉旋转

3. 髂嵴前旋（图 4-61）

（1）作用：增加骨盆前倾活动范围。

（2）患者体位：半俯卧位，健侧下肢的足底着地，患侧（如右侧）下肢由治疗者托住。

（3）治疗师位置：站在患者身后，左手放在右侧髂后上棘，右手及前臂托住患者右大腿及小腿。

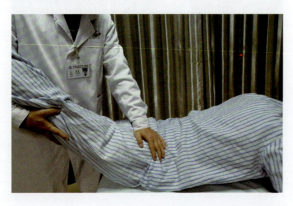

图 4-61　髂嵴前旋

（4）松动手法：左手固定，借助左上肢力量将右髂嵴向下并向外推动。

4. 髂嵴后旋（图 4-62）

（1）作用：增加骨盆后倾活动范围。

（2）患者体位：健侧卧位，患侧在上。健侧下肢伸直，患侧下肢屈髋、屈膝 90°，上半身外旋，上肢屈肘，手放在上腹部。

（3）治疗师位置：面向患者站立，上身前倾，上方手放在髂嵴处，下方手放在坐骨结节处。

（4）松动手法：双手固定，借助上肢力量，转动髂嵴（上方手向后，下方手向前同时转动）。

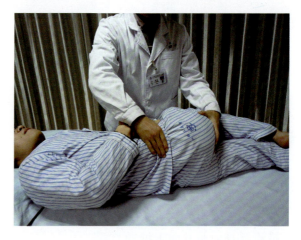

图 4-62　髂嵴后旋

5. 髂嵴内旋（图 4-63）

（1）作用：增加骶髂关节活动范围。

（2）患者体位：俯卧位，腹部垫一枕头，健侧下肢伸直，患侧下肢屈膝 90°。

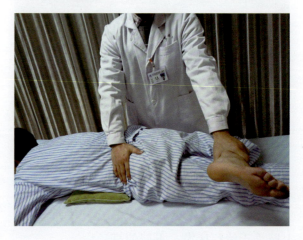

图 4-63　髂嵴内旋

（3）治疗师位置：面向患者站立，上方手放在对侧骶髂关节的髂骨上，下方手握住踝关节外侧。

（4）松动手法：上身稍前倾，上方手固定，借助上肢力量将髂骨向下并向内推动，下方手同时将小腿向外运动，使髋关节内旋。

6. 髂嵴外旋（图4-64）

（1）作用：增加骶髂关节活动范围。

（2）患者体位：俯卧位，腹部垫一枕头，下肢伸直。

（3）治疗师位置：面向患者站立，上方手插到腹前侧，放在髂前上棘处，下方手放在髂后上棘处。

（4）松动手法：上身前倾，下方手将髂后上棘向前并向内推动，上方手将髂前上棘向后并向外拉动，使整个髂嵴发生外旋。

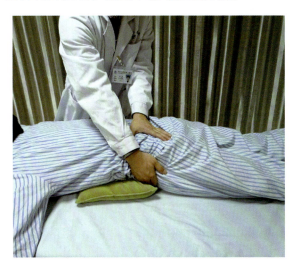

图4-64 髂嵴外旋

（张长杰）

第五章 关节稳定术

第一节 概述

一、关节稳定

关节稳定是指静息和运动状态下正常、无症状的生物力学行为。关节稳定依赖于关节周围结构的完整性及正常的神经控制系统（包括输出系统、输入系统及神经肌肉连接）。

关节的稳定分为结构性稳定和功能性稳定。结构性稳定又分为内源性稳定系统和外源性稳定系统。内源性稳定系统包括组成关节自身的各个结构，即骨骼、关节囊及韧带；外源性稳定系统包括关节周围的肌肉和肌腱。功能性稳定主要是对抗外界干扰，维持调控稳定性的能力，主要通过神经稳定系统控制并协调上述两个系统，实现关节的稳定性。

二、关节不稳定

关节不稳定是症状性的关节异常活动，它包含生物力学和临床两个方面。与关节松弛的概念不同，后者可能存在解剖学异常，但不一定引起功能异常。关节不稳定是一种症状，是患者大脑感知到的异常活动（包括位置、活动方向、活动速度变化等）。

三、治疗技术

1. 被动稳定术 可通过外部支持保护装备或器具，如护具、弹力绷带、运动功能贴布的正确、合理使用，以及运用体外支持技术等，以达到关节的被动稳定。

2. 主动稳定术 是通过提高关节周围肌肉功能（力量、耐力、柔韧性）来增强外源性稳定性。

（1）徒手稳定训练：上肢以开链运动为主，下肢以闭链运动为主。

（2）器械稳定训练：可运用平衡评估与训练仪、等速肌力训练仪等设备进行训练。

（3）水中稳定训练：可在不同水位下快速步行训练，以及上肢抗阻训练。

3. 固有稳定术 本体感觉训练是指对身体的收缩、伸张、弯曲、推拉，以及骨骼关节的压缩或分离所引起的感觉信息进行训练。可运用独角凳、平衡板、星形平衡训练及本体感觉神经肌肉促进技术等方法提高关节周围的本体感觉，提高关节的位置感觉、运动感觉及负重感觉。

第二节 肩关节稳定术

一、概述

（一）肩关节的运动范围

肩关节由肩锁关节、胸-肋-锁关节、肩胛胸壁关节（肩胸关节）、盂肱关节及肩峰下关节（三角肌下关节、第二肩关节）组成。肩关节位于上肢的近端，是全身最灵活的关节，有3个主要运动轴和3个自由度。

1. 横轴 位于冠状面，即上肢在矢状面做屈曲和伸展运动，伸展的运动范围是0°~50°，屈曲范围可达0°~180°。

2. **前后轴** 位于矢状面，即上肢在冠状面做内收和外展运动。外展范围可达180°，其中0°~60°仅发生在盂肱关节，60°~120°需要肩胛胸壁关节参与，120°~180°不仅需要盂肱关节和肩胛胸壁关节的参与，同时还伴随着脊柱的侧弯（在人体日常功能活动中单纯冠状面的外展比较少见，一般在外展过程中有30°的屈曲）；内收一般伴随着肩关节屈曲和伸展运动，伴随伸展的内收范围很小，伴随屈曲的内收范围为30°~45°。

3. **垂直轴** 位于矢状面和冠状面的交汇处，上肢可以绕垂直轴在水平面做内收和外展，上肢在水平方向的屈曲为140°；在水平方向的外展范围为30°~40°。

另外，肱骨长轴可做内旋和外旋两种截然不同的旋转，即主动旋转（依赖3个自由度进行活动，仅发生在三轴关节）和自动旋转（发生在二轴关节的非主动性运动），内旋范围可达0°~90°，但只有肩部轻度的后伸才能达到最大内旋角度；外旋角度可达0°~90°，上肢垂直于体侧最多可达80°。肩关节是由5个关节组成的多关节复合体，有其自身的运动特点，可分为两组。

（1）由盂肱关节和肩峰下关节组成。盂肱关节是真正解剖意义上的关节，是第一组中最重要的组成部分；肩峰下关节为生理上的关节，不是解剖关节，由肩峰、肱骨大结节和喙肩韧带组成。

（2）由肩胛胸壁关节、肩锁关节和胸锁关节组成，又称为肩胛带。肩胛胸壁关节是生理上而不是解剖上的关节；肩锁关节是真正意义上的解剖关节，由肩峰和锁骨肩峰端组成；胸-肋-锁关节是真正意义上的解剖关节，由锁骨的胸骨面、胸骨柄的锁切迹及第1肋软骨的上面共同构成。

（二）肩关节的稳定性问题

1. **肩关节的稳定** 是指无论上肢处于什么位置，都存在平衡的中心性关节反作用力（centralizing joint reaction force，CJRF），以维持盂肱关节的凹向压力。

2. **肩关节的不稳定** 是由关节异常运动而引起的症状，它不是诊断，而是一个症状，实际上是由凹向压力受干扰所致。不稳定可以由结构因素引起，也可以由非结构因素引起，或者两者共同引起。引起不稳定的原因有以下三种：

（1）内源性稳定系统功能问题：肩胛下肌的小结节的高度存在变异；关节接触面积（surface area of contact，SAC）存在变异；关节囊盂唇本体感觉机制（capsul-labral proprioceptive mechanism，CLPM）具有一定的变异。

（2）外源性稳定系统功能问题：肩关节周围大肌群的异常活动和肩袖诸肌的抑制。大肌群的异常活动主要是背阔肌、胸大肌及前三角肌；肩袖诸肌的抑制主要为冈下肌抑制。

（3）神经调节稳定系统功能问题：不恰当的肌肉兴奋或抑制都可以引发盂肱关节不稳定。小脑或基底节疾病可以表现出肩关节不稳定，特别是肩胛胸壁关节。

二、治疗技术

1. **被动稳定术**

（1）肩关节矫形器的应用：吊带、护肩及肩关节损伤后使用的肩关节外展架。

（2）运动功能贴布的应用：以I形和Y形贴布为主，沿着肌肉收缩和拉伸的运行轨迹贴扎，从而增强运动效率，降低运动损伤发生率。

2. **主动稳定术**

（1）多点等长运动（渐进性抗阻，以不引起疼痛为主）：扩大了等长作用范围。渐进性抗阻即在无痛的主动关节活动范围内，每隔

15°~20°做一组等长练习，每组8~10次，每次保持3~5s。每周练习5d，负荷从0.5kg开始，在不引起疼痛的前提下，每次增加0.5kg，增加至3.5kg为止。

（2）肌力增强（力量、耐力、柔韧）：以三角肌中、后束渐进等长抗阻，肩袖诸肌功能位等长收缩训练，运用渐进性抗阻的方法进行练习。渐进性抗阻方法如上所述。俯卧位时练习三角肌后束，方法同上。

（3）徒手稳定训练：上肢损伤恢复早期进行减重开链运动训练（以不引起疼痛加重为主），在吊床下使用沙袋减重前屈，逐渐减少沙袋重量至肩关节可做抗自身重力前屈；还可以在水中前屈肩关节，逐渐过渡到水下快速前屈肩关节。

（4）器械稳定训练：运用上肢等速肌力训练仪、墙体拉力训练器等进行等张延伸练习，即离心收缩练习，肩关节在无痛下被动前屈至最大角度，然后慢慢放至0°。练习三组，第一组10次，每次从最大角度至0°为8s；第二组8次，每次5s；第三组5次，每次3s。

（5）水中稳定训练：均以不应引起疼痛加重为度。以肩袖肌群（冈上肌、冈下肌、大圆肌、肩胛下肌）训练为主，三角肌为辅。在水下上肢快速进行抗阻训练，三角肌前束训练，肩关节从中立位到前屈90°；三角肌中束训练，从肩关节中立位到外展60°、前屈30°。每日运动三组，第一组15次，第二组8次，第三组5次，每次运动以不引起疼痛的最大速度运动为宜。

功能位等张训练分3个阶段练习：第一阶段，从肩关节内收10°、内旋60°、前屈15°和肘关节屈曲80°，运动到肩关节外展10°、内旋15°、后伸20°和肘关节屈曲110°；第二阶段，从肩关节屈曲70°、内收10°、内旋60°和肘关节伸直运动到肩关节屈曲10°、内旋45°、外展20°和肘关节屈曲120°；第三阶段，从肩关节放松位运动到肩关节前屈120°、外展110°、外旋80°和肘关节屈曲130°。每日运动三组，第一组15次，第二组8次，第三组5次，每次运动以不引起疼痛的最大速度运动为宜。

（6）肩关节周围肌肉的"精准拉伸"：目的是恢复其柔韧性及延展性，降低黏滞性，减少运动损伤的发生率。以拉伸肩袖肌群为主，每次牵拉保持5~10s，一组牵拉3~5次，每日2~3组。

1）大圆肌拉伸：牵拉侧贴墙站立，肩关节无痛下外展最大角度，肘关节屈曲，手指触碰到肩胛骨上角的位置，上臂贴紧墙壁，逐渐移动身体，使双脚逐渐远离墙面（图5-1）。

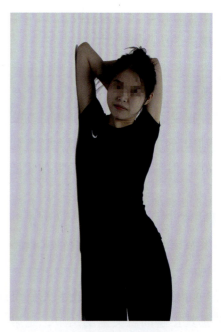

图5-1 大圆肌拉伸

2）冈上肌拉伸：肘关节屈曲120°，放置在身体前正中线，被动牵拉肘关节，使肩关节外旋，从而牵拉冈上肌（图5-2，图5-3）。

3）肩胛下肌拉伸：牵拉侧肩关节前屈90°~100°，外展10°~15°，外旋至最大角度，从而牵拉肩胛下肌。

4）冈下肌拉伸：牵拉侧肢体肩关节前屈80°，内旋50°，肘关节屈曲90°，另一手放在肘关节肱骨外上髁，柔和缓慢向身体中线牵拉

（图5-4，图5-5）。

3. 固有稳定术 本体感觉神经肌肉促进技术（proprioceptive neuromusclar facilitation，PNF）包括动态反转技术、静态反转技术及保持-放松等。动态反转技术：肩关节在内收、内旋和前屈15°位起始，逐步运动到外展、外旋和前屈170°（图5-6，图5-7）；内旋、外展5°~10°和伸直0°，逐步运动至内收、外旋和前屈140°~150°（图5-8，图5-9）。静态反转技术：在肩关节45°、60°和90°，从内收、内旋和后伸开始位置做外展、外旋和前屈渐进性抗阻运动。保持-放松：在肩关节30°、45°、60°和90°，做肩关节内旋和外旋位等长抗阻练习。以不引起疼痛加重为前提，分三组进行练习，第一组8次，每次3~5s；第二组5次，每次5~8s；第三组3次，每次8~10s。坐位时亦可进行上述本体感觉促进技术，增加患者的练习难度和兴趣。

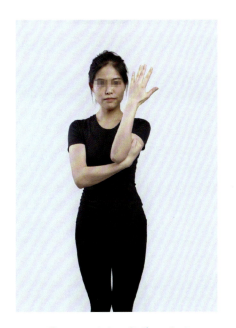

图5-2 冈上肌拉伸正面观

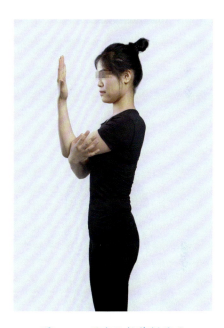

图5-3 冈上肌拉伸侧面观

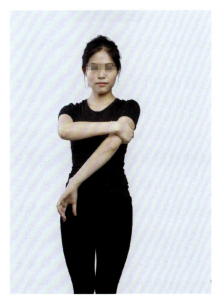

图5-4 冈下肌拉伸正面观

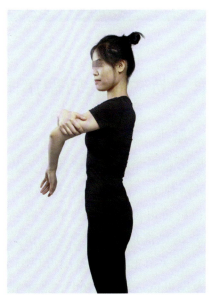

图5-5 冈下肌拉伸侧面观

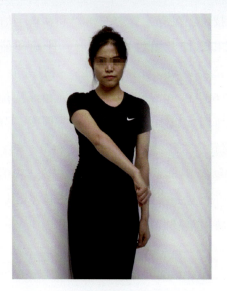

图 5-6　肩内收、内旋、前屈起始位

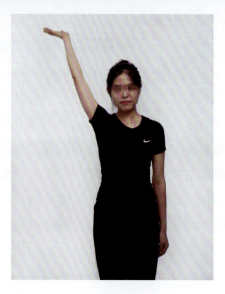

图 5-7　肩外展、外旋、前屈终末位

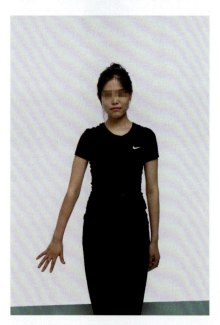

图 5-8　肩内旋、外展、伸直起始位

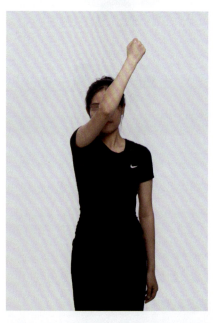

图 5-9　肩内收、外旋、前屈终末位

第三节　肘关节稳定术

一、概述

肘关节是由单关节腔组成的关节，有屈伸和旋转两种功能。屈伸由肱尺关节和肱桡关节完成；旋转由尺桡近侧关节完成。肘关节有 5°~15° 的提携角，男性为 5°~10°，女性为 10°~15°。肘关节主动活动范围为 0°~150°，被动活动范围可以达到 0°~160°，儿童和女性因韧带松弛肘关节可过伸 5°~10°。前臂的旋转中立位为与躯体正中矢状面相平行的垂直面上，旋前为 0°~90°，旋后为 0°~90°。

（一）肘关节稳定系统

肘关节稳定系统包括静态稳定系统及动态稳定系统。其中静态稳定系统包括桡骨小头、尺骨近端、肱骨远端、指腕伸肌及屈肌总腱起点、关节囊、内侧副韧带、外侧副韧带（特别外侧副韧带尺侧部分）。而动态稳定系统包括跨越肘关节的肌肉及能够施加于肘关节轴向压力的肌肉，其中以肱二头肌、肱三头肌及肱肌最为重要。

（二）肘关节不稳定

肘关节不稳定指的是关节从半脱位到脱位的一系列改变。

1. 常见的不稳定原因 内源性稳定系统不稳定以骨折及韧带止点撕脱为主。如恐怖三联征（冠状突和桡骨小头骨折合并肱尺关节脱位）、外侧韧带止点撕脱骨折等；韧带的损伤以外侧副韧带断裂、尺侧的外侧副韧带断裂常见。

肘关节复杂脱位的治疗目的是重建骨性关节结构的限制，将复杂的关节脱位变成简单的脱位后再进行处理。

2. 肘关节不稳定的类型

（1）后外侧旋转不稳定：是肘关节脱位后最常见的不稳定类型。以尺侧的外侧副韧带断裂为主要损伤模式。

（2）外翻不稳定：以内侧副韧带的断裂为主，常合并桡骨头骨折。

（3）前向不稳定：常见于鹰嘴骨折。

（4）内翻不稳定：以外侧韧带断裂为主要原因。

（5）后内侧不稳定：常见于冠状突前内侧面骨折合并外侧副韧带撕脱。

二、治疗技术

以临床最常见的后外侧旋转不稳定类型为例，在肘关节屈曲40°、前臂旋后支撑时，常出现肘外侧疼痛、反复异响、卡压和绞索等症状，从手扶椅上起身或做俯卧撑等动作易诱发此症状出现。其手术治疗方式是在修复骨缺损的基础上，重建外侧韧带复合体，恢复肌张力；而保守治疗则应避免剧烈运动、支具限制旋后及外翻负重。

1. 被动稳定术

（1）肘关节矫形器的应用：可使用肘关节可调式矫形器、石膏、绷带等方式达到被动稳定。

（2）弹力绷带及运动功能贴布的使用。

1）弹力绷带：使用弹力绷带进行肘关节"8"字缠绕，对肘关节被动稳定有一定作用（图5-10）。

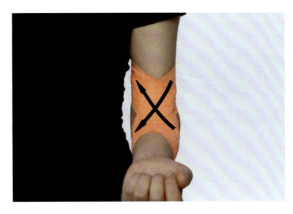

A 正面观

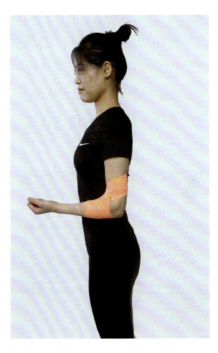

B 侧面观

图5-10 肘关节弹力绷带缠绕方法

2）运动功能贴布：依据损伤特点和参加运动项目的类别，合理正确使用运动功能贴布，对肘关节有一定增强和保护作用。痛点用X形贴法，其余用I形和/或Y形方法贴扎。

以增强力量为主要目的，可以把"锚点"放在主动肌的起点、拮抗肌的止点处；以肱三头肌及肱二头肌为例，增强肘关节伸肌肌力，可使用Y形方法贴扎，"锚点"放在肱三头肌起点和过肩盂关节 3cm 处，结点固定在肘关节下 3cm 处（图 5-11）。

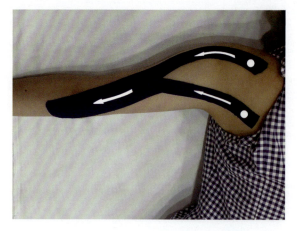

图 5-11　以增强肘关节伸肌肌力贴扎法

以保护为目的，使用 Y 形方法贴扎，可以把"锚点"放在拮抗肌的起点、主动肌的止点处。若减少肘关节过度屈曲，降低肱三头肌损伤发生率，则用保护肱三头肌的方法："锚点"固定在肱三头肌止点，结点固定在肱三头肌止点（图 5-12）。

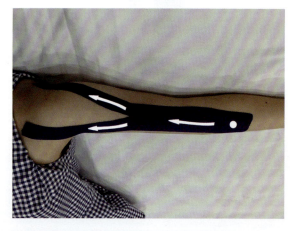

图 5-12　以保护肱三头肌贴扎法

2. 主动稳定术

（1）增强肱二头肌和旋前圆肌肌肉力量可以增强稳定性。肱二头肌功能训练：以长短头同时加强为主（肩关节外旋位肱二头肌渐进抗阻练习，主要增强肱二头肌短头；肩关节内旋位肱二头肌多点等长无痛练习，主要增强肱二头肌长头），可从 1kg 开始负重，每次增加 0.5kg，一直增加到 4kg。分别做肩关节的内旋和外旋位的肱二头肌训练（图 5-13）。

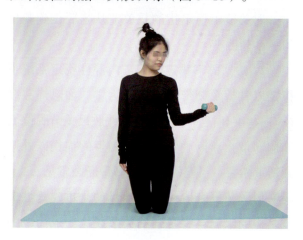

A. 肩关节外旋位

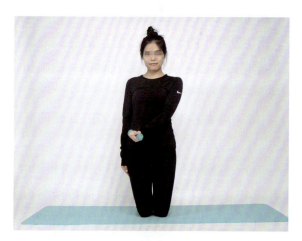

B. 肩关节内旋位

图 5-13　肱二头肌渐进抗阻练习

（2）旋前圆肌肌力训练：以渐进抗阻训练为主，不引起疼痛为宜。可利用等速肌力训练仪，以离心收缩为主；水中训练，在水中肘关节屈曲 90°，手握一直径 2~3cm、长 20cm 的圆柱体，做三组旋前运动，第一组 10 次，第二组 8 次，第三组 5 次，组间可休息 2~3min，旋转速度越快，阻力越大，以肘关节皮肤温度不升高、肿胀不加重为度。

（3）肱三头肌肌力增强训练：以多点等长训练（不同角度下等长收缩）为主，渐进性抗阻训练为辅。以训练结束后肘关节皮肤温度不升高、肿胀不加重、不引起疼痛加重为度。

可在站立位及坐位下进行训练。站立位，从肘关节屈曲90°开始，不同角度下等长抗阻收缩，最后伸直肘关节（图5-14）。坐位，肩关节后伸至最大角度，肘关节自然下垂，每隔15°~20°做等长抗阻收缩。使用渐进抗阻运动，运动强度同肱二头肌（图5-15）。

（4）肘关节周围肌肉的"精准拉伸"：恢复其柔韧性及延展性、降低黏滞性，减少运动损伤的发生率。每次牵拉保持5~10s，每组牵拉3~5次，每日2~3组。肱二头肌拉伸：在无痛情况下后伸至最大角度，同时前臂旋后，缓慢柔和地增加肩关节角度（图5-16）。旋前圆肌拉伸：前臂伸直旋后，放在桌子上，身体向未牵拉一侧以肩关节旋转带动前臂转动。肱三头肌拉伸：面对墙站立，肩关节无痛下前屈至最大，自然放松肘关节，缓慢柔和地增加肩关节及肘关节角度。

3. **固有稳定术** 肘关节本体感觉训练：肘关节的本体感觉神经肌肉促进技术（PNF）分为两个技术，即动态反转技术、静态反转

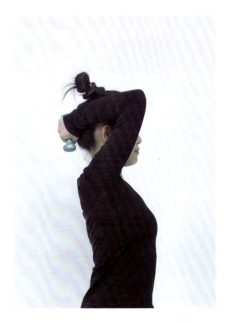 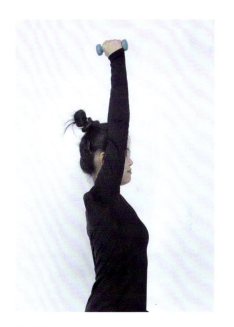

图5-14 站立位肱三头肌肌力训练

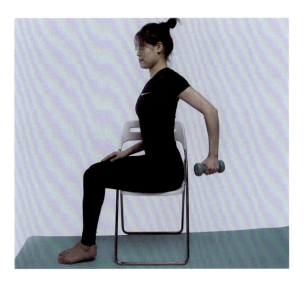 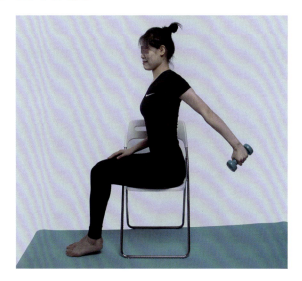

图5-15 坐位肱三头肌肌力训练

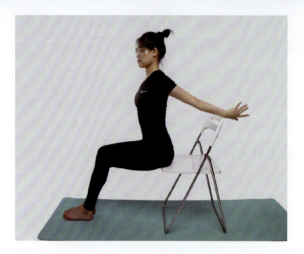

图 5-16 肱二头肌拉伸

技术。4 个运行轨迹包括：肘关节屈曲 – 旋后、屈曲 – 旋前、伸直 – 旋前、伸直 – 旋后（图 5-17）。动态反转技术是在肘关节无痛状态下做全关节范围的等张收缩运动；静态反转技术是肘关节在不同角度下肌肉做等长收缩的运动方式，一般每隔 15°~20° 做一组静态反转技术。运动分为三组，第一组 15 次，第二组 10 次，第三组 8 次，组间可休息 2~3min，以肘关节皮肤温度不升高、肿胀不加重为度。

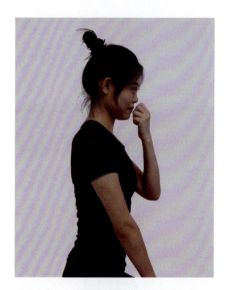

A. 屈曲 – 旋后

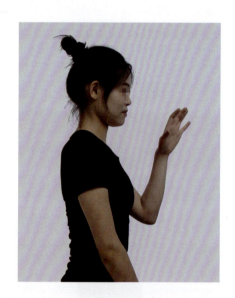

B. 屈曲 – 旋前

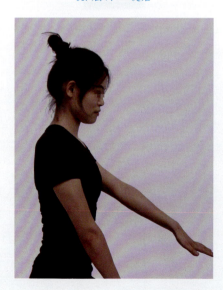

C. 伸直 – 旋前

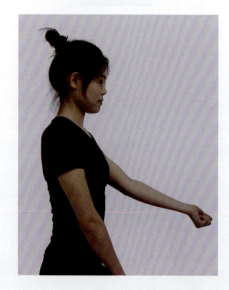

D. 伸直 – 旋后

图 5-17 肘关节本体感觉神经肌肉促进技术运动轨迹

第四节 腕关节稳定术

一、概述

腕关节实际上是由两个关节组成，即桡腕关节和腕中关节。桡腕关节是由腕骨近侧列和桡骨腕关节面组成；腕中关节是由一列腕骨的远端和一列腕骨的近端组成。腕关节具有两个自由度，即屈伸和侧偏。腕掌屈主动活动度为0°~90°。腕背伸主动活动度0°~70°。腕尺偏主动活动度为0°~55°，腕桡偏活动度为0°~25°。

1. 腕关节稳定 没有肌腱止于近侧列腕骨（除了豌豆骨），腕关节在矢状面和冠状面的稳定性主要依靠腕关节韧带。

2. 腕关节不稳定

（1）腕关节分离性不稳，由舟月韧带和月三角韧带损伤引起。

（2）月骨周围损伤的Mayfield分类。

（3）无分离的腕骨不稳，由近侧列和远侧列腕骨之间的韧带损伤引起。

（4）自适性腕关节不稳，由桡骨远端畸形愈合引起。

二、治疗技术

1. 被动稳定术

（1）弹力绷带使用：使用"8"字缠绕法对腕关节进行固定，以维持其稳定（图5-18）。

（2）运动功能贴布的应用：依据损伤的特点和将要参加运动项目的类别，合理使用运动功能贴布，对腕关节有一定增强和保护作用。痛点用X形贴法，其余用I形和/或Y形方法贴扎。

以增强力量为主要目的，可以把"锚点"放在主动肌的起点、拮抗肌的止点处。以腕伸肌为例：增强腕关节伸肌肌力，使用Y形方法贴扎，"锚点"放在腕伸肌起点，即过肱骨外上髁关节2cm，止点固定在桡侧腕伸肌及尺侧腕伸肌止点下1cm处（图5-19）。

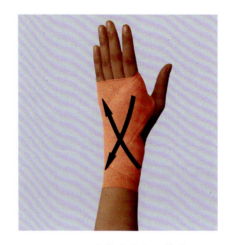

图5-18 腕关节弹力绷带缠绕

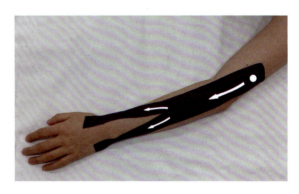

图5-19 以增强腕关节伸肌肌力贴扎法

以保护为目的，使用Y形方法贴扎，可以将"锚点"放在拮抗肌的起点、主动肌的止点处。若如减少腕关节过度伸展，降低腕伸肌肌损伤发生率，则用保护腕伸肌的方法："锚点"固定在腕伸肌起点，结点固定在腕伸肌止点（图5-20）。

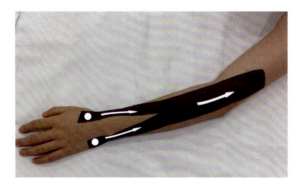

图5-20 以保护腕伸肌贴扎法

2. 主动稳定术

（1）腕关节周围肌群肌力增强训练：以多

点等长训练为主，渐进抗阻为辅，以不引起疼痛为度。在无痛的主动关节活动范围内，每隔15°~20°做一组等长练习，每组10~15次，每次保持3s，每周练习5d，负荷从0.5kg开始，在不引起疼痛的前提下，每次增加0.5kg，增加至4kg为止。如腕伸肌训练，手掌向下抓握哑铃做伸腕运动，初始重量为0.5kg，随着训练效果的提高，逐渐增加哑铃重量，训练时腕关节应快速背伸，缓慢放下，其时间比以1：4为宜。

（2）水下抗阻训练：分为三组，第一组10次，第二组8次，第三组5次，组间可休息2~3min，腕关节背伸和掌屈速度越快，阻力越大。例如，腕关节背伸肌群训练，在水下掌心向下，手指自然屈曲，在无痛下快速背伸，缓慢放松，增强背伸肌群力量；增强腕屈曲肌群力量，则动作方向相反。

（3）使用等速训练仪训练：一般多以离心运动为主，训练方法见相关章节。

（4）关节周围肌肉的"精准拉伸"：可恢复腕部的柔韧性及延展性、降低黏滞性，减少运动损伤的发生率。腕关节伸肌群的拉伸，肘关节保持伸直，被动握拳，掌屈腕关节，在疼痛可以耐受的前提下牵拉背伸肌群（图5-21）。腕关节屈肌群的拉伸，肘关节保持伸直，掌指关节自然屈曲，背屈腕关节，在疼痛可以耐受的前提下牵拉掌屈肌群。每日拉伸3~5次，每次30s左右（图5-22）。

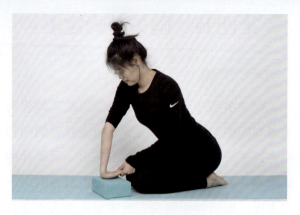

图5-22　腕关节屈肌群的拉伸

3. 固有稳定术　腕关节本体感觉恢复增强训练。

（1）本体感觉神经肌肉促进技术（PNF）：腕关节运动轨迹为背伸－桡偏、掌屈－尺偏。动态反转技术，在关节无痛状态下的全关节运动，以等张收缩为主要肌肉工作方式；静态反转技术，在不同角度下的肌肉等长收缩的运动方式，一般每隔10°~15°做一组静态反转技术。运动分为三组，第一组8次，第二组5次，第三组3次，组间可休息2~3min，以腕关节皮肤温度不升高、肿胀不加重为度。

（2）不同斜面倾斜角度下的揉球训练：选用直径为5~10cm的圆球，在不同角度的斜面做"米"字揉球练习（图5-23）。运动分为三组，第一组8次，第二组5次，第三组3次，组间可休息1min，以腕关节皮肤温度不升高、肿胀不加重为度。

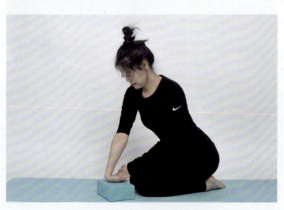

图5-21　腕关节伸肌群的拉伸

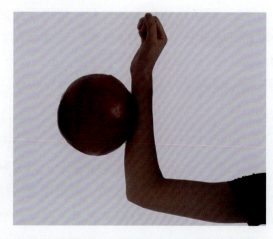

图5-23　"米"字揉球练习

第五节 髋关节稳定术

一、概述

髋关节是唯一能在运动和休息的状态下支撑身体的关节。具有3个轴和3个面，各轴运动范围是：横轴位于冠状面，屈曲0°~125°，伸展0°~15°；矢状轴位于矢状面，外展0°~45°，内收0°~45°；垂直轴与下肢长轴共线，内旋0°~45°，外旋0°~45°。

髋关节的稳定性主要依靠股骨颈的方向（即颈干角和前倾角）和横向走形的肌肉，即骨盆转子肌（梨状肌、闭孔内肌、闭孔外肌、上孖肌、下孖肌、股方肌和臀中肌、臀小肌）来维持。

髋关节不稳定，多见于脱位，其原因大多由于受到高能量外力所致。髋关节脱位可引起疼痛、畸形及活动受限。前脱位可伴有外展、外旋和下肢变长；后脱位可伴有下肢屈曲、内收和内旋畸形。

二、治疗技术

1. 被动稳定术 运动功能贴布的应用：先评估患者肌力减弱的运动链或高张力运动链，进而正确选择使用加强肌力或降低肌张力的贴扎方法。

以增强力量为主要目的，可以把"锚点"放在主动肌的起点、拮抗肌的止点处。以臀中肌为例：使用I形方法贴扎，"锚点"放在臀中肌起点，结束点固定在股骨大转子节下4cm处，有一定增强臀中肌肌力的作用。

以保护为目的，使用I形方法贴扎，可以将"锚点"放在拮抗肌的起点、主动肌的止点处。臀中肌力，使用I形方法贴扎，将"锚点"放在股骨大转子节下4cm，结束点固定在臀中肌起点处。

2. 主动稳定术

（1）臀中肌增强训练：在无痛范围下做臀中肌最大范围的抗阻运动。渐进抗阻训练，以1.5kg开始，逐渐增加至6kg。每日训练三组，第一组20次，第二组15次，第三组10次，每次在10s内完成。

侧卧位：训练侧在上方，保持躯干与下肢在同一平面，将训练侧下肢向上抬，逐渐增加阻力（图5-24）。站立位：非训练侧身体贴墙或手扶椅背站立，练习侧做外展运动，以渐进性抗阻训练为原则进行功能训练（图5-25）。

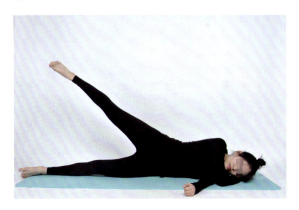

图5-24 臀中肌侧卧位训练

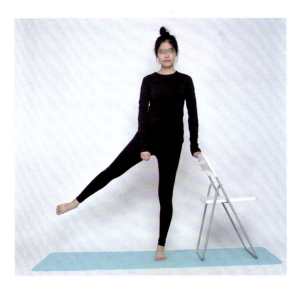

图5-25 臀中肌站立位训练

（2）盆转子肌稳定性增强训练：在无痛下做关节最大范围运动，分三组完成。第一组10次，在150~200s内完成；第二组15次，在100~150s内完成；第三组20次，在100s内完成。

仰卧位：做屈髋屈膝、髋关节外展内旋抗

阻训练，在大腿中下 1/3 使用弹力带抗阻训练，从低弹力向高弹力过渡；进阶标准，患者可以轻松完成一组 100s 内 20 次的运动训练，即可将弹力带移至大腿远侧 1/3 处训练（图 5-26）。

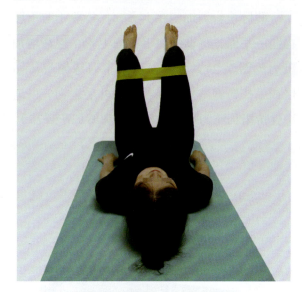

图 5-26　盆转子肌仰卧位训练

侧卧位：训练侧在下，肘支撑，上臂与身体成 90°，髋关节伸展至 0°~5°，膝关节屈曲 90°；非训练侧髋、膝关节均伸展至 0°，保持悬空状态。从大腿平放在床面上开始，逐渐离开床面直到训练一侧肩髋膝在一个平面内，运动训练过程中身体一直保持上述姿势（图 5-27）。

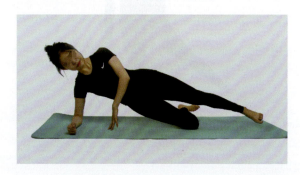

图 5-27　盆转子肌侧卧位训练

（3）可以在水下进行各种步态训练：在无痛条件下做髋关节最大范围外展运动。训练分三组进行，第一组 20 次，第二组 15 次，第三组 10 次。应快速外展，缓慢内收，训练阻力与运动速度成正比。在水中训练分为站立位和坐位。

（4）使用等速肌力训练仪进行无痛范围的训练：可以进行臀中肌和盆转子肌渐进抗阻训练。

（5）关节周围肌肉的"精准拉伸"：以牵拉臀中肌、臀小肌和梨状肌为主要拉伸目的。

1）臀中肌、臀小肌拉伸：坐位，身体坐直，拉伸侧的小腿放在另一侧的膝关节上 15~20cm，肚脐对准拉伸一侧的髌骨，拉伸一侧的手缓慢下压拉伸一侧的膝关节（图 5-28）；站位，找一与髋关节基本齐平的高台，小腿及膝关节放置其上，身体正直，拉伸一侧手放在拉伸一侧膝关节上，肚脐对准膝关节，缓慢下压膝关节。每日拉伸 3~5 次，每次 30s 左右。

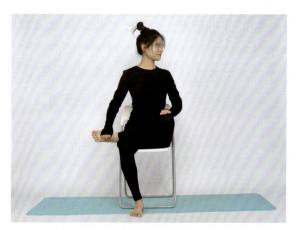

图 5-28　臀中肌、臀小肌拉伸

2）梨状肌拉伸：坐位与站立的姿势与臀中肌及臀小肌体位相同，唯一不同的是拉伸侧的小腿与身体前面平行放置（图 5-29）。

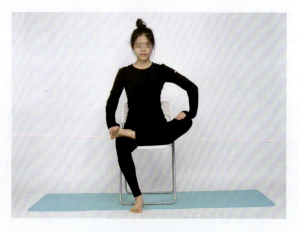

图 5-29　梨状肌拉伸

3. 固有稳定术 可使用独角凳、平衡板、星形平衡训练及本体感觉神经肌肉促进技术（PNF）等方法训练髋关节的本体感觉。

（1）独角凳：训练者在无支撑条件下坐在独角凳上，做上肢的作业训练活动，逐渐过渡到上肢负重练习，负重以渐进抗阻训练为原则。每日训练三组，第一组 5min，第二组 3min，第三组 2min，组间休息 2~3min。

（2）平衡板：首先双手在支撑下做平衡板训练，逐渐过渡到单手支撑，最后无支撑下的平衡训练。双手支撑下，每日训练三组，第一组 5min，第二组 3min，第三组 2min，组间休息 2~3min。单手支撑，每日训练三组，第一组 3min，第二组 2min，第三组 2min，组间休息 2~3min。无支撑下，每日训练三组，第一组 1min，第二组 30s，第三组 10s，组间休息 2~3min。

（3）星形平衡训练：需先进行星形平衡测试。星形平衡测试是一种简单、易行的评估动态平衡能力的方法，是一种预测损伤的有效工具。

星形平衡测试的操作与方法：首先准备四条 180~240cm 的胶带，然后将胶带贴成星形。开始测试时，受试人员一脚站在星形的中间，另一条腿尽可能向不同的方向触地。在每次向不同的方向触地后收腿时，记录该侧下肢放置最远的距离，然后再测试另一腿的完成情况，比较双下肢所达最远距离的差距。如果在完成动作时不能保持平衡或触地时脚支撑地面，则应重新测试该动作。每条腿共需完成 8 个方向的触地动作（图 5-30）。

研究发现，如果在星形平衡测试中双下肢功能对称性存在 4cm 以上的差异，则下肢受伤的概率将显著增加。可通过星形平衡测试评估患者的功能后，再进行有针对性的训练。星形平衡训练可分为慢移动训练、快速移动训练和快-慢移动训练。要求在无痛范围下做最大幅度的运动训练。每日训练三组，第一组 3min，第二组 2min，第三组 1min，组间休息 2~3min。

（4）本体感觉神经肌肉促进技术：髋关节的运动模式有两种，即屈曲-内收-内旋和伸展-外展-外旋。每日训练三组，第一组 15 次，第二组 10 次，第三组 8 次，组间依据患者恢复情况，休息 2~3min。从伸展 0°~5°、外展 10°~15°、外旋 15°~20° 位开始，运动至屈曲 110°、内收 5°~10°、内旋 15°。

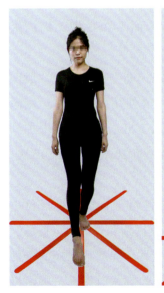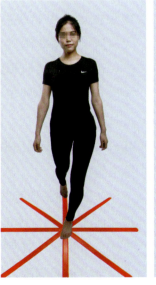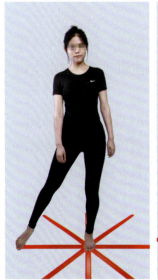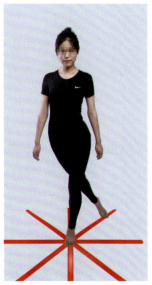

图 5-30　星形平衡测试

第六节　膝关节稳定术

一、概述

膝关节是单轴关节，只能做屈曲和伸直运动，屈膝活动度150°，伸直活动度可有5°~10°过伸；但屈膝时可绕小腿轴线做旋转运动。因为膝关节是下肢的中间关节，因此，它具有伸直时的最大稳定性和屈曲时的最大灵活性。

1. 膝关节的稳定性　分为横向稳定和前后向稳定。横向的稳定由股骨远端和胫骨近端的解剖结构来维持稳定，由内外侧韧带加强；前后向稳定由交叉韧带、关节囊、腘斜韧带及股四头肌、腘绳肌加强。

2. 膝关节不稳定　膝关节在屈曲状态下是不稳定的，此时韧带和半月板容易受伤；而膝关节在伸直状态下容易引起关节内骨折，以及关节面和韧带撕裂。

二、治疗技术

1. 被动稳定术

（1）弹力绷带的应用：膝关节的弹力绷带"8"字缠绕，应避免髌骨的缠绕。

（2）运动功能贴布：依据损伤的特点和将要参加运动项目的类别，合理使用运动功能贴布。

1）以增强股四头肌肌力，可使用I形方法贴扎，"锚点"放在股直肌起点，结束点固定在胫骨粗隆下3cm。

2）以保护为目的，使用I形、Y形方法贴扎，可以把"锚点"放在拮抗肌的起点、主动肌的止点。I形、Y的"锚点"放在胫骨粗隆下方，Y结束点固定在大腿中点，I结束点在大腿稍内侧中部。

2. 主动稳定术

（1）股四头肌增强训练：股四头肌抗阻练习时，应特别强调股内侧肌肌力训练。

站立位股四头肌训练：靠墙屈膝下蹲，分为全脚掌支撑和前脚掌支撑两种。全脚掌支撑的静力性下蹲，髌骨不能超过前脚尖，下蹲不超过90°，尽量保持最长时间，每日练习2~3次；前脚掌支撑动作与全脚掌支撑要求相同（图5-31）。

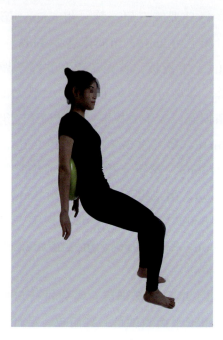

图5-31　站立位股四头肌训练

仰卧位股四头肌训练（图5-32）：平躺在治疗床或垫子上，运用渐进抗阻训练的方法，从1.5kg开始逐渐增加到4kg，每日训练三组，第一组20次，第二组15次，第三组12次。脚跟在运动中始终离床面1~2cm做无痛的最大屈髋、屈膝动作。

坐位股四头肌训练：端坐在椅子上，股四头肌负重或在小腿下1/4使用弹力带，运用渐进抗阻训练的方法，从1.5kg开始逐渐增加到4kg，每日训练三组，第一组20次，第二组15次，第三组12次。

（2）腓肠肌稳定性增强训练：进行负重提踵训练，分为自体负重提踵和外加负重提踵。自体负重提踵：双手上举、握拳，无痛的条件下尽全力提起脚跟，提起脚跟时握拳，脚跟慢慢下落至地面1cm左右停止，然后再提起脚跟

（3）水下训练：可利用水下跑台、水下功率自行车进行训练。水中训练不但能够减重，保护受伤的部位，还可以更好地恢复体能。水中跑步机则可以很好地改善肌力及肌耐力，提高心肺功能。根据个体情况，每日进行15~30min的训练。

（4）等速肌力训练：利用等速肌力训练仪使膝关节在无痛范围下进行等速肌力训练。一般分为3个训练强度，每秒60°为低速，每秒60°~180°为中速，每秒180°~300°为高速。低速产生的肌张力比较高，不适合伤后或术后早期；高速接近等张训练，损伤或术后早期可以适当使用。

（5）膝关节周围肌肉的"精准拉伸"：膝关节周围肌肉拉伸以股四头肌和腘绳肌为主。

1）股四头肌的拉伸：将拉伸侧的足背放在30~40cm高台上，膝关节接触地面，另一肢体保持全脚掌着地，膝关节屈曲90°，然后逐渐增加拉伸一侧的膝关节角度（图5-34）。

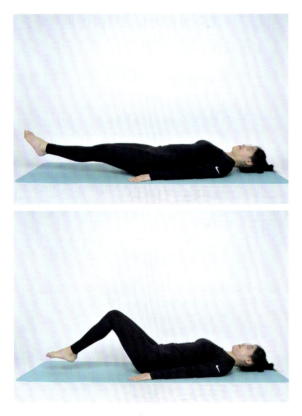

图5-32 仰卧位股四头肌训练

至最高处，同时握紧拳，为1次，每日做50次（图5-33）。外加负重提踵：可在肩上负重杠铃或双手握哑铃负重，用前脚掌支撑，进行下蹲练习。

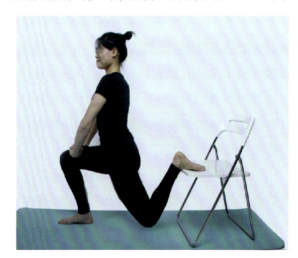

图5-34 股四头肌拉伸

2）腘绳肌的拉伸：将拉伸侧的肢体伸直放在40~50cm的高台上，另一侧肢体支撑在地上，然后保持腰背挺直，慢慢增加髋关节屈曲角度。每日拉伸3~5次，每次30~50s。

3. 固有稳定术 利用独角凳、平衡板、星形平衡训练进行本体感觉训练，详见髋关节的

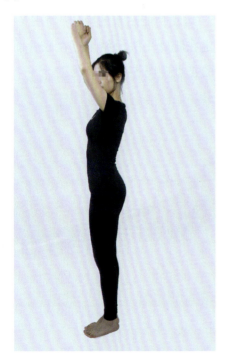

图5-33 腓肠肌稳定性增强训练

训练方法。膝关节的本体感觉神经肌肉促进技术的运动模式有两种：伸直-外旋、屈曲-内旋。伸直-外旋：从屈膝90°、膝关节最大内旋位开始，逐渐主动伸直到0°、最大外旋位。屈曲-内旋：运动特点及要求与伸直-外旋相反。运动分为三组，第一组15次，第二组10次，第三组8次，组间可休息2~3min，以膝关节皮肤温度不升高、肿胀不加重为度。

第七节 踝关节稳定术

一、概述

踝关节是铰链关节，因此只有一个自由度，由距骨和胫腓下端组成。控制着矢状面上的自由活动，即跖屈0°~45°，背屈0°~20°。

1. 踝关节的稳定性 包括前后稳定性和横向稳定性。

（1）前后稳定性：踝背屈稳定性主要由骨（距骨上表面和胫骨前缘相接触，限制关节的背屈活动）、关节囊和韧带（后部关节囊和侧副韧带后部纤维）、肌肉因素（小腿三头肌，即腓肠肌）维持；踝跖屈稳定性主要由骨（距骨结节和胫骨远端后面）、关节囊和韧带（关节囊前部纤维和侧副韧带前部纤维）、肌肉（胫骨前肌）维持。

（2）横向稳定性：主要由骨（胫腓骨下端组成，像钳子一样仅仅固定距骨，如镶榫关节，距骨被限制在榫眼内）、韧带（下胫腓韧带和侧副韧带）维持。

2. 踝关节不稳定 指关节外侧韧带重复发生的不稳定导致反复扭伤的现象，包括空虚、机械不稳定、疼痛、肿胀、无力、反复扭伤及功能性不稳定等。因为经过踝关节的肌肉没有一块止于距骨，因此，踝关节不稳定的发病机制涉及的因素主要由骨性结构和韧带、本体感觉、神经肌肉控制、平衡能力、姿势控制受损伤引起。可以分为骨折和韧带损伤（不完全损伤、完全损伤）。

二、治疗技术

1. 被动稳定术

（1）矫正装置和鞋的应用：用来矫正足、踝的对线不良。

（2）弹力绷带的应用：以"8"字绷带包扎方法来增强踝关节的外侧稳定性（图5-35）。

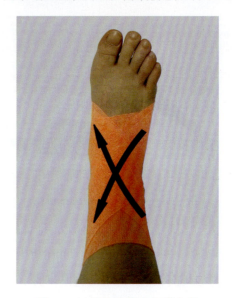

图5-35 踝关节弹力绷带包扎

（3）运动功能贴布的应用：使用Y形，"锚点"固定在腓骨小头，结束点在胫骨前肌、腓骨长肌的止点（图5-36）。

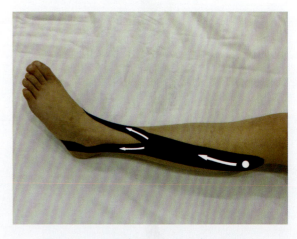

图5-36 踝关节运动功能贴布贴扎方法

2. 主动稳定术

（1）小腿三头肌增强训练：详见膝关节

稳定术一节。与膝关节不同之处在于提起足跟约1cm（图5-37）。

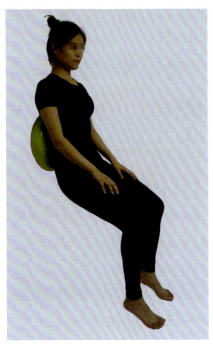

图5-37　小腿三头肌增强训练方法

（2）胫骨前肌稳定性增强训练：在医护人员监督下，做踝背屈训练。负重踝背屈，自体负重和外加负重。自体负重，即双手侧平举、握拳，无痛的条件下尽全力勾起脚尖，脚尖勾起时握拳，脚尖慢慢下落至地面，放松双手，然后再勾起脚尖至最高处，同时握拳，为1次，50次为一组，每日训练两组（图5-38）。外加负重，足背屈，即可以使用弹力带或沙袋，运用渐进抗阻的方式进行功能训练。负重从2.5kg逐渐加到5kg，每日训练三组，第一组20次，第二组15次，第三组12次，组间可休息2~3min。

（3）水下练习：使用水下跑台，每日训练两组，每组10min，速度在3~7km/h慢跑。

（4）等速肌力训练：无痛范围下进行踝关节屈伸的等速练习。训练强度见"膝关节稳定术"相关内容。

（5）下肢平衡训练：可在水下进行平衡训练，水下的星形平衡训练及测试，详见"髋关节稳定术"相关内容。

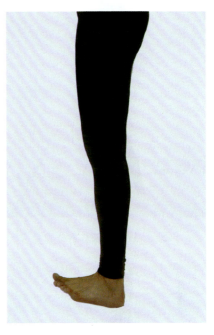

图5-38　胫骨前肌稳定性增强训练

（6）踝关节活动度训练：在足下放置一直径为8~10cm、长为15cm左右的圆筒，做踝关节背屈和跖屈练习，分为无阻力和渐进抗阻两种练习方法。

（7）踝关节周围肌肉的"精准拉伸"：踝关节的柔韧性拉伸主要包括踝关节跖屈和背屈两组肌群的拉伸。

1）跖屈肌群拉伸：即小腿三头肌，包括腓肠肌、比目鱼肌，使用可调式斜板，拉伸侧站在斜板上，另一腿支撑，缓慢移动重心至拉伸侧的肢体（图5-39）。

2）比目鱼肌拉伸：拉伸的方法与腓肠肌的拉伸方法相同，区别在于比目鱼肌拉伸时膝关节应屈曲（图5-40）。

3）踝背屈肌群拉伸：拉伸侧的肢体足背放到50~55cm高的平台上，另一肢体支撑身体，缓慢坐到拉伸侧的足跟上。每日拉伸3~5次，每次30~50s（图5-41）。

3. 固有稳定术　本体感觉训练可在足下放置一球状物，在各个方向上做主动运动，球的直径及硬度可选择网球、高尔夫球、乒乓球等。

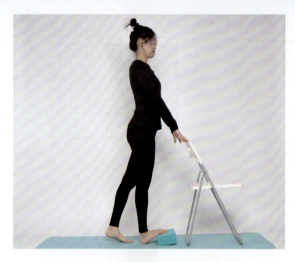

图 5-39　跖屈肌群拉伸

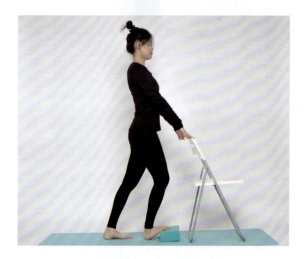

图 5-40　比目鱼肌拉伸

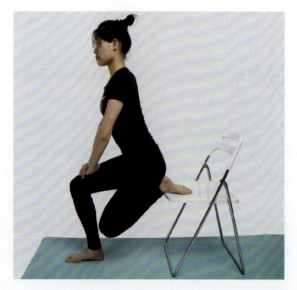

图 5-41　踝背屈肌群拉伸

（2）本体感觉神经肌肉促进技术（PNF）：踝关节有两种运动模式，背伸-外翻、跖屈-内翻。运动分为三组，第一组15次，第二组10次，第三组8次，组间可休息2~3min，以关节皮肤温度不升高、肿胀不加重为度。

第八节　脊柱稳定术

一、概述

脊柱由26块椎骨组成，形成4个凸起，即颈椎和腰椎向前凸起，胸椎和骶尾向后凸起。向后凸起为原始性结构，具有稳定性好，灵活性差的特点；向前凸起为次生结构，具有创造性、灵活性及易损伤性。脊柱是具有刚性和韧性于一体的结构（图5-42）。

1. 脊柱的稳定性　脊柱的稳定性由内源性稳定系统（椎骨、椎间盘、韧带组成）、外源性稳定系统（附着于椎骨上的肌肉）和神经稳定控制系统组成。

2. 脊柱的不稳定性　脊柱功能单元（function of spinal unit，FSU）包括相邻的两节椎骨及其椎间盘、关节突关节及韧带结构等。1984年，Ferguson完善了Denis提出三柱分类概念：前柱包括前纵韧带、椎体前1/2和椎间盘的前部；中柱包括后纵韧带、椎体后1/2及椎间盘的后部；后柱包括椎弓、黄韧带、椎间小关节和棘间韧带。

当脊柱功能单元稳定性降低，在生理载荷下即可出现过度活动和/或异常活动，并由此引起一系列相应临床表现，以及潜在脊柱进行性畸形和神经损害，称为脊柱不稳定。

二、治疗技术

1. 被动稳定术　依据损伤的特点和将要参加运动项目的类别，合理使用运动功能贴布。例如：以增强肌力为主要目的，可以把"锚点"

（1）独角凳、平衡板、星形平衡训练：详见"髋关节稳定术"相关内容。

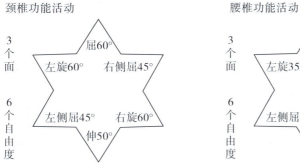
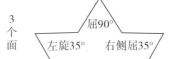
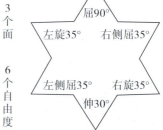

图 5-42　颈、腰椎功能活动

放在主动肌的起点、拮抗肌的止点处；以保护为目的，可以把"锚点"放在拮抗肌的起点、主动肌的止点处（图 5-43）。痛点用 X 形贴法，其余用 I 形和 / 或 Y 形。

（1）以增强力量为主要目的，以竖脊肌肌为例：增强竖脊肌肌力，使用 I 形方法贴扎，"锚点"放在竖脊肌起点，结点固定在上胸椎棘突旁开 3cm 处。

（2）以保护为目的，使用 I 形方法贴扎，可以将"锚点"放在拮抗肌的起点、主动肌的止点处。或者将"锚点"放在上胸椎棘突旁开 3cm 处，结点固定在竖脊肌起点。

2. 主动稳定术

（1）自重下核心肌群增强训练：核心肌群是维持脊柱稳定性的外源性稳定系统中的主要因素。

1）平板支撑：在平板支撑的同时保持骨盆后倾，减轻腰椎小关节的负荷。每日 3 次，每次坚持 1~3min（图 5-43）。

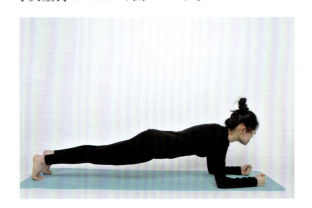

图 5-43　平板支撑

2）单桥训练：同时保持骨盆后倾，减少竖脊肌的工作负荷，增加核心肌群的负荷，进而增加核心肌群的功能。每日 3 次，每次坚持 1~3min（图 5-44）。

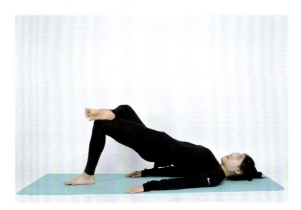

图 5-44　单桥训练

（2）姿势纠正：改变日常生活工作中不良用力习惯和姿势。如避免久坐、久站，采用正确的搬重物方法等。

（3）悬吊训练：增强核心肌力，降低痛觉输入，减慢痛觉信号的传递速度。

（4）水中脊柱稳定性训练：利用水下跑台训练、水下健身操、水中上肢负重训练、水中投篮及抛接球训练等，强化脊柱稳定性。

（5）关节周围肌肉的"精准拉伸"：以拉伸腰方肌和背阔肌为主。

腰方肌拉伸：侧卧位，拉伸侧在下方，前臂支撑身体，另一侧腿弯曲，脚放在拉伸侧的膝关节前方，保持身体挺直，然后慢慢伸直拉伸侧的上肢。保持拉伸状态 15~30s，每日拉伸 3~5 次（图 5-45）。

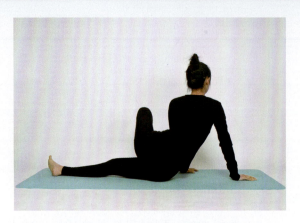

图 5-45　腰方肌拉伸

背阔肌拉伸：端正坐在 50cm 高的凳子上，拉伸侧脚放在另一侧的膝关节上方 10~15cm 处，拉伸侧的上肢外旋、前伸至最大角度，上臂贴近耳朵，身体微微前屈。保持拉伸状态 15~30s，每日拉伸 3~5 次（图 5-46）。

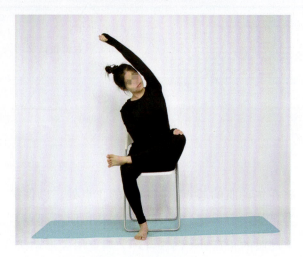

图 5-46　背阔肌拉伸

（陈　林　金可心）

第六章 悬吊训练技术

第一节 概述

一、定义

悬吊训练（sling exercise therapy，SET）技术，是在不同程度减轻身体重量的影响下，使用放松技术、关节松动技术、动态牵伸技术、运动-感觉训练等物理治疗技术，来提高机体维持功能性稳定状态的能力，以及对身体姿势全局控制的一个总概念集合。

SET技术的概念在基于物理医学的研究和临床实践中不断发展、变化而来，旨在使康复治疗过程更加高效并减少复发。

稳定是运动和功能性活动的首要条件。关节（或脊柱）的稳定是由被动稳定系统（passive subsystem）、主动稳定系统（active subsystem）及运动控制系统（control subsystem）共同作用来完成的。其中，被动稳定系统包括骨性结构、韧带、关节囊等结构，提供结构性稳定；主动稳定系统主要指肌肉系统；运动控制系统是依靠中枢神经系统及外周神经系统的结构完整和功能正常来发挥其作用的，与主动稳定系统共同提供功能性稳定。

在主动稳定系统中，肌肉系统可分为局部肌肉（local muscle）和外周肌肉（global muscle）。相对于外周肌肉，局部肌肉位置更深，其收缩不引起关节运动或只产生微小的运动，且Ⅰ型纤维含量较多。仅仅提升肌肉的力量仍不足以维持稳定，相较之下，肌肉系统在得到身体各部分的反馈信息后的反应速度及收缩速度对于稳定更为重要。

当神经肌肉的控制因任何原因（损伤、劳损等）发生异常时，其必然导致功能性稳定的下降，这将导致异常应力的产生，最终导致功能障碍（疼痛）的出现，而这些功能障碍又将进一步影响神经肌肉控制能力，从而形成恶性循环。

二、作用

主要通过对整个身体的力量、稳定及运动控制等训练，缓解患者在运动或其他功能性活动中的疼痛情况（包括慢性疼痛），从而改善功能，同时维持改善后的功能情况，减少复发。

SET技术提供的是一个不稳定的支撑面，提高了对稳定和神经肌肉控制的要求，从而提供了高水平的神经肌肉刺激。且SET技术提供的是对于整个身体的锻炼，即使是在操作者针对某一些身体部位进行锻炼时，其他部位依然存在锻炼效果。

第二节 操作方法

一、SET技术所需设备和基本操作

（一）SET技术的主要设备

1. 滑动悬架系统（sliding suspension system） 可根据治疗的需要调整其所在位置。

2. 悬带（strap） 作用是使插入其中的肢体悬空。

以下辅助装置,可根据治疗的需要选择使用或不使用(图6-1至图6-5)。

(二)正确使用悬带

使用者将手(或脚)从开口较小的一边插入悬带,且使用者没有感觉不适。

(三)调整悬带高度

1. 释放悬带和降低悬带(图6-6,图6-7)

(1)操作者面对滑动悬架系统站立,一手握住两根中间绳,一手握住两根悬带。

(2)垂直向下拉动中间绳,使其放松后斜向操作者拉动中间绳。

(3)垂直向下拉动悬带即可降低悬带位置至操作者所需高度。

2. 锁定悬带 操作者放开握住中间绳的手,使其处于自然下垂位,此时,当有重量置于悬带上时,悬带即被锁定。

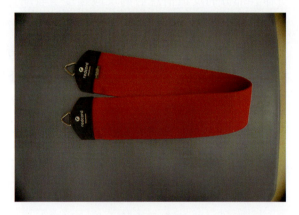

图6-1 窄带

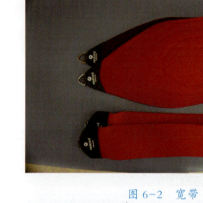

图6-2 宽带

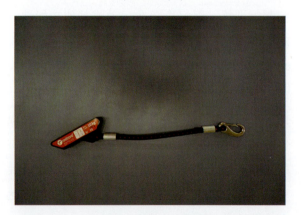

图6-3 低阻力弹力绳

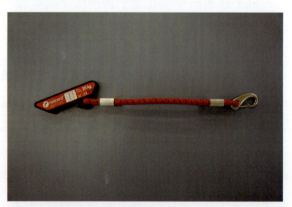

图6-4 高阻力弹力绳

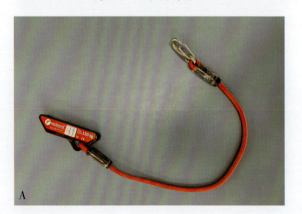

图6-5 非弹力绳

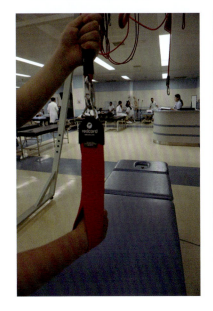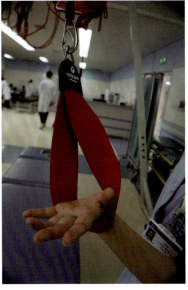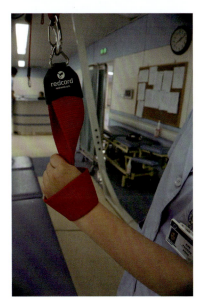

图 6-6 释放悬带

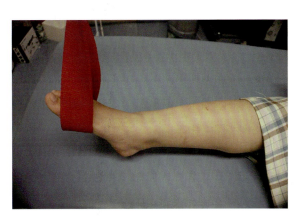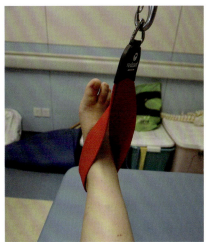

图 6-7 降低悬带

3. 升高悬带 操作者直接垂直向下拉动中间绳即可升高悬带至操作者所需位置。

（四）非弹力绳和弹力绳的使用

为了在治疗或锻炼时更好地支撑起身体，SET 设备在操作时还可选用非弹力绳和弹力绳。根据操作者的需要选取合适的绳索，先将悬带穿过绳索锁扣的下方挂钩，然后调整其在悬带上的位置至操作者需要的高度，再将悬带穿过绳索锁扣的上方挂钩，这样，绳索就锁定在悬带上了。

（五）悬挂点的选择

悬挂点的位置将影响运动轨迹及关节处的压力（以下以髋关节为例）。

1. **中轴悬挂（axial suspension）** 悬挂点在拟运动的关节的正上方。

（1）运动轨迹在水平面内。

（2）运动在完全去重力下完成。

（3）对关节仅有轻微压力。

2. **外侧悬挂（lateral suspension）** 悬挂点在拟运动关节的外侧。

（1）当朝向悬挂点方向运动时，负重减少。

（2）当朝向远离悬挂点运动时，阻力增大。

3. **内侧悬挂（medial suspension）** 悬挂点在拟运动关节的内侧。

（1）当朝向悬挂点方向运动时，负重减少。

（2）当朝向远离悬挂点运动时，阻力增大。

4. 头向悬挂（cranial suspension） 悬挂点位于头部方向。

（1）当朝向起始位置方向运动时，阻力增大。

（2）当朝向其他方向运动时，负重减少。

（3）增大了关节活动度。

5. 足向悬挂（caudal suspension） 悬挂点位于足踝方向。

（1）当朝向起始位置方向运动时，负重减少。

（2）阻力贯穿整个运动过程。

（3）限制了关节活动度。

（六）弹力绳的使用

当治疗（或锻炼）需要抬高身体或在重力作用下进行时，可以使用弹力绳，通过减少负重或减少阻力来辅助完成运动，提高动作完成的质量。

二、相关理论

弱链（weak link）是生物力学链中的薄弱环节，是由于神经肌肉控制功能下降、肌力下降、稳定性下降等导致骨骼肌肉系统的功能障碍。并不是所有的弱链都是产生疼痛的原因，但弱链将是疼痛加重或产生其他疼痛点的原因。

关于弱链的SET治疗流程如下：

（1）在闭链运动（closed kinetic chain）中运用SET设备检测功能表现较差的肌肉或肌群（即弱链），即从受试者能够完成的动作水平开始测试，逐级增加动作难度，直至受试者运动出现问题（出现疼痛，不能正常地完成动作或左右表现不一致）。

（2）然后针对这些肌肉或肌群进行开链运动（open kinetic chain）测试，进一步检查其功能情况。

（3）一旦弱链被确定，这些肌肉或肌群就应在开链运动下锻炼，直至其能在闭链运动中与其他肌肉一起良好地完成动作。

（4）可以在利用SET设备将训练难度降到弱链能承受的最小负荷的前提下对弱链进行闭链运动。

中性区域（neutral zone）是指关节（或脊柱）活动时，阻力保持最小值状态的活动区域，其范围的大小代表了关节（或脊柱）的稳定性。在该范围内活动，关节囊、韧带张力无明显改变，此时维持稳定的是局部肌肉。

弹性区域（elastic zone）是指从中性区域到活动极限末端的区域。

三、治疗和锻炼

（一）锻炼方式

1. 闭链运动下锻炼力量 这种锻炼方式的核心是功能训练。通过激活主动肌（agonists）、拮抗肌（antagonists）和协同肌（synergists）共同作用来维持完成工作时所需的动态稳定。

2. 稳定性训练 前面已提到，局部肌肉对于关节（或脊柱）的稳定性起到重要作用，而运用SET设备可以很好地刺激这一深层稳定系统。

3. 运动-感觉训练（sensorimotor training） 是SET技术运用中关键的一环。良好的神经肌肉控制对于维持正常的身体功能起到至关重要的作用。慢性疾病对运动-感觉功能的影响显著，而运动-感觉训练对于颈肩部、腰背部及下肢的功能都很重要。同时，还可以加入气垫来辅助训练。

4. 神经肌肉激活技术（neuromuscular activation，即Neurac技术） 该技术通过SET设备提供高水平的神经肌肉刺激，以恢复局部肌肉的神经肌肉控制能力。联合使用闭链训练和开链训练可以获得神经肌肉控制功能的最佳恢复效果。

（二）颈部相关 Neurac 技术运用

1. 仰卧位中性区域摆放（图6-8）

（1）受试者取仰卧位。

（2）在膝关节下放置圆筒以放松受试者。

（3）用中分带非弹性绳固定支撑头部。

（4）调整高度使头部位于颈椎中性区域内。

（5）诱导受试者下压颈椎中部，以减少颈椎前凸。

（6）使受试者保持该姿势并记录感到疲劳或无法维持的时间，最大保持时间为120s，整个过程应避免出现疼痛并保证动作完成正确。

（7）锻炼两组后再次测试，与先前记录的结果进行对比。

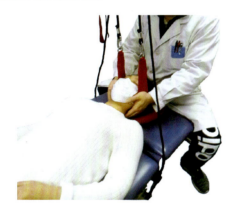

图6-8 仰卧位中性区域摆放

2. 俯卧位中性区域摆放（图6-9）

（1）受试者取俯卧位。

（2）在踝关节下放置圆筒以放松受试者。

（3）用中分带非弹性绳固定支撑头部。

（4）调整高度使头部位于颈椎中性区域内。

（5）诱导受试者上抬颈椎中部，以减少颈椎前凸。

（6）使受试者保持该姿势并记录感到疲劳或无法维持的时间，最大保持时间为120s，整个过程应避免出现疼痛并保证动作完成正确。

（7）锻炼两组后再次测试，与先前记录的结果进行对比。

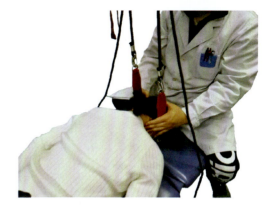

图6-9 俯卧位中性区域摆放

3. 颈部回缩

（1）受试者体位取仰卧位。

（2）在膝关节下放置圆筒以放松受试者。

（3）用中分带非弹性绳固定支撑头部。

（4）调整高度使头部位于颈椎轻度屈曲位置。

（5）用宽带弹性绳固定胸椎位置，使其能被操作者轻易托起受试者上身。

（6）用宽带弹性绳固定骨盆。

（7）使受试者下压头部使其上身、骨盆离开床面，整个过程应避免出现疼痛并保证动作完成正确，重复4~5次为一组，组间休息30s。

（8）锻炼两组后再次测试，与先前的情况进行对比。

4. 颈椎后伸、侧屈和旋转

（1）调整受试者体位至"颈椎回缩"动作的位置。

（2）使受试者下压头部使其上身、骨盆离开床面，在保持这个姿势条件下，尽可能使颈椎后伸、侧屈或旋转，整个过程应避免出现疼痛并保证动作完成正确，重复4~5次为一组，组间休息30s。

（3）锻炼两组后再次测试，与先前的情况进行对比。

（三）腰部相关 Neurac 技术运用

1. 仰卧位腰椎中性区域摆放

（1）受试者取仰卧位。

（2）用宽带弹性绳固定支撑骨盆。

（3）用窄带非弹性绳固定支撑膝关节。

（4）将踝关节插入悬带中。

（5）升高悬带直至受试者髋关节和膝关节均屈曲45°以上。

（6）降低治疗床使受试者悬空，操作者将受试者腰部稍微抬起。

（7）操作者缓慢移开支撑手，使受试者保持该姿势并记录感到疲劳或无法维持的时间，最大保持时间为120s，整个过程应避免出现疼痛并保证动作完成正确。

（8）锻炼两组后再次测试，与先前的情况进行对比。

2. 俯卧位腰椎中性区域摆放

（1）受试者取俯卧位。

（2）用中分带低阻力弹性绳固定支撑头部，位置应略高于背部避免后伸。

（3）用宽带非弹性绳固定支撑胸部。

（4）用宽带折叠后弹性绳固定支撑腰腹部。

（5）用窄带非弹性绳固定支撑大腿远端。

（6）降低治疗床使受试者身体悬空，受试者前臂不支撑身体重量，操作者将受试者腹部稍微抬起，以减少腰椎前凸。

（7）操作者缓慢移开支撑手，使受试者保持该姿势并记录感到疲劳或无法维持的时间，最大保持时间为120s，整个过程应避免出现疼痛并保证动作完成正确。

（8）锻炼两组后再次测试，与先前的情况进行对比。

3. 侧卧位腰椎中性区域摆放

（1）受试者取侧卧位。

（2）用中分带低阻力弹性绳固定支撑头部。

（3）用宽带非弹性绳固定支撑胸部。

（4）用宽带折叠后弹性绳固定支撑腰腹部。

（5）用宽带非弹性绳固定支撑膝关节，若有不适，可换用弹性绳。

（6）降低治疗床使受试者身体悬空，操作者将受试者腰部稍微抬起。

（7）操作者缓慢移开支撑手，使受试者保持该姿势并记录感到疲劳或无法维持的时间，最大保持时间为120s，整个过程应避免出现疼痛并保证动作完成正确。

（8）锻炼两组后再次测试，与先前的情况进行对比。

4. 俯卧位桥式

（1）受试者取俯卧位，前臂支撑于治疗床上。

（2）用宽带弹性绳固定支撑腹部。

（3）在腹部下放置气垫防止腰椎过度前凸。

（4）用窄带非弹性绳固定支撑一侧大腿远端。

（5）指导受试者抬起未固定侧下肢至另一侧下肢水平，并抬起身体使之处于水平姿势，如果无法完成动作或诱发疼痛，可用窄带低阻力弹性绳固定支撑另一侧小腿远端。

（6）使受试者维持身体水平姿势并记录感到疲劳或无法维持的时间，整个过程应避免出现疼痛并保证动作完成正确，组间休息30s。

（7）锻炼两组后再次测试，与先前的情况进行对比。

（8）根据受试者情况调整难度：减少腹部弹性绳辅助；下肢固定支撑点下移；手臂支撑点下放置气垫；增加姿势不对称性等方式。

5. 仰卧位骨盆上抬

（1）受试者取仰卧位。

（2）用宽带弹性绳固定支撑骨盆。

（3）用窄带非弹性绳固定支撑膝关节。

（4）升高窄带位置，直至膝关节屈曲90°。

（5）指导受试者伸直双侧下肢，未固定侧下肢抬高至另一侧下肢水平，同时抬起骨盆，如果无法完成动作或诱发疼痛，可用窄带低阻力弹性绳固定支撑另一侧小腿远端。

（6）使受试者维持身体水平姿势并记录感到疲劳或无法维持的时间，整个过程应避免出现疼痛并保证动作完成正确，组间休息30s。

（7）锻炼两组后再次测试，与先前的情况进行对比。

（8）根据受试者情况调整难度：减少骨盆弹性绳辅助；下肢固定支撑点下移；手臂支撑点下放置气垫；增加姿势不对称性等方式。

（四）髋关节相关 Neurac 技术运用

1. 俯卧位髋关节屈曲

（1）受试者取俯卧位，前臂支撑于治疗床上。

（2）用宽带弹性绳固定支撑腹部。

（3）用窄带非弹性绳固定支撑一侧膝关节下方，使膝关节微屈。

（4）指导受试者抬起未固定侧下肢至另一侧下肢水平，并尽可能地屈曲膝关节使其靠近胸部，同时抬高骨盆及屈曲髋关节，如果无法完成动作或诱发疼痛，可用窄带低阻力弹性绳固定支撑另一侧小腿远端。

（5）使受试者维持身体姿势并记录感到疲劳或无法维持的时间，整个过程应避免出现疼痛并保证动作完成正确，组间休息30s。

（6）锻炼两组后再次测试，与先前的情况进行对比。

（7）根据受试者情况调整难度：减少腹部弹性绳辅助；手臂支撑点下放置气垫；增加姿势不对称性等方式。

2. 侧卧位髋关节内收

（1）受试者取侧卧位。

（2）用宽带非弹性绳固定支撑上方腿的膝关节附近。

（3）用宽带弹性绳固定支撑骨盆。

（4）指导受试者抬起下方腿和骨盆。

（5）让受试者维持身体姿势并记录感到疲劳或无法维持的时间，整个过程应避免出现疼痛并保证动作完成正确，组间休息30s。

（6）锻炼两组后再次测试，与先前的情况进行对比。

（7）根据受试者情况调整难度：减少骨盆弹性绳辅助；下肢固定支撑点下移；肩部支撑点下放置气垫；增加姿势不对称性等方式。

3. 侧卧位髋关节外展

（1）受试者取侧卧位。

（2）用宽带非弹性绳固定支撑下方腿的大腿远端或膝关节附近。

（3）用宽带弹性绳固定支撑骨盆。

（4）指导受试者抬起骨盆。

（5）使受试者维持身体姿势并记录感到疲劳或无法维持的时间，整个过程应避免出现疼痛并保证动作完成正确，组间休息30s。

（6）锻炼两组后再次测试，与先前的情况进行对比。

（7）根据受试者情况调整难度：减少骨盆弹性绳辅助；下肢固定支撑点下移；肩部支撑点下放置气垫；增加姿势不对称性等方式。

（五）肩关节相关 Neurac 技术运用

1. 膝立位肩胛前伸

（1）受试者取跪位，立于选悬吊点正下方，双膝分开与肩同宽。

（2）双手插入悬带并紧握。

（3）用宽带弹性绳固定支撑腹部。

（4）指导受试者身体前倾直至肩关节屈曲90°，抬起一侧手。

（5）使受试者维持身体姿势并记录感到疲劳或无法维持的时间，整个过程应避免出现疼痛并保证动作完成正确，组间休息30s。

（6）锻炼两组后再次测试，与先前的情况进行对比。

（7）根据受试者情况调整难度：减少腹部

弹性绳辅助；控制悬带的位置下降；下肢支撑点由膝变为足；下肢支撑点下放置气垫等方式。

2. 仰卧位肩胛回缩

（1）受试者取坐位，坐于距悬吊点水平距离约60cm处。

（2）一侧上肢肘关节伸直，手插入悬带并紧握。

（3）用宽带弹性绳固定支撑背部。

（4）使受试者身体后倾直至肩关节屈曲90°，肘关节伸直。

（5）指导受试者用力回缩肩胛，使上身抬离治疗床。

（6）让受试者维持身体姿势并记录感到疲劳或无法维持的时间，整个过程应避免出现疼痛并保证动作完成正确，组间休息30s。

（7）锻炼两组后再次测试，与先前的情况进行对比。

（8）根据受试者情况调整难度：减少背部弹性绳辅助；改变与悬吊点之间的距离等方式。

3. 俯卧撑

（1）受试者取跪位，立于选悬吊点正下方，双膝分开与肩同宽。

（2）双手插入悬带，一手握紧，另一手仅作平衡支撑。

（3）用宽带弹性绳固定支撑腹部。

（4）使受试者身体前倾直至肩关节屈曲90°。

（5）指导受试者通过弯曲肘关节来降低身体高度，通过伸直肘关节来重新回到起始位，整个过程应避免出现疼痛并保证动作完成正确，重复4~5次为一组，组间休息30s。

（6）锻炼两组后再次测试，与先前的情况进行对比。

（7）根据受试者情况调整难度：减少腹部弹性绳辅助；改变与悬吊点之间的距离；增加动作不对称性等方式。

第三节 临床应用

一、适应证

SET技术多用于各类存在稳定、神经肌肉控制、协调等方面的骨骼肌肉系统问题和慢性疼痛，也可用于神经系统疾病患者，还可用于促进儿童发育，以及健体训练和运动员的日常训练。

临床上常用于以下患者：

（1）颈椎病。

（2）腰腿疼痛，包括腰椎骨关节炎、骶髂关节炎、肌筋膜炎等。

（3）其他肢体疼痛，包括髋关节炎、膝关节炎、肩袖损伤等。

（4）骨科术后患者，如肩袖损伤修复术后、膝关节前交叉韧带重建术后、髋关节置换术后等。也可以用于神经相关的功能障碍患者，如小儿脑瘫、偏瘫等。

二、禁忌证

对于存在以下情况的患者，一般不采用悬吊训练治疗：

（1）生命体征不稳，如急性心肌梗死、急性肺栓塞等。

（2）炎症反应明显、疼痛激惹性高的患者。

（3）主观不能配合的患者，如意识障碍、认知障碍的患者。

（4）局部有未愈合的骨折或软组织损伤。

三、注意事项

SET技术治疗是物理治疗的一种方式。在采用SET技术治疗前应确定是否存在相关的适应证、禁忌证。同时，按照个体化的原则，对患者进行基于SET的功能评估，主要是核心稳定评估和弱链评估，并制订相应的治疗方案。在治疗过程中要严格遵守无痛原则；运动量要符合患者的情况，灵活运用4×4的原则；在训练过程中，要注意动态检查治疗中的反应，避免出现运动过度的情况。

（胥方元）

第七章 肌肉能量技术

第一节 概 述

一、定义

Kabat 在 20 世纪 40 年代创立了现代肌肉能量技术的前身，技术主要用于主动激活肌肉，并将这种技术命名为本体感觉神经肌肉易化。在 20 世纪 50 年代，Fred 应用这种技术来改善关节的活动，并正式将此技术命名为肌肉能量技术（muscle energy technique，MET）。MET 是针对肌肉骨骼系统功能障碍，通过患者的主动参与、利用肌肉等长或等张收缩抗阻的方式，由操作者精确控制运动方向和施力大小，用以改善肌肉骨骼系统功能和减轻疼痛的一类操作技术。

二、原理

MET 主要基于两个神经生理学原理，即等长收缩后放松（postisometric relaxation，PIR）和相互抑制（reciprocal inhibition，RI）

1. 等长收缩后放松 牵拉肌肉引起肌梭兴奋，神经冲动由肌梭传至脊髓后角细胞。脊髓前角细胞传递运动神经冲动至肌纤维，产生一种保护性张力以对抗牵拉。几秒之后，肌肉内增加的张力将被高尔基腱器官（Golgi tendon organs，GTOs）感知，并产生兴奋，神经冲动由 GTOs 传至脊髓后角细胞。这些神经冲动将对脊髓前角增加运动刺激产生抑制作用。该抑制作用会引起运动神经冲动的减少和随之而来的肌肉放松。这意味着延长肌肉牵拉将增加肌肉的伸展性，因为 GTOs 带来的保护性肌肉放松作用超过了由肌梭带来的保护性肌肉收缩作用。然而，一次对肌梭的快速牵拉将即刻引起肌肉的收缩，且由于牵拉并不持久，将不会引起抑制作用，这仅仅是一个基本的反射弧（图 7-1）。

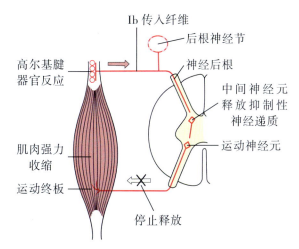

图 7-1 等长收缩后放松

2. 相互抑制 肌张力的下降依靠生理上拮抗肌对收缩的抑制作用，当收缩肌的运动神经元接收来自传入神经通路的兴奋性冲动时，对侧拮抗肌的运动神经元将同时接收抑制性冲动，这将防止拮抗肌收缩（图 7-2）。也就是说，肌肉的收缩或长时间地受牵拉，必定会导致其拮抗肌放松或受抑制；当然，快速地牵拉某一肌肉也将促使该肌肉的反射性收缩。在那接下来放松的大约 20s 时间内，会伴随 RI 的发生；然而 RI 被认为不如 PIR 有力。

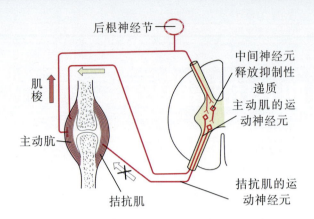

图 7-2 相互抑制示意图

三、MET 的作用

（1）促进局部血液循环。
（2）缓解疼痛。
（3）激活肌肉。
（4）使过度紧张的肌肉恢复正常的张力。
（5）增加关节周围组织的延展性。
（6）增加活动受限关节的活动范围。
（7）重建正常的运动模式。

四、MET 实施程序

（1）将患者的肢体（功能障碍肌肉或肌群）摆放至可以达到的活动范围的末端或阻力出现的位置（限制界限或者束缚点），可以被动也可以主动。如果治疗部位起始时未完全达到束缚点，这对患者来说将会更舒服一点，特别是组织处于慢性病症阶段。

（2）为保持该位置，要求患者以最大肌力的 10%~20% 等长收缩，对抗治疗师阻力。注意旋转成分，此过程不应该发生任何运动及疼痛。

（3）如果方法是利用 PIR，那么患者应该主动收缩其待治疗的肌肉，使得紧张、缩短的肌肉得以放松；如果方法是利用 RI，患者将被要求等长收缩其待治疗的肌肉/肌群的拮抗肌，这也将对其对侧紧张、变短的肌肉起到放松作用。

（4）要求患者慢慢开始进行等长收缩，并持续 7~10s，过程中应避免出现任何动作。

此项技术需良好地把握时间，以有效刺激 GTOs，使得 GTOs 被激活并影响肌梭内的梭内肌纤维，由此抑制肌肉张力的升高。

（5）患者须被告知完全放松，首先患者深吸一口气，然后呼气时，治疗师被动地将身体节段性移动到新的活动范围的末端，由此逐渐使关节活动度恢复正常。

（6）在一次等长收缩之后，会引起一次 PIR，肌肉放松时间会持续 15~30s，这会是牵拉肌肉的黄金时间。

五、现代 MET 治疗原则及要点

（1）无痛是采用 MET 最重要的原则。即使是轻度的疼痛也要停止。物理治疗师应该试图减轻阻力，直到患者无痛感且能够对抗的阻力。如果患者收缩肌肉时仍感到疼痛，则先收缩与该关节相关的、不引起疼痛的其他肌肉。例如，如果肩关节的抗阻内、外旋引起疼痛，可以尝试做肩关节的抗阻内收、屈曲或外展动作。

（2）首先对张力过高的或紧缩的肌肉采用 MET，因为这些肌肉抑制它们的拮抗肌。用 MET 放松这些紧张的肌肉后，再用 MET 来增强虚弱的肌肉。

（3）肌肉通常处于中等长度位置。这个位置是最舒服的位置，如果某肌肉不能保持在其中等长度，则处于无痛或处于抵抗的位置。

（4）患者在物理治疗师指导下对抗物理治疗师施加的阻力，这是很重要的。因为物理治疗师需要完全地控制患者的运动，否则，患者以为要自己使出最大的力气，可能出现拉伤或使治疗师失去控制。治疗师可以对患者说："我要让你在特定的方向活动。你的任务是对抗我，不要让我带动你。有一点不适感是正常的，但不应该出现疼痛。如果有其他问题请告诉我。"然后按物理治疗师逐渐施加阻力。

（5）物理治疗师通常施加中度的阻力，患者只需要10%~20%的力量去对抗。在急性损伤时，只需要提供几克的力量就可以出现神经性的变化。在慢性损伤时，患者需要使出50%的力量来产生更多的热，并对结缔组织产生更大的作用力。

（6）急性损伤患者每次需要抵抗物理治疗师的阻力5~10s，而慢性损伤患者可以多持续一段时间。

（7）对一些没有知觉的肌肉高张力状态者，轻柔地拍打正在收缩的肌肉是可以恢复其知觉的。

（8）这种收缩－放松循环通常重复3~5次，但对慢性损伤，可以重复20次。

（9）主动肌收缩后收缩其拮抗肌也是有帮助的。尤其是在等长收缩后放松，这样能使主动肌更加松弛，而且使肌肉的长度增加。这些通过交互抑制均能实现。

第二节　骨骼肌肉功能模型

肌肉对任何形式的压力的正常反应是张力增加。一些对软组织结构或功能产生负面影响的压力因素，会引起刺激，增加肌肉紧张感和疼痛。压力不解除将会导致恶性循环，肌力不平衡，导致姿势异常。

关于解释肌肉如何应对过度使用、滥用和不使用的争论日益激烈。这个过程中诞生了许多模型，其中关于身体肌肉的描述常见定义是"姿势肌""相位肌""动态肌或稳定肌""浅层肌或深层肌""多关节肌或单关节肌"。为了理解肌肉的复杂性，有必要对复杂组织的组成部分进行特征化和分类，此处我们将使用Janda和Lewit颁布的有关"姿势肌"与"相位肌"及其行为的模型进行阐述（表7-1）。

这些肌肉又组成了4个肌筋膜系统，分别为后纵系统、外侧系统、前斜系统、后斜系统（表7-2）。

表7-1　姿势肌与相位肌

	姿势肌	相位肌
功能	维持姿势	运动
肌纤维类型	Ⅰ型	Ⅱ型
出现疲劳	迟	早
反应	缩短	伸长

表7-2　肌肉的4个肌筋膜系统

后纵系统	腓骨长肌
	股二头肌
	骶结节韧带
	对侧竖脊肌
前斜系统	腹外斜肌
	内收肌群
外侧系统	臀大肌，臀中肌
	同侧髋内收肌
	对侧腰方肌
后斜系统	臀大肌
	对侧背阔肌
	胸腰筋膜

不当的负荷作用于机体，会导致姿势肌缩短，相位肌拉长，从而发生运动模式改变，进而肌肉骨骼超量负荷，出现疼痛和损伤。错误负荷若不消除，随着时间推移，将会形成疼痛、损伤的恶性循环（图7-3）。

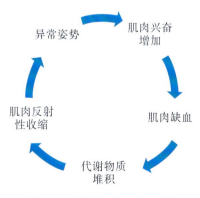

图7-3　疼痛损伤恶性循环

第三节　临床应用

MET 在临床应用较为广泛，因原理、操作程序统一，所以易被物理治疗师掌握并加以使用。此处以上、下交叉综合征为例，让治疗师更好的理解 MET 技术。

一、上、下交叉综合征

当身体某处出现问题，在筋膜链作用下会引起一系列连锁反应。原本的平衡系统将会被打破，一些肌肉会出现缩短而令一些肌肉的力量变弱。捷克研究人员 Vladimir Janda 描述了所谓的上、下交叉综合征就是这种情况。表 7-3 描述了上、下交叉综合征肌肉的变化。

1. 上交叉综合征　上交叉综合征（图 7-4）涉及表 7-3 中所示的基本失衡。当表 7-3 中列出的相关肌肉发生改变时，它们将更改头部、颈部和肩部的相对位置。

（1）枕骨和第 1~2 颈椎将过度伸展，头部向前推动。

（2）结果将使下颈椎至第 4 胸椎受到姿势压力。

（3）肩胛骨发生旋转和外展。

（4）关节盂运动轴的方向将发生变化，导致肱骨需要通过额外的肩胛提肌和上斜方肌来稳定，同时还要有冈上肌的额外活动。

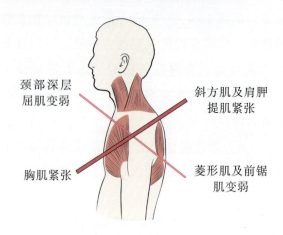

图 7-4　上交叉综合征

这些变化的结果是更大的颈椎节段劳损以及胸部、肩部和手臂的疼痛感。可能会出现类似心绞痛的疼痛以及呼吸效率下降。根据 Vladimir Janda 的说法，解决方案是能够识别缩短的结构并释放（拉伸和松弛）它们，然后对其进行更适当的功能再改变。

2. 下交叉综合征　下交叉综合征（图 7-5）涉及表 7-3 中所示的相关肌肉基本失衡。表 7-3 中连锁反应的结果是：

（1）骨盆在额状面上向前倾斜，弯曲髋关节，在第 5 腰椎及第 1 骶椎处产生腰椎前凸和压力，并伴有疼痛和刺激感。

（2）进一步的应力通常出现在矢状面中，

表 7-3　上下交叉综合征肌肉的变化

上交叉综合征		下交叉综合征	
名称	受压后变化	名称	受压后变化
胸大肌，胸小肌	紧张，缩短	屈髋肌	紧张，缩短
上斜方肌		股直肌	
肩胛提肌		竖脊肌	
胸锁乳突肌		髂腰肌	
下斜方肌	力量减弱	腹肌	力量减弱
前锯肌		臀肌	
菱形肌			

在该矢状平面中腰方肌收紧，臀大肌和臀中肌减弱。

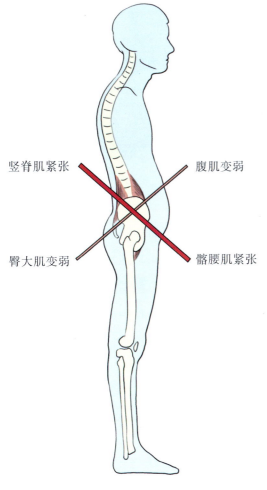

图 7-5　下交叉综合征

（3）当此"外侧紧身"变得不稳定时，骨盆被抬高，步行时会加重，从而在矢状面产生第 5 腰椎及第 1 骶椎应力，结果之一是腰痛。所述的组合应力在腰椎交界处产生不稳定，充其量是不稳定的过渡点。

（4）梨状肌通常也参与其中，坐骨神经可穿透 20% 的个体，因此梨状肌综合征可产生直接的坐骨神经压迫和疼痛。梨状肌短小的动脉受累会导致下肢缺血，并通过髂骨的相对固定，骶髂关节功能障碍和髋部疼痛而引起。这种常见的解决方案是识别缩短的结构并释放它们，理想情况下，使用 MET 重新训练姿势和使用方式。

二、MET 在上交叉综合征中的应用

1. 目标肌肉/肌群——胸大肌

（1）体位：坐位或俯卧位（图 7-6）。

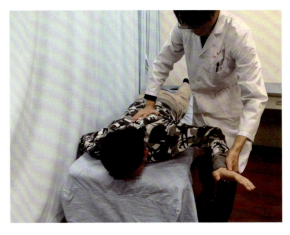

图 7-6　胸大肌 MET

（2）动作：

1）将胸大肌移动到可以达到的活动范围的末端：可以被动也可以主动。

2）保持该位置，嘱患者做平滑协调的等长收缩 10%~20%。不应该发生任何运动。

3）患者维持 10s 后，放松。

4）患者深呼吸 3 次。

5）将身体节段移动到新的活动范围的末端：可以被动也可以主动。重复该顺序 3~5 次，重新训练新获得的 ROM。

2. 目标肌肉/肌群——上斜方肌

（1）体位：坐位（图 7-7）。

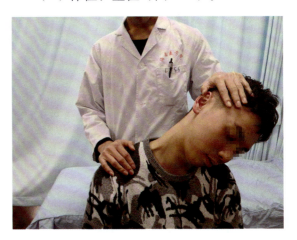

图 7-7　上斜方肌 MET

（2）动作：

1）将上斜方肌移动到可以达到的活动范围的末端：可以被动也可以主动。

2）保持该位置，嘱患者做平滑协调的等长收缩。不应该发生任何运动。

3）患者维持10s后，放松。

4）患者深呼吸3次。

5）将身体节段移动到新的活动范围的末端：可以被动也可以主动。重复该顺序3~5次，重新训练新获得的ROM。

3. 目标肌肉/肌群——肩胛提肌

（1）体位：仰卧位（图7-8）。

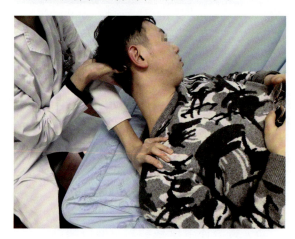

图7-8　肩胛提肌MET

（2）动作：

1）将肩胛提肌移动至可以达到的活动范围的末端：可以被动也可以主动。

2）保持该位置，嘱患者做平滑协调的等长收缩。不应该发生任何运动。

3）患者维持10s后，放松。

4）患者深呼吸3次。

5）将身体节段移动到新的活动范围的末端：可以被动也可以主动。重复该顺序3~5次，重新训练新获得的ROM。

三、MET在下交叉综合征中的应用

1. 目标肌肉/肌群——内收肌。

（1）体位：仰卧位（图7-9）。

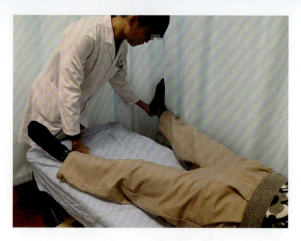

图7-9　内收肌MET

（2）动作：

1）将内收肌移动到可以达到的活动范围的末端：可以被动也可以主动。

2）保持该位置，嘱患者做平滑协调的等长收缩。不应该发生任何运动。

3）患者维持10s后，放松。

4）患者深呼吸3次。

5）将身体节段移动到新的活动范围的末端：可以被动也可以主动。重复该顺序3~5次，重新训练新获得的ROM。

2. 目标肌肉/肌群——股直肌

（1）体位：俯卧位（图7-10）。

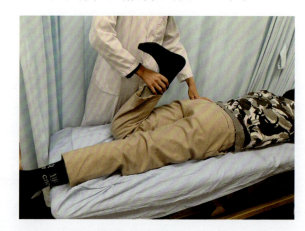

图7-10　股直肌MET

（2）动作：

1）将股直肌移动到可以达到的活动范围的末端：可以被动也可以主动。

2）保持该位置，嘱患者做平滑协调的等

长收缩。不应该发生任何运动。

3）患者维持 10s 后，放松。

4）患者深呼吸 3 次。

5）将身体节段移动到新的活动范围的末端：可以被动也可以主动。重复该顺序 3~5 次，重新训练新获得的 ROM。

3. 目标肌肉/肌群——髂腰肌

（1）体位：仰卧位（图 7-11）。

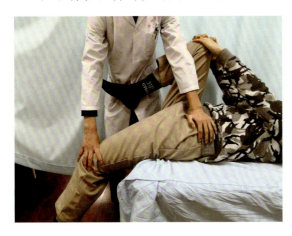

图 7-11　髂腰肌 MET

（2）动作：

1）将髂腰肌移动到可以达到的活动范围的末端：可以被动也可以主动。

2）保持该位置，嘱患者做平滑协调的等长收缩。不应该发生任何运动。

3）患者维持 10s 后，放松。

4）患者深呼吸 3 次。

5）将身体节段移动到新的活动范围的末端：可以被动也可以主动。重复该顺序 3~5 次，重新训练新获得的 ROM。

4. 目标肌肉/肌群——梨状肌

（1）体位：仰卧位（图 7-12）。

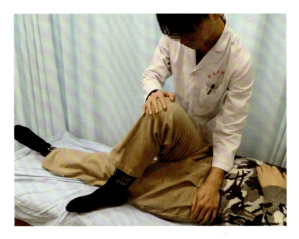

图 7-12　梨状肌 MET

（2）动作：

1）将梨状肌移动到可以达到的活动范围的末端：可以被动也可以主动。

2）保持该位置，嘱患者做平滑协调的等长收缩。不应该发生任何运动。

3）患者维持 10s 后，放松。

4）患者深呼吸 3 次。

5）将身体节段移动到新的活动范围的末端：可以被动也可以主动。重复该顺序 3~5 次，重新训练新获得的 ROM。

（陈宝玉　杨　霖）

第八章 医学训练疗法

一、概论

医学训练疗法（medical training therapy，MTT）是一种通过主动的训练以恢复或维持身体结构和机体功能的康复治疗手段。MTT 是一种独立的治疗技术，是物理治疗、作业治疗、传统中医治疗等疗法的有益补充。现代 MTT 的理念起源于 20 世纪 70 年代，当时的治疗师为了有针对性地提高患者肌肉力量、耐力和协调性等，让患者利用特定的设备进行一项额外的训练（即 MTT）。良好的疗效使得这项技术逐渐在欧洲推广，并融入整体康复治疗方案中；随着美国功能重建理念的风靡，该技术也得以在世界范围内推广。

MTT 强调主动训练，以改善患者的肌肉力量和耐力、协调性及灵活性等为目的。对于需要康复治疗的患者，MTT 可以通过改善受限的功能使得患者更主动地参与到康复过程中。MTT 关注患者的"活动性"和"参与性"，这一理念契合了现代国际功能分类（international classification of functioning，ICF）的康复理念。ICF 是 WHO 颁布的有关功能、残疾和康复的国际统一分类，这一模式对于现代康复具有里程碑式的意义，它将康复理念系统化，支持互动参与和方向明确的临床治疗，极大地推动了现代康复理念在多学科综合康复治疗中的应用。

MTT 可以以个体或团体的形式开展，以达到改善功能的目的。依据 ICF 理念，整个康复方案的实施可以程序化展开，完整的康复周期包括诊断、评估、干预及再测试等 4 个紧密结合的部分（图 8-1），以达到最佳的综合康复效果。

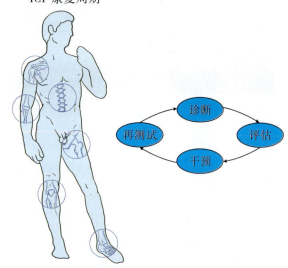

图 8-1 ICF 康复周期的组成部分

国际康复医学会认为，MTT 在肌肉力量、耐力、协调性和柔韧性等方面的综合效果比较显著。一方面，患者的主动参与直接影响功能的改善；另一方面，功能的改善对患者的心理状态有着积极的影响，使患者意识到通过自我训练可以提升机体的状况，并产生更多的责任感。

MTT 有着比较广泛的适应证，但也要注意其相对和绝对禁忌证（表 8-1）。尤其要注意患者是否存在认知功能的障碍。如果患者无法安全有效地理解或完成训练任务，治疗师应避免对其进行训练。

表 8-1　MMT 的主要适应证和禁忌证

适用证	相对禁忌证	绝对禁忌证
（1）神经科：脑卒中、脑外伤、脊髓损伤、小儿脑瘫 （2）骨科 （3）心血管疾病：心脏搭桥手术 （4）糖尿病、肥胖症、高血压	（1）轻微的局部疼痛 （2）活动范围受限 （3）轻微水肿 （4）类风湿关节炎 （5）怀孕 （6）接受化疗中	1. 血管疾病：急性深静脉血栓、心力衰竭、心肌梗死 2. 皮肤病：开放性伤口、感染 3. 急性损伤 4. 术后即刻 5. 其他：动脉瘤、长期使用糖皮质激素、严重的骨质疏松

二、MTT 适应理论

理论上，系统性的康复训练可以改善患者的功能。机体内组织、器官和系统会对康复训练中施加的压力应激做出功能性适应，并将在形态和代谢水平上发生相应的改变。这种由于训练而产生的有机体与施加应力的外环境不断取得平衡的过程称为训练适应。针对力量、耐力、柔韧性和速度等的训练，可以引起组织形态和新陈代谢等方面的适应；针对协调性的训练，则涉及神经系统（包括大脑、脊髓及周围神经系统）水平的调节。

机体各系统具有调节自身内环境的功能，以保持一个动态平衡状态，如体温调节、血压调节、酸碱度调节等。每个训练过程的基本原则是设置适当的训练刺激以干扰机体内部平衡，并启动训练适应过程。有效训练刺激的强度必须超过日常生活活动的水平，常见的 MTT 刺激根据强度分为四种：

（1）训练刺激低于训练有效阈值（引起适应的刺激太弱）。

（2）超过训练有效阈值（弱刺激，有助于保持功能）。

（3）超过训练有效阈值（强刺激）。

（4）超过训练有效阈值（超强刺激，因刺激太强没有训练适应）。

MTT 所设置的训练强度应超过有效阈值，以打破内部身体平衡（动态平衡），促使身体内系统发生适应性改变，最终达到超量恢复。正确使用超量恢复原则的核心是在训练过程中处理好负荷和休息时间的关系（图 8-2），训练的适宜时间是一个关键点，训练对机体有效的刺激需要时间来恢复；经过休息，机体可以进行新的训练并开始新的适应。

值得注意的是，不同系统对 MTT 适应的

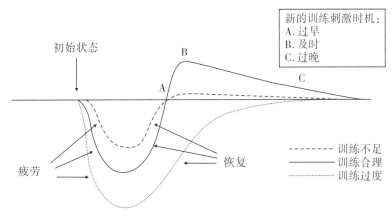

图 8-2　超量恢复示意图

反应快慢程度不一（图8-3）。因此不同时间的训练所达到的效果并不相同。一般来讲，机体对MTT适应会经历4个阶段：

（1）经过10次训练课（4周）后会发生相关肌群动作激活程序的改变。

（2）经过20次训练课（8~10周），会出现能量储存和肌肉蛋白质的增加。

（3）神经肌肉调节最佳化和新的肌肉结构增长一般要经过30周。

（4）从中枢神经系统到外周神经系统的动作控制和调节机制的细化需要超过6~9周才能显现出来。

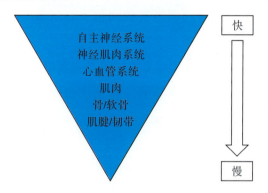

图8-3　身体不同系统对MTT适应反应的快慢

三、MTT计划的制订

MTT计划的制订是建立在对患者病情和功能状况等准确了解的基础上。根据个体情况，可将MTT计划分为大、中和小等不同的周期，并针对每种周期制订一个明确的训练目标。不同周期的划分有助于根据患者个体情况达到训练适应，使MTT更系统化。

MTT治疗计划需包含4个方面：

（1）训练强度：代表着在MTT期间对身体系统施加的刺激。

（2）训练频率：每周（月）的训练次数，与强度一起决定适应的速度和期望效果。

（3）训练比率：训练和休息的比率，取决于训练目标和预先制订的强度水平。

（4）训练时间和训练量：训练时间指每次训练课的时间，训练量指训练的总量。

患者在损伤、疾病和手术后，与损伤部位相关的组织结构都会出现功能障碍。治疗师要确保所应用的强度负荷不会造成其他组织的损伤，因此在训练时要对患者进行持续的监督，通过与患者交流获取反馈。如训练过程中出现疼痛、肿胀、炎症迹象、感觉不适、大量出汗等，必须立即停止训练，重新调整和修改训练计划。训练强度的确定需考虑两方面的因素；外在因素包括既往病史、关节活动度、徒手肌力、步态、心肺功能和协调性等；内在因素包括患者在MTT中的主观感觉，这也是影响选择和调整训练强度的重要因素。改良的Borg自我感觉量表（表8-2）通常被应用于制订和控制训练的强度、频率和训练总量，包括6个等级。

表8-2　改良的Borg自我感觉评定量表

等级	主观用力程度	强度
1	非常轻松	0%~10%
2	轻松	10%~30%
3	轻度用力	30%~50%
4	用力	50%~70%
5	困难	70%~90%
6	非常困难	90%~100%

在MTT计划中阻力的确定是很重要的一环。力量训练可参考主观感觉评价量表、一次最大力量测试和亚极限最大力量测试。耐力训练主要参照心率。

首先通过测试结果获得靶心率来定义训练强度，并在训练过程中监控这个目标心率。在耐力训练开始前一定要询问患者的药物使用情况，任何服用影响心率药物的患者都无法监控他们的实际心率。

协调性和本体感觉训练则参考主观感觉评价量表。

MTT一般分为3个阶段：

（1）热身阶段（10~20min）：此阶段需要患者充分调动身体各系统为训练做准备，以增加血液、循环、肌肉和感觉等系统的反应，并使神经系统得到充分刺激；在正式训练前还要进行拉伸练习，使整个身体都为下一阶段的训练活动起来。

（2）训练阶段（30~40min）：患者接受符合自身情况的训练，包括本体感觉和协调性训练、力量训练、耐力训练和功能性训练。

（3）放松阶段（10~30min）：有助于患者疲劳迅速恢复和放松。MTT应从易到难，当达到一个训练水平后再提高训练难度，按照协调性训练—力量训练—耐力训练的顺序进行训练。

四、MTT的具体训练方法

1. 力量训练　MTT力量训练关注目标不是获得最大的肌肉力量，而是有针对性地提高患者肌肉力量，使不平衡的肌力达到平衡，以适应日常生活和工作的需要。治疗师在进行MTT时，必须考虑到一些影响最大肌力的因素，如关节位置、激励、疼痛不适、关节内压力等；此外，要了解固定和制动对肌肉、软组织、骨骼、关节等带来的负面影响。

力量训练的实施应循序渐进、逐级开展（图8-4）：首先启动本体感觉导入信息渠道，以提高肌肉力量、耐力和肌肉间的协调；然后增加肌肉横截面积，增强肌肉间的协调，提高肌纤维的募集和频率；最后进行适应日常生活、工作和运动相关的专项运动。表8-3是针对不同目标的具体训练参数。

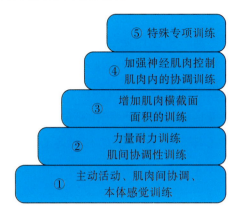

图8-4　MTT肌肉力量训练的分级模式

2. 耐力训练　耐力训练是MTT的重要组成部分，又分为有氧耐力训练和无氧耐力训练。有氧耐力是相对低强度和较长时间的训练所需要的，主要依靠有氧代谢能量系统。无氧耐力是高强度运动所需要的，能量需求由无氧代谢途径产生。

患者刚开始康复训练时，往往因为卧床、活动不便和手术等原因使得其心血管功能较低，因而在康复过程中会较易疲劳，这会同时影响局部（局部耐力）和中枢（中枢神经系统相关）的疲劳过程，对患者的状态和表现产生负面影响。通过MTT可以提高基础耐力水平，这是患者"活动"和"参与"的前提条件；训练还可提高疲劳抵抗能力，使患者有更高的承受能力。此外，训练可以增强肌肉的新陈代谢，并提升

表8-3　针对不同目标的训练参数

	肌力	肌肉间协调性	肌肉肥大	肌肉内协调性
强度	20%~30%	40%~50%	60%~85%	80%~95%
每组重复次数	15~40次	15~30次	6~12次	1~6次
每次训练的组数	3~6组	3~6组	3~5组	3~6组
组间休息时间	30~45s	30~60s	90~180s	180~300s
训练速度	慢	慢—中	慢—中	慢—中

提高患者活动的动机,改善心理精神状态。

常见的耐力训练方法包括持续性训练和间歇性训练。持续性训练是指在耐力训练过程中始终保持对心肺功能系统的负荷,不被休息次数所中断;常采用低负荷,使身体始终保持有氧的代谢方式。间歇性训练是通过有计划地安排间歇时间来改变训练强度,在间歇期后采用高强度训练,随后再利用间歇休息时间恢复和调整心率。只要在休息时间内心率恢复到120~130次/分,就可以进行下一阶段的负荷训练。

3. 协调性和本体感觉训练 在康复训练的各个阶段,都应该将协调性和本体感觉训练整合到MTT计划中。在进行协调训练之前,应先进行本体感觉系统的训练(图8-5)。

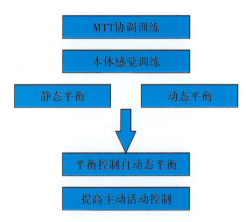

图8-5 协调性和本体感觉训练顺序图

(1)肌肉、肌腱、韧带和关节的本体感受器对压力和肌肉、关节形状的改变非常敏感,使人体能感觉到身体位置和运动状态,这种感觉称为本体感觉。通常情况下,受伤或手术会导致本体感受器数量和效率下降。一旦感受器系统工作不正常,关节的稳定性和动作的协调性就会受到影响。手术后应立即开始本体感觉的训练,图8-6为下肢在部分和全部负重状态下所采用的本体感觉训练方法。上肢本体感觉训练可采用睁眼/闭眼重复上肢姿势和姿势变换的感觉训练、镜像训练,以及双臂和单臂的平衡训练等(图8-7)。躯干本体感觉训练常采用的方法:

1)坐在椅子和医疗球上进行重量变换训练。

2)睁眼和闭眼躯干姿势、姿势变换的感觉训练。

3)坐在球上或单腿站并保持姿势的训练。治疗师必须要考虑患者的个体情况,从坐姿/卧姿训练开始过渡到站姿和完全负重,必须有足够的休息时间(60~90s);只有注意力集中时的训练才是有效,且始终在训练的开始时进行。

(2)协调是中枢神经系统和肌肉按计划进行的动作之间的配合,这样的动作通常是流畅和有效的。平衡是协调能力的一个重要部分,提高平衡能力是MTT协调训练的一个主要目标。患者在受伤、手术和疾病后会出现姿态控制障碍,从而影响动作控制。因此,协调训练的目标十分清晰。协调训练应按照本体感觉训练、静态平衡训练、动态平衡训练、平衡反应训练、复杂动作及动作质量训练的顺序进行。

五、在骨科康复中的应用

肌肉骨骼系统疾病的康复应从临床处理的早期开始。绝大多数严重的骨关节损伤需要手术治疗,然而术后往往会遗留严重的功能障碍。如果MTT早期介入,就有可能避免许多并发症的出现,达到改善功能的目的。MTT与运动疗法应相互补充:在炎症期和增生期不主张进行MTT,避免加重组织的炎症反应,建议选择运动疗法治疗;而MTT最好选择在修复期介入(图8-8)。此外,介入时机还要考虑不同部位骨折的愈合时间。下面介绍肩关节脱位和前交叉韧带损伤的MTT方法。

1. 肩关节脱位后的康复 肩关节脱位约占全身关节脱位的50%,这与肩关节的解剖和

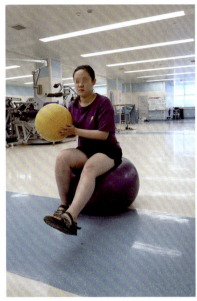 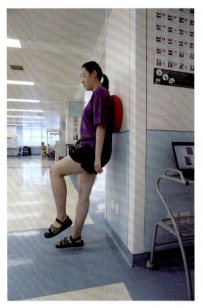
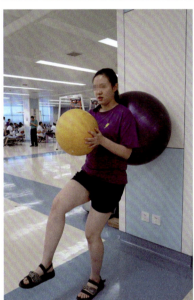 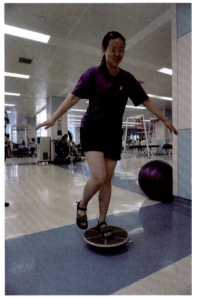

图 8-6　下肢本体感觉训练方法图

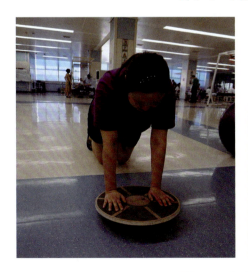 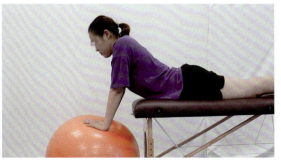

图 8-7　上肢本体感觉训练方法图

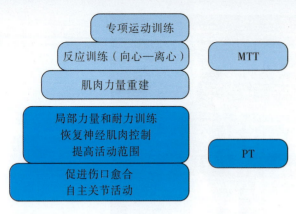

图 8-8 骨科术后康复 MTT 和 PT 的不同目标和内容

生理特点有关，如肱骨头大、关节盂浅而小、关节囊松弛、其前下方组织薄弱、关节活动范围大、遭受外力的机会多等。肩关节脱位多发生在青壮年，男性较多。表 8-4 为肩关节脱位后不同阶段的 MTT 操作方法。

2. 前交叉韧带损伤后的康复操作 根据受伤和手术时间分为不同阶段，不同阶段的康复目标不同（图 8-9）。为达到相应的目标，分别采取不同的康复措施（表 8-5）。

表 8-4 肩关节脱位后 MTT 操作方法

	0~3 周	3~6 周	6 周以上
肩吊带	固定肩关节于 10° 前屈位，除了淋浴，其余时间都要使用	只有在症状控制需要时使用	不需要
主动关节活动	无	症状好转之后允许，4~5 周开始主动活动到 90°，第 6 周的目标是达到全关节活动范围	全范围活动
训练方式	冷疗、神经肌肉电刺激	冷疗、神经肌肉电刺激	冷疗
每次训练的组数	3~6 组	3~6 组	3~6 组
组间休息时间	30~45s	30~60s	180~300s
训练速度	慢	慢—中	慢—中

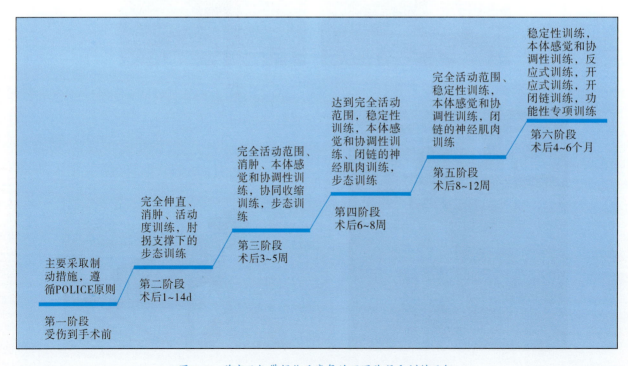

图 8-9 前交叉韧带损伤后康复的不同阶段和训练目标

表 8-5　前交叉韧带损伤术后不同阶段的康复方法

术后时间	活动度	负重	PT	理疗	MTT
1~5d	0°~90°	20kg 部分负重	对患肢进行 PNF 的等张训练（增加协调性）	CPM、冷疗、淋巴循环	
6~14d	0°~90°	部分负重增加到体重的一半	电疗、牵引、活动	CPM、冷疗、淋巴循环	CPM 0°~90°、心血管训练、本体感觉训练
第 3 周	0°~140°	体重的一半–全负重	活动髌骨、对患肢进行 PNF 的等张训练	CPM、冷疗、淋巴循环	协同收缩、步态训练、功率自行车
第 4 周	0°~140°	全负重	活动髌骨、牵引、活动	CPM、冷疗、淋巴循环	CPM 0°~90°、心血管训练、本体感觉训练、步态训练、功率自行车
7~12 周	0°~140°	全负重	稳定性训练、PNF、牵引、牵伸（需要时）	冷热疗、电疗（需要时）	神经肌肉训练、协调性、本体感觉、肌力、压腿、闭链训练、开链训练、功率自行车
3~6 个月	0°~140°	全负重	稳定性训练、PNF、牵伸（需要时）	冷热疗、电疗（需要时）	神经肌肉训练、协调性、本体感觉、肌力、压腿、闭链训练、开链训练、功率自行车

（倪国新）

第九章 平衡与协调训练

第一节 概 述

康复医学的一个重要目标就是使患者获得运动能力、移动能力，最终回归家庭及社会。无论人体要保持坐位、跪位、站立位还是步行，首先必须要保持一定的姿势，并在此基础上维持稳定才能移动。完善的平衡能力对行走时完成的每个动作都至关重要。在体位变换的情况下，维持平衡的能力为所有技巧性运动提供了条件。然而，在每一个能随意控制的有质量的运动活动中，不但要具备身体平衡的支持，还必须具备充分的肌力及运动协调能力。所完成的质量应包括按照一定的方向和节奏，采用适当的力量和速度，达到准确的目标等方面。缺少平衡能力及协调能力，就难以维持体位，也难以有质量的完成日常活动及步行等。许多疾病都会导致平衡和协调功能障碍，最常见的是中枢神经系统的疾病，如脑卒中、脑外伤、脊髓损伤、脑瘫、帕金森病等。临床上如果发现平衡功能和协调功能出现障碍，就要对其进行积极的治疗。因此，在疾病发生后应争取最早时机，帮助有运动协调及平衡功能障碍的患者建立新的平衡及协调功能。掌握正确的平衡及协调训练方法及原则，针对不同的患者，在疾病的不同时期进行个体化的康复训练指导是疾病发生后康复治疗的关键。

一、平衡

（一）定义

平衡（balance）是指人体所处的一种稳定状态，以及不论处在何种位置、做何种运动，或受到外力作用时，能自动调整并能维持姿势的能力。为了提高平衡能力所做的训练均称为平衡能力训练。通过这种训练，能激发姿势反应，加强前庭器官的稳定性，从而改善平衡功能。

（二）平衡的分类

人体平衡可以分成静态平衡和动态平衡两种。

1. **静态平衡** 也称为1级平衡，是指人体在无外力作用下，维持某一静态姿势，自身能控制身体平衡的能力，主要依赖于姿势稳定肌肉的等长收缩及协同收缩完成，如单腿站立的平衡训练。

2. **动态平衡** 指在外力作用于人体或身体的原有平衡被破坏后，人体需要不断地调整自己的姿势来维持新平衡的能力，主要依赖于肌肉的等张收缩来完成，如平衡软垫上的单腿站立平衡训练。

动态平衡有两种：

（1）自动态平衡，也称为2级平衡，是指人体在进行各种自主运动，如由坐到站或由站到坐等各种姿势间的转换运动时，能重新获得稳定状态的能力。

（2）他动态平衡，也称为3级平衡，是

指人体对外界干扰如推、拉等产生反应、恢复稳定状态的能力。

（三）平衡功能障碍的原因

人体维持稳定的平衡，必须具备以下条件：①视觉；②前庭感觉；③本体感觉效率；④触觉的输入及敏感性，尤其是远端肢体的感觉，如手部及足部；⑤中枢神经系统的功能；⑥视觉及空间的感知能力；⑦主动肌及拮抗肌的协调动作；⑧肌力及肌耐力；⑨关节的灵活性；⑩软组织的柔韧性。

骨关节疾病患者，以下四项损伤将影响其平衡功能，导致患者的日常生活活动能力受限。

1. 触觉的输入及敏感性　触觉的敏感性降低，输入信息的减退或消失，会影响患者的平衡功能。维持平衡的过程需要患者触觉信息的输入，大脑只有获得正确的触觉信息，才得以发出正确及时的控制指令。触觉信息的异常，易导致患者失去平衡。

2. 肌力和肌肉耐力　平衡的维持需要一定的躯干、双侧上肢及下肢的肌力来调整。当人体的平衡被破坏时，若全身肌肉能做出及时、适当的保护性反应动作，便可维持身体的稳定，不至于跌倒而导致损伤。例如，上肢肌力低下的患者不能做出相应的保护性伸展反应，患者的坐位平衡将遭到破坏；而下肢肌力若不够，患者的站立平衡都无法维持，更不能完成跨步、跳跃等动作，患者就很容易摔倒并受伤。

3. 关节的灵活性　如患者膝关节由于疼痛或僵硬无法完成伸展动作，患者的站立平衡将受到严重影响。由此可见，关节的灵活性在平衡功能的维持中也起着重要作用。

4. 软组织的柔韧性　脊髓损伤患者由于腘绳肌的紧张无法完成床上的长坐位平衡，就是因为软组织的柔韧性降低受影响。同样，对于有些下肢烧伤的患者，由于踝关节周围的烧伤后瘢痕组织增生，导致无法维持踝关节的中立位，也将严重影响患者的站立平衡功能。

二、协调

（一）定义

协调（coordination）是指人体在中枢神经系统的控制下，与特定运动相关肌群以一定的时空关系共同作用，从而产生平稳、准确、有控制的运动能力。

正常的随意运动需要有若干肌肉的共同协作运动。当主动肌收缩时，必有拮抗肌松弛、固定肌和协同肌的协同收缩，才能准确地完成一个动作，肌肉之间的这种配合称为协调运动。协调运动主要表现为产生平滑的、准确的、有控制的运动，同时伴有适当的速度、距离、方向、节奏和肌力。

（二）协调功能障碍分类

协调功能障碍又称为共济失调（dystaxia）。小脑、脊髓和锥体外系共同参与完成精确的协调运动。通常会根据中枢神经系统的病变部位将共济失调分成以下三种类型：

1. 小脑性共济失调　小脑作为重要的运动调节中枢，负责维持身体的平衡、调节肌张力和随意运动，因此小脑的损伤除了出现平衡功能障碍外，还可导致共济失调。

2. 大脑性共济失调　额桥束和颞枕桥束是大脑额、颞、枕叶与小脑半球的联系纤维，其病变可引起共济失调，症状通常较小脑病变轻，包括额叶性共济失调、顶叶性共济失调、颞叶性共济失调。

3. 感觉性共济失调　脊髓后索的病变会导致深感觉障碍，从而引起感觉性共济失调。通常表现为站立不稳，行走时迈步不均，踩棉花感，步行过程中需要较多的视觉补偿。

（三）协调功能障碍的表现

协调功能障碍的患者在空间和时间上对肌肉收缩控制障碍的主要表现如下：

（1）辨距不良，即动作的幅度不精确，幅度过大或太小。

（2）动作分解，各肌群在时间上不能协调收缩，使得流畅的动作变成较多单独孤立的收缩阶段。

（3）肌肉收缩和放松不及时，在做重复往返性动作时较明显，或称为轮替动作失常。

第二节 训练原则及方法

一、平衡训练

（一）平衡训练的原则

平衡训练时，必须遵循保证安全，循序渐进的原则。具体原则如下：

1. 支撑面积由大到小 通过改变人体在运动时的支撑面积，逐渐由大到小进行训练，从最稳定的体位逐渐进展至最不稳定的体位。患者在进行平衡训练时，开始应选择支撑面较大的体位进行训练，当患者的平衡稳定性提高之后，支撑面积逐渐变小，辅助器具也逐渐减少。

2. 支撑面的特点 通过改变支撑面的光滑程度、软硬程度、平整程度等进行训练，支撑面越光滑、越软、越不平整，患者越难以维持平衡；反之，患者则越容易维持平衡。因此，在开始训练时，除了改变支撑面积的大小外，还可以逐渐将支撑面变得柔软、光滑、不平整。

3. 从静态平衡到动态平衡 平衡训练应首先从维持稳定、静态的姿势开始，逐渐过渡到自动态平衡，再到他动态平衡。

4. 身体重心由低到高 平衡训练过程中，可通过改变患者的训练体位来变换身体重心的高度，如由坐位过渡到手膝位，再到双膝跪位，进展至站立位。站立平衡的训练，可先在平地上进行，进展至体操凳上或床上等。

5. 从睁眼到闭眼 视觉作为维持平衡过程中的重要部分，对平衡功能有补偿作用，在训练过程中，开始可在睁眼状态下进行，当平衡功能改善后，可增加难度逐渐过渡至闭眼状态下进行。

6. 破坏前庭器官的平衡来保持身体的平衡 前庭觉也参与了身体维持平衡的过程，可通过破坏前庭觉来增加平衡训练时的难度，如转动头部或转动身体等。

（二）平衡训练的方法

平衡训练可依据训练原则设计出众多方法，训练时可徒手进行训练，也可根据患者的状况选择器械训练、水中训练等。平衡训练的体位较多，通常遵循坐位平衡→手膝跪位平衡→双膝跪位平衡→站立位平衡的顺序进行训练。对于骨关节系统疾病患者，较多选择以坐位平衡及站立平衡作为训练的主要内容。

1. 徒手平衡功能训练

（1）坐位平衡训练：患者取坐位，手臂置于身体两侧或大腿部，保持放松状态。

1）1级坐位平衡训练：指在不受外力和无身体动作的前提下保持独立坐位姿势的训练。开始时需要治疗师或家属在身旁保护，逐步过渡到无保护独立坐位。

2）2级坐位平衡训练：指患者可以独立完成身体重心转移、躯干屈曲、伸展、左右倾斜及旋转运动等，并保持坐位平衡训练，如捡起身体周围物品（图9-1）。

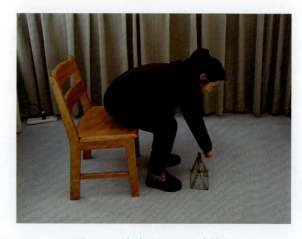

图9-1 患者坐位下往前够物

3）3级坐位平衡训练：指可以抵抗外力保持身体平衡的训练。患者在胸前双手抱肘，由治疗师施加外力破坏患者坐位的稳定，诱发头部及躯干向中线位置的调正反应。

（2）站立平衡训练

1）1级站立平衡训练：指在不受外力和无身体动作的前提下保持独立站立姿势的训练。患者用双下肢支撑体重保持站立位，必要时治疗师可用双膝控制患者下肢，或使用支架帮助固定膝关节。开始时两足间距较大，以提高稳定性，在能够独立站立后逐步缩小两足间距，以减少支撑面积，增加难度。

2）2级站立平衡训练：指患者可以在站立姿势下，独立完成身体重心转移、躯干屈曲、伸展、左右倾斜及旋转运动，并保持平衡的训练。开始时由治疗师双手固定患者髋部，协助完成重心转移和躯体活动，逐步过渡到由患者独立完成动作。

3）3级站立平衡训练：指在站立姿势下抵抗外力保持身体平衡的训练。如患者站于地面，治疗师在安全的前提下给予患者以外力，破坏患者的平衡水平，以使患者再次恢复平衡的过程训练患者的平衡能力（图9-2）。

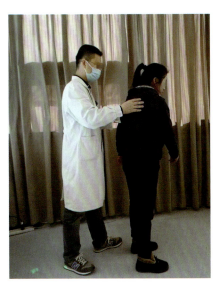

图9-2 外力干扰下站立平衡训练

2. 利用设备的平衡训练

（1）平衡垫及平衡板上的平衡训练：以平衡垫为例，患者站于平衡垫后方，治疗师紧靠患者的患侧站立。在治疗师帮助下，患者先将患腿放在垫上，并逐渐负重。当另一足放到垫上后，逐渐将重心转移到该下肢上，两下肢均等负重，保持稳定。然后在治疗师双手的保护下，患者双足缓慢摇动平衡垫，破坏身体平衡，诱发患者头部及躯干的调整反应。治疗师双手协助控制患者骨盆，缓慢摇动患者双髋，诱发患者头部及躯干向中线调整及一侧上肢外展的调整反应（图9-3）。

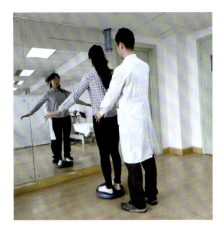

图9-3 平衡垫上站立平衡训练

（2）体操球上的平衡训练：利用体操球进行平衡训练属于较复杂的训练。体操球可作为不稳定支撑面在训练中增加难度。球上运动时，患者重心移动的范围及速度也比一般活动时重心移动范围大。利用体操球可进行各种体位下的平衡训练。

1）体操球上俯卧位平衡训练。

2）体操球上仰卧位平衡训练。

3）体操球上坐位平衡训练（双腿负重、单腿负重、双腿交叉负重）。

4）利用体操球做站立平衡训练，如患者坐于球上，通过重心的前移来够取治疗师的手（图9-4）。

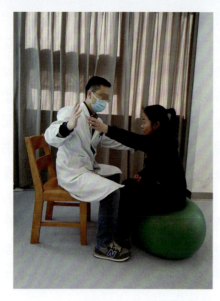

图 9-4 体操球上坐位平衡训练

3. 利用专业仪器的平衡训练

（1）平衡训练仪上的平衡训练：患者站在平衡仪（装有传感器的平台）上，双上肢自然下垂，掌心朝向体侧，通过平衡仪显示屏上的显示结果矫正姿势，通过观看平衡仪屏幕上的各种图形，按图形要求完成立体重心的调整。图形可根据患者的年龄、平衡水平，采用数字、图形、彩色图标等设计（图9-5）。

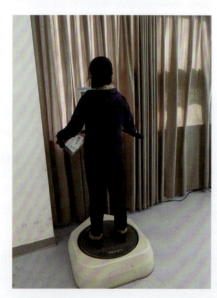

图 9-5 平衡训练仪上的平衡训练

（2）重心位置监控仪器的平衡训练：患者佩戴重心监测仪，进行各种体位及设备下的平衡训练。训练过程中，治疗师通过重心监测仪的显示屏上显示的重心位置变化，调整患者的平衡训练难度及方法。治疗师也可以利用重心监测仪的电脑软件中的相关游戏，这样可在视觉、听觉、躯体感觉等多感觉刺激下进行平衡训练。

二、协调训练

（一）协调训练的原则

1. 渐进性训练 动作的练习由简单到复杂，逐渐进行。可先进行单个动作、单个肌群的协调控制训练，再进行多动作、多个肌群的协调控制训练；先进行单侧动作的协调训练，再进行双侧动作的协调训练；先进行广泛的快速动作，再进行范围小的慢速动作训练；先进行睁眼状态下的协调训练，过渡到睁眼、闭眼交替状态下训练，最后进行闭眼状态下的协调性训练。

2. 重复性训练 学习控制和协调能力最主要的就是重复性训练。通过反复学习，最终大脑将动作存储，并在之后做相同动作时耗费相对较少的精力。因此，每个动作都需重复练习，才能起到强化的效果。

3. 针对性训练 对协调障碍进行分析，找出具体的协调性障碍的动作，然后对该动作进行针对性的训练，使训练更具有目的性。

4. 综合性训练 协调训练不是孤立进行的，在进行针对性训练的同时，还要进行相关训练，如改善肌力和平衡的训练等。

（二）协调训练的方法

1. 双侧上肢交替运动

（1）双上肢交替上举：上举过程中，手臂尽量高过头，并尽量伸直。上举交替速度可逐渐加快。

（2）双上肢交替摸肩上举：左、右侧上肢交替屈肘、摸同侧肩，然后上举。

（3）双上肢交替前伸：上肢要前伸至水

平位，并逐渐加快速度。

（4）交替屈肘：双上肢起始位为解剖位，然后左、右侧交替屈肘，手拍同侧肩部。逐渐加快速度。

（5）前臂旋前、旋后：肩关节前屈90°，肘伸直，左右侧同时进行前臂旋前、旋后的练习。或者一侧练习一定时间，再换另一侧练习。

（6）腕屈伸：双侧同时进行腕屈伸练习，或一侧练习一定时间，再换另一侧练习。

（7）双手交替掌心拍掌背：双手放于胸前，左手掌心拍右手掌背，然后右手掌心拍左手掌背，如此交替进行，逐渐加快速度。

（8）指鼻练习：左、右侧交替以食指指鼻，或一侧以食指指鼻，反复练习一定时间，再换另一侧练习。

（9）对指练习：双手相应的手指互相触碰，由拇指到小指交替进行；或左手的拇指分别与其余4个手指进行对指，练习一定时间，再换右手，或双手同时练习。以上练习同样要逐渐加快速度。

（10）指敲桌面：双手同时以5个手指交替敲击桌面，或一侧练习一定时间，再换另一侧练习。

（11）其他：如绘画、下跳棋等。

2. 双侧下肢交替运动

（1）交替屈髋：仰卧于床上，膝关节伸直，左右侧交替屈髋至90°，逐渐加快速度。

（2）交替伸膝：坐于床边，小腿自然下垂，左右侧交替伸膝。

（3）坐位交替踏步：坐位时左右侧交替踏步，并逐渐加快速度。

（4）拍地练习：足跟触地，脚尖抬起作拍地动作，双脚同时或分别做。

3. 整体协调性训练

（1）原地踏步走：踏步的同时双上肢交替摆臂，逐渐加快速度。

（2）原地高抬腿跑：高抬腿跑的同时双上肢交替摆臂，逐渐加快速度。

（3）其他：如跳绳、踢毽子等。

协调训练时，可以使用一些徒手的技巧性训练方法，如本体感觉促进技术等；也可以利用器械训练的方法，如弹簧床、平衡垫上进行协调性训练；还可以在水中进行协调性训练。

第三节 临床应用

一、平衡训练的临床应用

（一）适应证

（1）中枢性瘫痪（如脑损伤或病变、脊髓损伤或病变）或其他神经系统疾病（如周围神经损伤或病变）所致感觉、运动受损或前庭器官病变引起的平衡功能障碍。

（2）下肢骨折、软组织损伤或手术后有平衡功能障碍的患者等。

（二）禁忌证

（1）严重认知损伤，不能理解训练目的和技能者。

（2）骨折、关节脱位未愈者。

（3）严重疼痛或肌力、肌张力异常，不能维持特定级别平衡者。

（三）注意事项

（1）平衡训练前，要求患者学会放松，尽量避免患者的紧张或恐惧心理；若存在肌肉痉挛问题，应先设法缓解肌肉痉挛；训练前要将训练过程中患者需要完成的动作清楚地告知患者。

（2）加强安全措施。训练环境中应去除障碍物和提供附加稳定的设施。加强患者安全教育，特别要注意患者穿软底、平跟、合脚的鞋，不要穿过于宽松的衣裤。

（3）对由于肌肉骨骼损伤或神经肌肉损害所致的平衡功能障碍，应注意加强损伤水平的康复治疗。若为肌肉骨骼损害，应采用手法治疗或物理因子治疗等方法改善关节活动度及肌肉柔韧性，结合这些治疗，才可能达到较好的平衡训练效果。

（4）有认知损害的患者应对平衡训练方法进行改良。尽量选择简单易懂的、适合患者现状的平衡训练方法；鼓励患者完成连续的训练；应用简洁的、清晰的指导提示；改变患者注意力，减少周围环境的非相关刺激，尽量使患者注意力集中；加强训练中的安全防护和监督，尤其在训练早期；训练难度的进展宜慢，并在进展过程中逐渐增强患者解决问题的能力。

（5）平衡训练首先应保持头和躯干的稳定。

（6）动态平衡训练时，他人施加的外力不应过强，仅需诱发姿势反射即可。

（7）若训练中发生头晕、头疼或恶心症状时，应减少运动量或暂停训练。

二、协调训练的临床应用

（一）适应证

（1）大脑性、小脑性、前庭迷路性、深感觉性协调运动障碍及帕金森病和不自主运动等疾病。

（2）下运动神经元疾病引起的运动及协调运动障碍，如多发性神经炎、脊髓灰质炎等。

（3）运动系统伤病患者。

（二）禁忌证

（1）严重认知损害不能理解训练目的和技能者。

（2）骨折、脱位未愈者。

（3）严重疼痛或肌力、肌张力异常者。

（三）注意事项

（1）训练前，要求患者学会放松，减少紧张或恐惧心理。若有肌肉痉挛，要设法缓解。

（2）密切监控以防意外，但又不能把患者固定牢，否则患者不能做出反应。

（3）一定要让患者有安全感，避免因害怕、紧张而诱发全身痉挛。

（4）对下肢运动失调的患者应特别注意防止其跌倒。

（5）操作时切忌过度用力，以免引起兴奋的扩散，因为兴奋扩散往往会加重不协调。

（6）严格掌握运动量，过度疲劳不但影响训练的进程，还使运动不协调加重。

（谢凌锋　周　宁）

第十章 神经松动技术

第一节 概述

一、定义

神经松动技术（nerve mobilization technique）是根据中枢神经与周围神经的走行对神经组织施以机械性拉力的一种手法技术，主要用于治疗神经源性疼痛，也称神经紧张技术（neural tension technique）。由于周围神经的神经松动技术需要按照周围神经的走行施行牵拉，因此，要学习周围神经松动技术，必须要熟练掌握各周围神经的走行。这里需要明确的是，施力的对象是神经纤维及其周围的结缔组织，其中以结缔组织尤为重要。

二、作用

神经系统的主要功能是产生并传导神经冲动，从而产生感觉和运动，不会由于躯体运动和姿势变换受到干扰，这就要求神经系统具有延展性，即神经纤维能够适应性地延长，以抵消牵拉损伤。神经松动技术就是利用这个原理对肌肉的进行牵拉，使神经纤维延长和放松，从而达到改善神经系统功能的目的。

人体神经元结构分为细胞体、树突与轴突三部分。中枢神经由神经元细胞体与树突构成，轴突离开脊髓后则被称为周围神经。包围着轴突的结缔组织由内而外分别为神经内膜、神经束膜及神经外膜。神经内膜为松散的血管性结缔组织，包裹着轴突与施万细胞而形成一个神经小束。一堆神经小束被多层结缔组织包裹成一大束，这些结缔组织即为神经周膜。若干大束外由神经外膜包裹，承担拉力的组织主要为神经外膜（图10-1）。

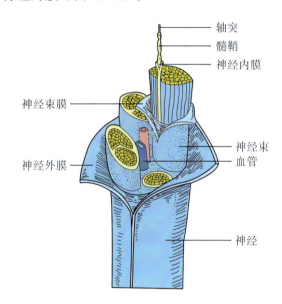

图10-1 神经纤维周围结缔组织示意图

在这些结缔组织中有丰富的血管分布，可以提供神经营养。在神经外膜的大血管主要是纵向走向，神经周膜的血管则主要与周围神经的走向成一斜角穿过，神经内膜的血管主要也是纵向（图10-2）。

这种特殊的"横—纵—横"血管走行使得周围神经在受拉扯与放松时会产生血管的压力差，使血流能加速送到神经组织内，保障周围神经的血液循环充足且不间断。神经受牵拉时，纵向的血管受到拉力和临近组织的压力而管径变窄；同时横向血管则是由于邻近组织松弛而呈管径变大（图 10-3）。相反，神经放松时，横向血管则是由于邻近组织的压迫而管径变窄；同时纵向血管则是由于邻近组织松弛而呈管径变大（图 10-4）。

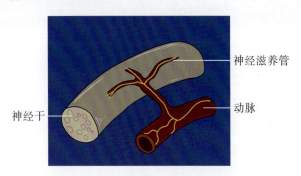

图 10-2　神经纤维的血管走行

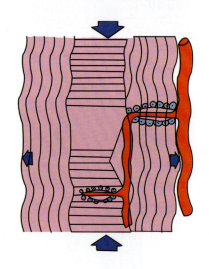

图 10-3　牵拉示意图

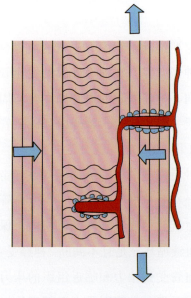

图 10-4　放松示意图

神经纤维经过牵拉—放松—牵拉的手法施作后，会造成血管管径变化而产生压力差，促使血流流入神经组织内，改善由于供血不足引发的疼痛等神经症状。

第二节　操作方法

临床上经常采用神经松动技术治疗的周围神经主要有 6 条：上肢有正中神经、桡神经、尺神经，下肢有坐骨神经、胫神经、股神经。而对脊髓、颈神经根、腰神经根的松动技术称为坍塌神经张力技术。以下分别详述各项松动技术。

一、正中神经松动技术

正中神经（median nerve）由 $C_{5\sim 8}$、T_1 的前支进入内、外侧束，然后分别发出内、外侧两根，再向下会合形成正中神经干。神经走行在臂部，正中神经沿肱二头肌内侧沟下行，由外侧向内侧跨过肱动脉下降至肘窝。从肘窝向下穿旋前圆肌，继而在前臂正中下行于指浅、深屈肌之间达腕部。然后自桡侧腕屈肌腱和掌长肌腱位之间进入腕管，在掌腱膜深面到达手掌。在肘部、前臂发出多支肌支配除肱桡肌、尺侧腕屈肌及指深屈肌尺侧以外的所有前臂的屈肌。在手部屈肌支持带下缘的桡侧，发出一粗短的返支，行于桡动脉掌浅支的外侧并进入鱼际，支配拇收肌以外的鱼际肌。在手掌发出数支指掌侧总神经，每一指掌侧总神经下行至掌骨头附近，又分为两支指掌侧固有神经，循手指的相对缘至指尖，支配第 1、2 蚓状肌及掌心、鱼际、桡侧三个半指的掌面及其中节和远节手指背面的皮肤。

操作步骤：

第一步：患者仰卧位，去枕。

第二步：治疗师站立于患者患侧肩外下侧，面对患者。靠近患者的手肘置于患侧肩盂肱骨关节上缘，以免肱骨上移。手位为"7"字形

（图10-5），以控制手指动作。

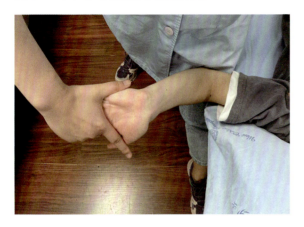

图10-5　正中神经松动技术手位（手成"7"字形）

第三步：治疗师下压患侧肩关节并外展至90°，肱骨外旋。

第四步：治疗师将患侧肘关节伸展，伸肘充分且无疼痛时，前臂旋后，伸展腕关节与指关节（图10-6）。

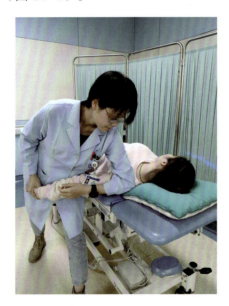

图10-6　正中神经松动技术

二、桡神经松动技术

桡神经（radial nerve）由 $C_{5\sim 8}$、T_1 的前支进入后束发出而形成。在腋窝内位于腋动脉的后方，并与肱深动脉一同行向外下，先经肱三头肌长头与内侧头之间，然后沿桡神经沟绕肱骨中段背侧旋向外下，在肱骨外上髁上方穿外侧肌间隔，至肱肌与肱桡肌之间，在此分为浅、深二支，浅支经肱桡肌深面，至前臂桡动脉的外侧下行；深支穿旋后肌至前臂后区，改称为骨间后神经。

操作步骤：

第一步：患者斜仰卧位，患侧肩在床沿外，去枕。

第二步：治疗师站立于患者患侧肩外上侧，面朝患者的脚。治疗师手反握住患侧手，手位为握拳，拇指握于拳内（图10-7）。

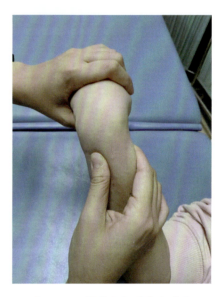

图10-7　桡神经松动技术手位

第三步：治疗师利用自己的骨盆将患侧肩关节下压，肩关节外展约60°并使上臂内旋，另一只手控制患侧肘关节伸展、前臂旋前、腕关节做屈曲及尺侧偏移（图10-8）。

第四步：将患者头偏向健侧，重复第三步动作，可加大桡神经张力。

三、尺神经松动技术

尺神经（ulnar nerve）由 $C_7\sim T_1$ 发自臂丛内侧束，沿肱动脉内侧下行，至三角肌止点以下转至臂后面，继而行至尺神经沟内，再向下穿尺侧腕屈肌至前臂掌面内侧，于尺侧腕屈肌和指深屈肌之间、尺动脉内侧继续下降到达腕部。在腕部，尺神经于腕骨的外侧穿屈肌支持带的浅面和掌腱膜的深面进入手掌。尺神经在肌（拇指掌部内收）及拇短屈肌深侧头（拇指第 1 指节屈曲）。

尺神经发出的感觉支有：

（1）掌皮支，分布小鱼际肌表面的皮肤。

（2）背皮支，分布于手背尺侧和小指、无名指尺侧半背面的皮肤。

（3）终末浅皮支，分布于手掌尺侧面远端皮肤和小指、无名指尺侧掌面的皮肤。

操作步骤

第一步：患者仰卧位，去枕。

第二步：治疗师站立于患侧肩外下侧，面朝患者的头。一手置于患肩关节上缘，以避免肱骨上移。另一手将患侧手拇指平压在侧面耳朵上，其余四指保持伸展，指尖朝向头顶（图10-9）。

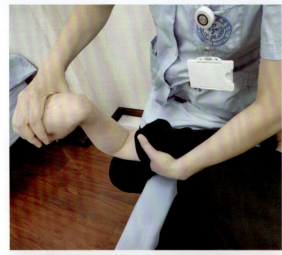
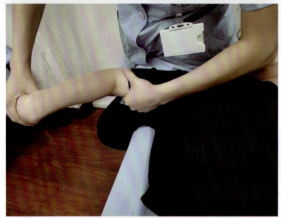
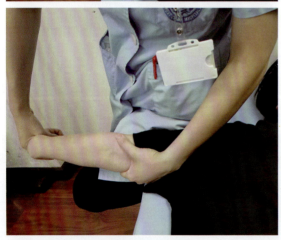

图 10-8　桡神经松动技术

前臂的肌支支配尺侧腕屈肌（向尺侧屈腕），第 3、4 指深屈肌（第 4、5 手指末节指骨屈曲），掌短肌（手尺侧近端的皮肤肌肉），小指展肌（小指外展），小指对掌肌（小指对掌），小指屈肌（小指屈曲），第 3、4 蚓状肌（第 4、5 指掌指关节屈曲及近端指间关节伸直），骨间肌（掌指关节屈曲及近端指间关节伸直），拇收

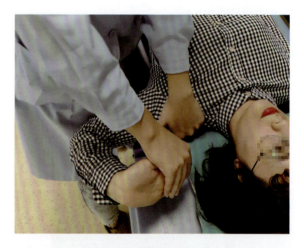

图 10-9　尺神经松动技术手位

第三步：将患侧肩关节下压、外展至 100°，上臂外旋、肘关节屈曲、前臂旋前、腕关节做伸展和桡侧偏，指关节伸展（图10-10）。

第四步：将患者头偏向健侧，重复第三步动作，可加大尺神经张力。

四、坐骨神经松动技术

坐骨神经（sciatic nerve）起始于腰骶部的脊髓，途经骨盆，并从坐骨大孔穿出，抵达臀部，然后沿大腿后面下行到足。坐骨神经由腰神经和骶神经组成。来自 L_4~L_5 神经和 S_1~S_3 神经根，

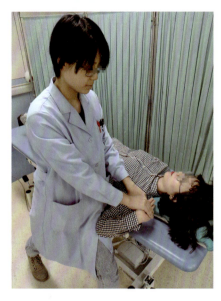

图 10-10　尺神经松动技术

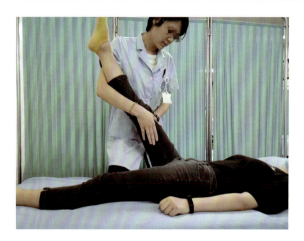

图 10-11　坐骨神经松动技术

是所有神经中最粗者。坐骨神经经梨状肌下孔出骨盆到臀部，在臀大肌深面向下行，依次横过闭孔内肌，上、下孖肌及股方肌的后方，支配这些肌肉，并沿大收肌后面，半腱肌、半膜肌、股二头肌之间下降，途中发出肌支至大腿的屈肌，坐骨神经在到腘窝以前，分为胫神经和腓总神经，支配小腿及足的全部肌肉，以及除隐神经支配区以外的小腿与足部的皮肤感觉。

操作步骤：

第一步：患者仰卧位，去枕。

第二步：治疗师站立于患侧，面对患者。从膝关节下方环抱患侧下肢，患者小腿置于治疗师肩上，治疗师双手叠放于患侧膝关节近心端。

第三步：两手将患侧膝关节固定于伸展位，髋关节屈曲，直腿抬高。治疗师可用一腿固定患者健侧大腿，以免直腿抬高时引发骨盆过度后倾（图 10-11）。

五、胫神经松动技术

胫神经（tibial nerve）为坐骨神经在腘窝上角处的粗大分支，居腘窝最浅面。沿中线下行至腘肌下缘，穿比目鱼肌腱弓深面进入小腿后区。该神经在腘窝内发出分支分布于膝关节及邻近诸肌，其皮支为腓肠内侧皮神经，分布于小腿皮肤。胫神经于腘窝中间最浅层，伴行腘动、静脉经比目鱼肌腱弓深面至小腿，小腿上 2/3 部行走于小腿三头肌和胫后肌之间，于内踝后方穿屈肌支持带进入足底，支配小腿后侧屈肌群和足底感觉。

操作步骤：

第一步：患者仰卧位，去枕。

第二步：治疗师站立于患侧，面对患者。从膝关节下方环抱患侧下肢，患者小腿置于治疗师肩上，治疗师两手叠放于患侧膝关节近心端。

第三步：一手将患侧膝关节固定于伸展位，髋关节屈曲，直腿抬高，另一手将患侧足部背屈与外翻（图 10-12）。

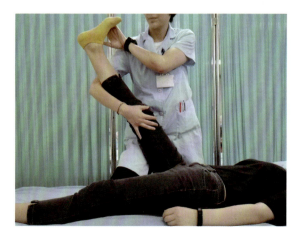

图 10-12　胫神经松动技术

六、股神经松动技术

股神经（femoral nerve）位于股动脉的外侧，立即分成多条肌支和皮支，其中有两条神经一直伴动脉和股静脉下行，即隐神经及其外侧的股内侧肌支。股神经来自$L_2 \sim L_4$，是腰丛各支中最粗者，在髂凹内行走于腰大肌与髂腰肌之间，发出肌支至该两肌，通过腹股沟韧带到大腿后，立即分为下列各终支并支配其分布区的肌肉及皮肤：①股四头肌肌支；②隐神经，分布于髌下方，小腿前内侧面至足的内侧缘；③前皮支，分布于大腿前面。

操作步骤：

第一步：患者俯卧位，去枕。

第二步：治疗师站立于患者的健侧，面对患者。

第三步：治疗师一手屈曲患侧膝关节。另一手固定患侧髂骨，第一只手成杯状抓于髌骨上缘以托住患者患侧膝关节，将髋关节后伸，在张力增高时，治疗师用膝下压患者大腿，以保持屈膝（图10-13）。

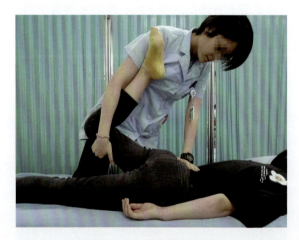

图10-13　股神经松动技术

七、坍塌神经张力技术

塌神经张力技术（slump neural tension technique）也称为坍塌试验（slump test），主要对脊髓、颈神经根、腰神经根进行松动。其关键在于体位的摆放，通常进行坐位治疗，根据颈椎、胸椎的侧屈、旋转调节不同位置的神经松动。

操作步骤：

第一步：患者坐位，大腿置于床面上，双膝并拢，并尽可能向后坐，使床边缘能接触到小腿后面肌肉。

第二步：治疗师站立于患者患侧，使患者的躯干下垂或向下坍塌，但不能改变髋关节屈曲角度。

第三步：嘱患者抬起双小腿使膝伸直，注意其髋和躯干位置的变化，保持患者的足背屈，治疗师用另一只手臂向前屈患者的躯干，直到患者感到疼痛或出现阻力（图10-14）。若为单侧症状，亦可运用单腿坍塌神经张力技术，仅嘱患侧腿伸直（图10-15）。

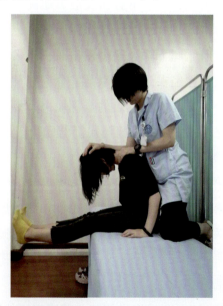

图10-14　坍塌神经张力技术

第三节　临床应用

一、适应证

（1）周围神经卡压综合征。

（2）外伤或周围神经术后的疼痛。

（3）不明原因的持续性疼痛。

（4）神经根型颈、腰椎病。

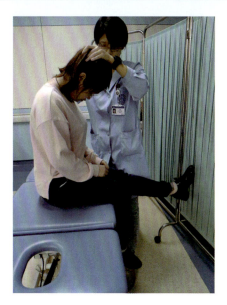

图 10-15 单腿坍塌神经张力技术

二、禁忌证

（1）骨折未愈合。

（2）关节不稳定。

（3）关节炎。

（4）神经支配的皮肤创伤。

（5）神经松动后症状加重者。

三、注意事项

（1）治疗前应全面评估患者神经痛的致病原因和疼痛范围，因病施治。

（2）治疗前与患者充分沟通，讲述治疗过程及可能出现的结果。

（3）治疗可每日1次或隔日1次，每次治疗时间数分钟至 30min 不等，以症状改善为目标。

（4）治疗过程中，严格观察患者反应，如有症状加重或不适，应及时中止治疗并给予评估。

（5）该治疗技术可与其他康复治疗技术同期进行，疗效叠加或抵消视患者病情酌情选择。

（丁　桃）

第十一章 肌筋膜松解技术

第一节 概 述

肌筋膜疗法是近年来物理康复领域比较常用的一种康复手段。其实肌筋膜治疗并非近代产物，有关肌筋膜学模型的文献早在1950年就有了，之后由结缔组织按摩学派的Elisabeth Dicke与结构整合学派著名手法治疗师Ida Rolf发扬。区别于患者单纯被动地接受治疗，而是需要操作者及患者同时给予反馈，达到最佳的治疗效果。通过肌筋膜松解技术，就可解决许多软组织慢性疼痛问题，如当我们左脚扭伤，走路的时候右脚就会用更多的力来代替一部分左脚的功能，这种现象就称为代偿。这是人体为了完成任务而"聪明"地选择替代路径的一种方式，它会使我们在特殊环境下完成必需的任务，但同时也会让人体的某些部分过度使用，从而造成疲劳，由此产生酸痛、劳损、筋膜炎等，需要松解筋膜来缓解，本章节既向大家介绍此技术。

一、基本概念

肌筋膜松解技术（myofascia release technique），是一类通过安全的、缓慢的、持续的压力直接或间接地作用于活动受限的筋膜层来缓解局部紧张及疼痛的治疗手法，主要是放松肌肉的短缩及紧张状态。与其他牵拉组织手法最大的差异：肌筋膜松解术的施力方向、力道大小与所用时间，需根据患者的反馈加以调整，治疗过程中持续注意患者的反应，并将此反应当成进一步治疗的指标。直接的肌筋膜松解技术是操作者用指间关节、肘部或其他工具直接缓慢地作用于紧张的筋膜，压力通常为几千克；而间接肌筋膜松解技术仅用几克的力，倾向于治疗沿受限筋膜方向的远隔部位来达到自我筋膜放松目的的技术。

筋膜是一种包裹着肌肉、骨骼、关节，为身体提供支撑和保护的特殊结缔组织层。它包括三层：浅筋膜、深筋膜、浆膜下筋膜。筋膜是三类致密结缔组织之一（另外两类是韧带和肌腱），它是一个由头顶一直延伸到脚尖的三维网状结构。人们一般认为，筋膜在身体中的作用是被动的，能够传递肌肉活动和外力带来的机械拉力。然而，最近的一些研究表明，筋膜能够像肌肉一样主动收缩，从而对肌肉骨骼动力学产生影响。

肌筋膜（myofascia）是指环绕并赋予肌肉形态及结构的薄层纤维层。肌肉组织和伴随它的结缔组织网之间成束而又不易分割。显然，只触碰肌肉而不触碰或影响其旁边的结缔组织或筋膜组织，是永远不可能的，同时在治疗时还触碰和影响了神经、血管、上皮细胞及组织等。

纤维化（fibrosis）与瘢痕形成过程相似，纤维素的过量沉积，是机体代偿的反应过程。

致密化（densification）是指筋膜的密度增加。正常情况下，筋膜内含有大量的透明质酸，在pH值降低或炎症反应后，透明质酸酶活性升高，透明质酸含量减少，或其聚集性发生改变，凝胶由液态变为固态，黏滞性增加，降低了胶原纤维层间的滑动性，仅有力学特性的改变而没有结构的改变。操作者通过触诊可感受到组织颗粒感、张力及松动时的阻力，也可通过超声成像分辨深筋膜的致密点。

触发点，又称扳机点（trigger point），是指在触诊时感觉疼痛的肌肉区域，其表现为索状组织的肿胀。由于骨骼肌的一系列损伤，使其肌筋膜中的液态基质转为胶质基质时，肌筋膜就会变得紧绷，直至变厚变硬，累及肌小节使其发生扭曲，形成紧张性或痉挛性结节和/或条索状物。这种现象有可能出现在肌肉中、肌肉与肌腱的结合处、关节囊及脂肪垫上。有时候，触发点会伴随炎症，如果这种现象持续很长时间，健康的筋膜就会纤维化，变成无弹性的瘢痕组织。人们推测，触发点有可能导致多种运动伤害，如肌肉和肌腱的拉伤。还有一种理论认为，触发点能够危及其所在组织结构的安全，当其他组织为这些软弱无力的组织付出补偿时，它们也受到了更大的压力，从而导致一系列的肌筋膜疼痛综合征，如肌筋膜综合征、肌筋膜炎、肌痛症、肌疲劳综合征等。很多疼痛的源头，其实来自人们意想不到的部位，或是再普通不过的举动和生活细节。如牙齿咬合不良，就可能会导致咽喉痛或头痛，而当压力过大或女性长期穿着肩带过紧的内衣时，都可能让肩部有慢性紧张及头痛。这也正是治疗局部疼痛有时不能解决根本问题的关键所在。

二、触发点形成的原因

正常人体的每块肌肉都可以因某些慢性损伤而引起一个或多个潜在的触发点，这些潜在的触发点仅有局部的疼痛，被某些原因致痛后变为活动触发点而患病，然后触发远处的牵涉痛和局部的其他原因。根据许多临床医生的观点，肌筋膜的触发点能够限制或改变一个关节的动作，导致中枢神经系统的正常神经反馈产生改变。神经肌肉系统的效率逐渐降低，导致患者容易疲劳，持续疼痛、受伤，运动能力下降。是什么原因导致触发点的形成？可能的原因包括外伤、急性重力、糟糕的身体姿态或运动技巧、过度训练、两次训练课之间休息不充分、肌筋膜紧张导致骨骼肌或连接组织的疼痛；另外产生于受损的肌筋膜组织本身，就是所谓的"扳机点"，甚至有可能与营养因素（活动受限或肌肉紧张会限制受损结构的血流，进一步加重肌肉紧张）相关。

三、肌筋膜的生理学特性

人体的组织结构中含有四类基本细胞：神经细胞、肌细胞、上皮细胞、结缔组织细胞。结缔组织细胞的作用是将大量的生物活性物质分泌到细胞间隙中，形成了骨骼、软骨、韧带、肌腱、关节及整片的筋膜。结缔组织细胞将多种不同种类的组织活性物质分泌到细胞间隙，包括多种胶原、弹力蛋白、网状纤维及纤维间胶黏蛋白，这些物质统称为"基质"。基质是由30%的葡萄胺聚糖（含黏多糖或透明质酸、硫酸软骨素、硫酸角质素及硫酸肝素等成分）和70%的水分所共同组成的胶质，在人体的不同部位（浅层或深层）有所不同。人们把"黏多糖"和"蛋白多糖"复合体称为细胞外基质，它可使人体重力和运动应力得以分散，同时又维持了人体不同组织形态的稳定，通过细胞外基质，细胞的代谢产物和营养物质可自由地扩散。它还为内部的细胞提供物理-化学环境，因其包绕人体全身，无法分离，无处不在，所以称它为肌筋膜网，将人体的细胞合成整体。

四、治疗作用

筋膜上的免疫细胞及干细胞等，是维护人

体各器官健康的基本组织，是人体自愈能力的源泉。体表筋膜保健可刺激干细胞及免疫细胞的生成，从而增强人体自愈能力，解除疼痛症状。另外，筋膜内主要有五种感受器：Golgi 感受器、Pacini 感受器、Paciniform 感受器、Ruffini 感受器与 Interstitial 感受器。不同机械感受器的激发方法不同，产生的效应也不同。通过这些感受器，筋膜将信息传递给大脑引发后续效应。缓慢而深入的手法可激发 Ruffini 感受器，降低交感神经系统的活动，刺激迷走神经，启动自主神经系统，也会影响相关的内脏活动，使下丘脑产生调息作用，这些作用会降低全身张力，平缓情绪活动，同时促进大脑皮质活动。如果 Interstitial 感受器受到足够的刺激，会促进血管内的血浆渗入组织间基质中，造成局部液体动力学的改变，进而影响局部血流与组织黏滞性。因此，根据肌筋膜的生理特性，操作者通过感受组织软硬度的变化正确地松弛筋膜，不仅能改善局部的僵硬和受限，还能促进全身张力松弛，改善心跳、血压、呼吸等问题，产生极其深远的积极效应。

1. 减轻疼痛 引发肌肉疼痛的原因，除了损伤、劳损之外，还有一个很主要的引发因素就是"筋膜的粘连"。当筋膜粘连之后，该区域的活动范围降低，肌肉的弹性变差，甚至缩短。而相邻区域的肌肉就会代偿性地被拉长，并且过度收缩产生过度劳损。肌筋膜松解技术可以通过徒手按摩、挤压、运动等方法来缓解触发点。研究表明，肌筋膜松解技术是治疗筋膜炎疼痛综合征的一种有效方法，治疗目的是恢复软组织的弹性及缓解疼痛，只需要轻轻地将粘连区域的筋膜松解开，问题就能迎刃而解。

2. 提高人体的柔韧度和关节活动范围 进行肌肉拉伸时，其实很多情况下都没有拉伸到肌肉真正的终点位置，因为肌肉中的肌梭会预先收紧一部分肌纤维，使得这些肌纤维不能充分伸展，所以在拉伸时，其实只有部分较短的肌纤维被拉伸，还有一部分仍处于松弛状态。我们如何来解决它呢？只需要运用筋膜松解技术，放松由于各种原因（有可能由于过去的旧伤；有可能是长期维持了某一长期缩短的状态，如长期久坐或卧床等；有可能是环境过冷；还有可能甚至是心情不舒畅等）而导致的肌筋膜紧张，短短几分钟内就会达到很好的效果。

3. 增强人体的肌肉力量 进行筋膜松解时，我们会发现该部分筋膜掌管的区域内的肌肉力量迅速增强。推测其原因，可能有以下四点：①筋膜松解后，该区域内的新陈代谢会更加通畅和旺盛，对增强肌肉力量会有一定的帮助；②该区域筋膜与筋膜之间的间液的液化程度会改善，摩擦力会变小，那么则增强了用力的效果；③筋膜松解后，关节周围的肌张力更加均衡，关节会处于更佳的位置，发力的生物力学效果会更好；④筋膜松解后，镶嵌在筋膜间的神经传导性会更强，发放的神经冲动会更充分，募集的肌纤维会更多，尤其导致有更大的收缩力量。

五、临床应用

适应证：肌筋膜疗法适用于由于损伤失去灵活性及功能的患者，或者遭受各部位软组织疼痛的患者。可以缓解的典型症状：①软组织紧张限制运动或对线不良导致一侧髋或肩关节过度使用；②过度使用肌肉或关节产生疼痛；③包括头痛或背痛在内的机体任何部位的疼痛。其他适应证包括颞下颌关节紊乱、腕管综合征、肱骨外上髁炎、纤维肌痛症、偏头疼、紧张性头痛、原发性痛经、骨性关节炎、肩周炎、骨盆旋转、亚急性腰痛、足底筋膜炎等。

禁忌证：①局部因素，包括治疗部位各种感染及皮肤破溃、急性肌腱及筋膜炎症、关节积液等。②全身因素，包括出血性疾病、传染性疾病、恶性肿瘤、血栓形成、高热、妊娠、严重的高血压、冠心病、心肌梗死、肝肾功能不全等。

六、临床操作方法

操作者无论是通过按摩、牵拉等手法或其他学派的整脊疗法、神经松动术、内脏松动术等手法，均可通过直接或间接作用于筋膜系统达到筋膜松解的作用，这属于广义的筋膜松解术。狭义筋膜松解术是直接作用于筋膜僵硬处。常规手法练习：拨，理，按压，主动运动，被动运动。操作者多用自己的手感知患病部位筋膜紧张度的变化，治疗时多采用肘部或指间关节等部位（图11-1，图11-2），也有用砭石、火罐、艾灸及特制的木质、钢质、牛角或塑料等工具（图11-3），来达到治疗的目的。

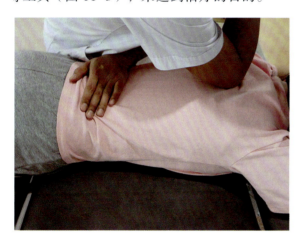

图 11-1　肘部按压

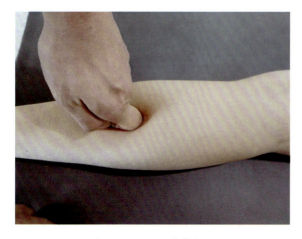

图 11-2　指间关节按压

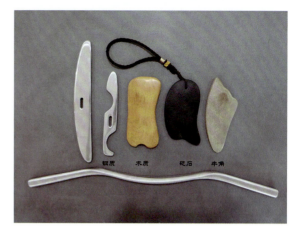

图 11-3　肌筋膜松解常用器具

筋膜无痛手法用力参考如下：

（1）没有任何不适，只感觉非常轻微的触摸、按压。

（2）没有任何不适，只感觉轻度的触摸、按压。

（3）较强的舒适按压，没有疼痛。

（4）强、稳固的按压，但没有疼痛。

（5）达到痛阈的强按压感觉，"感觉正好"。

（6）感觉好的酸痛，疼痛轻度减轻。

（7）感觉不好的疼痛，没有好转和减轻的感觉。

（8）尖锐的刺痛感，患者犹豫是否该抱怨"我是否该说痛"。

（9）几乎不能控制的强烈疼痛，退缩且抽搐。

（10）强烈不可忍受的疼痛。

一个好的指导方针是专注于施加手法压力的水平，使之达到10条标准的4或5条，使患者感觉"较强烈而舒服"，不能超过6级的水平。

筋膜手法治疗创始人意大利物理治疗师Luigi Stecco注重筋膜治疗，尤其是肌肉深处的筋膜，在确认受限或疼痛动作之后，找到特定相关的筋膜位置，多采用5~6级的手法对该位置治疗来恢复该动作。在分析研究了肌骨解剖学后，Luigi Stecco将人体分成14个区域，每个区域的运动由 6 个肌筋膜单元控制。1 个肌筋膜单元由单关节和双关节的同一方向肌纤维组成，其深筋膜和关节在同一水平面同方向运动。每个肌筋膜单元内，肌筋膜矢量汇聚在特定的一点，即 协调中心（center of coordination，CC），而 非疼痛中心（center of pain，CP）。Stecco 团队采用最新技术研究证实了神经卡压的位置常见于 CC 点附近，通过动作评估找到相应链条的 CC 点，治疗 CC 点后而缓解 CP 点处的疼痛。

第二节　传统筋膜松解技术

一、小针刀疗法

小针刀是一把形状像银针，但针干较粗且针尖为 0.8mm 宽的刀刃，形状上似针又似刀的一种针灸用具，一般长为 5~10cm，直径为 0.4~1.2mm 不等，分手持柄、针身、针刀三部分，针刀宽度一般与针体直径相等，刃口锋利（图 11-4），由江苏金陵骨伤科医生朱汉章于 20 世纪 70 年代发明，能有效切开或剥离局限性软组织的粘连或小结节，治疗慢性软组织损伤、骨关节疾病等疗效显著。与以往针灸不同之处是，小针刀的治病机制除了有经络刺激调整作用外，更多的是用于解剖学上肌筋膜粘连的分离。小针刀首先是机械刺激和分离，使局部组织活动能力加强和淋巴循环加快，局部被切开的瘢痕组织容易吸收。小针刀疗法的优点是治疗过程操作简单，不受任何环境和条件的限制；治疗时切口小，不用缝合；对人体组织的损伤也小，且不易引起感染，无不良反应，患者也无明显痛苦和恐惧感；术后无须休息，治疗时间短，疗程短；患者易于接受。但小针刀治疗是一种闭合性手术，在一些含有重要神经血管或器官的部位如颈椎、梨状肌或跟腱等部位要慎用。目前通过结合超声实时引导治疗过程，大幅度降低了微创盲视治疗所面临的神经血管损伤风险。

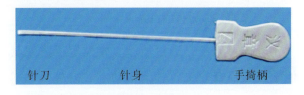

图 11-4　小针刀

二、砭刀筋膜松解技术

砭石具有奇异的能量场，作用人体后可产生远红外线并促进血液循环。尤其是它产生的超声波，可影响和参与人体内一些化学或生物学过程；还能改变酶的活性，使人体内的新陈代谢环境和状态得到改变，进而使很多疾病发生逆转且向康复的方向发展。研究发现，砭石产生的超声波对神经产生抑制作用，使神经传导速度减慢，达到明显的镇痛安神功效。同时可使肠胃道蠕动加强，分泌加快；能使冠状动脉进行有效扩张，促进心肌血液供应和肾脏血流量增加。砭石术又称"砭术"，起源于新石器时代，即用砭石防治疾病、健身养生的方法。它与针、灸、药等成为传统医学的六大医术。由砭石磨制成薄板，类似刀刃状，故称砭刀。砭刀筋膜松解技术（图 11-5）是利用砭刀进行无创松解，逐层松解分离筋膜相关的病变组

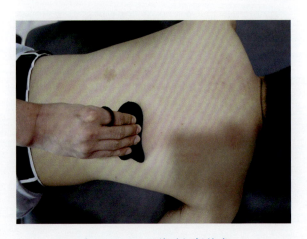

图 11-5　砭刀筋膜松解技术

织，亦可松解由手术和外伤造成的结缔组织增生，实现医疗破皮操作转化为无创的安全保健操作，非医疗人员可以部分解决去医院的问题，对保障患者健康有非常重大的普及意义。砭刀不仅减轻了劳动负担，还解决了手法不能松解深度骨膜、缝隙与肌筋膜的粘连。可以快速解除各种疼痛，尤其是颈、肩、腰、腿痛；对亚健康、慢性病调理有突出效果，尤其在睡眠障碍、代谢紊乱、内脏疾病的康复中有上乘表现；长期应用此疗法，可以激活人体的间充质干细胞，提高机体免疫力，抗衰老和减压效果明显。

（张立新）

第十二章 脊柱侧凸矫形器技术

第一节 概 述

一、定义

脊柱侧凸矫形器是指装配在人体躯干部位，用于改变神经肌肉和骨骼系统的功能特性或结构的体外装置，是脊柱侧凸综合治疗的重要组成部分，按其包覆的范围可分为颈胸腰骶矫形器、胸腰骶矫形器和腰骶矫形器。

二、作用

脊柱侧凸矫形器的作用可以概括为脊柱支撑、控制运动、复位及脊柱矫正等。其中矫正作用是针对先天性的疾病或损伤引起的畸形及异常，通过改变脊柱节段或整体的生物力学关系，调整关节序列，控制脊柱的运动，引导脊柱特别是骨骺的生长发育，改变脊柱肌肉力量和韧带结构的不平衡运动，同时改善肌肉和软组织的功能。具体说来，脊柱侧凸矫形器的主要作用：①限制脊柱运动，辅助稳定病变关节，减轻局部疼痛，减少椎体承重，促进病变恢复；②支持麻痹的脊柱肌肉，改善外观和维持脊柱平衡；③预防和矫正脊柱畸形。

（一）脊柱侧凸矫形器的治疗原理

脊柱侧凸矫形器治疗的原理是运用生物工程学原理的三点力系统，通过改变脊柱及骨盆、胸廓、肩胛带的力学和运动学特征，达到矫正的目的。

（二）脊柱侧凸矫形器的分类

脊柱侧凸矫形器按其包覆的范围可分为颈胸腰骶矫形器（cervico thoraco lumbo sacral orthosis，CTLSO）、胸腰骶矫形器（thoraco lumbo sacral orthosis，TLSO）和腰骶矫形器（lumbo sacral orthosis，LSO）。目前主要按其制作方法和结构特点分类，如密尔沃基矫形器、波士顿矫形器、色努矫形器及大阪医大矫形器等。

1. 密尔沃基矫形器 该矫形器由四部分组成：

（1）骨盆托包容部分（聚丙烯板材成型）。

（2）一根前支条和两根后支条。

（3）腰椎和胸椎压力垫。

（4）枕骨托和喉托的颈环等结构。制作时仅骨盆托需要石膏绷带取型并修阳型后板材成型。

结构特点：开放的释放空间是密尔沃基矫形器最主要的优点，与身体的接触相对比较少，因而可以实现连续加压。另外，由于配件可伸长，矫形器使用时间较长。骨盆圈和一侧的压垫与对侧压垫拮抗来形成三点压力系统。颈环又与一对压垫形成三点压力系统。该矫形器的最大缺点是颈环或喉托结构引起患者颈椎活动受限，对患者日常生活活动的限制较大，还存在穿戴不美观。此外，金属支条也容易导致穿衣后外观上不平顺，即使采用了轻质的硬铝合金，传统的颈托矫形器也较重。

由于密尔沃基矫形器可以安装肩部及腋下的压垫，控制颈椎的侧向偏移，因而适用于高胸段、胸颈段的侧向弯曲的矫正，以及较严重的颈椎侧凸术前治疗。相比之前的石膏材料支具，其支条和压力垫结构包容身体较少，适用于湿热的气候条件，高度能调节，也适合生长期儿童（图12-1）。

2. 波士顿矫形器 波士顿矫形器是TLSO类型的代表之一，该矫形器由四部分组成：

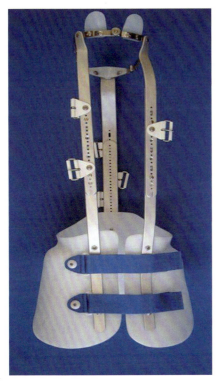

A. 密尔沃基矫形器

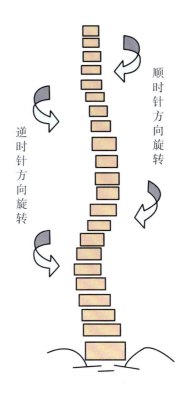

B. 水平面4对作用力抗旋转

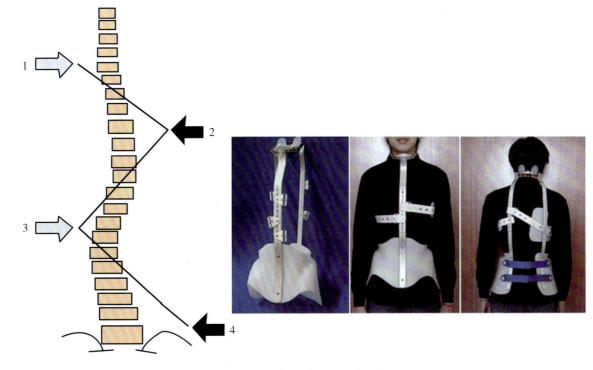

C. 额状面4个力组成两对三点力作用系统

图12-1 密尔沃基矫形器

①骨盆托包容部分（聚丙烯板材成型）；②一根前支条和两根后支条；③腰椎和胸椎压力垫；④枕骨托和喉托的颈环。波士顿矫形器的特点是后开口或侧开口，它摒弃了密尔沃基矫形器的复杂配件，利用三点压力系统在预制的石膏模型上做出，用热塑板材加热后抽真空成型。

结构特点：波士顿矫形器采用模型成型的系列化预制产品，根据患者的躯干尺寸选择型号，通过X线片的侧凸情况剪切、修整预制侧凸矫形器的上下边缘，然后根据需要粘贴压垫。采用侧后开口，使用尼龙搭扣带系紧，内面粘贴发泡的软衬垫。

该矫形器一般不包容上胸段及颈椎段，随着临床需要的多样化，波士顿矫形器被改良为多种形式。例如，在应用中可以安装胸段及颈椎段支条和颈环，在患者的肩部增加侧压垫，使改良后的波士顿矫形器形成了多组三点压力系统，矫形效果显著提高。

波士顿矫形器的生物力学特点：①具有较大的腹部压力以减少腰椎前突，提高腹内压，使脊柱产生轴向牵引力；②利用三点压力矫正原理矫正冠状面腰椎弯曲；③斜位的压垫起到针对椎体扭转的矫正作用（图12-2）。

3. 色努矫形器 色努矫形器是法国色努博士于20世纪70年代开发的脊柱侧凸矫形器，在近几十年来得到了广泛应用（图12-3）。

结构特点：采用石膏绷带取型—阴型调整—阳型修整—热塑板材负压抽真空成型制作而成的脊柱支具，是一种全塑料的矫形器，结构前开口，简洁轻便。它通过压力垫和对应的释放空间引导患者的脊柱运动、呼吸运动及脊柱伸展，是一种主动式的抗选择脊柱侧凸矫形器。制作工艺上，阳型修整决定了制作的矫形器适配与否，是整个矫形器装配过程的关键，往往需要矫形技师具有系统的色努矫形技术知识和丰富的侧凸矫形临床经验。

4. 大阪医大矫形器 为大阪医科大学的矫形器技术人员基于波士顿矫形器基础上开发的一种矫形器。在胸椎弯曲凹面的上部安装胸椎压垫，利用搭扣带的牵引，提供矫正胸椎弯曲的上位矫形器。大阪医大矫形器的矫正要点先是以骨盆为基准，对腰段的侧凸和旋转进行矫正；再利用附加的高位胸椎垫，对胸椎的弯曲进行矫正和改善脊柱的平衡（图12-4）。

结构特点：由类似波士顿矫形器的骨盆托部分与位于胸椎弯曲凹侧的腋下压垫组成，其间采用金属支条连接，通过尼龙搭扣带调节。大阪医大矫形器没有较大的面积包容上胸段及颈椎段，但提供了高于胸椎凹侧的上位矫正力。

5. 其他形式的脊柱侧凸矫形器

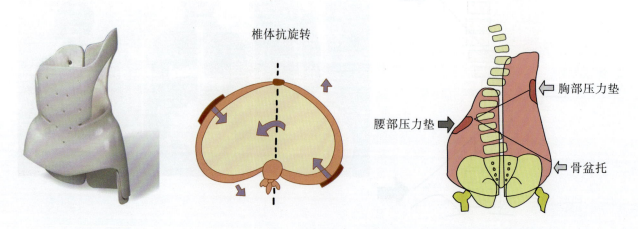

A. 波士顿矫形器　　B、C. 波士顿矫形器作用原理

图12-1-2　波士顿矫形器

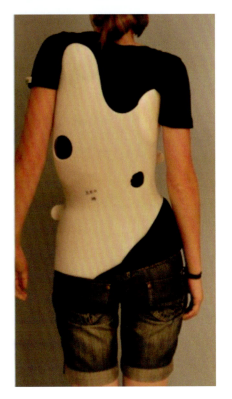
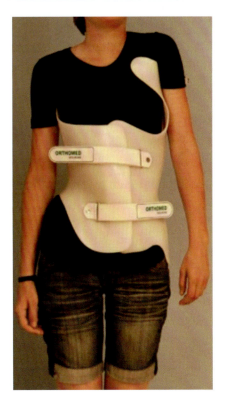

A. 色努矫形器

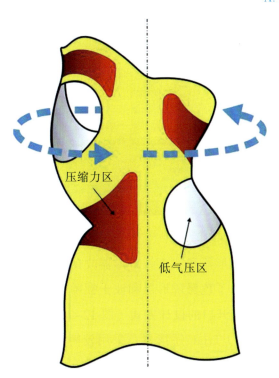

B. 水平面旋转矫正

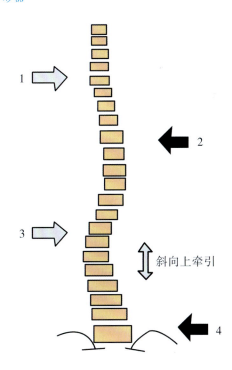

C. 额状面4个力组成两对三点力作用系统

图 12-3 色努矫形器

（1）脊柱侧凸矫正带：婴幼儿和儿童早期，穿戴硬性侧凸矫形器较困难。有学者针对婴幼儿脊柱侧凸的力学特点制作的软性脊柱侧凸矫形带，通过三点压力系统原理，辅助儿童的侧凸治疗（图 12-5）。

（2）斯塔格拉纳拉矫形器：也称为里昂型

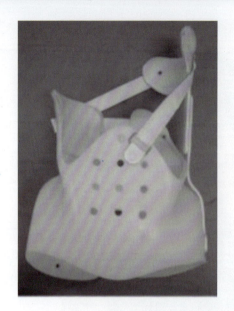
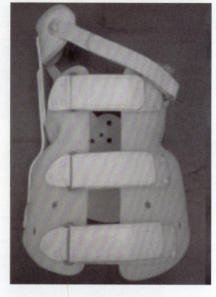

图 12-4　大阪医大矫形器

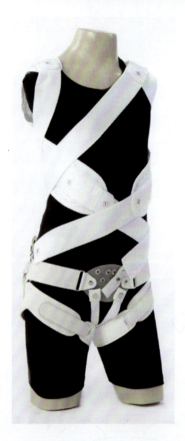

图 12-5　脊柱侧凸矫正带

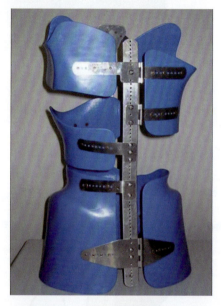

图 12-6　斯塔格拉纳拉矫形器

支具（图 12-6），是由法国里昂整形外科医生斯塔格拉纳拉设计的。该支具适用于 50°以内的腰椎和中高胸段侧凸。其典型结构是采用前、后各一根合金支条和可调节的压垫连接件组成。

（3）色努-波士顿-威士巴登矫形器：由色努矫形器和波士顿矫形器改良而成。该矫形器结合了色努矫形器和波士顿矫形器原理，采用后侧开口的设计方式（图 12-7）。

（4）TriaC 矫形器：采用较简洁的支条-搭扣组合而成，该矫形器三点矫正力比较小，是目前世界各地软性矫形器发明形式之一。其额状面采用 4 个力组成两组三点压力系统，起矫正作用力较小，抗旋转能力也较小，缺乏纵向牵引装置（图 12-8）。

（5）查尔斯顿矫形器：该矫形器是夜用

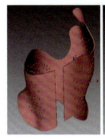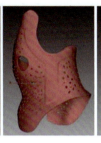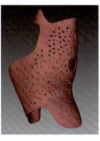

图 12-7　色努-波士顿-威士巴登矫形器

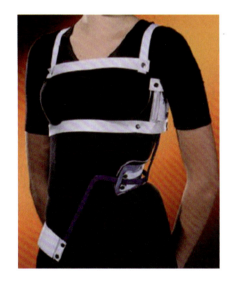

图 12-8　TriaC 矫形器

型矫形器形式，采用双壳结构，要求能够弯曲脊柱至过度矫正侧凸。该矫形器往往结合体操、康复训练等治疗应用。适用于 19 岁以下特发性脊柱侧凸的矫正，以及各种疾病引起的脊柱侧凸固定和矫正（图 12-9）。

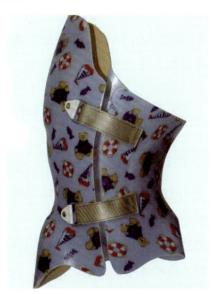

图 12-9　查尔斯顿矫形器

（6）动态可调节矫形器：是一种新型的软性侧凸矫形器，为克服多数塑料材质硬性矫形器的缺点而研发。据报道，适用于各种不同形式的特发性脊柱侧凸患者，包括单纯胸椎型、胸腰型和腰椎型。患者必须佩带 20~24h，至骨骼生长基本成熟。

动态可调节矫形器由两部分组成。①骨盆结构：由骨盆带、髋部带和大腿带组成；②胸腰部结构：由背心部分和弹力带组成。为了使动态可调节矫形器达到较好的侧凸矫正效果，患者需要经过康复训练和特定的体操训练，并接受特定的康复训练计划。

第二节　操作方法

一、脊柱侧凸矫形器使用原则

1. **全面检查**　患者的情况可能不仅仅是脊柱侧凸，还可能有其他健康问题和不同的治疗诉求，需要全面检查，拟定合适的治疗方案。

2. **了解影响矫正效果及预后的因素**　①第一次诊断治疗的年龄；②脊柱侧凸的程度；③正确的矫形治疗处方；④脊柱侧凸的可矫正性；⑤检查矫形器治疗和体疗的效果；⑥矫形器的装配质量。

3. **提供手术保证**　在手术前，为严重的脊柱侧凸患者装配脊柱侧凸矫形器，保护脊柱、控制侧凸，为手术提供更好的保证。

4. **注重手术与手术后矫形器的结合**　对需要手术的患者，需要在术前与术后分别拟定不同的侧凸矫形方案，提高疗效。

5. **选择适当的矫形器**　由于患者的侧凸类型不同，且存在个体差异，因此选择矫形器需要以个体化原则进行。

6. **发挥治疗小组的协同作用**　与临床医生、物理治疗师、作业治疗师及患者和患者家属协作。

二、脊柱侧凸矫形器穿戴方法

在治疗初期，患者及其家属应该在医生和矫形技师、治疗师的指导帮助下学会正确穿戴矫形器。

（1）除了穿戴在一件紧身的棉质或者柔软且吸水性好的内衣外，内衣的侧方应没有接缝，或者将接缝朝外穿着，防止硌伤皮肤；女性患者避免同时穿戴硬边的文胸。

（2）将矫形器稍拉开，患者站立位，略抬起双臂，侧身穿进矫形器；避免将矫形器拉开太大以免变形。穿戴矫形器时应尽量将内衣拉平，使内衣在矫形器内的压垫部位尽量少发生褶皱，以减少对皮肤的压迫。内裤也应穿在矫形器外面，同时也方便患者排便。

（3）先将搭扣稍微扣上，患者改为仰卧位，再逐一将搭扣拉紧。对于侧凸角度小于30°的患者一定要在仰卧位穿戴，使脊柱处于松弛状态，较易得到矫正；拉紧搭扣后，将双手放在矫形器中间将矫形器向下轻压，努力使脊柱伸展。

（4）矫形器搭扣一般要保持处于矫形技术所交代的位置，以保证矫形效果。进餐时可以适当松开矫形器。如果穿戴矫形器引起较为严重的身体不适，应找矫形技师修改或更换矫形器。

（5）穿戴矫形器3个月后，或者患者身高增加2cm以上，或者体重增加5kg以上，可以适当放松矫形器搭扣带。

（6）在矫形器外，根据气温情况穿着棉质外衣，以免发生静电；为了在外观上不引人注意，可穿较宽松的棉质外衣。

三、脊柱侧凸矫形器穿戴时间

（1）在矫形器治疗期间的脊柱侧凸患者，应当每日穿戴23h以上；但是在初次装配时，应在2~3周内逐步达到这个标准。

（2）患者可以在洗澡和游泳时脱掉矫形器。有些针对侧凸的牵引、肌肉力量训练和理疗也需要患者脱掉矫形器，但需要提醒患者保持良好的体态。

（3）患者在穿戴矫形器期间应该积极参加中等强度的体育活动，以保持肌力，促进畸形矫正。

（4）在矫正效果较好的情况下，每日穿戴时间可相应缩短，如每半年每日减少2~3h，直至白天不穿戴矫形器，仅在夜间穿戴。

（5）患者在发育期接受矫形器治疗，如果在发育停止后侧凸角度仍大于30°，应再继续穿戴两年至两年半，以巩固矫正效果，最大年龄可到22周岁。

四、脊柱侧凸矫形器穿戴适用性练习

（1）第1~2天：每日白天分3~4次，每次穿戴0.5~1h，脱下后检查皮肤是否发红，患者有无不适感。夜间睡前穿戴0.5~1h，然后脱下。

（2）第3~4天：每日白天分3~4次，每次穿戴2~3h，夜间睡前穿戴1~2h，然后脱下。

（3）第5~6天：每日白天持续穿戴，每4h脱下检查皮肤，夜间睡前穿戴1~2h，然后脱下。

（4）第2周：每日白天持续穿戴，每4h脱下检查皮肤，夜间穿戴矫形器入睡。

第三节　临床应用

一、适应证和临床选用

对于脊柱侧凸矫形器的适应证和临床选用，应根据侧凸的严重程度和部位确定，并选择合适的矫形器形式。形式的选择往往还受到一些限制，临床选用还包括禁忌证、适用原则、合适性检查方法及使用方法等内容。

1. 适应证　①主要适用于Cobb角 < 45°，尚处于发育期的特发性脊柱侧凸患者。绝对适应证是Cobb角20°~40°的脊柱侧凸患者；②对于Risser征 < 1，Cobb角 < 20°的患者可先观察，如果发现有5°以上的进展，则应使用矫形器治疗；③成年患者或其他原因的脊柱侧凸的辅助治疗；④用于中重度脊柱侧凸术前的治疗，对于需要手术治疗的中重度脊柱侧凸患者，如患者年龄较小，可穿戴矫形器以限制侧凸发展，为手术延期治疗创造条件，有利于选择最佳手术年龄。

2. 临床选用

（1）应用矫形器治疗特发性脊柱侧凸患儿，为取得较好的治疗效果，需要患儿仍有两年以上的骨骼发育时间。可以从年龄、第二性征、骨龄等方面评估患儿的骨骼发育状态。矫形器通过改善发育期儿童，青少年的脊柱骨骼和肌肉的生物力学情况，引导骨骼发育，达到最终的矫正目的。

（2）对于发育基本完成或成年脊柱侧凸患者，经临床实践证明，在侧凸程度相对小，柔软度和侧凸脊柱节段有利于矫形器矫正的患者，也能够通过穿戴矫形器得到一定程度的矫正。

（3）在脊柱侧凸矫形器选用方面，密尔沃基矫形器适用于高胸段、胸颈段的侧凸畸形，即顶椎高于第7胸椎的侧凸畸形；色努矫形器适用于顶椎低于第8胸椎的侧凸畸形；波士顿矫形器主要适用于腰段、低胸段的侧凸畸形。

二、禁忌证

1. 皮肤　对于皮肤感觉丧失的患者，穿戴矫形器会导致患者无法有效地感知压力，无法避免压力可能产生的皮肤伤害，难以施加压力。躯干皮肤有炎症，对矫形器材料过敏，不能耐受压力和湿热，以及因为其他疾病导致皮肤和肌肉软组织不能耐受压力，不能采用矫形器治疗。

2. 侧凸特性方面　①侧凸僵硬，或者侧凸节段长度小、顶椎位置高，可能导致矫正效果差；②顶椎位置高，可能导致矫正效果差；③椎体旋转，肋骨隆起状况相对于侧凸的程度较严重；④胸椎侧凸伴平背，胸椎段生理后弯曲前凸至直立状态；⑤侧凸畸形进行性发展，侧凸发展迅速，治疗效果差，也可以作为矫形器的禁忌证。

3. 肥胖　患者身体肥胖，常常不利于矫正压力发挥作用，导致矫正效果差。

4. 患者心理　患者在主观意识或情感上不能接受矫形器治疗，甚至抵制矫形器的装配等。

5. 环境　患者生活环境也是制约矫形器应用的因素，例如，患者地处偏僻，不能接受经常性检查和更换，可能造成矫形器严重不适配；气候炎热、潮湿导致患者难以坚持穿戴矫形器等。

三、注意事项

脊柱侧凸的矫形器治疗，是矫正轻、中度特发性脊柱侧凸的有效方法之一。对于需要非手术治疗的发育期儿童，装配一定形式的侧凸矫形器，同时采用侧凸体操疗法改善肌肉的矫正力量，采用牵引疗法改善脊柱的柔软性，能达到控制脊柱畸形、矫正侧凸的目的。脊柱侧凸的矫形器疗法也应用于其他病因的侧凸患者，是配合手术矫正的其他非手术治疗方法的手段之一。

1. 应用时间　在患者发育成熟之前的时期内，矫形器原则上需要每日穿戴24h；考虑到患者需要洗澡并做运动治疗，往往要求患者每日穿戴23h左右；在骨骼的生长发育停止以后，可以让患者只在夜间穿戴，并且继续使用数年，维持已经得到的矫正效果。决定患者何时完全脱离矫形器是极为重要的，相关方法的研究和经验的积累是每一个治疗合作团队需要重视的。但要明确一点，要想使矫形器疗法取得较好的效果，在患者穿戴矫形器期间，需要自始至终得到患者及其家属的积极配合。

2. 应用原则 在临床应用中,首要问题是在矫形器装配和手术治疗之间正确地选择,出具临床治疗处方。原则上,需要根据患者侧凸的角度和患者的骨骼发育年龄做出选择。

（1）全面检查和正确处方：根据患者情况选择治疗方法,不仅要正确诊断脊柱侧凸的程度,还要判断患者骨骼发育的能力,了解侧凸的可矫正性和生物力学特性,注意侧凸畸形发展的趋势；在侧凸畸形的矫正上,要针对侧凸的侧向弯曲、椎体旋转、肋骨隆起、平背及颈椎偏移等情况,采用相应的手段。

（2）了解影响矫正效果及预后的因素：脊柱侧凸矫形器治疗的预后,是指应用侧凸畸形控制和矫正的结果,与以下因素密切相关。

1）第一次诊断的年龄：患者初诊年龄越小,侧凸畸形得到矫正的可能性越大。

2）脊柱侧凸的程度：患者侧凸畸形发现较早,患者侧凸程度较轻时,矫形器等保守治疗方法的效果较好。

3）正确的矫形治疗处方。

4）脊柱侧凸的可矫正性。

5）对矫形器治疗和体疗的经常性检查：矫形器治疗效果不佳的原因可能包括患者不能保证穿戴时间,或者穿戴时过松,不能坚持进行脊柱体操运动和电刺激治疗。因此要在取得患者及其家属密切配合的前提下,督促患者坚持正确穿戴矫形器,并定期复查。

6）矫形器装配质量：对于处于发育期的矫正性好的特发性侧凸患者,初次装配矫形器的角度矫正量应大于40%~50%,椎体旋转的矫正量应大于一个级别,并尽量达到更大程度的矫正量。此外,矫形器要求经过试样、终检时各方面的质量检验和修改,满足患者矫形的生物力学要求和穿戴要求。矫形器矫正效果差的原因之一是矫形器的压力点位置、分布不当。

3. 术前矫形器 对于严重的侧凸患者,装配术前侧凸矫形器,可以保护脊柱,控制侧凸发展,等待适宜的手术年龄；还可以改善肌肉和韧带的紧张与挛缩状态,减少术中、术后的神经症状。

4. 注重手术与术后矫形器的结合 脊柱侧凸矫形术后的矫形器使用,不仅可以巩固手术效果,防止术后不良改变,还能避免不必要的融合,保持脊柱的生理功能。

5. 选择适当的矫形器 不同矫形器的应用不仅要针对侧凸的具体病理情况,还要针对患者的不同生活环境。如密尔沃基矫形器不仅适用于顶椎高于第7胸椎的胸段弯曲,还适用于湿热的气候条件；由于该矫形器能够进行高度调节,同样适用于生长旺盛期的儿童。但是,较其他腋下矫形器而言,密尔沃基矫形器的颈部结构会引起更突出的外观不良,所以不建议用于顶椎低于第8胸椎的患者。

在矫形器的选择上,需要坚持的一个原则是,尽可能少的包容和限制,以避免引起关节、肌肉的退行性改变,最大限度地改善患者穿戴的舒适性和美观性。

6. 发挥治疗小组的协同作用 矫形器的矫正治疗要求医生、矫形技师及治疗师相互协作,目标一致。最重要的是患者能配合治疗小组的治疗方案,坚持穿戴。在最初的治疗和复查过程中,要反复强调治疗的必要性,增强患者的治疗信心和耐心。

7. 适合性检查方法

（1）处方要求检查：是否符合处方对矫形器类型、矫正治疗方案的要求。

（2）矫正效果检查：通过矫正效果的评定标准和方法,评定和记录矫正效果。

（3）压垫位置检查：压垫的位置和方向是否正确,压垫的更改是否妨碍矫正效果或患者穿戴。

（4）呼吸检查：矫形器不能限制患者的呼吸。矫形器不能明显限制患者的深呼吸；在患者深呼吸时不能引起压迫或疼痛。在患者中度程度运动后，不能引起胸闷气短的现象。对利于呼吸运动达到矫正目的的色努矫形器，患者应能完成合乎要求的呼吸运动。

（5）各种体位和日常生活动作检查：包括站立、坐位、卧位和行走的检测，双上肢活动度检查，髋关节的屈伸检查等。坐位时应能够略微前倾和侧倾，矫形器背侧的下缘与座位平面的距离应大于2cm。日常生活动作检查能完成如系鞋带、拾物和写作业等动作。

（6）适应性检查：矫形器是否合适患者。包括矫形器的大小、外观、重量的合适情况，以及髂前上棘、髂嵴、肋骨、肩胛骨是否存在压痛点等。

（7）矫形器外观检查：矫形器应外观平整，内外面平滑，矫形器边缘打磨平滑，非矫正压力区不应引起局部压痛、压红。

（8）坚固性检查：矫形器应具有一定的坚固性；矫形器的接缝处宽度不应大于1.5cm，并铆接接缝衬垫。粘扣带应无明显弹性，黏合牢固，与矫形器连接牢固。

8. 脊柱侧凸矫形器停止使用的标志和方法

（1）停止使用的标志

1）一般原则：原则上脊柱侧凸矫形器需要穿戴到患者骨骼发育结束；对于矫正后的Cobb > 30°的患者，往往需要继续穿戴1~2年时间。

患者骨骼发育的状况一般可以通过正位X线片分析髂骨线发育与闭合的程度进行判断。平均而言，女孩在月经初潮后1.5~2年，男孩在16~18岁之间骨骼发育结束。临床指征是4~6个月内身高未见增长，Risser征4~5（髂嵴骨骼基本完全融合）。

2）提前停止标志：矫形效果得到脊柱外科医生和矫形技师的评定，认为基本稳定后，可以在生长期内采用部分时间矫形器治疗，直至逐渐停止穿戴。患者必须每1~3个月接受脊柱检查，防止在生长高峰时侧凸程度加重。

3）对矫形效果的评定方法：在患者脱去矫形器2~3h后，拍摄X线片检查，如果增加的弯曲度数小于5°，而且弯曲小于15°，则可以开始逐渐较少矫形器穿戴时间。

4）接受手术治疗：在矫形器治疗过程中，如果脊柱侧凸可矫正性差，矫正的程度不足，或者侧凸继续发展，应及时停止矫形器治疗，同时寻求手术治疗的适应指征。

作为辅助治疗手段，为防止畸形严重发展，需要脊柱专科医生协同治疗小组和患者及其家属，根据患者骨发育情况、年龄等因素选择手术时机，决定停用矫形器的时间。

（2）停止使用的方法：由于长期穿戴矫形器会在一定程度上引起患者躯干肌力减退。同时，脊柱侧凸矫正效果的维持需要患者自身躯干肌力的支持，停止使用往往需要半年至两年的时间。

停止穿戴矫形器的步骤：

1）矫正效果基本稳定后，增加脱去矫形器进行体疗锻炼、体育活动的时间，加大肌力练习的强度。

2）每日脱去矫形器2~3h，3个月脱掉矫形器4~6h后拍摄X线片检查。

3）采用间隔穿戴、循序渐进的方法，逐步减少白天穿戴矫形器的时间。

4）白天完全不穿戴矫形器，但坚持晚上穿戴矫形器半年至1年。

5）经过以上过程脊柱侧凸程度稳定的患者，可以完全停止矫形器治疗。

（虞乐华）

第十三章 减重训练技术

第一节 概 述

一、定义

减重训练（partial weight support）技术是借助外在装置不同程度地减少自身身体重量对肢体的负荷，以达到不同训练目的的方法。在临床上，减重训练一般包括悬吊减重训练、浮力减重训练及利用其他辅助器具进行患肢减重训练等方法。

二、作用

减重训练技术已广泛应用于临床疾病的康复中，如肌力下降的患者利用悬吊进行减重状态下的力量训练，下肢运动功能障碍患者利用悬吊减重系统或水的浮力进行减重步行训练等。减重训练不仅可用于维持或改善关节活动度，提高肌力，还可以改善平衡，进行早期的步行训练。

第二节 设备要求及操作方法

一、悬吊减重训练设备要求及操作方法

（一）悬吊网架

1. 设备要求 悬吊网架是常见的一种装置，价格便宜且安装简单。悬吊网架一般配备了悬吊绳、悬吊带、滑轮、挂钩等（图13-1）。

2. 操作方法 在临床康复中利用可调长短的绳索、搭扣或S形钩和吊带组合起来，将拟训练活动的肢体悬吊起来，使其在除去重力的条件下主动进行钟摆样的训练活动，如仰卧位训练髋关节的外展内收，侧卧位训练肩关节的前屈后伸等。在训练时，悬吊点的选择对于训练有重要意义，因此应根据患者的不同病情合理地选择悬吊点。悬吊点的选择有以下五种：

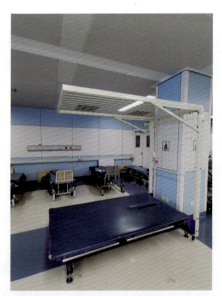

图13-1 悬吊网架

（1）悬点在运动关节上方：此种悬吊方式可使运动始终保持在水平面上且无阻力变化。

（2）悬点在运动关节远侧：此种方式的肢体最低位正好处在悬吊点与关节的连线上，由于重力原因，向两侧运动时阻力不断增加，返回时则逐渐减小。运动轨迹为凹形弧线。

（3）悬点在运动关节近侧：此种方式的肢体最高位正好处在悬吊点与关节的连线上，

从中间向两侧运动时阻力不断减小，返回时则阻力不断增加。运动轨迹为凸形弧线。

（4）悬点在运动关节外侧：此种方式的重力可在关节向外运动时提供助力，向内运动阻力逐渐增加。向内的运动轨迹为逐渐上升的曲线。

（5）悬点在运动关节内侧：此种方式的重力可在关节向内运动时提供助力，向外运动时阻力逐渐增加。向内的运动轨迹为逐渐下降的曲线。

（二）悬吊减重步行训练系统

1. **设备要求**　该系统一般由过头的钢架悬吊装置（固定支撑架、减重控制台、电动升降杆）及减重背心构成，减重范围为体重的 0~100%，通过调整减重范围来调整下肢负重情况，减重背心绑缚于患者腰臀部，另一端固定在悬吊支架上。悬吊减重步行训练系统常结合 运动平板（treadmill） 为患者提供 减重平板步行训练（body weight support treadmill training，BWSTT）（图13-2）。

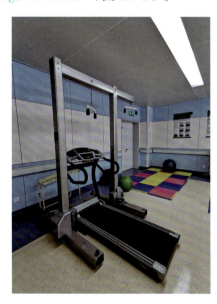

图13-2　BWSTT

2. **操作方法**　使用时用减重吊带将患者部分肢体悬吊，使患者步行时下肢的负重减少，帮助行走能力受损的患者进行早期的步态康复训练。由于其帮助患者减轻负重，也可在减重状态下进行姿势控制、平衡、蹲坐、坐立和360°旋转等多种形式的训练。当使用BWSTT时，患者被减重吊带悬吊起来，配合运动平板的速度进行步行训练，必要时需要治疗师辅助患肢摆动或稳定患者躯干进行步行训练。

（三）天轨悬吊训练系统

1. **设备要求**　天轨悬吊训练系统包括支架和拉绳或拉杆，支架上安装有导轨，导轨上装有连接拉绳或拉杆的滑块，拉杆或拉绳的另一端与固定患者的背带相连（图13-3，图13-4）。

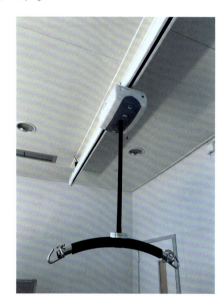

图13-3　导轨、滑块及拉绳

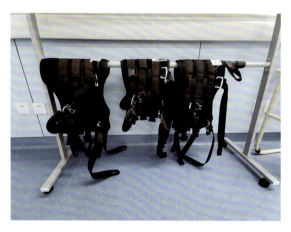

图13-4　患者使用背带

2. **操作方法**　使用时，将挂在拉杆或拉绳上的背带与患者绑定，再调节拉杆或拉绳的升降进行减重重量的调节，患者可在此种减重状态下沿着导轨铺设的路线进行步行训练，在步行路线中还可以调整不同的环境来增加训练的复杂性，如在行进路线上增加障碍物使其跨越等。

（四）下肢康复机器人

1. 设备要求 下肢康复机器人是当今减重步行训练中较为先进的一种技术。下肢康复机器人（图13-5）主要由一套下肢外骨骼机械系统、智能减重支持系统及医用跑台组成。下肢外骨骼机械系统包含两条腿部驱动的外骨骼机械腿和相应的传感器件。

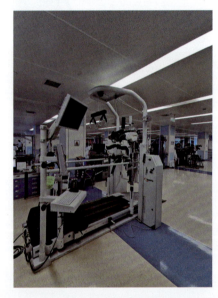

图13-5 下肢康复机器人

2. 操作方法 先将患者基本信息录入操作界面，然后把背带与患者绑定，用减重系统将患者悬吊离地，将其下肢与两条机械腿吻合绑定，调整松紧度，点击开始按钮，再降低患者至合理的负重水平进行步行训练。训练时，机械腿通过模拟的正常步态带动人体双腿进行协调摆动，同时，系统软件的精准调控确保了髋、膝关节能以预设的步态曲线进行训练，基于人机协作训练的原则，系统可实现患者的主动训练、被动训练。安装在腿部的传感器能对驱动力矩、关节角度等信息进行实时测量，显示在控制界面，利于专业人员进行实时评估，以设定符合患者需求的个性化治疗方案。

二、浮力减重训练设备要求及操作方法

（一）设备要求

利用水的浮力进行减重状态下的训练一般会在运动池中进行。成人运动池容积大小不等，一般大于 10m×3m×（1~1.4）m，多为砖瓦结构。儿童运动池多为圆形，陶瓷和不锈钢材质多见。治疗性运动池的辅助设备还包括治疗床或者治疗椅、步行训练用双杠和漂浮物等；以达到不同的训练目的。

（二）操作方法

1. 肌力及肌肉耐力的训练 在水中可进行适合各级别肌力的患者的训练，特别是肌力小于3级的患者。由于在水中浮力的原因，患者可更方便地移动肢体。如果患者肌力在3级及以上，可利用水的流体抵抗力、各种外在设备及调整运动方向、速度等达到患者所需的训练效果。

2. 平衡功能训练 可让患者站在平衡杠内，治疗师从不同方向利用水浪或其他外界因素干扰患者平衡，并让患者尽量维持平衡状态，以达到训练动态平衡的目的。

3. 步态、步行能力训练 水中步行训练一般较陆地早。对于下肢骨折患者的早期恢复或其他原因导致下肢负重疼痛的患者，可利用水中浮力减轻下肢的负重，达到步行训练的目的，对于肌力减弱的患者同样可以在此种减重状态下进行行走训练。训练时，让患者进入水中，站在平衡杠内，双手握住平衡杠练习行走。当然，与陆地时的步行训练一样，可在水中使患者进行各个方向的迈步训练或交叉步行等。

4. Bad Ragaz训练法 其训练特点是将浮

力作为支撑力,当患者在水中进行运动训练时,只靠游泳圈作为支撑,不需要借助外在物体支持。所以,此种训练也称为泳圈训练法。它自从瑞士 Bad Ragaz 兴起后,已在多个国家和地区流传,成为一种经典的水中训练方法。

三、其他辅助器具减重训练设备要求及操作方法

(一)设备要求

临床上,人们常常会借助拐杖、助行器等辅助器具帮助患者进行负重训练、平衡训练或行走。由于下肢骨关节疾病或中枢神经损伤的患者需要早期下床活动,或者患侧负重训练,此时需要借外在辅助器具完成相关训练或活动。此类辅助器具在临床各个科室都可能见到,特别是在骨科和神经外科最常见。此种类型的减重训练其实是只针对患侧肢体的减重。常用的拐杖有腋拐、肘拐和手拐等。除了拐杖,助行器也是在临床较为常用的一种辅助器具。它是由三面金属支架构成,底下有四个脚支撑,脚处可有轮或无轮,能够提供前面以及左右两面的保护,比拐杖更加稳定,使用拐杖吃力的患者可先选用助行器辅助训练。

(二)操作方法

利用辅助器具患者可实现负重训练以及行走等训练。

1. 患腿负重训练

(1) 不负重(non-weight bearing,NWB):患腿离开地面不用力。

(2) 轻负重(toe-weightbearing,TWB):可以用足趾点地来维持平衡。

(3) 部分负重(partial-weightbearing,PWB):患腿可承担身体部分重量。

(4) 可忍耐负重(weightbearing as tolerated,WBAT):患腿承担大部分甚至所有体重,能忍耐即可。

2. 行走训练

(1) 利用助行器的行走训练:助行器放于面前,患者站立框中,双手握住助行器两侧并向前移动助行器一步。待助行器稳定后,先迈出患腿,重心前移,再移动健腿向前一步,完成步行。

(2) 利用拐杖的行走训练:

1) 使用双拐的原则为不负重或轻负重行走。行走方法如下:

A. 不负重行走:双拐同时向前迈出,健腿再向前迈步移到双拐前方移患腿,再迈双拐,如此反复向前行走。

B. 负重行走:行走时,先将双拐置于身体前方,然后提起患腿向前迈一小步,在双手支撑体重的情况下健腿向前挪动一小步,再将两拐向前迈出,如此反复;

C. 四点步态:适用于下肢不能持重者,其迈步方式为左拐—右脚—右拐—左脚。

D. 三点步态:适用于一侧下肢不能或只能部分负重的患者,这种行走方式是双拐与患肢先行,健腿再迈出。

E. 两点步态:速度比四点步态快且安全,使用四点步态,成熟者可使用两点步态。行走时是左脚与右拐同时向前,然后右脚与左拐再向前。

2) 使用单拐时,单拐绝大部分使用是在健侧,且患腿能部分负重。

第三节 训练原理及临床应用

一、悬吊减重训练原理及临床应用

(一)悬吊网架

1. **训练原理** 利用悬吊带有针对性地减轻身体各部位的重量负荷而进行训练,此种训练可帮助患者在水平面上进行免除重力的运动。

2. **适应证** 其主要完成主动-助力运动,适合3级以下肌力较弱的患者进行训练。如脑

卒中、脊髓损伤、失用性肌肉萎缩和关节源性肌肉萎缩等。

3. 禁忌证 不适合肌力训练的患者，如全身有严重感染、高热、局部有活动性出血及严重心脏病患者等。

4. 注意事项

（1）根据训练情况选择合适的悬吊点，不同的悬吊点可决定不同的运动方式（无阻力、阻力或者助力）。

（2）根据具体情况选择合适的时间安排，以达到相应的治疗强度。

（3）运动范围越大，训练强度越大。

（4）可借助外力提供阻力达到相应的训练强度。

（5）注意无痛训练，训练过程中若发生疼痛，应引起重视，可能是引起或加重组织损伤造成。

（6）在增强肌力训练过程中应避免代偿运动出现。

（7）对患者进行充分的讲解与沟通。

（二）悬吊减重步行训练系统

1. 训练原理

（1）脊髓中枢模式发生器（central pattern generator，CPG）：CPG是指脊髓接受某些刺激后经过整合产生节律性的电活动的机制。脊髓的CPG位于脊髓的腹部和中部两侧。Shepherd等研究者给予胸段脊髓切断的猫悬吊减重平板训练观察到，猫的后肢有规律性的肌电活动，同时猫的肢体能够在平板上进行交替运动，提示脊髓中枢发生了规律性的神经冲动。步行时屈肌和伸肌交替转换的神经冲动机制就是减重步行训练的理论基础。在减重步行训练中，来自髋、膝和踝的运动刺激传入脊髓，对脊髓的运动神经元产生影响，当影响达到一定程度时，可使更高级的运动中枢产生可塑性影响，如扩大运动皮质支配区的活动等。对皮质的影响反过来又会影响脊髓的CPG。这种训练能有效激活大脑皮质及脊髓的CPG。

（2）强制运动理论：该理论源于"习得性失用"。脑组织受损以后，患者会注重使用健侧肢体进行活动而忽略对患侧肢体的使用，造成患侧肢体的"失用"。BWSTT正是通过反复的行走训练，强迫患肢进行运动，从而避免了患肢的失用。

（3）运动控制理论：该理论强调动作与任务及环境的相互关系。运动的控制需要与行为相关的目标来完成。某些功能性任务需要特定的动作来完成。步行能力是需要通过步行的训练去改善。BWSTT能够给早期患者提供减重状态下的步行训练，在训练中不断修正动作的错误，增强对运动的控制，提高步行能力。

2. 适应证

（1）脑卒中及脑外伤：减重步行训练能够改善早期脑卒中患者下肢运动功能、步行能力及步行运动模式。对于脑外伤患者，BWSTT早期介入脑外伤患者康复治疗，能够改善患者日常生活活动能力、平衡能力、步行能力及下肢运动功能等。BWSTT比传统训练更能改善其患侧肌力和转移能力。

（2）脊髓损伤：BWSTT能够改善不完全性脊髓损伤患者下肢运动功能及步行能力。BWSTT对改善脊髓损伤患者心血管功能、预防下肢深静脉血栓形成等并发症也有一定作用。脊髓损伤程度、减重重量、训练时间及频率等都会影响BWSTT的训练疗效。

（3）小儿脑瘫：治疗师帮助脑瘫患儿稳定躯干，必要时可协助其重心转移及迈步，使其在BWSTT上完成正常的步态训练，提高患儿的下肢运动功能。有研究表明，BWSTT可提高患儿的粗大运动，同时改善主动肌与拮抗肌的不平衡，减轻拮抗肌痉挛。也有研究证实其对于纠正足下垂也有一定作用。

（4）其他：BWSTT对于下肢骨折骨不连、骨关节病变术后的早期功能性步行训练有一定的积极作用，同时临床上也用于帕金森病等神经系统疾病的训练与治疗。国外也有其用于年老体弱者或长期卧床者的有氧步行训练等文献报道。

3. **禁忌证**　脊柱不稳、患者有认知功能障碍、下肢骨折愈合不充分、直立性低血压等。慎用于下肢肌力不足2级的患者，因为患者缺乏足够的力量保护，易造成关节损伤。

4. **注意事项**

（1）合适的减轻重量，避免患者完全依赖吊带，同时也要避免过度负重，以双下肢在减去负重后能支持身体重量为宜。

（2）固定减重吊带时要注意左右平衡。

（3）减重吊带易产生摩擦的地方要注意松紧，必要时增加衬垫，避免擦伤患者，特别是有感觉障碍的患者。

（4）久病卧床患者先行站立床训练，防止直立性低血压，再过渡到此种训练。

（5）训练过程中时刻注意患者变化，出现不适时立即停止。

（6）控制平板运行速度，避免突然增减速度。

（三）天轨悬吊训练系统

1. **训练原理**　作为一种减重步行训练装置，其训练原理与BWSTT类似。减重步行训练为患者提供早期的行走训练，刺激患者脊髓CPG及大脑皮质的活动，利于神经功能的重塑，改善患者的运动功能。同时，天轨悬吊训练系统可让患者在真实的步行环境中沿着轨道进行行走训练，有更为丰富的环境刺激，利于患者康复。

2. **适应证**

（1）脑卒中：天轨悬吊训练能够提高下肢抗重力肌肉的兴奋性，改善步态的对称性，有助于患者下肢运动功能的提高以及步态的改善，是改善脑卒中患者步行能力的有效手段。

（2）脊髓损伤：天轨悬吊早期步行训练也可改善不完全脊髓损伤患者下肢肌肉力量，提高下肢控制能力及平衡功能，改善下肢功能性活动。

（3）其他：天轨悬吊训练系统还可用于各种上、下运动神经元性疾病造成的下肢运动功能障碍，以及各种骨关节疾病或术后的功能性步行训练。

3. **禁忌证**　同悬吊减重步行训练系统。

4. **注意事项**

（1）训练时，针对患者的实际情况，选择适合患者的减重重量及行走轨道。

（2）在捆绑之前与解绑后注意保护患者安全，防止跌倒。

（3）注意胯下绑带的松紧合适，防止患者擦伤。

（4）随时注意训练中患者的情况，防止意外发生。

（四）下肢康复机器人

1. **训练原理**　除了上述提到的步行中枢和CPG等理论基础，BWSTT不能实现精准的重复性刺激，而下肢康复机器人能够提供更为精确的正常步态模式。其能实现高强度、针对性、可重复性且以任务为导向的正常步态训练，利于患者神经功能的重塑。

2. **适应证**

（1）脑卒中：下肢康复机器人能促进脑卒中患者正常步态的恢复，维持患侧肢体与正常肢体的平衡性、训练下肢肌肉活动等，甚至有提高患者心肺功能的潜力。

（2）脊髓损伤：下肢康复机器人能够改善不完全脊髓损伤患者的行走能力、肌肉力量及步行质量，训练前行走能力越差的患者进步会更加明显。机器人训练也能促进患者心肺适应能力的提高。

（3）其他：下肢康复机器人结合传统的

康复训练能够改善脑瘫患儿的粗大运动功能及步行能力。同时，下肢康复机器人对于帕金森病、多发性硬化等都有积极的治疗效果。

3. 禁忌证 同悬吊减重步行训练系统。同时，下肢肌张力高的患者慎用，因为下肢的高张力可导致机械臂出现保护性停止，不能正常运作。

4. 注意事项

（1）训练时应根据患者情况，实时调整治疗参数，以符合患者的训练要求。

（2）注意保护患者上、下机时的安全，防止意外发生。

（3）固定减重带时要注意松紧合适，胯下等易摩擦部位要加衬垫，防止擦伤。

（4）长期卧床患者先进行体位适应性训练，防止直立性低血压。

（5）训练中实时观察患者的变化，避免意外。

二、浮力减重训练原理及临床应用

（一）训练原理

人在水中运动训练时，可利用水的浮力治疗病患。在水中运动时，因浮力作用可减轻身体负荷，在陆地上因负重困难而难以完成的动作或训练（如行走、起立等），就可以采用水中运动训练的方式来进行。人在水中随着入水深度的增加，所受到的浮力也越大（排开水的体积增大）。利用此特点可调节运动时的负荷大小来进行针对性的训练。

（二）适应证

利用浮力原理，可对肌力不足的患者进行肌肉力量训练及功能性锻炼。适用于脑卒中偏瘫、不完全性脊髓损伤、骨折、失用性肌肉萎缩、小儿脑瘫、帕金森病、风湿性关节炎、强直性脊柱炎等疾病。

（三）禁忌证

1. 绝对禁忌证 认知功能障碍、皮肤传染性疾病、各种出血倾向者、恐水症、严重心脏病、活动性肺结核、身体极度衰弱者等。

2. 相对禁忌证 血压过高或过低者，可选择性入水，但需随时观察情况，治疗时间不宜过长。大便失禁者应排空大便再入水。

（四）注意事项

（1）治疗时间应在进餐后 1~2h。

（2）水温应保持在 36~38℃为宜。

（3）注意训练强度，水中运动强度与陆地运动时不同，同时注意运动时间及频率。一般每次 10~15min，每周最好不少于 3 次，可根据患者实际情况调整。

（4）注意水池消毒，预防感染。

（5）训练时要注意水深，根据患者实际情况调整水的入水深度，一般水深应以不超过乳头为宜。

三、其他辅助器具减重训练原理及临床应用

（一）训练原理

利用辅助器具的支持作用，减少患侧肢体的负重，从而达到负重以及行走的训练目的。

（二）适应证

此类型的辅助器具可用于上运动元或下运动元损伤的患者，也可用于下肢骨折或各种其他骨关节疾病导致的下肢运动功能障碍的患者，对于长期卧床老人或患者都可使用，帮助其恢复下肢运动功能。

（三）禁忌证

没有绝对禁忌证，但需注意使用时对于辅助器具的控制，避免跌倒。

（四）注意事项

1. 使用拐杖时应注意

（1）患者初次使用时，需要专业人员正确指导其使用，避免在湿滑的环境中使用拐杖。

（2）拐杖下端必须安装橡皮头以减少震

动,同时防止端头直接接触地面发生滑动。

(3)扶拐锻炼需要循序渐进,速度由慢到快,距离由短到长,由平地到斜坡或楼梯,切忌操之过急。

(4)腋杖上端的横梁上需加软垫,减少使用时对腋下软组织的压迫。

(5)调节拐杖的长短以适合人体的需要,避免过长或过短。

2. 使用助行器时应注意

(1)行走前检查助行器是否平稳,脚底衬垫是否老化磨损。

(2)行走时注意助行器摆放位置,不要把助行器放得太靠前,以免摔倒。一般与身体间隔自己正常行走一步的距离。

(3)起身或坐下时不要依靠助行器,否则易翻倒。

(4)避免在湿滑的环境中行走,如果不可避免,必须放慢步伐。

(白定群)

第十四章 淋巴引流技术

第一节 概 述

一、定义

淋巴引流技术是用于治疗淋巴水肿的一种综合方法，其原理是根据淋巴系统的解剖和生理结构，对淋巴系统实施治疗，改善淋巴系统的功能，促进或增加淋巴液或组织液的回流，又称淋巴引流综合消肿疗法（complex decongestion therapy，CDT）。CDT 是一种非侵害性的、能有效治疗淋巴水肿和相关症状的综合治疗方法，包括手法及仪器的淋巴引流、压力绷带、皮肤护理及主动运动等。淋巴引流治疗仪是利用负压抽吸的原理，在不同区域通过对负压值、脉冲时间和振动进行精确设定来达到治疗目的。手法淋巴引流及淋巴引流治疗仪产生的负压牵拉及扩展皮肤，使附着在皮肤上的毛细淋巴管的锚丝被牵拉，打开毛细淋巴管的内皮细胞间隙，使得组织液从组织间隙进入毛细淋巴管，再由集合淋巴管输送至前集合淋巴管，最终进入血液循环。

二、作用

1. **增加淋巴液的产生** 牵拉毛细淋巴管的锚丝，打开毛细淋巴管内皮细胞间隙，促进淋巴液进入淋巴系统。

2. **增加淋巴管的动力** 激活集合淋巴管中的平滑肌纤维，增加淋巴管的收缩；增多淋巴液，反射性地引起淋巴管的收缩，从而加快淋巴液的回流。

3. **增加静脉回流** 施压阶段方向性的压力可加快浅静脉的回流，腹式呼吸可以加快深静脉的回流。

4. **镇痛和镇静** 轻柔的压力可以降低交感神经的兴奋性，增加副交感神经的兴奋性；也可加快疼痛物质从组织中引流出来，有助于缓解疼痛。

5. **其他** 减轻肢体的肿胀，改善肢体的功能。

第二节 操作方法

一、手法淋巴引流

手法淋巴引流（manual lymph drainage，MLD）是一种轻柔的手法治疗技术，其包括原地划圈手法、铲形手法、压送手法、旋转手法及拇指原地划圈手法，施压阶段和放松阶段是这些手法的共性。在施压阶段，利用轻柔而有方向的压力，刺激皮肤和皮下毛细淋巴管的锚丝，可以让组织液向正确的方向流动，加快组织液的回流。达到这个目标仅需要像蝴蝶落在皮肤上一样轻柔的力。若压力过高或作用时间过长，会损坏锚丝和其他淋巴组织，导致集合淋巴管出现痉挛。在放松阶段，完全不施加压力，并且治疗师的手被动地随皮肤移动到"牵拉"的起始位置，在这一无压力阶段，毛细淋巴管会从组织间隙吸收组织液，促进淋巴液的生成。为达到最佳疗效，无论是静态还是动态，每个阶段至少持续 1s，在同一区域至少重复 5~7 次。

（一）手法淋巴引流与按摩的区别

按摩，在希腊语中解释为按压某物，通常用于治疗肌肉组织、肌腱及韧带的问题。按摩的目的是促进循环，过度刺激某块肌肉，降低肌张力，松解"结节"。淋巴引流用于治疗位于表层组织如皮肤、皮下组织的淋巴系统，MLD 的目的在于激活身体其他健康部位的淋巴系统并加快淋巴液向静脉系统的回流。为了达到这些效果，淋巴引流的手法通常非常轻柔。

（二）手法

1. 原地划圈手法 单手或双手指间关节与掌指关节伸展，手掌充分接触皮肤，手腕固定不动，通过肘部与肩部的移动进行划圈，推压皮肤向指尖的方向移动，划圈使皮肤牵拉到最大位置，持续 1s，再通过皮肤自发的回缩力使手回到初始位置。主要适用于淋巴结集中的区域。

2. 铲形手法 单手进行或双手交替进行。手平放，拇指与其他手指方向相反，腕关节在尺侧外展，手掌屈曲使皮肤横向牵伸，顺着食指方向螺旋形推送，持续 1s，放松牵伸使皮肤重新回到手掌。主要适用于四肢。

3. 压送手法 单手或双手进行，交替或同时进行。手摆平在背伸位，拇指与其余四肢方向相对，通过腕关节掌曲给皮肤施加压力，放松阶段手腕下滑。主要适用于四肢。

4. 旋转手法 双手同时或者交替进行。手指伸直，拇指外展 90°，手将皮肤向小指方向，向前向外推，呈扇形样推送皮肤，拇指向食指方向移动，手掌抬起，五指都保持与皮肤接触，指尖继续滑行，直到拇指与食指之间成外展 90°。主要适用于下肢和背部。

5. 拇指原地划圈手法 双手同时或交替进行。手腕用力，拇指的关节不动，拇指位于引流方向，向外侧移动至 90°，向移动的方向推动皮肤，当皮肤向内螺旋状移动到最大位置时，放松回到起始位置。

（三）MLD 的治疗顺序

MLD 必须按照一定的顺序进行，在离静脉角最近的区域开始治疗，逐渐向外周区域引流，再从远端向近端引流，从而促进淋巴液或组织液的回流。

（四）MLD 在不同部位的操作步骤

1. 颈肩部 MLD 的操作步骤（图 14-1）

（1）患者仰卧位。

（2）四指并拢在锁骨上窝原地划圈 5~7 次。

（3）从胸骨向肩峰方向运用旋转手法，向锁骨上窝的方向推压。

（4）从耳后向锁骨上窝原地划圈。

（5）在耳前耳后淋巴结表面用旋转手法方向指锁骨上窝。

（6）从枕后向锁骨上窝旋转划圈。

（7）四指并拢从斜方肌表面向胸骨和锁骨上窝旋转划圈。

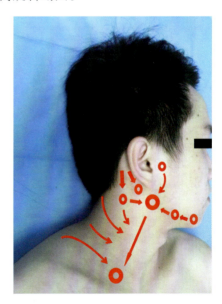

图 14-1　颈肩部 MLD 的操作步骤示意图

2. 面部 MLD 的操作步骤（图 14-2）

（1）患者仰卧位。

（2）四指并拢在锁骨上窝原地划圈 5~7 次。

（3）从颊部、下颌体、下颌骨体向下颌角原地划圈。

（4）从唇下方向下颌角方向原地划圈。

（5）从鼻旁、眶周经下颌角向下颌淋巴结锁骨上窝运用旋转手法。

（6）从眼周、眉部向耳部淋巴结原地划圈。

（7）从额部正中向颞部和下颌角用旋转手法。

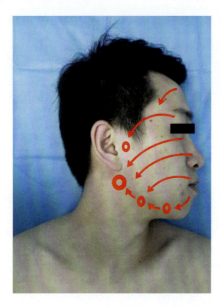

图 14-2　面部 MLD 的操作步骤示意图

3. 上肢 MLD 的操作步骤（图 14-3）

（1）患者取仰卧位，上肢外展 90°，治疗师坐在患者旁用前臂给予支撑。

（2）先在锁骨上窝区域用原地划圈的手法激活静脉角处的淋巴结群。

（3）在三角肌处划圈，向锁骨上窝的方向推压，在腋窝处结束。

（4）在上臂采用交替铲形手法。

（5）在上臂内侧处，手掌平放，采用原地划圈手法，方向朝向腋窝，在此部位多重复几次。

（6）治疗师拉起患者前臂，在上臂外侧用压送技术。

（7）在肘关处，肱骨内上髁及整个肘关节周围使用拇指划圈技术，但在肱骨内上髁处多重复几次。

（8）当前臂处于旋前和旋后位时，在前臂运用铲形技术。

（9）依次在腕部、手背、手指和手掌使用向心性拇指原地划圈手法。

（10）再按原路返回锁骨上窝。

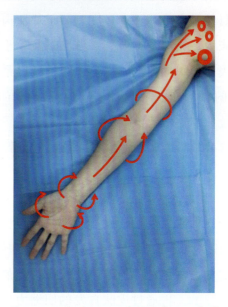

图 14-3　上肢 MLD 的操作步骤示意图

4. 下肢 MLD 的操作步骤（图 14-4）

（1）患者处于仰卧位，头部放松，下肢抬高，腹部放松。

（2）治疗开始先用原地划圈手法激活锁骨上窝的淋巴结群。

（3）腹式呼吸可以激活腹部深层的淋巴结群，双手重叠放在腹部，吸气时鼓腹。

（4）呼气时用手轻压患者的腹部。

（5）重复几次腹式呼吸，在吸气和呼气交接之际改变手的位置，按顺时针方向循环按压抚摸，所有的位点按压都朝向乳糜池的方向。

（6）在腹股沟淋巴结群处，手指在内收肌处平放，运用原地划圈手法，手指朝向腹股沟，向指尖方向推动，使皮肤被牵拉到最大位置，放松收回到起始位。

（7）大腿前侧使用交替压送手法。

（8）在大腿内侧和外侧均使用压送和旋

转手法。

（9）在膝关节内侧使用压送和拇指原地划圈手法。

（10）沿髌骨内侧缘和外侧缘做拇指原地划圈手法。

（11）小腿处沿着毛细淋巴管的分布，做双手交替压送；或者一手用压送，另一手用旋转手法。

（12）在跟腱处使用原地划圈手法。

（13）在足背上使用交替拇指划圈手法。

（14）在足背足趾近端使用拇指原地划圈手法。

（15）再按淋巴管的走向原路返回到锁骨上窝。

二、压力治疗

压力治疗指采用特定材料制作的特定尺寸的低弹性绷带、弹力手套及弹力袜用于治疗外周淋巴水肿。压力治疗是淋巴水肿必不可少的治疗手段之一。低弹性绷带是 CDT 治疗淋巴水肿的重要部分。

（一）低弹性绷带治疗的基本原则

淋巴水肿治疗使用由低弹性纤维和橡胶纤维制成的低延展性绷带或低弹性绷带。它的优点是在肢体休息和运动时都能产生持续的压力，以及静息压和工作压。通常用毫米汞柱（mmHg）计算弹性绷带。如果整个肢体使用均匀的压力包扎，肢体远端周径较小的部位承受较大的压力，如踝部，由此从肢体的远端到近端自动产生梯度压力差。由于有骨性突出的部位承受的压力最大，而骨性突出周围的部位往往受不到压力，因此在这些部位可以放置海绵衬垫，以获得均匀的压力。在静止状态下，弹性包扎只对浅表的淋巴管或血管产生压力；当肢体活动时，肌肉收缩以对抗绷带的压力，能够增加组织间隙的压力，并对深部的淋巴管或血管产生压力，加速淋巴液和血液的充盈和排空。

（二）低弹性绷带治疗的作用原理

1. **工作压** 运动时，肌肉收缩和舒张，绷带对抗肌肉扩张并将力作用于深部组织。

2. **静息压** 休息时，肌肉放松绷带的恢复力作用于组织产生持久的压力。

3. **高弹性压力绷带和低弹性压力绷带的区别**

（1）高弹性压力绷带：可延伸长度>100%，对深部的静脉和淋巴系统不起作用。在行走或运动时，高弹性压力绷带会扩张，削弱了将肌肉泵工作时产生的力反作用于深部组

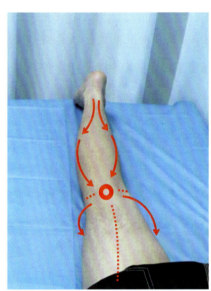

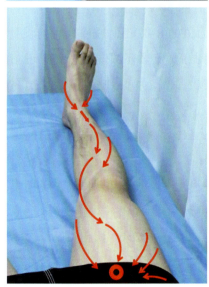

图 14-4　下肢 MLD 的操作步骤示意图

织；在休息期，高弹性压力绷带对组织产生持久的压力，长时间使用会影响血液循环，一般不建议过夜使用。

（2）低弹性压力绷带：可延伸长度<100%，可促进深部的静脉和淋巴回流。在行走或运动时，低弹性压力绷带变形较小，可将肌肉泵工作时产生的力反作用于深部组织，从而促进深部的静脉和淋巴回流；在休息时，低弹性压力绷带静息压低，长时间使用不影响肢体血供，可安全使用。

治疗淋巴水肿是为了使肢体得到最合适的压力。除了使用低弹性压力绷带外，还会使用其他材料，形成多层低弹性压力绷带系统，给肢体足够的压力治疗淋巴水肿，同时不引起组织损伤、过敏或感觉改变，不影响肢体活动。

（三）多层弹性压力绷带包扎系统

多层弹性压力绷带包扎系统是指管型绷带、指部绷带、衬垫等弹性压力绷带结合包扎。

1. 管型绷带　在涂完润肤剂后，使用棉质的管状绷带套在肢体上，可保护皮肤吸收汗液。

2. 指部绷带　为了防止手指和足趾的肿胀，使用宽4~5cm的网状绷带包扎手指和足趾，缠绕数层，起于指的远端，止于近端。

3. 衬垫　保护皮肤和组织，降低压力性损伤或加强局部压力，防止压疮和摩擦。主要用于跟腱、足背、踝关节等骨突出部位，分解压力。多用聚氨酯泡沫衬垫。

用于治疗淋巴水肿的多层低弹性压力包扎系统中的棉质管型绷带、泡沫衬垫、低弹性压力绷带，根据不同的部位有不同的型号。所以，在使用压力绷带治疗时，不要随意剪切弹性绷带，延长使用时间，建议用中性肥皂清洗，避免在阳光下曝晒。

（四）压力绷带的应用

压力绷带最常用于四肢淋巴水肿的治疗期和治疗后的维持，规范的包扎才能取得良好的治疗效果。规范的包扎根据部位的不同选择相应的型号，包扎时应注意每种材料使用的顺序。另外，包扎时肢体远端包扎产生的压力要大于近心端，由此形成压力差，促进淋巴液的回流。

下肢弹性压力绷带包扎示意图见图14-5。

上肢弹性压力绷带包扎示意图见图14-6。

（五）压力袜和压力手套

压力袜和压力手套是肢体淋巴水肿预防和治疗的重要手段之一。对于早期的淋巴水肿（0期的淋巴水肿可自行消退），压力袜和压力手套是主要的预防措施。即使中晚期的淋巴水肿，在经过CDT综合治疗，患者肢体体积减小后，压力袜和压力手套也是后续治疗和巩固治疗效果的必要措施，甚至终身使用。作为综合治疗的重要部分，选择合适的压力袜和压力手套非常重要。选择压力袜和压力手套时，先要测肢体的周径，然后选择合适的型号。

1. 压力袜/压力手套治疗淋巴水肿的原理　医用压力袜和压力手套治疗水肿的原理很简单，因为医用压力袜/手套是循序减压设计的，在脚踝/手腕部位给予压力值最大，顺着腿部/手臂向上逐渐递减，在小腿/前臂处减到最大压力值的50%~80%，在大腿处/上臂减到最大压力值的0~20%，这种独特的设计方式，在保护良好血液循环的同时，使淋巴液不会淤积在下肢/手臂，从而消除下肢/手臂的水肿。

2. 压力分级　1级：18~21mmHg；2级：22~33mmHg；3级：34~46mmHg；4级：>40mmHg。一般来说2级压力适合治疗静脉性水肿，3级压力用于淋巴水肿，晚期淋巴水肿的肢体可选用4级压力弹力袜。

3. 选择压力衣的测量点

（1）上肢周径：手腕横纹、前臂中点、上臂中点。

（2）下肢周径：踝关节最细部位、腓骨

第十四章 淋巴引流技术

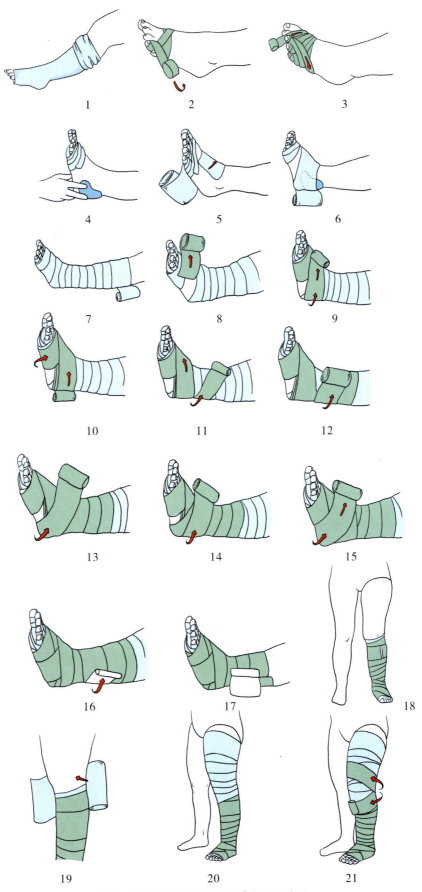

图 14-5 下肢弹性压力绷带包扎示意图

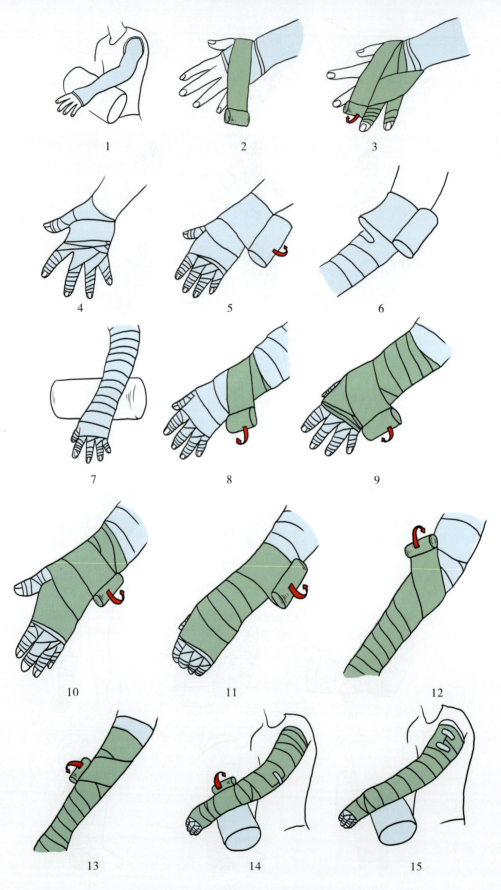

图 14-6　上肢弹性压力绷带包扎示意图

头处、腹股沟下5cm。

4. 压力袜和压力手套的穿着和保养

（1）在穿着时最好使用橡胶手套、袜套。

（2）不能干洗，可水洗，水温低于40℃。

（3）使用中性洗涤剂或中性肥皂。

（4）在空气中流通处晾干，不可暴晒，不可烘干。

（5）避免硬物损毁弹性。

（6）不要剪断或牵拉压力衣内突出的线头。

三、皮肤护理

皮肤是人体的第一道屏障，维持皮肤的完整性和认真处理慢性淋巴水肿皮肤出现的病变，能最大限度地减少感染。皮肤护理是CDT综合治疗取得最佳疗效必不可少的一部分。目的是通过清洗和使用润肤剂来保护皮肤的屏障功能。早期的健康教育有助于减少皮肤并发症的出现。并告知患者随时检查皮肤，尽可能做到以下6点：①最好使用中性肥皂（普通的肥皂会使皮肤干燥）；②使用纯植物护肤品，维持皮肤的水分（含香精和防腐剂的护肤品可能刺激皮肤，引起皮肤过敏）；③防止蚊虫叮咬；④不要泡温泉；⑤勤换压力衣；⑥告知患者经常修剪指/趾甲，随时检查足趾之间的皮肤。

四、功能训练

功能训练应循序渐进，强度由轻到重，训练时间逐渐增加，训练内容由简单到复杂，所有的训练都必须在专业人士的指导下进行，并在训练的同时配合腹式呼吸。

腹式呼吸是指吸气时腹部凸起，吐气时压缩腹部使之凹入的呼吸方法。腹式呼吸训练会激活人体的腹部深层的淋巴结群，这对于淋巴充分回流进入血液循环系统是非常必要的。腹式呼吸进行3~5次后，保持放松，防止过度呼吸。

1. 上肢淋巴水肿的功能训练

（1）热身训练：腹式呼吸（3~5次），颈部、肩关节、腕关节绕转训练。

（2）运动部分：双手合十，双手手指之间互相推动移动；握拳并打开手指；双手爬墙。

（3）整理运动：绕腕关节；牵伸颈部（如斜方肌）；牵伸肩周的肌群（如胸大肌、三角肌）。

2. 下肢淋巴水肿的功能训练

（1）热身训练：腹式呼吸（3~5次）；绕踝关节。

（2）运动部分：踝背屈做肌肉泵训练；足趾之间的相互挤压分离训练；膝关节相互推动训练；下肢的直腿抬高训练，原地踏步训练。

（3）整理训练：绕踝关节；拉伸腿部肌肉群（如腘绳肌、腓肠肌、比目鱼肌）。

上下肢淋巴水肿除了做上述的训练外，还可以做一些全身性训练如瑜伽、游泳，以及上下肢的抗阻训练，抗阻的重量根据患者的具体情况，由专业淋巴水肿治疗师制订。

五、淋巴引流治疗仪的操作

淋巴引流治疗仪（图14-7）由主机、导线、手柄、吸头及橡胶圈五部分组成，治疗时先连接好导线、手柄，再打开主机电源，根据疾病的类型、损伤程度和治疗部位选择不同的吸口、负压值、模式及间歇比。淋巴引流治疗仪的禁忌证和适应证、与手法淋巴引流相同，治疗顺序是从锁骨上窝开始，从近心端到远心端，再从远心端到近心端。

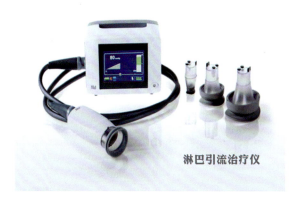

图14-7 淋巴引流治疗仪

第三节　临床应用

一、适应证

淋巴引流技术可以激活淋巴系统，对外伤、手术放疗导致的淋巴管输送功能障碍引起的水肿疗效显著。淋巴引流技术作为综合消肿的重要措施，有助于恢复肿胀肢体的周径，促进伤口愈合，改善肢体的运动功能，因此，淋巴引流技术的适应证较为广泛，其主要适应证如下：

（1）淋巴水肿：原发性的淋巴水肿。

（2）手术后的水肿。

（3）创伤后的组织水肿。

（4）促进伤口和创面的愈合。

（5）瘢痕组织。

（6）运动后肌肉的酸痛。

二、禁忌证

（1）心源性水肿：淋巴引流对心脏功能不全造成的水肿是没有效果的，还会增加回心血量，加重心脏负担，引起不适，造成危险。

（2）急性支气管炎：在急性期，MDL增加了副交感神经的兴奋性，使支气管平滑肌收缩，加剧呼吸道症状。

（3）静脉血栓：深静脉血栓7周以后可以接受治疗，浅静脉血栓5周后可以接受治疗。

（4）支气管哮喘：由于副交感神经会受到刺激，MDL可能会诱发哮喘，淋巴水肿的患者合并支气管哮喘时，MDL首次治疗20min，在确保安全的情况下，治疗时间可逐渐增加。

（5）腹部禁忌证：妊娠、痛经、肠梗阻和近期做过腹部手术者。

（6）颈部相对禁忌证：在颈动脉窦、甲状腺功能亢进、60岁以上的人颈部治疗时，要谨慎。

三、注意事项

（1）运用淋巴引流技术治疗时，治疗师的手接触皮肤的面积要尽可能大，施加的压力要轻柔。

（2）用力的方向要与淋巴流动的方向一致，淋巴引流治疗包括两个阶段，施压阶段和放松阶段，每个阶段要持续1s，在同一个部位重复5~7次。

（3）治疗总是从颈部开始向远端治疗，再从远端回到近端。

（4）治疗时，患者的皮肤要充分暴露，要选择相对密闭、光线、温度舒适的环境，保护患者的隐私，避免患者着凉。

（5）做好宣教，提醒患者接受治疗后，要适量饮水。

（6）淋巴引流仪的使用者必须经过专业的培训，方可使用。

（鲁雅琴）

第十五章 姿势恢复技术

第一节 概 述

一、技术简介

姿势恢复技术（postural restoration，PR）是一种整体性的治疗方法，它是由美国内布拉斯加州林肯市的一个物理治疗师在20世纪90年代早期发明的，并于1999年建立了姿势恢复研究所。它致力于探索和研究与姿势相关的健康科学，以及人体不对称的姿势模式、多关节肌肉链对人体的影响。这是一种专注于整体的治疗方法，通过观察多种系统（呼吸、神经、肌肉骨骼等）对姿势的影响，在人体运动的三个平面评估姿势对位及对线，以确定身体的位置，判断是否存在病理性的代偿模式。姿势恢复技术是通过整体的运动治疗方法恢复人体姿势至中立位，改善呼吸，以保持正确的姿势和呼吸模式，使人体恢复在各个平面上更多的动作选择能力，从而使人体具有对功能和环境有最大限度的适应能力。

二、人体的不对称性

从外观来看，人的身体看似好像是对称的，有几乎一致的双手和双脚。但其实人的身体有很大的不对称性。神经系统、呼吸系统、循环系统、肌肉系统及视觉系统在身体的左右两侧都是不对称的。它们有着不完全相同的位置和功能。人的身体通过整合这种系统的不平衡来达到平衡。例如，在呼吸运动中，因为肝脏对右侧的膈肌有较大的支撑，右侧膈肌通常处于更高的位置，且因为心脏在左侧，右侧的膈肌比左侧更大，再加上右肺有三叶，左肺只有两叶，综上可见，右侧的呼吸更好、更有效，但是左侧的支气管较右侧更短、更平，这样更利于空气进入到左肺，从而来达到左右肺的平衡。

还有很多人们身体上左右不对称的例子。例如，大脑的左右半球对某些身体功能有一些共同支配的作用，但每个半球都有自己的"专长"，分别控制着身体的另一侧。左脑对言语和语言有更多的支配作用，因此，右上肢成为沟通、成长和发展的优势侧肢体。姿势恢复技术可以帮助我们认识和发现这种正常模式与肢体的神经肌肉系统活动不平衡的情况。

在正常情况下，人体为了达到平衡是需要很多交替运动来完成的。当这些正常的不平衡模式在一些交替运动中出现不规律时，如行走、呼吸或转移等，另一种模式便会出现并产生结构性的无力、不稳定和肌肉骨骼系统疼痛综合征。在人体的交替运动中，鼻孔的呼吸影响很大。在正常情况下，人体会自然地使用左右鼻孔交替进行呼吸，在完成这种交替呼吸时，对我们的左右大脑的刺激也会同时进行转移。左侧呼吸时刺激右侧大脑，右侧大脑处于交感神经兴奋状态，左侧大脑处于副交感神级兴奋状态，反之亦然。这也是为什么在学习姿势恢复中，呼吸是整个系统的基础。

三、人体习惯站姿

当人在站立时，人体习惯用右下肢作为主要支撑。在这种站立的姿势下，会感觉到更舒服、稳定、安全。那是因为人体的右侧有更强壮的膈肌，在这种姿势下，能更有效地完成呼吸运动，从而给大脑持续不断地供氧。

从人体运动学上分析，以右侧下肢为主要支撑的站姿可以发现，人体的右侧髂骨后倾，骨盆向右旋转，右侧股骨相对右侧髂骨处于内旋的位置，而左侧髂骨旋前，左侧股骨处于相对外旋的位置。所以，右侧髋关节外旋活动可能出现受限，而左侧髋关节的内旋活动可能出现受限。在此姿势下，腰椎自然情况下是跟随骨盆的旋转而处于略微向右旋转姿势。而为了使身体始终处于向正前方的位置，胸椎会相对腰椎朝左侧旋转。在这种姿势下，右侧的胸腔处于挤压状态，导致右肺不容易充气，而左肺则更容易充气。胸廓的扭转同样会影响两侧肩胛骨的位置，因为胸廓向左侧扭转，所以右侧的肩胛骨会发生下沉、前倾、内旋，而左侧肩胛骨会发生上抬、后倾、外旋。可见骨盆的姿势变化影响了肩胛骨的位置变化，从而影响到髋关节和肩关节的运动，影响胸廓的运动，进一步影响了呼吸运动。

四、呼吸不协调

呼吸异常模式有以下三种：呼吸困难、过度充气、过度通气，在大部分情况下，三种异常可能会同时出现。呼吸的异常会改变血液的pH，从而影响人体血液中的生物化学指标。

在过度通气时，呼出大量CO_2，血液变为碱性，神经系统的感知改变，我们会感到焦虑、恐惧，此时我们无法处理正常情况所承受的压力，生物化学反应会导致我们心理状态的改变。我们的姿势会达到一个让我们维持呼吸的姿势，从而使我们无法处理压力状态。当交感神经被刺激之后，肌张力也会发生改变，导致肌肉过度使用而造成损伤。

在过度充气的情况下，血液中CO_2分压急剧下降，交感神经被激活，肌张力增高，此时会影响大脑血流量，导致肌肉痉挛，这是很多患者出现的情况，这一切都源于异常呼吸。呼吸模式的异常会在整个身体中引起一个瀑布式的连锁反应。

正常呼吸时，腹腔、胸廓是一个均一扩张的过程。吸气时，腹肌离心收缩，膈肌变平，骨盆前旋；呼气时，腹肌将胸廓向内，向下拉以保证胸廓姿势，骨盆向后旋转。不正常的呼吸模式有很多，但大部分都是腹肌和膈肌无法正常激活，辅助呼吸肌，以及胸背部和颈部肌肉的过度使用。这些呼吸方式会导致人体结构的改变及对位对线的异常，此时关节受到不均匀的负荷会导致软组织的劳损。腰痛的患者与正常人呼吸方式不同，在拿重物时，腰痛的患者肺充气量远大于正常人，并且在完成某些任务如维持平衡时，大脑会去判断是呼吸重要还是维持姿势重要，此时膈肌会变平以维持姿势，呼吸方式就会受到影响。在没有疼痛时，身体具有维持姿势与呼吸双层功能的肌肉对呼吸的支持作用更大。

第二节　姿势控制相关的肌肉链

肌肉链是指人体的多关节肌肉在功能上相互联系形成一条像链条一样的具有连贯功能的整体。

一、前内链

前内链（anterior interior chain，AIC）包括膈肌、髂腰肌、阔筋膜张肌、股外斜肌、股二头肌。主要分为左右两条。当人体在站立时，重心如果在右下肢，则左侧前内链的肌肉会起到主导作用，正如第一节所述，人体的习惯性站姿为右下肢是主要负重，左前内链的肌群处于短缩状态来保持左侧髂骨旋前、左侧股骨外旋、左膝微屈的状态，在此姿势下，左前内链的肌群会不断强化，久而久之导致两侧肌群张力失衡。

二、臂链

臂链（brachial chain，BC）胸锁乳突肌、斜角肌、胸小肌、肋间肌、胸横肌、膈肌（AIC与臂链肌群的交叉点）等。臂链也分为左右两条。当人体在习惯性右侧站立位时，右侧臂链的肌肉会起到主导作用并得到强化，久而久之导致两侧运动链的肌群张力失衡。

第三节　前内链的特殊检查

一、内收降落试验

内收降落试验（adduction drop test）类似于 Ober 试验，但与之不同的是，在姿势恢复技术中主要用于评估患者骨盆是否可能存在前内链模式。患者侧卧，下肢屈髋屈膝 90°。检查者被动伸展患者上方大腿，并保持屈膝 90°。如果患者不能后伸该侧髋关节至中立位或大腿不能内收降落跨过人体中线，则为阳性，代表患者可能存在该侧的前内链模式。对于大多数人而言，右侧为阴性，左侧为阳性，表现为左侧 AIC 模式（图 15-1）。

二、伸展降落试验

伸展降落试验（extension drop test）类似于改良的 Tomas 试验，但在姿势恢复技术中主要应用于评估髋关节前方的韧带是否存在缩短和紧张。患者仰卧，小腿垂于床尾外，检查者帮助患者屈髋屈膝，使骨盆后倾，腰椎后凸并贴紧床面。检查者保持患者对侧膝部屈曲至胸前，然后将受试侧下肢大腿放下至床面，此时患者在放松状态下保持受试侧膝关节屈曲 90° 则为阴性，小于 90° 则为阳性。阳性代表患者可能存在髋关节髂股韧带或耻股韧带短缩，也可能是由于该侧屈髋肌群紧张或短缩所造成的（图 15-2）。

三、髋关节旋转角度测量

若患者存在左侧 AIC 模式，骨盆旋向右侧，而身体始终要面对正前方，所以，右侧髋关节自然相对骨盆处于内旋位，内旋肌群和韧带可能会出现短缩或紧张，导致该侧髋关节外旋受限；而左侧髋关节自然相对骨盆处于外旋位，外旋肌群和韧带可能会出现短缩或紧张，导致该侧髋关节内旋受限（图 15-3）。

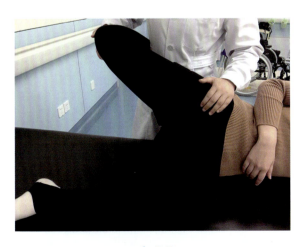

A. 起始位

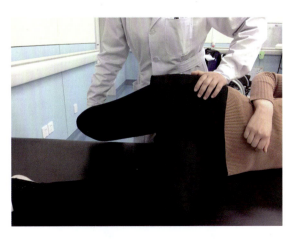

B. 结束位

图 15-1　内收降落试验

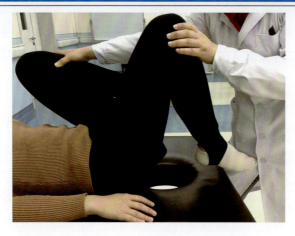

A. 起始位

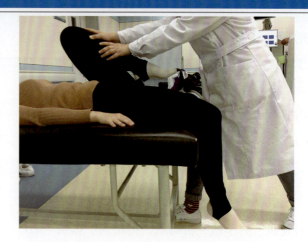

B. 结束位

图 15-2　伸展降落试验

四、直腿抬高试验

直腿抬高试验（straight leg raise test）患者去枕仰卧位，检查者被动帮助患者完成直腿抬高，整个过程中患者始终保持双下肢放松，检查对比双侧屈髋的角度。对于左侧 AIC 模式的患者来说，左侧的骨盆前旋导致左侧的腘绳肌相对右侧已经处于被拉长的位置，所以在直腿抬高试验中，往往左侧下肢抬高的角度要低于右侧（图 15-4）。

五、下部躯干旋转试验

下部躯干旋转试验（lower trunk rotation test）患者仰卧位，屈髋屈膝双足立于床面，检查者保持患者躯干稳定，被动旋转下肢带动骨盆和躯干下部发生旋转，观察患者左右两侧旋转的角度。左侧 AIC 模式的患者脊柱存在向右的旋转，所以，在该试验检查时，躯干向右侧（下肢向左侧）旋转的能力可能存在受限（图 15-5，表 15-1）。

六、臂链的特殊检查

1. **上胸廓扩张试验**　患者仰卧位，充分暴露上胸廓，检查者在患者吸气时，用手限制一侧下胸廓的扩张，此时观察对侧上胸廓的扩张幅度，对比两侧上胸廓的扩张范围。在右侧臂

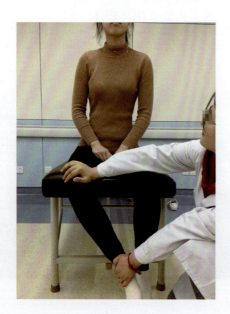

图 15-3　髋关节旋转角度测量

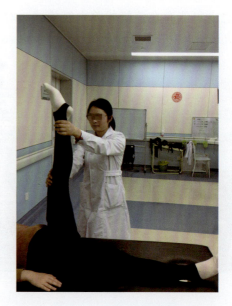

图 15-4　直腿抬高试验

2. **肩关节活动度测试** 观察对比两侧肩关节被动关节活动度。主要包括内旋、前屈、水平外展和外展 4 个方向。如果患者为右侧臂链模式，可能会出现表 15-2 中的表现（图 15-7 至图 15-9）。

表 15-2 肩关节活动度

肩关节活动方向	正常右侧臂链的结果
肩关节内旋	右侧小于左侧
肩关节外旋	左侧小于右侧
肩关节前屈	左侧小于右侧
肩关节水平外展	左侧小于右侧

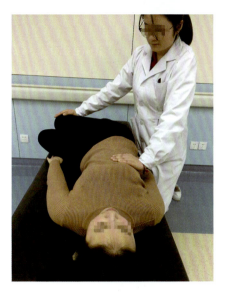

图 15-5 下部躯干旋转试验

表 15-1 左侧 AIC 模式

姿势恢复技术	左侧 AIC 模式的结果
内收降落试验	左侧阳性
伸展降落试验	左侧阳性
髋关节内旋	左侧小于右侧
髋关节外旋	右侧小于左侧
直腿抬高试验	左侧小于右侧
下部躯干旋转试验	下肢向左侧旋转范围小于右侧

链模式的人群中，可能存在右侧上胸廓的扩张范围小于左侧的可能（图 15-6）。

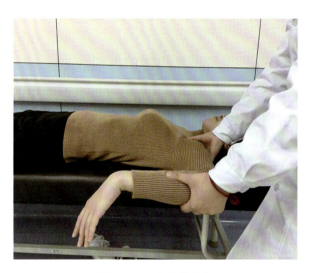

图 15-7 肩关节内旋

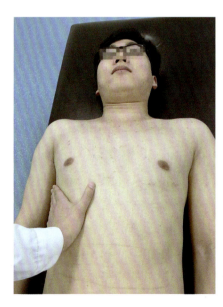

图 15-6 上胸廓扩张试验

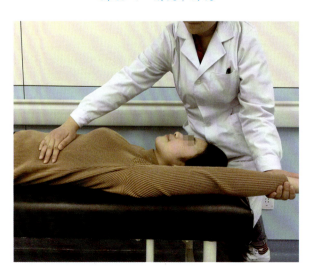

图 15-8 肩关节前屈

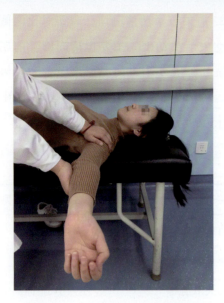

图 15-9 肩关节水平外展

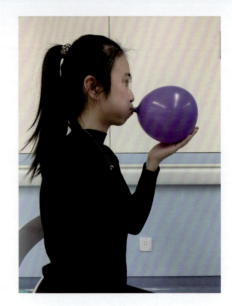

图 15-10 呼吸再训练

第四节 运动训练方法

一、姿势恢复技术的原则

1. 姿势复位（repostion） 抑制左侧前内链和右侧臂链，纠正右侧站姿位，使身体恢复到中立位，从而使身体具有左右平衡的运动潜力。

2. 再训练（retrain） 激活右侧前内链和左侧臂链，使身体能够自然地完成左侧运动，具有向左侧运动的能力。

3. 姿势恢复（restore） 使身体可以完成左右运动的自由转换。

二、训练方法

（一）呼吸再训练

通过呼吸再训练让呼吸系统能够更有效地进行呼吸。从而提高在日常生活活动和运动中的控制、姿势和力量。呼吸训练可恢复膈肌的正确位置（图 15-10）。

动作：腹式呼吸，鼻子吸气，嘴呼气。完全呼气，呼气末憋气 5s。再次吸气时，舌头向上顶住上腭且不能让气球漏气。注意在吸气时保持躯干直立，不要出现脊柱后伸的动作。

（二）左前内链恢复训练

1. 动作一

（1）起始姿势：仰卧，双足分开与双髋同宽，屈髋屈膝 90°，双足踩于墙面，足底感受到轻微压力，小腿间轻轻夹住泡沫轴，右侧手臂上举（图 5-11）。

（2）动作：微微抬起骨盆，然后保持左侧下肢和骨盆稳定，向上推出膝盖。再将右侧足底与墙面微微分离，右臂上举放于头侧，左上肢放于体侧。并同时进行呼吸训练，完成 5 次呼吸为一组，完成五组。整个过程中应保持腹部肌肉放松，采用腹式呼吸。

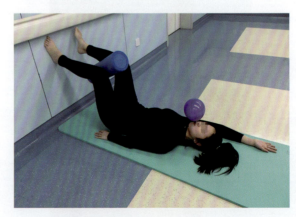

图 15-11 左前内链恢复训练动作一

2. 动作二

（1）起始姿势：四点跪位，用毛巾将左

膝垫高，将重心放于左侧膝盖，然后将右侧膝盖和右手向前迈一小步。然后做脊柱的屈曲和骨盆后倾，拱起背部（图15-12）。

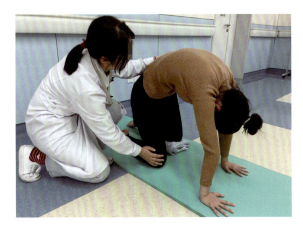

图15-12　左前内链恢复训练动作二

（2）动作：治疗师用手在被训练者的右膝外侧给予向内侧的阻力，使患者向外用力抵抗治疗师的手，同时完成双手向下推床并拱背的动作。配合呼吸训练，5个为一组，完成五组。

3.动作三

（1）起始姿势：被训练者腰部靠于墙上，双足分开与双髋同宽，双膝中间夹一训练球。足跟离墙面20cm左右，屈髋屈膝30°，胸椎微微前屈。

（2）动作：右侧膝关节向前伸，骨盆后倾卷腹，右手向前伸，并同时完成呼吸训练，5个为一组，完成五组（图15-13）。

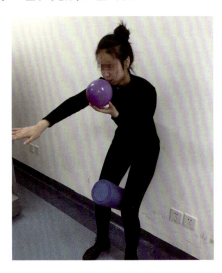

图15-13　左前内链恢复训练动作三

（三）右臂链恢复训练

1.动作一　用于右肩内旋受限。

（1）起始姿势：被训练者仰卧于治疗床上，屈髋屈膝90°，双膝间夹一泡沫轴，双足踩墙面沿墙面向下用力，不要用力抵墙，若患者无法理解，可将椅子垫至其小腿下。

（2）动作：右肩关节前屈90°，呼气，右臂往前伸，吸气时保持右臂姿势，再次呼气时手再次往前伸，5个为一组，完成五组（图15-14）。

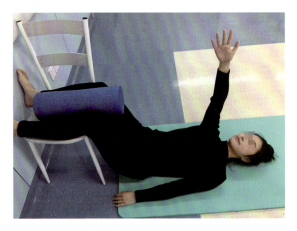

图15-14　右臂链恢复训练动作一

2.动作二　用于左肩水平外展受限。

（1）起始动作：被训练者左侧卧，屈髋屈膝90°，右臂外展90°，躯干向右旋转。

（2）动作：保持下肢姿势左右大腿小腿完全重叠。进行呼吸训练，在呼气时，右肩继续水平外展尽可能贴靠床面，吸气时保持肩部位置不变（图5-15）。

3.动作三

（1）起始动作：右足在前，左足在后，左足跟着地，右足屈膝使胫骨垂直于地面，右侧足弓往下压，使膝关节回到中立位，躯干与左下肢成一条直线，骨盆后倾，双肘关节屈曲，双肘向前。

（2）动作：下肢和骨盆保持不动，右肩外展外旋把右侧胸腔打开，正常情况下可以感受到左侧腹肌、右侧斜方肌下束和右侧臀大肌收缩,同时配合呼吸训练,5个为一组,训练五组(图5-16)。

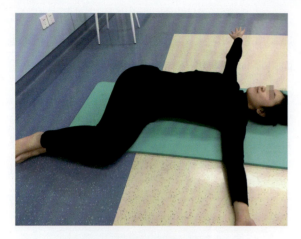

图15-15 右臂链恢复训练动作二

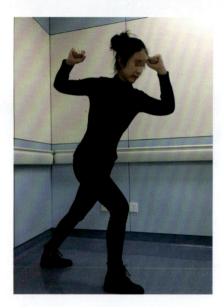

图15-16 右臂链恢复训练动作三

(四)骨盆模式训练

1. 动作一

(1)起始姿势:患者仰卧在床上,小腿垂于床外,双足立于椅子上,保持髋关节于中立位,骨盆后倾使腰椎平放并接触床面。双手放于两侧。

(2)动作:左足跟向下踩,右髋关节屈曲至90°,进行呼吸训练(腹式呼吸),在吸气时伸展膝关节,呼气时慢慢将膝关节弯曲,呼气结束保持5s,5个为一组,完成五组(图15-17)。

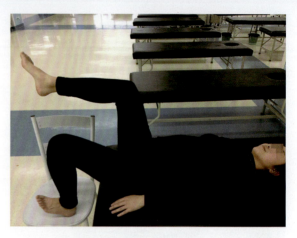

图15-17 骨盆模式训练动作一

2. 动作二

(1)起始姿势:训练者肘支撑跪位如(图15-18),脊柱保持屈曲,骨盆后倾。

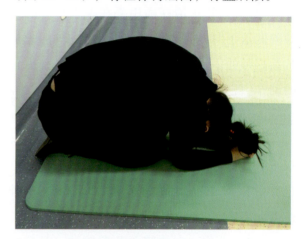

图15-18 骨盆模式训练动作二

(2)动作:呼吸训练时,吸气时做双侧肘向下推床,背部向上拱。呼气时放松,呼气结束保持5s,5个为一组,完成五组。

3. 动作三

(1)起始姿势:起始姿势位四点跪位。

(2)动作:呼吸训练时,吸气时做双侧手向下推床,背部向上拱。呼气时放松,呼气结束保持5s,5个为一组,完成五组(图15-19)。

4. 动作四

(1)起始姿势:患者仰卧位,一侧足跟放于椅子上,屈髋屈膝90°,同侧肩关节屈曲90°,另一侧屈髋90°,膝关节伸直,同侧上肢放于体侧。双侧膝关节中间夹一泡沫轴。骨盆后倾保持腰椎放平。

组（图15-20）。

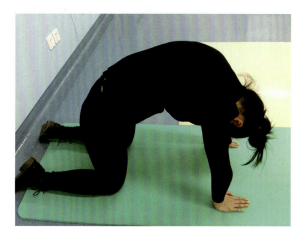

图15-19　骨盆模式训练动作三

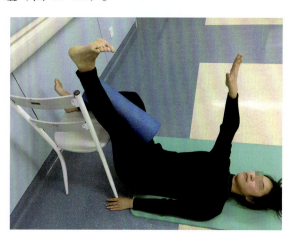

图15-20　骨盆模式训练动作四

（2）动作：配合呼吸训练，吸气时整个上肢前伸，呼气时保持。5个为一组，完成五

（梁　邱　敬沛嘉）

第十六章 动态关节松动术

第一节 概述

关节松动术是临床康复治疗中常用的治疗手法，动态关节松动术是新西兰的物理治疗师 Brian R. Mulligan 创立的，所以也称为 Mulligan Concept。动态关节松动术不同于其他关节松动术的是，该技术很多过程需要患者主动运动参与，主要用于矫正由于关节错位导致的疼痛、活动受限及其他功能障碍。动态关节松动术强调患者在坐位或站位（负重体位）下进行治疗，并一定要沿着关节面活动方向进行治疗，遵循 PILL 原则，即：① P（pain free），无痛原则，要求关节松动及患者的动作均必须无痛；② I（instant result），时效应原则，要求关节疼痛的情况必须立即得到改善；③ LL（long lasting），长效原则，要求疗效能够维持一定时间。临床证明，这种技术安全、简便、有效。此外，部分患者还可以在家里进行自我治疗，具有较高的适用范围。

动态关节松动术理论认为，外伤或劳损导致轻微的关节位置错位，使活动受限和疼痛，并引起肌肉保护性痉挛。关节松动手法配合患者主动运动能恢复关节滑动，改善传入关节的信号与最佳肌肉的协调性，促进无痛活动范围。

动态关节松动术的技术应用分为三类：

1. 被动关节松动 一般指自然体位下小关节松动术（natural apophyseal glides，NAGS）。

2. 动态关节松动 包括维持自然体位下小关节松动术（sustained natural apophyseal glides，SNAGS）、动态关节松动术（mobilisations with movement，MWM）。

3. 其他 疼痛缓解术（pain release phenomenon techniques，PRPS）。

动态关节松动术应用后，如果评估患者症状明显改善，可重复操作 2~3 组，也可以考虑运动终末端加压，或者设计家居运动促进和维持治疗效果；如果评估无效，可能因素是错误选择了关节或治疗方向，或者患者不适合使用动态关节松动术。

动态关节松动术在一次治疗中可以选择与多种治疗技术结合，如贴扎治疗、神经松动、运动训练等。动态关节松动术的适应证和禁忌证与 Maitland 手法相同。

第二节 颈椎与上胸椎 MWM

一、NAGS

（一）操作方法（图 16-1）

让患者坐在靠背椅上，治疗师站在患者一侧（以右侧为例），腹部紧贴患者右侧肩膀以固定患者躯干，右前臂环抱患者头部，保持患者头部在正中位置，避免头部旋转或侧屈。治疗师右手小指的中段放在拟松动颈椎的棘突上面，一般选择拟松动关节平面上方颈椎的棘突（如要松动第 5~6 颈椎关节，应将小指放于第 5 颈椎的棘突上），右手食指、中指、无名指固定住患者枕骨，将患者的头部摆在轻微屈曲的姿势。治疗师用左手的大鱼际压在右手小指上面，往患者眼睛的方向节律性推动，大约每秒3次，滑动的范围从中间到终末端，并不引起患者疼痛。手法重复6次以内即需重新评估患者主动活动范围是否改善。如果没有改善，考虑滑动的关节或方向是否正确，或者患者需要对多个关节面进行治疗。

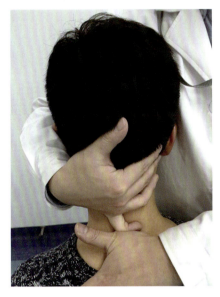

图 16-1　NAGS

（二）临床应用

1. 适应证　该手法适用于颈椎活动度严重受限的患者或老年人，适用于第 2~7 颈椎的关节面。

2. 禁忌证　颈椎结构严重受损或其他不适合做手法的禁忌证。

3. 注意事项　NAGS 是一种在负重体位下使小关节产生节律性滑动的技术，是沿着小关节面进行的，方向应斜向上指向眼球，在小关节滑动范围的中末端进行节律性的被动运动。

二、反向 NAGS

（一）操作方法（图 16-2）

患者坐位，与 NAGS 一样，治疗师将右手小指放于治疗平面的椎体后方，左手中指、无名指和小指握紧，食指指间关节屈曲，食指和拇指的掌指关节伸展。同时将左手的拇指和食指放于治疗平面下方椎体的两侧横突上，沿着关节活动方向斜向上 45° 推，使治疗平面下方的椎体小关节相对于上方的椎体产生前上方的滑动（上方椎体产生相对于下方椎体的方向 / 后下方运动）。如果是单侧的症状，则只在受限侧应用反向 NAGS。

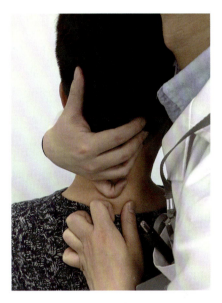

图 16-2　反向 NAGS

（二）临床应用

1. 适应证　治疗师使用正确的 NAGS 手法治疗无效甚至加重者，可以试用反向 NAGS，尤其是颈部过度前倾及上胸椎僵硬的患者。

2. 禁忌证　同 NAGS。

3. 注意事项　反向 NAGS 可以用于胸椎、第 6~7 颈椎，但不适用于中上颈椎。

三、SNAGS

（一）操作方法

1. 旋转受限　①棘突按压下旋转技术（图 16-3）：患者坐位，治疗师站在患者后面，右手拇指指尖内侧缘放在拟松动椎体的棘突上，向上倾斜 45° 往眼球的方向，左手拇指放在右手拇指上加压，双手拇指保持向前上滑动的同时，让患者将头缓慢地转向患侧，如果SNAGS是适应证，治疗师操作正确，患者旋转的角度就会增加，疼痛会减轻或消失。当头部旋转到底，持续推着关节数秒，直至患者头部回到起始位。这样重复6~10次后，再重新评估患者功能。②横突按压下旋转技术：患者体位及运动方式同前，治疗师拇指放在其一侧横突上，如果患者右侧旋转受限，则刚开始着力点放在右侧横突，如果无效则着力点改在左边横突。通常为了施力方便，治疗师双手拇指互相重叠。③牵引下旋转技术：患者坐位，头部处于中立位，治疗师站在患者后面，左手托住患者下颌，右手放于枕部，双手保持均匀用力，垂直往上牵引，使患者向受限侧主动缓慢地旋转头部至最大范围，当患者转头时，治疗师要跟随患者一起旋转，并保证双手用力均匀，直至回到中立位后才可放松牵引。

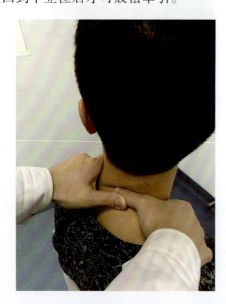

图16-3　棘突按压下旋转技术

2. 前屈受限　①棘突按压下前屈技术（图16-4）：如上所述，治疗师沿着治疗平面持续按压棘突的同时，让患者主动缓慢地前屈至最大范围，维持数秒再回到中立位，重复6~10次。②拳头牵引技术（图16-5）：患者坐位，治疗师一手握空拳，小指固定在患者胸骨上缘，将患者的下颌置于拳眼中，作为支点，另一手放在患者枕部向前下方压头部，直至疼痛出现前的最大角度，保持这种牵引10s，重复3次。

3. 侧屈/后伸受限　患者坐位，如上所述，治疗师沿着治疗平面持续按压棘突的同时，让患者缓慢地向受限侧侧屈/后伸，到最大范围后维持几秒，再缓慢回到中立位。

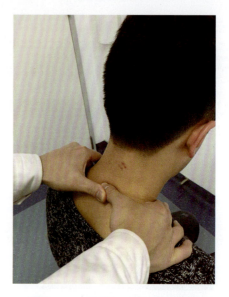

图16-4　棘突按压下前屈技术

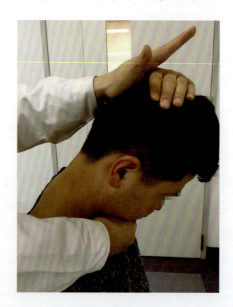

图16-5　拳头牵引技术

（二）临床应用

1. 适应证　该技术适用于所有的脊柱关节力学性活动受限。

2. 禁忌证　同 NAGS。

3. 注意事项　该技术是沿着关节面活动方向使小关节产生最大范围的活动，且不能引起或加重疼痛。它的特点是在主动运动中进行关节松动，需要患者配合，因此，在治疗前和治疗过程中要注意与患者沟通。治疗师在治疗过程中要保持力量的均衡。

四、SNAGS 和反向 SNAGS 治疗头痛

（一）操作方法

1. SNAGS（图 16-6）　患者坐位，治疗师摆位同 NAGS，右手食指、中指、无名指固定住枕骨，小指中段放在第 2 颈椎棘突，左手的大鱼际压在右手小指上，轻轻将第 2 颈椎往腹侧推动，当第 2 颈椎往前滑到底时停留 10s，如果是适应证，患者头痛会立即减轻。

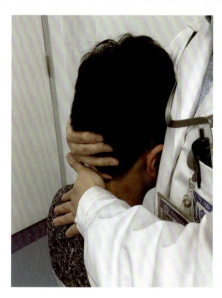

图 16-6　SNAGS 治疗头痛

2. 反向 SNAGS（图 16-7）　患者坐位，治疗师右手固定患者头部，左手拇指和食指握住第 2 颈椎横突，固定好后，右手将枕骨缓慢地水平往前拉，拉到中末端后至少停留 10s，如果是适应证，患者头痛会立即减轻。

3. 上颈椎牵引（图 16-8）　患者平卧在床上，治疗师右手前臂侧放在患者枕骨下面，如果治疗师手臂太细而患者头较大时，可以垫一条毛巾在治疗师手臂下方，使手臂抬高。治疗师左手放在患者下颌处，右手臂前旋和左手臂同时用相同的力量牵引患者的枕骨，缓慢将上颈椎拉到底时维持至少 10s，询问患者头痛是否减轻。

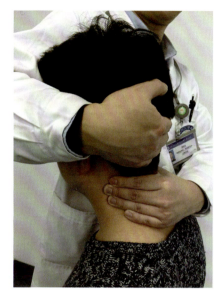

图 16-7　反向 SNAGS 治疗头痛

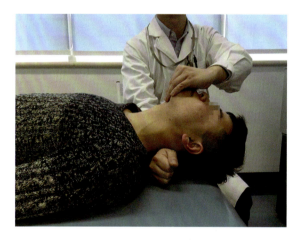

图 16-8　上颈椎牵引

（二）临床应用

1. 适应证　因上颈椎原因所致头痛。

2. 禁忌证　同 NAGS。

3. 注意事项　治疗平面是水平的，不可以倾斜；做反向 SNAGS 时，如果感觉阻力很小，应停止治疗，因为患者可能存在寰椎横韧带问题。在做上颈椎牵引时，患者枕骨和下颌部牵引力要一样大，否则头部容易往上或往下倾斜，导致疗效不佳。

五、自助式 SNAGS

（一）操作方法（图 16-9）

患者使用毛巾的边缘放在以上操作有效的固定位置，自己通过毛巾边缘持续施加正确方向的压力配合自身相关运动。如果能取得与以上治疗相似的反应，则可以进行自助式 SNAGS。

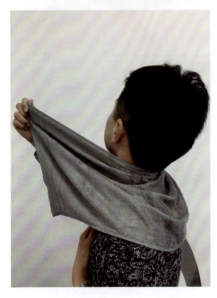

图 16-9 自助式 SNAGS（右旋转）

（二）临床应用

1. **适应证** 动态关节松动治疗有效但效果维持不佳的患者。

2. **禁忌证** 同 NAGS。

3. **注意事项** 治疗师要与患者充分沟通，介绍相关解剖、病情、治疗方法、步骤、目的等，使患者明白治疗师需要他做什么，可以每 2h 做 6~10 次。

第三节　胸椎 MWM

（一）操作方法

1. **胸椎前屈受限（图 16-10）** 患者跨坐在治疗床边，治疗师站在患者的左后方，将左手臂环抱住患者身体，让活动受限的胸椎节段作为患者前屈时的支点，将右手的尺侧放在该节棘突或横突上，沿着小关节面施加向上的力量，同时让患者进行前屈。如果是适应证，则患者前屈范围改善且无痛。

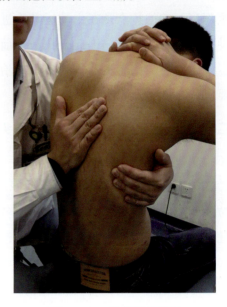

图 16-10 胸椎前屈受限

2. **胸椎后伸受限（图 16-11）** 治疗下胸椎和治疗腰椎的方法是一样的。治疗中段胸椎时，让患者跨坐在治疗床边，治疗师站在患者一侧，一手在活动受限节段的棘突施加向上的力量，另一手环抱住患者并引导患者后伸，后伸时需要一些力量支撑住患者，治疗反应同上。

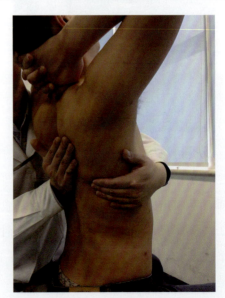

图 16-11 胸椎后伸受限

3. **胸椎旋转受限** 患者跨坐在床尾，双手往后抱住颈部，治疗师站在患者身后，一手的尺侧在患者损伤节段的棘突给予一个持续向上的力量，同时让患者做旋转运动，治疗师另一只手环绕在患者胸部在运动末端施加压力，治疗反应同上。

（二）临床应用

1. 适应证 任何力学因素导致的胸椎关节功能障碍。

2. 禁忌证 同 Maitland 手法。

3. 注意事项 在做胸椎后伸受限技术时，治疗师要注意让手肘尽量靠近自己的身体来省力，同时避免腕关节受到损害。

第四节　腰椎 MWM

一、SNAGS

（一）操作方法

1. 腰椎前屈受限（图 16-12） 根据患者受限相对明显的体位，选择坐在治疗床边或站位，治疗师站在患者后面用治疗带绕过患者下腹部固定骨盆，将右手的尺侧放在拟松动关节平面上位腰椎的棘突上，另一手扶住患者躯干。从患者屈曲出现疼痛之前的范围开始，治疗师右手沿着治疗平面持续向上推，同时患者进行屈曲运动。如果操作节段及方向是正确的，患者屈曲时将不再出现疼痛，疼痛消失后再重复操作 3 次。在棘突按压无效时，也可以尝试单侧横突按压。

2. 腰椎后伸受限（图 16-13） 患者及治疗师体位同上，治疗师右手沿着治疗平面持续往上推，患者进行后伸运动，如果患者疼痛消失，再重复操作 3 次。

3. 腰椎侧屈受限 患者及治疗师体位同上，治疗师右手沿着治疗平面持续往上推，患者进行侧屈运动。如果患者疼痛消失，再重复操作 3 次。

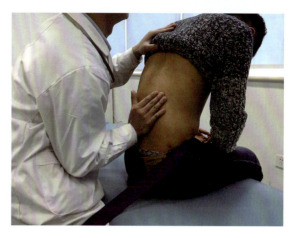

图 16-12　腰椎前屈受限

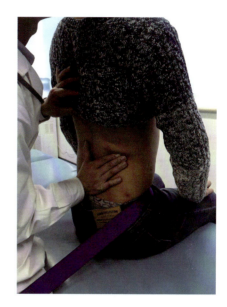

图 16-13　腰椎后伸受限

4. 腰椎旋转受限 患者跨坐在治疗床上以便固定骨盆，以右旋转受限为例，治疗师站在患者右边，用右手臂环抱患者固定住拟松动关节的上方，左手尺侧放在拟松动关节面上位腰椎的棘突下方。治疗师左手沿着治疗平面持续向上推，同时患者进行右旋转。治疗师右手还可以提供加压作用。如果患者疼痛消失，再重复操作 3 次。

5. 腰椎关节松动配合下肢动作 此技术常用于疼痛出现于下肢直腿抬高 45° 以下的患者，常见于第 4 和第 5 腰椎的问题，以左侧直腿抬高受限为例，有两种摆位姿势。①侧卧位（图 16-14）：患者侧卧于右侧面对治疗师，助理托住患者左侧下肢，保持患者髋关节外展10°，使其处于舒适的无痛体位。治疗师腰部稍微屈曲，将两手拇指重叠置于第4腰椎左侧棘突上方，将棘突用力往对侧推，维持推动压力的同时，让患者在无痛范围内自主进行直腿抬高，由助理被动地帮助其回到起始位。重复操作3次后再进行主动直腿抬高检查。如果是适应证，则范围增加且无痛。②俯卧位：患者俯卧且尽量靠近床沿，让其能够较容易地在床沿进行直腿抬高运动，垫一个枕头在患者腹部使其腰椎处于屈曲位。第1助理托住患者大腿，治疗师将拇指置于第4腰椎棘突侧面并以另一手拇指加强力量，第2助理将拇指放在患者第5腰椎棘突侧面，治疗师和第2助理同时往相反方向施加侧推力量，维持力量的同时患者做直腿抬高运动，直到不痛为止，第1助理被动将患者大腿摆回原位。治疗反应及次数同上。

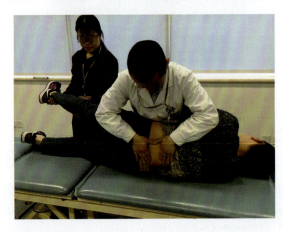

图16-14　腰椎关节松动配合下肢动作

（二）临床应用

1. 适应证　因关节紊乱原因所致腰痛及活动受限。

2. 禁忌证　腰椎结构严重受损或其他不适合做手法的禁忌证。

3. 注意事项　治疗带要良好固定，在做后伸SNAGS时，治疗师站在患者侧面，以防损伤腕关节。治疗当天有进步就要停止治疗，过度治疗可能引起疼痛加重。在做腰椎松动配合下肢运动时，需要一张能调整高度的床，让患者能尽量伸直大腿。

二、NAGS

（一）操作技术

患者侧卧位，下肢屈曲，将右手的尺侧放在拟松动关节平面上位腰椎的棘突上，沿着治疗平面向头侧做节律性滑动，大约每秒3次，滑动的范围从中间到终末端，并不引起患者疼痛。如果棘突按压无效，也可以尝试单侧横突按压。

（二）临床应用

1. 适应证　腰椎活动度严重受限，考虑多个节段出现问题的患者。

2. 禁忌证　同SNAGS。

3. 注意事项　患者下肢屈曲程度根据疼痛情况进行调整。

第五节　骶髂关节MWM

（一）操作方法

1. 髂骨后移（图16-15）　以右侧髂骨后移为例，患者俯卧位，治疗师站在患者的左侧，将右手鱼际放在患者右侧髂骨后缘稍微突起处，往外上推动。同时患者以一半的范围做被动腰背后伸（Mckenzie方式），以不产生疼痛为原则，重复做10次。如果方法是适合的，则患者做后伸时疼痛会明显减轻。

2. 髂骨前移（图16-16）　以左侧髂骨前移为例，患者俯卧位，治疗师站在患者右侧，一手固定骶骨，另一手扣在患者的髂骨前缘，将髂骨沿着骶骨往上拉，维持这个姿势，同时患者做10次一半范围的被动腰背后伸，具体反应及重复次数同髂骨后移方法。假如患者步行时骶髂关节疼痛，怀疑髂骨前移，治疗师站在患者身后，双手与患者俯卧位时固定方法一样，在持续将髂骨往后拉的同时引导患者步行。

如果是适应证，患者步行将不会出现疼痛。此时可以让患者在治疗师帮助下完成一定距离的步行作为治疗，也可以使用布贴将髂骨固定在向后的位置。

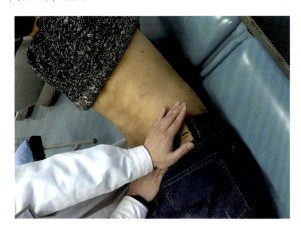

图 16-15　髂骨后移

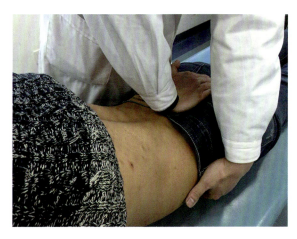

图 16-16　髂骨前移

（二）临床应用

1. 适应证　任何力学因素导致的骶髂关节功能障碍。

2. 禁忌证　同 Maitland 手法。

3. 注意事项　患者只做一半的被动后伸运动，不能有疼痛产生。治疗师施加的力量要随着患者症状的变化做细微的调整。

第六节　肩关节 MWM

（一）操作方法

1. 肩外展受限（图 16-17）　以右肩为例，患者坐位，治疗师站在患者左侧，将右手放在患者右侧肩胛骨，左手鱼际放在患者右肱骨头前侧。治疗师用左手在患者右肱骨头施加向后/外侧的力量，同时让患者右臂外展（患者手上握重物可以增加效果），如果是适应证，患者可以获得更大的无痛外展范围。如果患者比较结实，可以使用治疗带辅助治疗（图 16-18）。

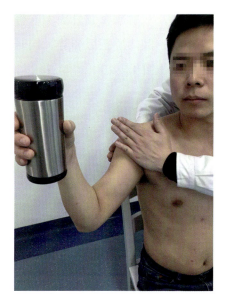

图 16-17　肩外展受限

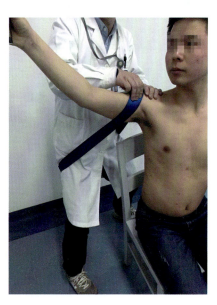

图 16-18　治疗带辅助肩外展

2. 肩内旋受限　以右肩为例，治疗师面向患者站在其右侧，用右大拇指卡在患者屈曲的肘部，左手虎口卡在患者腋下，固定好肩胛骨。用右手施加往下的力量,让肱骨头位于关节盂内。患者的右手尽量往背部上方移动,也可以用左手进行帮助,同时治疗师用腹部顶住患者肘关节帮助其内收,此时会有牵引力产生。如果患者出现内旋角度增加且无痛,重复操作6~10次(图16-19)。对于内旋角度很差的患者,可以让患者坐位或站位,治疗师一手稳定肩胛骨,一手放在肱骨头上,将肱骨头往下往后推动,保持矫正后姿势,同时让患者重复内旋动作(图16-20)。

3. **前屈受限** 患者仰卧位,治疗师一手握住患者前臂,一手握住患者肱骨头。沿着肱骨骨干往下推,同时患者进行肩部前屈。主要目的是把患者的肱骨头相对关节盂往后滑动,增加患者肩部前屈的无痛活动范围。

（二）临床应用

1. **适应证** 任何力学因素导致的肩关节功能障碍。

2. **禁忌证** 同Maitland手法。

3. **注意事项** 治疗师施加外力要准确、持续,关节间不应有压力,遵循凹凸定律。使用治疗带时,要固定住治疗带,避免滑落。

第七节 肘关节MWM

（一）操作方法

以肘关节屈曲/伸展受限为例,患者平卧位,手臂放在床上,前臂旋后(图16-21)。治疗师将治疗带绕在自己的髋部和患者的前臂上,治疗带和肘关节保持水平,治疗师一只手支撑患者前臂,另一只手固定肱骨远端,髋部轻轻缓慢往后,将尺骨滑动向外侧,同时患者进行主动的肘部屈曲或伸直运动,治疗师的左手还可以进行适当加压。如果患者可以获得更大的无痛活动范围,重复运动6~10次。

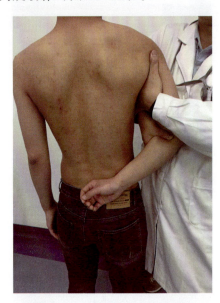

图16-19 肩内旋受限

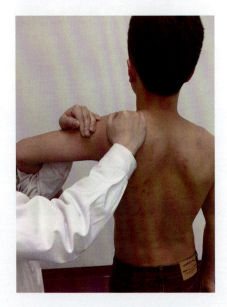

图16-20 重度肩内旋受限

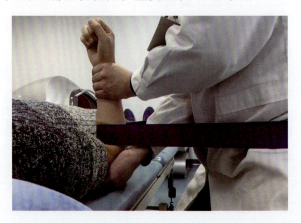

图16-21 肘关节屈曲/伸展受限

（二）临床应用

1. **适应证** 网球肘、高尔夫球肘等力学因素导致的肘关节功能障碍。

2. **禁忌证** 同 Maitland 手法。

3. **注意事项** 治疗师施加外力要准确、持续，要顺着治疗平面随时改变外力的方向。

第八节 腕关节 MWM

（一）操作方法

1. 腕关节屈曲/伸展受限（图 16-22）
患者坐位，治疗师站在右侧，用一只手的虎口卡在近端腕骨的内侧，另一只手的拇指和食指卡在患者桡骨的远端，保证拇指和其他手指稳定地固定住腕关节，将腕骨往外侧滑动，如果感到疼痛，就改变滑动的方向。找到不会出现疼痛的方向后，患者进行主动屈曲/伸展运动，如果活动范围改善且无痛，则重复 6~10 次，也可以让患者用另一只手加压，以增加更多的角度。

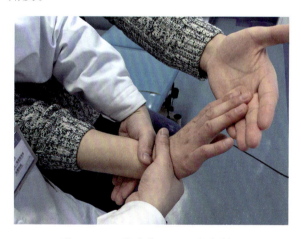

图 16-22 腕关节屈曲/伸展受限

2. 远端桡尺关节旋后受限（图 16-23）
患者坐位，治疗师将右手大拇指放在患者右手尺骨末端，左手大拇指放在患者桡骨末端（图 16-22），将患者尺骨往斜下方推，同时让患者做旋后动作。

（二）临床应用

1. 适应证 "妈妈"手等因力学因素导致的腕关节功能障碍。

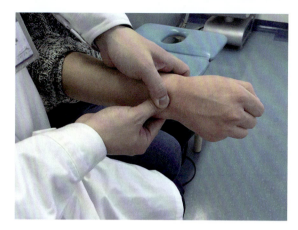

图 16-23 远端桡尺关节旋后受限

2. **禁忌证** 同 Maitland 手法。

3. **注意事项** 治疗师施加外力要准确、持续，腕部是一个复合体，有时需要综合运用滑动加旋转等复合外力才能取得良好效果。

第九节 指间关节 MWM

（一）操作方法

以指间关节屈曲/伸展受限为例（图 16-24），患者坐位，治疗师的右（或左）拇指和食指指腹摆在患者指间关节的近端关节面内外侧固定，另一手拇指和食指放在指尖远端的关节面内外侧，然后做远端关节的内侧与外侧滑动，找寻到无痛的滑动方向，同时让患者做手指屈曲运动。如果活动范围增加且无痛，则重复 6~10 次。

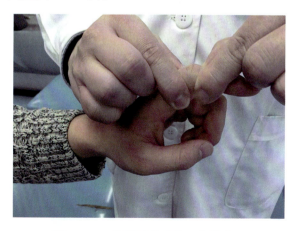

图 16-24 指间关节屈曲/伸展受限

（二）临床应用

1. 适应证 因力学因素导致的指间关节功能障碍。

2. 禁忌证 同 Maitland 手法。

3. 注意事项 治疗师操作内外侧滑动时，要平行于治疗平面。如果某一方向的滑动会产生疼痛，只要稍微改变一点方向，疼痛便会消失。

第十节　髋关节 MWM

（一）操作方法

1. 髋内旋受限（图16-25） ①患者平卧位，屈髋屈膝，治疗带环绕在患者大腿上半部和治疗师腰部，尽量靠近髋关节面。治疗师右手臂环抱住患者的大腿，左手放在患者髂骨外侧。腰部缓慢发力，通过治疗带将患者的股骨向外滑动，同时患者主动进行髋关节内旋。如果患者活动范围增加且无痛，则重复操作 6~10 次。②患者站立，治疗师将治疗带放在患者患侧大腿上，另一边环绕在自己相同高度的臀部或大腿上，治疗师双手固定患者髂骨，臀部或大腿发力通过治疗带将患者大腿向外滑动，同时让患者主动旋转躯干来完成患肢的内旋。如果患者内旋范围增加且无痛，则重复操作 6~10 次。

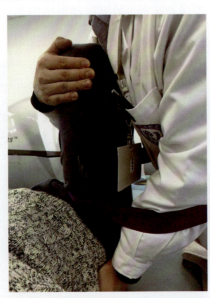

图 16-25　髋内旋受限

2. 髋外展受限（图16-26） 患者站立面对椅子靠背，健侧腿踏在椅子上，双脚尽量分开，治疗师将治疗带环绕患者大腿根部和自己相同高度的腰臀部之间，通过治疗带持续施加力量产生向后的滑动，同时患者健侧腿屈曲，向健侧转移重心，尽可能外展患侧髋部并且加压，如果患者外展范围增加且无痛，则重复操作 6~10 次。

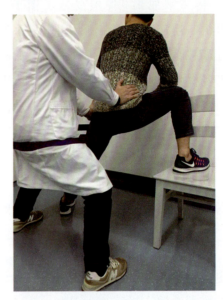

图 16-26　髋外展受限

3. 髋后伸受限（图16-27） 患者面向椅子站立，健侧腿放在椅子上。治疗师站在患侧，将治疗带环绕在患者大腿内侧尽量高的位置和自己相同高度的腰臀部之间，治疗师双手固定住患侧骨盆，通过治疗带给予向外的牵引。同时患者主动屈曲健侧膝关节（注意伸直脊柱），使患侧腿产生后伸运动。如果患者出现后伸角度增加且无痛，则重复操作 6~10 次。

（二）临床应用

1. 适应证 因力学因素导致的髋关节功能障碍。

2. 禁忌证 同 Maitland 手法。

3. 注意事项 治疗师环绕治疗带时必须在相同高度，保持治疗带是水平位置。站位操作时患者最好扶住椅子或稳定的扶手，以保证安全。

则是膝部内侧痛就用内侧滑动，外侧痛就用外侧滑动。

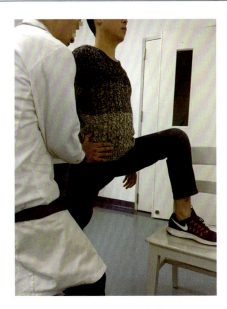

图 16-27 髋后伸受限

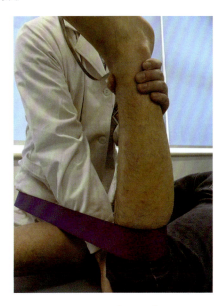

图 16-28 膝屈曲受限

第十一节 膝关节 MWM

（一）操作方法

以膝屈曲受限为例。①患者俯卧位，膝下垫枕，治疗师站在对侧，将治疗带环绕在患者胫股关节边缘和自己相同高度的腰部之间。先让患者屈曲膝关节在疼痛出现的起始角度，治疗师一手放在其小腿，另一手固定患者大腿，通过治疗带将患者膝部向内滑动，同时让患者屈曲膝关节（图 16-28）。②患者平卧位，治疗师站在同侧，双手交叉放在患者屈曲的膝关节处，一手的掌根放在大腿远端，另一手的掌根放在胫骨平台。双侧掌根同时用力，将胫骨上部往后滑动，同时让患者主动屈曲膝关节，也可以通过治疗带在屈曲终末端加压。如果是适应证，则患者屈曲范围会改善且无痛（图 16-29）。

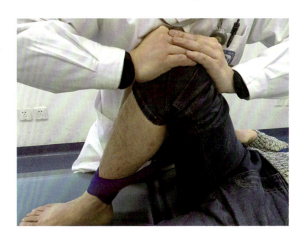

图 16-29 膝屈曲受限（仰卧位）

（二）临床应用

1. 适应证 因力学因素导致的膝关节功能障碍。

2. 禁忌证 同 Maitland 手法。

3. 注意事项 治疗师环绕治疗带时必须在相同高度，保持治疗带是水平位置。滑动的原

第十二节 踝关节 MWM

（一）操作方法

1. 踝背屈受限（图 16-30） 以右踝关节背屈受限为例，患者右脚放在椅子上。治疗师将治疗带一端固定在患者跟腱附着点上方，另一端环绕在自己髋部，也可以在跟腱与治疗带之间放一条毛巾避免产生局部摩擦。治疗师用虎口卡住患者距骨，尽量接近关节边缘，用另一只手加强固定。通过治疗带将患者胫腓骨往前拉，同时患者通过主动屈膝产生踝关节背屈

运动。如果患者活动范围增加且无痛，则重复操作6~10次。

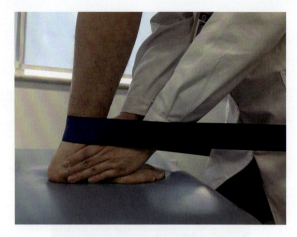

图16-30　踝背屈受限

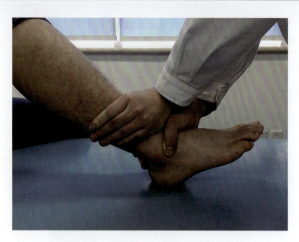

图16-31　跖屈受限

2. 踝跖屈受限（图16-31）　以右踝为例，患者坐在床上并屈膝，踝关节保持背屈90°，治疗师面向患者，将右手的虎口卡在距骨上，左手的小鱼际放在接近关节边缘，拇指和其他手指环绕小腿固定好。左手将胫腓骨往后滑动，将踝关节卡住，右手将距骨往腹侧推，同时让患者进行跖屈运动。

（二）临床应用

1. 适应证　因力学因素导致的踝关节功能障碍。

2. 禁忌证　同Maitland手法。

3. 注意事项　患者要扶住椅背固定，屈曲踝关节不宜过快，可以稍微改变屈曲的方向，有时这种方向的改变是成功的关键。

（姜俊良　杨浩伦）

第十七章 McKenzie 诊疗技术

第一节 概 述

一、定义

McKenzie 力学诊断和治疗技术（Mckenzie mechanical diagnosis and treatment technology，MDT）简称 McKenzie 诊疗技术，或称为 McKenzie 疗法，是由新西兰国际知名的物理治疗师 Robin McKenzie 于 1956 年创立，该技术主要应用于治疗具有机械力学特性的颈腰椎疼痛疾病。MDT 技术的特点：在评定和治疗中运用反复运动、症状与力学反应相匹配、符合亚组综合征分类、关注症状向心化、自我治疗、力的升级、患者教育等。

近 50 年来，此项技术从检查到分类、从诊断到治疗都有独到之处，并形成相对完善的诊疗体系。1982 年，Robin McKenzie 先生在美国成立了麦肯基国际学院，至今已在 24 个国家成立了分院，使得 MDT 得到了大力推广应用。

二、作用

Robin McKenzie 认为，人们在工作、学习，甚至休息时，脊柱大多时间都是处于屈曲位，这种姿势异常很容易产生脊柱姿势性紧张，长时间积累，就会造成脊柱的机械性损伤，导致"间盘移位综合征""功能障碍综合征""姿势综合征"的发生。基于这种理论，Robin McKenzie 创立了独具特色的脊椎力学诊断理论和治疗技术。历经半个多世纪，McKenzie 诊疗技术由腰椎逐步扩展到对颈椎和胸椎疾病的治疗，并取得了良好的疗效。

机械性疼痛一般是由于应力过大，过度负荷引起伤害感受器的紧张、变形所致，无病理改变存在，疼痛性质通常为间歇性，但也可为持续性。其症状的加重或减轻具有方向特异性或姿势特异性，即向一个方向的活动可能加重症状，而向另一个方向的活动则会缓解症状，患者的力学表现会随着症状的减轻而改善。任何方向的过度活动或在活动终点位置长时间保持均可使疼痛时间延长、程度加重，外力终止则可使疼痛消失。对于机械力学性改变引起的疼痛一般口服抗炎止痛药无效。最形象的例子为"弯指综合征"，将一正常的手指用力向手背方向弯曲片刻，即可感到手指的疼痛，一旦解除对手指的压力，疼痛即可消失，这就是所谓的机械性疼痛。

MDT 主要是通过力学的诊断与治疗方法对颈、腰痛患者进行亚组综合征分类，结合机械性疼痛产生的病因病理，将其分为"间盘移位综合征""功能障碍综合征""姿势综合征"。

（一）间盘移位综合征

间盘移位综合征可以认为是椎间盘移位的临床表现的概念模型，是受累关节面在日常休息位下的紊乱，紊乱可引起关节组织内在结构位置的变化、移位，移位会妨碍活动并导致疼痛，这一疼痛会持续到移位减轻。

1. 间盘移位综合征的特点 间盘移位综合

征。包括外周化、向心化两种症状，方向特异性是其基本特征。

（1）外周化：是特定姿势和活动时远端症状持续存在和/或加重，这是对特定的反复运动和/或维持姿势的反应，仅在移位综合征中发生。

（2）向心化：是给予适当的应力治疗后，症状会出现向近端加重，远端缓解、解除。向心化有以下特点：

1）仅在移位综合征中发生。

2）在治疗应力作用下，外周痛和放射痛消失。

3）在急性和慢性患者中都会出现。

4）最常发生于伸展动作，在终末点反复运动或姿势矫正时出现。

5）提示预后良好，可以进行可靠的评估。

间盘移位综合征是三个力学综合征中最常见的一种，可分为后向移位综合征、前向移位综合征及侧向移位综合征（仅见于腰椎疼痛患者）。后向移位综合征是以伸展方向的治疗或姿势为方向特异性，而前向移位综合征是以屈曲方向的治疗或姿势为方向特异性。

根据脊柱侧弯方向将腰椎侧向移位分为右侧和左侧。右侧侧向移位是指上方椎体相对于下方椎体向右侧屈曲，并使躯干随之运动产生侧弯，视诊可发现躯干上部和肩向右移。左侧侧向移位与之相反。根据患者症状及侧弯方向将侧向移位分为对侧侧向移位和同侧侧向移位。对侧侧向移位是指当患者的症状出现于一侧下肢，侧移向相反的方向发生，如右下肢疼痛，躯干上部和肩向左侧移。同侧侧向移位是指当患者的症状出现于一侧下肢，侧移向相同的方向发生，如右下肢疼痛，躯干上部和肩向右侧移。

颈椎 MDT 也可分"移位综合征""功能障碍综合征""姿势综合征"，但颈椎由于其解剖结构特点，移位综合征中存在颈椎侧偏，根据颈椎侧弯方向将颈椎侧偏分为右侧偏斜、左侧偏斜、对侧偏斜、同侧偏斜。右侧偏斜发生于上方椎体相对于下方椎体向右侧屈曲，并使头部随之运动。左侧偏斜发生于上方椎体相对于下方椎体向左侧屈曲，并使头部随之运动。对侧偏斜是指当患者的症状出现于一侧，头部会向相反的方向偏移。例如，右上肢疼痛，头部向左侧移。同侧偏斜是指当患者的症状出现于一侧，偏移会向相同的方向偏移。例如，右上肢疼痛，头部向右侧移。

颈椎"功能障碍综合征""姿势综合征"的特点及临床作用同腰椎。

2. 间盘移位综合征的治疗作用及原则

（1）复位：根据移位的方向，选择脊柱反复单一方向的运动，反复运动产生复位力，将意味着髓核复位。后向移位时需要应用伸展方向的力复位，前向移位时需要应用屈曲方向的力复位，侧向移位时需要应用侧方的力复位。

（2）复位的维持：在短时间内，避免与复位相反方向的脊柱运动，使复位得以维持。

（3）恢复功能：症状消失后，尝试与复位时方向相反的脊柱运动，使各方向的脊柱运动范围保持正常，且不会出现任何症状，防止发展为功能障碍综合征。

（4）预防复发：通过姿势矫正、适度体育锻炼、日常生活活动正确姿势指导来防止复发，教育患者重视复发先兆，在症状开始时进行正确的自我运动治疗，防止症状加重。

（5）力的升级：选择运动方向开始治疗时，尽量选择较小的力，当出现症状减轻或向心化现象，则认为所选方向正确，根据情况逐渐进行力的升级。力的升级一般是从静态体位、患者自主运动开始，增加到患者自我加压、治疗师加压，最后升级到松动术、手法治疗，以保证治疗安全有效。

（二）功能障碍综合征

功能障碍综合征是由结构受损的软组织机

械变形引起的。患者既往有外伤、炎症或退行性变导致软组织挛缩、瘢痕、粘连、适应性短缩或不良修复,当受损软组织受到负重时,就会产生疼痛。疼痛也可累及有弹性的结构或关节,其中关节受累在脊柱中最常见。

1. 功能障碍综合征的特点

(1)有外伤、移位、长期姿势不良或退行性变病史。

(2)关节结构受累特征表现是运动范围受限且终末点疼痛。

(3)疼痛间歇发生,仅在受损组织受力时产生,应力去除后症状消失。

(4)除神经根粘连的病例外,症状总是间歇、局限的。

(5)持续反复的运动会使疼痛加重、活动受限,持续6~8周。

(6)适当的反复运动会引起症状,症状不会在检查后持续存在。

2. 功能障碍综合征的治疗作用及原则

(1)姿势矫正:鉴别症状是否由姿势不良导致。

(2)有效牵伸:有效牵伸力度的标准是牵伸时一定要出现瞬间疼痛。有效的牵伸还需要一定的频率,建议每2h一组,每组10次,每日6~8组。有规律地重复是有效牵伸的重要因素。

(3)安全牵伸的原则:牵伸短缩组织,力度不能引起微细损伤。安全牵伸的标准是在牵伸中引起的疼痛在牵拉力去除后立即消失,一般要求10~20min内必须消失。

(三)姿势综合征

姿势综合征是长时间的姿势应力作用于关节、肌肉、肌腱、骨膜会产生机械变形和血供不良,这是姿势综合征疼痛产生的原因。此类患者通常较年轻,10~20岁的学生、青少年等特定人群发病率很高。通常患者有久坐和姿势异常的生活习惯。疼痛多由姿势诱发,姿势矫正后症状消失,疼痛极少会导致患者就诊。

1. 姿势综合征的特点

(1)本综合征没有病理改变。

(2)久坐长期姿势不良可诱发疼痛,疼痛性质一般为间歇性,仅在正常组织承受持续静态应力时产生。

(3)一般体格检查正常。

(4)没有运动功能障碍。

(5)反复运动无效。

(6)最长诱发的异常姿势为弓背坐姿。

2. 姿势综合征的治疗作用及原则

(1)姿势矫正。使患者避免产生姿势性疼痛的应力。

(2)姿势矫正科普宣传教育。

第二节 操作方法

一、MDT力学诊断

McKenzie力学诊断治疗方法首先应对患者进行评定。因为MDT只适用于治疗机械性疼痛,不适用于化学性疼痛。患者初次就诊时,先用Mckenzie评定量表详细了解现病史、既往史、手术外伤史及疼痛特点等,然后对患者进行体格检查、辅助检查及Mckenzie力学诊断评估、运动试验等检查,得出初步诊断结果。如果属于MDT移位综合征、功能障碍综合征、姿势综合征之一,可以应用Mckenzie方法治疗;如果不符合MDT移位综合征、功能障碍综合征、姿势综合征力学特点的患者,考虑存在其他情况,按照临床特点进行评估,以明确诊断(表17-1)。

(一)病史采集

1. 一般资料 包括患者姓名、性别、年龄、职业、平时工作姿势、日常活动项目等。

2. 现病史 重点记录疼痛部位(目前的疼

表 17-1　Mckenzie 力学评估结果鉴别表

	移位综合征	功能障碍综合征	姿势综合征
年龄	20~55 岁	各种年龄段 通常与退行性变、是否有外伤史相关	10~20 岁
性别	男女均有	男女均有	女性 > 男性
病理变化	有椎间盘移位改变	与软组织损伤相关	无病理改变
力学应力引发症状（静态/动态/居中范围/终末范围）	动态、静态、居中、终末均可引发	动态、终末均可引发	静态的、终末引发
疼痛位置（局限/牵涉痛/根性）	局限、牵涉痛、根性均可见	局限性多见	局限性多见
疼痛持续性	持续或间歇	间歇多见	间歇为主
急性缺陷或损失	有急性损伤、畸形	无	无
运动缺失	存在	存在	存在

痛部位、起初发病时的疼痛部位、疼痛部位是否发生变化）、此次病程长短、发病原因或诱因、疼痛持续还是间歇、症状变化情况、症状变化与体位和活动的关系。通过上述记录结果判断疼痛性质是否属于机械性，并判断患者是否可以进行 Mckenzie 治疗。

3. 既往史　记录患者既往疼痛的发作情况，确定首次发病时间及原因，确定总的发作次数，询问曾接受的治疗措施及疗效，此次发病是否与既往不同。询问患者服用药物情况，近期有无手术创伤，有无明显的体重减轻，大小便是否正常。

（二）体格检查

1. 姿势　观察患者的坐姿和站姿，是否有不良姿势。不良姿势是颈痛、腰痛的主要原因。

2. 脊柱活动度　检查脊柱各个方向活动度是否正常，是否有代偿。评估脊柱活动度不仅能确定运动试验是否可以进行及进行的程度，还能与运动试验或治疗后的结果进行对比，对判断所选方向的运动有指导价值。

3. 神经系统检查　检查腰椎疼痛患者的直腿抬高试验，直腿抬高加强试验，Slump 试验，双下肢跟腱、膝腱反射。

4. 静态试验　如果各个方向的运动试验对患者的症状没有影响，就需要进行静态试验。静态试验是让患者维持在受累脊柱节段某个方向的终点位置 3min，观察患者的症状变化。

（1）颈椎静态试验：前突体位、后缩体位、屈曲体位、伸展体位。

（2）腰椎静态试验：弓背坐姿、挺直坐姿、弓背站立、挺直站立、俯卧腰椎伸展位、直腿坐位。

5. 运动试验　此项是 Mckenzie 评定中最主要的内容，是确定力学诊断的根据。进行运动试验时，在每次新的运动之前都要询问患者当时的症状部位和程度，以此为基准与运动后的症状做对比，判断运动方向的选择是否正确。

（1）颈椎运动试验：坐位前突、坐位反复前突、坐位后缩、坐位反复后缩、坐位后缩加伸展、坐位反复后缩加伸展、卧位后缩、卧位反复后缩、卧位后缩加伸展、卧位反复后缩加伸展、坐位侧屈、坐位反复侧屈、坐位旋转、坐位反复旋转。

（2）腰椎运动试验：站立位屈曲、站立位反复屈曲、站立位伸展、站立位反复伸展、卧位屈曲、卧位反复屈曲、卧位伸展、卧位反复伸展、站立位侧方滑动、站立位反复侧方滑动。

做运动试验时要描述疼痛对运动试验中的影响：产生、消失、加重、减轻、无效、向心化、外周化；运动试验后的影响：好转维持、加重维持、好转不维持、加重不维持、无效、向心化、外周化。

6. 选择治疗方案　通过上述临床症状评估后，分析患者综合征的类型，从而选择正确的治疗方案。

二、腰椎 Mckenzie 治疗技术

腰椎 Mckenzie 治疗技术根据初步的治疗原则分为五组：①伸展原则（治疗技术 1~9）；②伴有侧方成分的伸展原则（治疗技术 10~13）；③侧方原则（治疗技术 14~15）；④屈曲原则（治疗技术 16~19）；⑤伴有侧方成分的屈曲原则（治疗技术 20~23）。

1. 俯卧位（静态，治疗技术1）（图17-1）

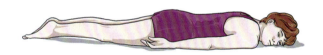

图 17-1　俯卧位（静态）

（1）起始体位：俯卧位，头转向一侧，双上肢置于身体两侧。

（2）技术类型：持续体位。

（3）具体方法：患者俯卧，腰部放松，静止保持3min。

（4）应用：俯卧位摆位是患者自我治疗的起始步骤。后向移位综合征患者进行自我治疗的基本要求是患者可以达到并保持俯卧位。

2. 俯卧伸展肘撑位（静态，治疗技术2）（图17-2）

（1）起始体位：同俯卧位。

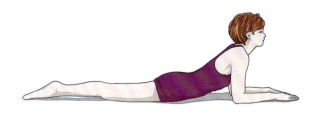

图 17-2　俯卧伸展肘撑位（静态）

（2）技术类型：持续体位。

（3）具体方法：患者从起始位开始，用双肘和前臂支撑起上半身，患者身体放松，髋和骨盆尽量贴住床面，使腰部下沉获得更大的伸展，保持3min。

（4）应用：对于后向移位综合征患者，可使患者保持5min或更长时间。对有严重伸展功能障碍的患者，此动作可以作为起始动作。治疗技术2是治疗技术1的升级。

3. 伸展渐进位（静态，治疗技术3）（图17-3）

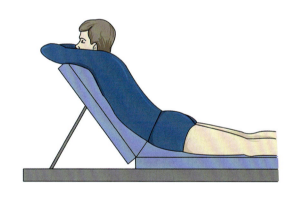

图 17-3　伸展渐进位（静态）

（1）起始体位：同俯卧位。

（2）技术类型：持续体位。

（3）具体方法：通过抬高床头将上身逐渐抬起，使腰椎处于伸展位。根据患者耐受程度，每次维持体位数分钟。回到起始体位的过程应该缓慢逐渐完成。

（4）应用：后凸畸形的患者可能最需要进行此治疗。此治疗仅用于减轻明显移位且以伸展

缺失为主的患者。适于此项治疗的患者一般会表现为屈曲僵直，完全不能伸展。对于部分患者，逐渐增加的、持续的伸展力，相对于卧位间断伸展力，可以获得更好的症状及力学改善。每次增加伸展角度时，疼痛都会随之增加，但之后会出现向心化或减轻。一旦达到伸展最大角度，需保持几分钟，时间长短取决于患者的耐受力。回到起始位的过程也应该是在2~3min内缓慢逐渐完成，否则患者会感到严重腰痛。

4. 坐姿矫正（静态，治疗技术4）（图17-4）

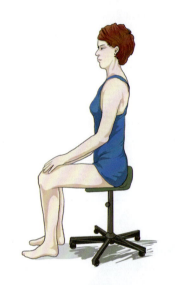

图17-4　坐姿矫正（静态）

（1）起始体位：患者自然坐位。

（2）技术类型：持续体位。

（3）具体方法：指导患者骨盆前倾，增加腰椎前凸，上提胸部，由腰椎后凸坐位变为直立坐姿。

（4）应用：以坐位为加重因素的姿势综合征患者，姿势矫正是对其疼痛的主要干预方式。姿势矫正对治疗移位综合征也非常重要。姿势矫正和弓背坐姿过矫正对力学特点不确定的患者也有益。

5. 卧位伸展（动态，治疗技术5）（图17-5）

（1）起始体位：患者俯卧位，双手掌心向下置于肩关节下方。

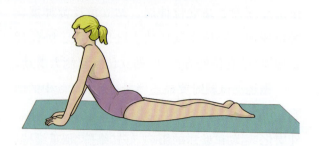

图17-5　卧位伸展（动态）

（2）技术类型：患者自主运动。

（3）具体方法：①患者伸直双臂，仅将上身抬离床面，保持骨盆和大腿放松。患者保持体位1~2s，然后回到中立位。患者有节律地反复运动，每次都更接近运动终点。反复运动10次。②在患者完成数次卧位伸展，并能很好地耐受这一治疗后，应以下述方法进行全范围的伸展。当患者处于卧位伸展的终末范围时，保持肘关节伸直，呼气使骨盆下沉，保持体位1~2s，然后回到中立位。患者有节律地反复运动，每次都更接近运动终点。反复运动10次。

（4）应用：此治疗是治疗技术1和2的进一步升级。它采用较大幅度的间断伸展力，而不是持续伸展力。此动作在治疗后向移位综合征和伸展功能障碍综合征中是最为重要和有效的方法。通过此运动，不需要外力就可以获得接近最大的伸展。随着症状减轻，在回到直立体位时要注意，尽量保证由卧位到站位的过程中腰椎保持前凸。患者自加压的卧位伸展运动应该尽早常规进行，通常在就诊第1天就开始，以保证能够达到伸展终点。要鼓励患者在每组10次动作的最后2~3次下沉腹部。

6. 卧位伸展（治疗师加压，治疗技术6）（图17-6）

（1）起始体位：患者俯卧位，双手掌心朝下置于肩下。

（2）技术类型：治疗师治疗技术。

（3）具体方法：治疗床处于适宜高度，

使治疗师能够施加垂直脊柱方向的力。患者位于治疗床上靠近治疗师的一侧。治疗师交叉双臂，将小鱼际根部置于患者腰椎横突上。双手互成90°位于脊柱同一节段。治疗师的胸部位于双手上方，使力线垂直着力点平面。放置双手时不要施力。治疗师用身体的重量通过上肢施加轻柔的、对称的压力，并在患者进行反复卧位伸展时保持压力，治疗师和患者同时运动以保持力的垂直，当患者回到起始位时放开压力，患者有节律地反复运动，每次都更接近运动终点，反复运动10次。

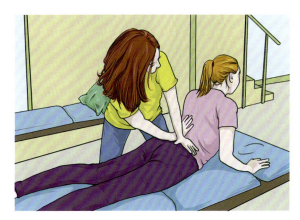

图17-6　卧位伸展（治疗师加压）

7. 伸展松动术——中立位或伸展位（治疗技术7）（图17-7）

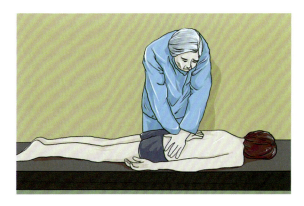

图17-7　伸展松动术——中立位或伸展位

（1）起始体位：中立位时患者俯卧位，头转向一侧，双上肢置于体侧，全身放松。伸展位时患者趴在自己的肘部和前臂上。

（2）技术类型：治疗师治疗技术。

（3）具体方法：治疗师站在患者身旁，双上肢交叉，双手掌根置于将治疗的腰椎节段的两侧横突上。双手互成90°，位于脊柱同一节段。治疗师的胸部位于双手上方，使力线垂直于运动。放置双手时不要施力。用身体的重量通过上肢施加有节律的压力，双手的压力相等且对称，以缓慢而有节律的方式施加小幅度的力，使每次都更接近运动终点，两次加压中间放开部分压力，反复松动10次。

（4）应用：主要用于需要力的升级治疗的移位综合征和伸展功能障碍综合征患者。检查多个节段的症状反应，这是最常用于腰椎的治疗技术。

8. 站立位伸展（治疗技术8）（图17-8）

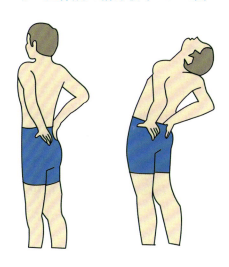

图17-8　站立位伸展

（1）起始体位：患者站立位，双脚分开与肩同宽，双手置于腰骶部。

（2）技术类型：患者自我运动。

（3）具体方法：患者尽可能向后仰，双手作为支点，保持体位1~2s，然后回到中立位，患者有节律地反复运动，每次都更接近运动终点，反复松动10次。

（4）应用：站立位伸展可用于移位综合征和功能障碍综合征。此技术不适用于症状较重或急性患者。移位综合征极少能通过站立位伸展完全减轻。此技术可以作为卧位伸展的补充。这个运动对于长时间坐位或弯腰时（弯腰后）腰痛的预防是非常重要的，在疼痛前做该治疗是非常有效的。

9. 弓背坐姿过度矫正（治疗技术9）（图17-9）

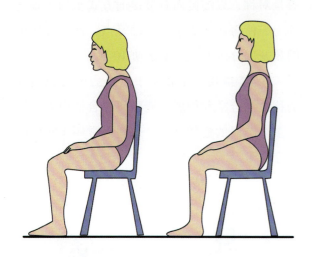

图17-9 弓背坐姿过度矫正

（1）起始体位：患者自然状态的弓背坐姿。

（2）技术类型：治疗师治疗技术。

（3）具体方法：指导患者骨盆前倾，增加腰椎前凸，上提胸部，直至腰椎位于最大前凸，成为直坐位。保持姿势1~2s，然后回到起始位。应有节律地进行运动，反复10次，最终达到直坐位。

（4）应用：完成弓背坐姿过矫正治疗后，患者应能保持完全直坐位1~2s，然后放松拉力的10%，以找到矫正坐姿。此技术用于姿势综合征患者的治疗，使他们可以获得矫正坐姿。对移位综合征的特定时期也是有帮助的，可帮助患者矫正坐姿，也可用于不能在其他体位下进行屈曲或伸展的患者，使他们在负重体位下重新获得屈曲和伸展活动。此技术对方向特异性从伸展变为屈曲的移位综合征患者也是有帮助的。姿势矫正（治疗技术4）和坐姿过矫正对力学特点不明确的患者同样有益。

10. 卧位伸展（骨盆偏移，治疗技术10）（图17-10）

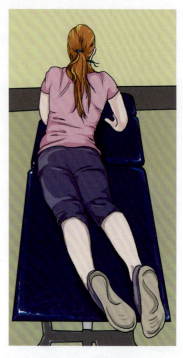

图17-10 卧位伸展（骨盆偏移）

（1）起始体位：患者俯卧位，双手掌心朝下置于肩下。

（2）技术类型：患者自我运动。

（3）具体方法：骨盆偏离中心（如果需要，可由治疗师辅助），患者伸直双臂，将上身抬起，骨盆和大腿保持放松置于治疗床上。保持体位1~2s，然后回到起始位，患者有节律地反复运动，每次都更接近运动终点，反复松动10次。

（4）应用：此动作是一个有侧方力的伸展治疗。在该技术中，髋部应向远离疼痛侧的方向移动，如患者疼痛在右侧，髋部则摆至左侧。患者在做这个动作时会不自主地将身体伸直，可令患者将一只脚踝搭在另一只脚上，以减轻这种趋势。该技术多用于有单侧或不对称症状，单纯进行矢状面运动症状加重或无效的移位综合征患者。

11. 卧位伸展（骨盆偏移、治疗师加压，治疗技术11）（图17-11）

（1）起始体位：患者俯卧位，双手掌心

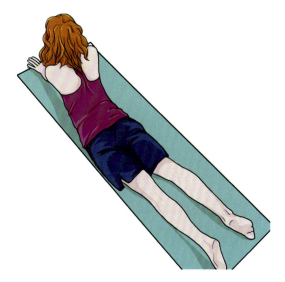

图 17-11　卧位伸展（骨盆偏移、治疗师加压）

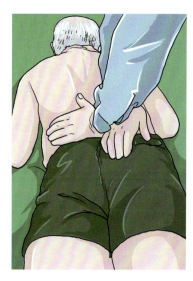

图 17-12　伸展松动术（骨盆偏离中心）

朝下置于肩下。

（2）技术类型：患者自我运动，治疗师加压。

（3）具体方法：将治疗床升降至适宜高度，以使治疗师能够施加垂直脊柱方向的力。患者骨盆向治疗师的方向移动，偏离中心。治疗师站在患者一侧，双手交叉，将小鱼际根部置于腰椎横突上，双手互成90°，位于腰椎同一节段，治疗师胸部位于双手正上方，使力线垂直于运动平面。放置双手时不要施力。用身体的重量通过上肢施加轻柔、对称的压力，并在患者反复卧位伸展时保持压力。治疗师和患者一同运动，以保持垂直的力，当患者回到起始位时放开压力，患者有节律地反复运动，每次都更接近运动终点，反复松动10次。

（4）应用：用于在卧位伸展骨盆偏离中心时可减轻症状，但之后没有改善的患者。根据症状反应的提示，加压用于加强治疗的矢状面或侧方成分。对移位综合征患者，只有在单独进行矢状面运动但症状没有变化或加重时，才使用该技术治疗。

12. 伸展松动术（骨盆偏离中心，治疗技术12）（图17-12）

（1）起始体位：患者俯卧，双臂置于身体两侧，骨盆向健侧的方向移动，偏离中心。

（2）技术类型：治疗师治疗技术。

（3）具体方法：治疗床的高度应使治疗师能够施加垂直脊柱的力，患者位于治疗床上靠近治疗师的一侧。治疗师交叉双臂，将小鱼际根部置于腰椎横突上，双手互成90°，位于腰椎同一节段，治疗师胸部位于双手正上方，使力线垂直于运动平面。放置双手时不要施力。用身体的重量通过上肢施加缓慢有节律的、对称的小幅度压力，每次都更接近运动终点。放开部分压力，但要保持与患者接触，反复松动10次。

（4）应用：这个治疗技术是一种力的升级，在治疗有侧方成分的移位综合征过程中使用。患者在此之前应已经进行过卧位伸展骨盆偏离中心和加压的治疗。检查多个节段的反应。

13. 伸展位旋转松动术（治疗技术13）

（1）双侧技术

1）起始体位：患者俯卧位，双臂置于体侧。治疗床置于适宜高度，以使治疗师能够垂直于患者脊柱方向用力。患者俯卧于治疗床靠近治疗师的一侧。

2）技术类型：治疗师治疗体位。

3）具体方法：治疗师交叉双臂，将小鱼际根部置于腰椎横突上，双手互成90°，位于腰椎同一节段，治疗师胸部位于双手正上方，使力线垂直于运动平面，放置双手时不要施力。对一侧施加轻柔的力，双手保持接触患者，完全放松压力，对另一侧施加轻柔的垂直力，之后完全放松压力。双侧交替施加相等的压力，产生有节律的摇摆。用身体的重量通过上肢的传导产生压力，力的方向指向身体前方，稍向内，缓慢而有节律地在两侧交替施加小幅度的力，每次都更接近运动终点，反复松动10次。

（2）单侧技术

1）起始体位：同双侧技术。

2）技术类型：治疗师治疗体位。

3）具体方法：治疗师站在要进行松动的对侧。治疗师将一只手的掌根置于患者脊柱对侧的横突上，然后将另一只手放在这只手上。治疗师胸部位于双手正上方，使力线垂直于运动平面，放置双手时不要施力。施加轻柔的垂直力，保持接触，之后放松部分压力。用身体的重量通过上肢的传导产生压力，力的方向指向身体前方，稍向内，缓慢而有节律地在两侧交替施加小幅度的力，每一次都更接近运动终点，反复松动10次。

4）应用：本治疗技术产生了局限的伸展/侧方力，在应用力的升级治疗后-外向移位综合征时可以使用本方法。

14. 侧向移位的自我矫正或侧方滑动（治疗技术14）（图17-13）

（1）起始体位：患者站立，双脚与肩同宽。治疗师与患者面对面站立。

（2）技术类型：患者自我运动。

（3）具体方法：指导患者在保持双肩与地面平行时侧方滑动骨盆。患者可以将一只手放在胸廓上，另一只手放在对侧骨盆上加压，引导骨盆运动。治疗师也可以将一只手置于患者偏斜侧的肩，另一手置于对侧骨盆上，引导

患者运动。保持姿势1~2s，然后回到起始位。患者有节律地反复运动，每次都更接近运动终点，反复运动10次。侧方滑动之后一般要进行站立位伸展。

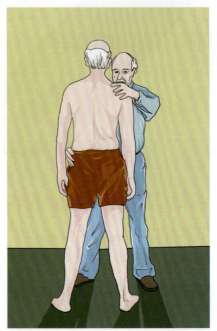

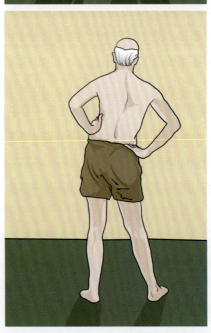

图17-13 侧向移位的自我矫正或侧方滑动

（4）应用：侧向移位的自我矫正或侧方滑动治疗技术一般仅用于移位综合征伴有侧方成分的患者。

15. 侧向移位的手法矫正（治疗技术15）
略。

16. 卧位屈曲（治疗技术16）（图17-14）

（1）起始体位：患者仰卧位，屈髋屈膝约45°，脚平放在治疗床上。

（2）技术类型：患者自我运动。

（3）具体方法：让患者将膝关节靠近胸前，用手抱住膝关节进行加压，以达到可能的最大屈曲，保持姿势1~2s，然后放松膝关节，双脚放回床面，回到起始体位。有节律地反复运动，每次都更接近运动终点，反复运动10次。

（4）应用：卧位屈曲可以用于多种力学综合征。前向移位综合征可以通过屈曲原则治疗得以减轻，可以用于检查后向移位综合征患者症状减轻的稳定程度，还可对屈曲功能障碍综合征进行重塑。最初几次屈曲时的压力可以较小，只要症状反应满意，就可以在每次运动时给予最大的压力，最后几次达到最大压力。卧位屈曲也可以用于前期没有进行充分力学检查的患者的诊断性治疗，重复屈曲导致症状加重提示存在后向移位综合征，就要采用伸展原则进行治疗。

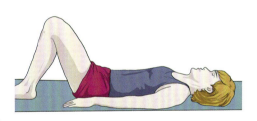

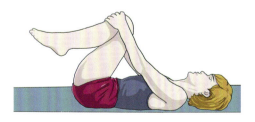

图17-14　卧位屈曲

17. 坐位屈曲（治疗技术17）（图17-15）

（1）起始体位：患者坐在椅子或方凳子上，双腿分开，髋和膝屈曲90°。

（2）技术类型：患者自我运动。

（3）具体方法：患者向前弯腰，将头放在双膝之间，保持体位1~2s，之后回到起始位，有节律地反复运动，每次都更接近运动终点，反复运动10次。患者可以用双手拉脚踝或椅子腿进行加压。

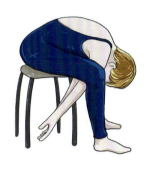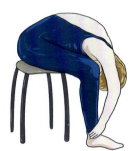

图17-15　坐位屈曲

（4）应用：对屈曲原则治疗有反应的前向移位综合征患者可以用此治疗技术进行复位。该技术也可以用于神经根粘连的重塑过程，当以此为治疗目的时，患者双下肢可以逐渐伸展以增加受累组织的应力。

18. 站立位屈曲（治疗技术18）　略。

19. 卧位屈曲（治疗师加压，治疗技术19）

（1）起始体位：患者仰卧位，屈髋屈膝约45°，脚平放在治疗床上。

（2）技术类型：治疗师治疗技术。

（3）具体方法：患者躺在靠近治疗师的一侧，然后使患者将膝关节靠向胸部，用手抱住膝关节达到尽可能的最大屈曲。治疗师将患者的膝关节和下肢推向患者胸部进行加压，保持姿势1~2s，然后放松膝关节，双脚放回床面，回到起始位。有节律地反复运动，每次都更接近运动终点，反复运动10次。

（4）应用：该技术是卧位屈曲、患者自加压治疗的力的升级，可以产生更大的屈曲力。

20. 抬腿站立位屈曲（治疗技术20）（图17-16）

（1）起始体位：患者站立位，一侧下肢站在地面上主要负重，另一侧下肢放在凳子上，使髋膝关节约屈曲90°。

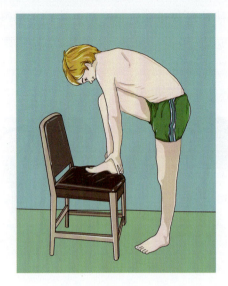

图17-16 抬腿站立位屈曲

（2）技术类型：患者自我运动。

（3）具体方法：患者踩在地面上的腿在整个治疗过程中都保持膝关节完全伸直。令患者躯干前屈，保持躯干在抬起的下肢内侧，使肩部贴近抬起的膝关节。患者可抓住抬起下肢的脚踝对自己施加更大的力。用此方式使自己屈曲更大，以使肩低于抬起的膝关节，保持姿势1~2s，然后放松回到起始位。在每次运动之前重新回到直立位，恢复腰椎前凸是非常重要的。有节律地反复运动，每次都更接近运动终点，反复运动10次。

（4）应用：本治疗技术产生了非对称性屈曲应力，主要在屈曲轨迹偏移时使用，这种偏移可能出现在移位综合征和功能障碍综合征患者中，最常见于神经根粘连的功能障碍综合征。在这两种综合征中，都应抬起发生屈曲轨迹偏移对侧的下肢。例如，屈曲轨迹偏移向左侧的患者，应抬起右腿。

21. 屈曲旋转位（治疗技术21）（图17-17）

（1）起始体位：患者仰卧位，膝关节屈曲约45°，双脚平放在床面上。

（2）技术类型：持续体位。

（3）具体方法：令患者屈膝90°（或对患者症状最适当的高度），将膝关节转向床面，保持该体位2min，中间可以规律地间隔回到起始位。

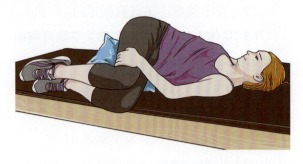

图17-17 屈曲旋转位

（4）应用：本治疗技术应用于矢状面运动治疗后没有改善或症状加重的移位综合征患者，此类患者需要在屈曲角度下对腰椎应用侧方力，膝关节转向疼痛侧。

22. 屈曲旋转（治疗师加压，治疗技术22）（图17-18）

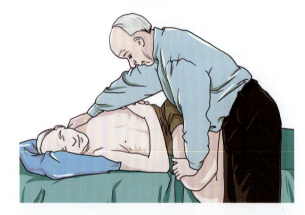

图17-18 屈曲旋转（治疗师加压）

（1）起始体位：患者仰卧位，膝关节屈曲约45°，双脚平放在床面上。

（2）技术类型：治疗师治疗技术。

（3）具体方法：患者躺在靠近治疗师的一侧。治疗师弓步，面向患者，站在患者膝关节转向的一侧，留出足够旋转的空间。治疗床的高度应能使治疗师托住患者膝关节。治疗师将患者髋膝关节屈曲约90°，然后将膝关节转向治疗床的一侧，直至患者的小腿放在治疗师的大腿上。治疗师一手对膝关节施加向下的压力,另一只手稳定住患者对侧肩关节或胸廓下方,保持姿势 1~2s,然后治疗师将患者的膝关节回到起始位。有节律地反复运动,每次都更接近运动终点,反复运动 10 次。

(4)应用:同屈曲旋转位。

23. 屈曲位旋转松动术(维持,治疗技术 23) 略。

三、颈椎 Mckenzie 治疗技术

治疗技术根据初步的治疗原则分为三组:①伸展原则(治疗技术 1~9);②侧方原则(治疗技术 10~15);③屈曲原则(治疗技术 16~17)。

1. 坐位后缩(治疗技术 1)

(1)坐位后缩,患者自主运动(图 17-19)。

1)起始体位:患者高靠背椅坐位,腰背部有良好支撑使腰椎前凸。

2)技术类型:患者自我运动。

3)具体方法:使患者头部和肩部放松,采用自然休息位坐姿。让患者头部从休息位尽可能向后缩,移动时保持面向前方,头部水平。运动应达到后缩的最大范围终点。到达最大终点位后稍保持一会儿,之后患者可以放松回至起始位。在头颈部后缩过程中,应同时进行肩部姿势的矫正。有节律地重复上述动作,每次后缩之后应回到休息位。鼓励患者每次动作幅度都应比上一次大,经过 5~15 次运动即可达到可能的最大运动范围。坐位时,多数患者易学会该动作,5~10min 就会熟练。

4)应用:后缩是使下颈椎后向移位综合征复位的基本的初步治疗,也用于治疗下颈椎伸展功能障碍综合征,也是治疗颈源性头痛和上颈椎屈曲功能障碍的基本方法。

(2)坐位后缩,患者自加压(力的升级)(图 17-20)。

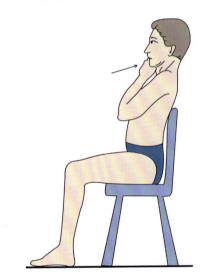

图 17-20 坐位后缩,患者自加压(力的升级)

1)起始体位:同前。

2)技术类型:患者自我运动。

3)具体方法:动作同坐位后缩。一旦患者熟练后缩动作,就可以应用自加压。让患者用一只手的手指或两只手抵住下颌,进行加压。注意加压时避免颈椎屈曲。

4)应用:后缩的第一个力的升级,可以确保患者能够达到运动的最大终末范围。

(3)坐位后缩,治疗师加压(力的升级)。

1)起始体位:患者坐在直背椅上,骶部贴在椅子的后方,患者头部和肩部放松,采用自然休息位坐姿,患者头部尽可能向后缩。

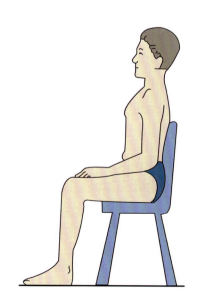

图 17-19 坐位后缩,患者自主运动

2）技术类型：治疗师治疗技术。

3）具体方法：治疗师站在患者侧方，一只手的掌根置于第1或第2胸椎水平，另一只手的拇指和食指张开，虎口抵住患者下颌。治疗师双侧前臂应保持平行，以使在矢状面上产生的前后方向的压力是平移的力。在患者尽可能主动后缩后，治疗师在运动方向上双手同时施加压力。重复压力5~6次，每次后缩后都回到起始位。

4）应用：该治疗技术用于患者自身产生的力不能解决后向移位综合征，并且颈椎后缩范围不足以进行颈椎伸展。当患者不能通过自身产生的力重新完成伸展动作时，该技术特别有效，其作用的水平和力的角度可以更稳定。该技术有助于教会患者后缩运动。

2. 仰卧位后缩（治疗技术2）

（1）仰卧位后缩，患者自主运动（图17-21）。

1）起始体位：患者去枕仰卧位，急性期时可能需要1~2个枕头垫在头颈部。

2）技术类型：患者自我运动。

3）具体方法：①枕头支撑：在非常急性期或初始治疗阶段，可以在患者颈部和头下方垫一或两个枕头，以适应畸形。使患者后缩头部（如坐位时所描述）压枕头，保持1~2s然后放松，重复5~6次。②无枕头支撑：患者仰卧位，一只手置于枕后，然后将身体向头侧移动，使头、颈和肩部悬在治疗床以外至第3或第4胸椎水平。患者托住枕部保持稳定，然后头部进行完全后缩，保持1~2s，再回到起始位。运动应重复5~6次。

4）应用：仰卧位后缩用于需要非负重位力的变换的后向移位综合征患者。

（2）仰卧位后缩，患者自加压（力的升级）（图17-22）。

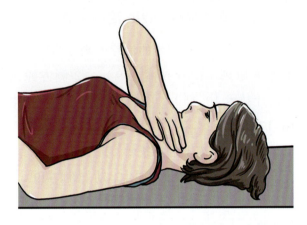

图17-22 仰卧位后缩，患者自加压（力的升级）

1）起始体位：患者仰卧于治疗床上，头颈部位于床外。

2）技术类型：患者自我运动。

3）具体方法：患者托住枕部保持稳定，然后头部进行完全后缩，为确保患者能够达到活动的最大终末范围，可以用另一只手的指尖抵住下颌进行加压。

（3）仰卧位后缩，治疗师加压（力的升级）。

1）起始体位：患者仰卧于治疗床上，头颈部位于床外。

2）技术类型：治疗师治疗技术。

3）具体方法：治疗师站在患者一侧，一手托住患者枕部，另一只手的虎口置于患者上唇或下颌部，患者头部轻柔而稳定地靠在治疗师髋部。患者头部后缩至终末范围，然后治疗师加压，重复5~6次。

4）应用：当选择仰卧位治疗后向移位综合征，而患者自身施加的力不足以使症状好转维持时，可使用该技术。

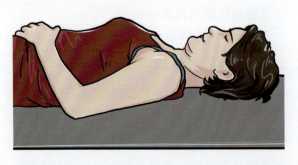

图17-21 仰卧位后缩，患者自主运动

3. 俯卧位后缩（治疗技术3）

（1）俯卧位后缩，患者自主运动（图17-23）。

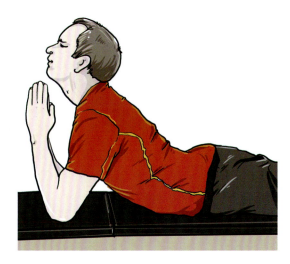

图17-23　俯卧位后缩，患者自主运动

1）起始体位：患者俯卧在治疗床上，肘撑起上身。

2）技术类型：患者自我运动。

3）具体方法：患者以坐位后缩同样的方式后缩头和颈部，重复5~6次后，患者将颏部放在握住的双手上休息。

（2）俯卧位后缩，患者自加压（力的升级）（图17-24）。

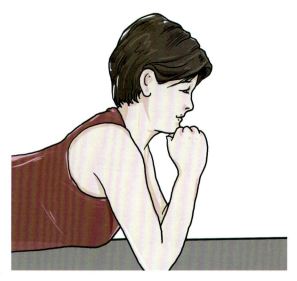

图17-24　俯卧位后缩，患者自加压（力的升级）

1）方法：患者可以在后缩的终末范围用双手的指尖顶住下颌进行自加压。

2）应用：俯卧位的优势在于可以在上胸段产生一个明显的后缩力，这通常在仰卧和坐位都很难完成。该技术可能更容易被老年患者接受，也可以变换为坐位双肘撑在桌面上进行。

（3）仰卧位后缩，治疗师加压（力的升级）。

1）起始体位：患者俯卧在治疗床上，肘撑起上身。

2）技术类型：治疗师治疗技术。

3）具体方法：治疗师站在患者一侧，一只手的掌根放在第1或第2胸椎水平，另一只手放在患者下颌处。治疗师前臂应保持平行，以确保与后缩运动在同一条线上。患者斜向下45°看向地面的同时后缩头部至终末范围，治疗师在运动终点双手加压。压力维持2~3s，然后放松，患者头部降回至手上。重复动作5~6次。

4）应用：该技术是坐位或仰卧位后缩动作的力的变换。俯卧位对减轻后向移位综合征是一个可选体位，当前面的治疗技术没有产生足够的力以持续改善症状时，可使用本技术。

4. 后缩松动术（治疗技术4）

（1）起始体位：患者坐在直背椅上，骶部贴在椅子的后方，患者头和肩部放松，采用自然休息位坐姿，患者头部尽可能向后缩。

（2）技术类型：治疗师治疗技术。

（3）具体方法：治疗师站在患者侧方，一只手的掌根置于第1或第2胸椎水平，另一只手的拇指和食指张开，虎口抵住患者下颌。治疗师双侧前臂应保持平行，使在矢状面上产生的前后方向的压力是平移的力。治疗师放在患者下颌处的手将患者的头部稳定在后缩的终末范围，放在上胸段棘突处的手掌根部位施加前—后方向的力。施加的压力应缓慢而有节律，目的在于使每次运动都能达到更大的范围。重复松动术5~6次，之后患者的头部回到中立位。

（4）应用：当之前的治疗方法均不能成功恢复后缩的活动范围时，应用该治疗技术。其适应证和治疗师加压相似，但用于治疗师加压不成功的情况。

5. 坐位后缩和伸展（治疗技术5）

（1）坐位后缩和伸展，患者自主运动（图17-25）。

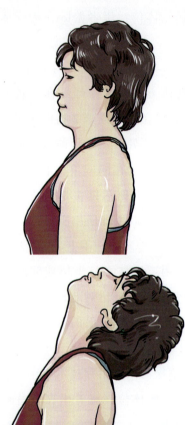

图17-25　坐位后缩和伸展，患者自主运动

1）起始体位：同坐位后缩。

2）技术类型：患者自我运动。

3）具体方法：令患者先尽可能后缩头部，然后继续缓慢而稳定地向后仰头，1s后，患者缓慢地抬头回至中立位。如果在回位的过程中用一只手托住枕部，患者可能会感到更安全。有节律地重复5~6次后缩和伸展运动。

4）应用：此技术是减轻后向移位综合征的第二级力的升级。只要患者能够熟练地进行基本后缩运动并能达到较好的后缩范围，就可以应用该治疗技术。

（2）坐位后缩伸展并旋转（力的升级）（图17-26）。

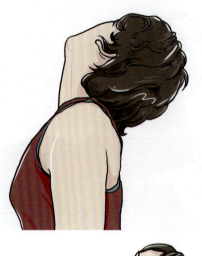

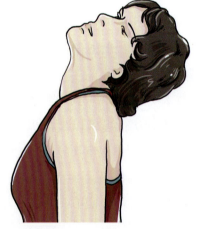

图17-26　坐位后缩伸展并旋转（力的升级）

1）起始体位：同坐位后缩。

2）技术类型：患者自我运动。

3）具体方法：在头颈部处于完全伸展位的同时加入旋转成分可以增加伸展范围。重复头部的微小旋转5~6次，此时鼻尖从中线向每次仅移动（1cm）。在此过程中要求患者继续增大伸展，最终获得最大伸展范围。然后患者应回到水平位置。

4）应用：旋转与加压作用相同，能使患者活动达到伸展的最大终末范围。

6. 仰卧位后缩伸展并旋转（治疗技术6）

略。

7. 俯卧位后缩和伸展（治疗技术 7）

（1）起始体位：患者俯卧在治疗床上，双肘支撑，颏部置于手上。也可以十指交叉，把颏部放在两个拇指上。

（2）技术类型：患者自我运动。

（3）具体方法：患者后缩伸展头颈部，方式与坐位练习一样。

（4）力的升级：俯卧位后缩和伸展，患者自加压。患者体位同上，重复 5~6 次动作后，患者将颏部放在伸直的指尖上，面向前上方，处于伸展位。要达到最大加压，重点在于使患者尽可能放松。要达到完全放松，应让患者双肩部放松，肩胛间区及躯干上部下沉。在躯干上部下沉时，伸直的指尖产生的阻力就对整个颈椎和上胸椎施加了压力。可以保持该体位 2~3s。

（5）应用：当俯卧位能对后向移位综合征患者产生所需要的效果时，可应用该技术。采用俯卧位可使患者对运动有更好的控制，许多不能在仰卧位进行伸展的患者可以在俯卧位进行这一练习。

8. 仰卧位后缩伸展并旋转，治疗师牵引（治疗技术 8） 略。

9. 姿势矫正（治疗技术 9）

（1）起始体位：患者以放松的弓背坐姿坐着——胸椎和腰椎屈曲，头和颈部前凸。

（2）技术类型：治疗师治疗技术。

（3）具体方法：患者缓慢地伸直身体，呈完全直立坐姿——胸椎最大前凸，头和颏部最大后缩。治疗师轻柔地将手压在患者的胸椎和颏部进行引导，帮助患者学习这一过程。然后让患者放松，回到弓背坐姿，重复循环 10 次，以使患者能够从最大的弓背坐姿变换至最大的伸展和后缩坐姿，在重复 10 次之后，患者应保持"极好坐姿"1~2s，之后放松 10%。

（4）应用：弓背过矫正治疗技术用于教给患者获得正确坐姿的方法，并向其说明良好坐姿和错误坐姿的差别。患者常常没有意识到他们的身体姿态，规律练习该技术可帮助患者改善到他们的不良坐姿习惯。一旦患者能够做到正确姿势，之后就可以增加保持这一姿势的时间了。每日患者都应以此坐姿为目标，这是保持正确坐姿的学习过程，也是一种治疗手段。对一些患者来说，单独使用这一技术就可以使疼痛向心化。

10. 坐位侧屈（治疗技术 10）（图 17-27）

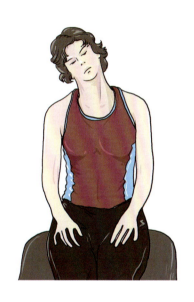
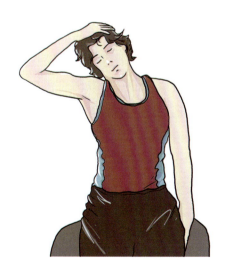

图 17-27　坐位侧屈

（1）坐位侧屈，患者自主运动。

1）起始体位：患者坐位。

2）技术类型：患者自我运动。

3）具体方法：患者坐位，先将头部后缩，然后向疼痛的一侧侧屈，保持1s后，回到直立位。重复5~15次，直到获得全部范围的活动。

4）力的升级：坐位侧屈，患者自加压。如果没有适当的治疗反应，则需要施加更多的压力。患者用疼痛对侧的手抓住座椅以稳定躯干上部，然后进行后缩，另一只手越过头顶，手指触及耳朵，头保持后缩，患者尽可能将头向疼痛侧拉。保持该姿势1秒后，手的位置不动，头回到直立位。

5）应用：该治疗技术用于减轻后外侧（或有外侧成分）移位综合征。此时，侧屈应向疼痛侧。此技术也用于侧屈功能障碍综合征的重塑。侧屈功能障碍综合征时，侧屈运动会在这一方向上产生运动终点疼痛。

（2）坐位侧屈，治疗师加压（力的升级）。

1）起始体位：患者坐在直背椅上，头部稍后缩。

2）技术类型：治疗师治疗技术。

3）具体方法：治疗师站在患者身后，患者头部轻靠在治疗师胸部。治疗师右手拇指指尖置于上胸椎棘突的右侧，食指的掌指关节抵住颈椎适当节段椎旁的肌肉隆起处。治疗师左手置于患者头左侧，肘置于患者锁骨上，手指指尖在患者头顶，治疗师双侧前臂相互平行。使患者头部稍后缩，然后侧屈至终末范围。在运动终点，治疗师用左手对患者头部的一侧施加向下的压力，位于棘突上的拇指和/或关节突上的食指掌指关节施加相反的压力。治疗师双手施加的压力增加了侧屈运动。保持这一姿势1~2s，然后患者的头部回到直立位，重复这一运动5~6次。

4）应用：本治疗技术用于需要更强的侧屈力才能减轻症状的有侧屈成分的移位综合征患者。患者自加压通常就能产生足够的力，该技术不常用。但是，在应用侧屈松动术之前，先应用此技术作为力的升级是有必要的。该技术也可用于侧屈功能障碍综合征的牵伸。

11. 仰卧位侧屈（治疗技术11） 略。

12. 侧屈松动术——坐位（治疗技术12）

（1）起始体位：患者坐在直背椅上，头部稍后缩。

（2）技术类型：治疗师治疗技术。

（3）具体方法：治疗师站在患者身后，患者头部轻靠在治疗师胸部。治疗师右手拇指指尖置于上胸椎棘突右侧，食指的掌指关节抵住颈椎适当节段的外侧关节突；左手置于患者头部左侧，肘部放在患者锁骨上，手指指尖在患者头顶，治疗师双侧前臂相互平行。治疗师将患者头部稍后缩，然后侧屈至终末范围，保持患者头部位置，然后用位于棘突上的拇指和/或位于关节突上的食指掌指关节施加压力。治疗师双手施加的压力增加了侧屈运动。保持这一姿势1~2s，然后让头部回到中立位，反复运动5~6次。

（4）应用：本治疗技术用于需要更强的侧屈力才能减轻症状的有侧方成分的移位综合征患者。本技术可以作为一种有效的力的升级方式，在"侧屈，治疗师加压"后使用，也可用于对侧屈功能障碍综合征的牵伸。

13. 侧屈松动术——仰卧位（治疗技术13） 略。

14. 坐位旋转（治疗技术14）（图17-28）

（1）坐位旋转，患者自主运动。

1）起始体位：患者坐在直背椅上，头部后缩。

2）技术类型：患者自我运动。

3）具体方法：首先后缩头部，然后将头转向疼痛侧，在旋转的整个过程都必须保持头部后缩。维持姿势1s后回到中立位。反复运动10~15次，以获得最大的活动范围。

初始的屈曲技术得到改善的患者。向疼痛侧旋转使症状向心化的患者比向非疼痛侧旋转产生相似反应的患者多。

（2）坐位旋转，治疗师加压（力的升级）。

1）起始体位：患者坐在直背椅上，头部后缩。

2）技术类型：治疗师治疗技术。

3）具体方法：治疗师站在患者身后，左手拇指轻放在患者左侧斜方肌上。拇指指尖顶住准备松动的节段的下一节颈椎棘突左侧，其余四指轻放在锁骨上。治疗师用右手托住患者头部，右手尺侧沿症状水平的关节突方向放置。使患者将头旋转至终末范围，治疗师此时用右手旋转头部，左手顶住下方节段的棘突施加一个反向的力，从而产生一个更大的旋转力，维持此体位1~2s，然后将头转回中立位，反复运动5~6次。

（3）坐位旋转松动术（力的升级）。

1）起始体位：患者坐在直背椅上，头部后缩。

2）技术类型：治疗师治疗技术。

3）具体方法：治疗师站在患者身后，左手拇指轻放在患者左侧斜方肌上。拇指指尖顶住准备松动的节段的下一节颈椎棘突左侧（疼痛的对侧）。治疗师用右手和手臂托住患者头部，右手尺侧在枕骨粗隆下。治疗师将患者头部旋转至终末范围，并将其稳定在此位置。用顶着棘突的拇指施加一个与旋转方向相反的力，松动5~6次，然后将患者头部转回中立位。

15. 仰卧位旋转（治疗技术15） 略。

16. 坐位屈曲（治疗技术16）（图17-29）

（1）起始体位：患者坐位，放松。

（2）技术类型：患者自我运动。

（3）具体方法：患者向前低头，下颌尽可能贴近胸骨，然后使患者将头抬回直立位，有节律地重复5~15次。

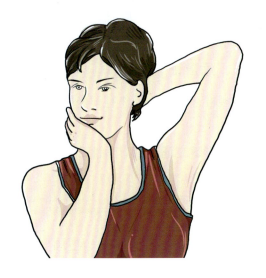
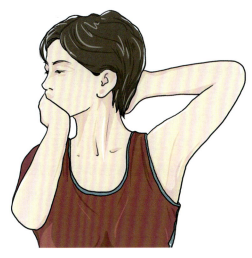

图17-28　坐位旋转

4）力的升级：坐位旋转，患者自加压。如果没有出现适当的治疗反应，则可能需要增加更多的压力。患者头部后缩，将非疼痛侧的手放在头后，手指放在疼痛侧的耳朵上。另一只手的手掌顶住对侧的颏部。在头部保持后缩的基础上，患者将头尽可能地转向疼痛侧，用双手加压强化运动。维持姿势1s后，保持手的位置不变，患者将头回到中立位，反复运动10次。

5）应用：旋转用于治疗颈椎中段后外向移位综合征和功能障碍综合征。最常用于中上段颈椎有单侧症状的患者。症状可以为放射性或牵涉性，通过重复矢状面上的运动不能减轻或向心化，包括有单侧颈源性疼痛且不能通过

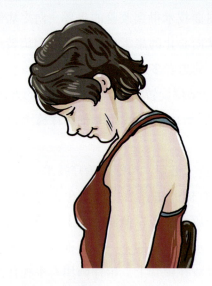

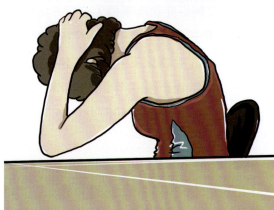

图 17-29　坐位屈曲

（4）力的升级：坐位屈曲，患者自加压。如果练习屈曲没有得到改善，则应进行力的升级以获得更大的活动范围。患者双手手指交叉，置于颈部和枕部后方，然后重复上述技术。在达到终末端时，患者用交叉的双手施加压力，保持姿势 1s，然后立刻回到直立位。有节律地重复这一动作 5~15 次。

（5）应用：屈曲技术用于复位前向移位综合征、后向移位综合征的功能恢复，以及屈曲功能障碍综合征和神经管粘连的重塑。根据治疗节段的差异，屈曲运动可以通过不同的方式进行。当治疗颈源性头痛，关注于上颈椎时，应在进行屈曲前练习后缩。

17. 仰卧位屈曲（治疗技术 17）　略。

第三节　临床应用

一、适应证

1. 腰椎适应证　①伴有神经根症状；②力学性腰痛。

2. 颈椎适应证　①力学性颈痛；②伴有颈椎神经根症状。

二、禁忌证

如果患者的初步诊断为三大力学综合征其中之一，可以应用 Mckenzie 疗法治疗；如果初步诊断不符合力学综合征，患者临床表现不典型，需要进一步检查明确诊断。以下为 Mckenzie 疗法的绝对禁忌证和相对禁忌证。如果患者为绝对禁忌证其中之一，则不应该对患者进行力学评定；如果患者尚未明确诊断出严重的病理变化，在进行力学评定时其症状变化不符合力学特征，可及时进一步检查；如果患者有相对禁忌证其中之一，在评定过程中要格外谨慎。在试图应用力学治疗方法时，特别需要注意施加的力的大小，并关注患者的症状在力的作用下的变化。

1. 绝对禁忌证　①严重脊柱病变；②原发或继发恶性肿瘤；③化学性炎症、免疫性炎症活动期；④中枢神经受累（脊髓受压体征，马尾病灶等）；⑤骨折、脱位和韧带撕裂等骨关节肌肉系统不稳定因素；⑥血管性疾病；⑦糖尿病晚期。

2. 相对禁忌证　①轻至中度骨质疏松，无并发症；②结构性/先天性疾病；③炎症性疾病非活动期；④韧带松弛；⑤孕妇，尤其最后 2 个月；⑥骨关节炎晚期；⑦精神性或行为性疾病；⑧既往胸腹部或脊柱手术；⑨有出血倾向；⑩近期重大创伤或手术后；⑪非颈源性头晕；⑫服用止痛药后在止痛效应期内。

三、注意事项

（1）区分化学性疼痛和机械性疼痛。

（2）排除慢性疼痛患者。

（3）鉴别与诊断移位综合征、功能障碍综合征、姿势综合征。

（4）鉴别不能进入脊柱力学分类的其他情况颈椎椎管狭窄症、如腰椎椎管狭窄症、髋关节病变、骶髂关节病变、椎体滑脱、力学特点不确定、慢性疼痛状态、肩胛带问题等。

（5）注意鉴别颈源性头晕和非颈源性头晕。

（梁　英　曾　波）

第十八章　牵引与软组织牵伸技术

牵引（traction）指应用力作用于颈椎、腰椎，达到分离关节面、牵伸周围软组织，以改变椎骨结构之间角度或列线等。牵引是利用作用力与反作用力的原理来实现治疗作用的。

牵引技术是治疗颈椎、腰椎疾病的重要手段，临床应用历史悠久。在古代就有采用牵拉和按压背部治疗腰腿痛的记载，将患者踝部绑于直立的梯子上，身体倒置，猛烈摇晃梯子以减轻患者腰痛。李仲南曾报道，应用"兜颈坐婴法"的布带悬吊牵引快速复位颈椎脱位，采用"攀门拽伸"过伸牵引复位法治疗腰椎骨折等；危亦林应用悬吊牵引复位法治疗脊椎损伤，并主张对脊椎骨折复位后，用腰围夹板外固定等。以上方法都是利用牵引原理实现其治疗作用。19世纪和20世纪时，牵引技术逐渐广泛应用于颈椎病和腰痛的治疗，临床开始在应用脊柱牵引治疗的同时考虑配合其他治疗手段以增强疗效。

脊柱牵引有多种分类方法，根据牵引部位将牵引分为颈椎牵引、腰椎牵引；根据牵引时间将牵引分为快速牵引、慢速牵引；根据牵引连续性，将牵引分为持续索引和间歇牵引；根据牵引体位将牵引分为仰卧位牵引、俯卧位牵引、坐位牵引。

第一节　颈椎牵引技术

一、治疗机制

颈椎牵引的主要机制：

（1）限制颈椎活动，调节和恢复已破坏的颈椎平衡，恢复颈椎正常功能。

（2）增大椎间隙和椎间孔，牵开嵌顿的小关节滑囊，调整错位关节和椎体滑脱。

（3）缓解因椎间隙和椎间孔变窄、椎间盘突出或小关节功能紊乱所造成的神经根、椎动脉和脊髓受压。

（4）使迂曲的椎动脉变直，增加有效血流量。

（5）减轻椎间盘组织周缘的压力，有利于突出物回纳复位。

（6）解除颈部肌肉痉挛，减小对椎间盘的压力。因此，从生物力学的观点来看，颈椎牵引就是给脊柱一定牵拉力，使其发生应变，增加椎体间距，减轻椎间盘压力，缓解神经根、血管和脊髓等所受的压力，调节颈椎与周围神经、血管及肌肉间的关系。

二、牵引方法

（1）根据牵引体位分为坐位牵引和卧位牵引。常用枕颌布带牵引法（图18-1），衣领松开，自然放松。操作者将牵引带的长带托于下颌，短带托于枕部，调节牵引带的松紧，尼龙搭扣固定，通过重锤、杠杆、滑轮、电动机等装置牵拉枕颌布带上端，产生牵引力。病情较轻者采用坐位牵引，病情较重或不能坐位牵引时可用卧位牵引，卧位牵引比坐位牵引更有效，副作用发生率低。

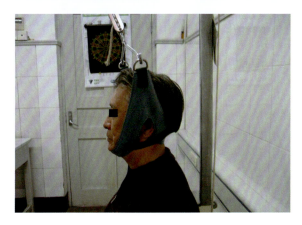

图 18-1　枕颌布带牵引

（2）根据牵引连续性分为持续牵引和间歇牵引。一般情况下，轻症患者采用间歇牵引，重症患者采用持续牵引。有研究观察了持续牵引和间歇牵引对颈椎病的治疗效果，发现间歇牵引的疗效优于持续牵引。持续牵引时，牵引带压迫局部肌肉、血管的时间较长，反射性引起肌肉痉挛及血管收缩，而间歇牵引在间歇时使肌肉、血管得以休整，弥补了持续牵引的不足。

三、参数设置

（一）牵引角度

任何方位的牵引，各椎体都可受到牵引力的作用，但要最大应力集中在病变部位，就需要选择合适的牵引角度。颈椎有一个向前倾斜的角度，前倾角度牵引时，牵引力与颈椎的横截面垂直，能均匀加宽前后椎间隙，使椎间孔与椎管均匀扩大。研究证实，在颈椎 10° 伸展位到 20° 屈曲位的运动过程中，第 5~6 颈椎椎间孔矢状径可增加 1.5mm，颈椎前屈位用较小的牵引力即可缓解根性疼痛症状。因此，多数报道认为，前倾 10°~20° 进行牵引较合适。前倾 8°~10° 的牵引力，可牵离被嵌顿的小关节，并使扭曲于横突孔中的椎动脉得以伸展，改善头部的缺血状况，减轻头痛、头晕等症状。

牵引角度与病变部位有关，高位病变者牵引角度小；低位病变者牵引角度大。颈椎生理曲度的变化影响牵引力作用的部位，如病变部位在第 5~6 颈椎或第 6~7 颈椎时，如颈椎曲度变化不大，应选择 25°~30° 角；若颈椎曲度稍直，应选择 10°~15° 角；若颈椎曲度消失，应选择 5°~10° 角。

牵引角度与颈椎病的类型有关，如软组织型头前倾约 30° 角，椎动脉型者头前倾 20°~25° 或垂直牵引；神经根型颈椎病头前倾 20°~30°。牵引角度不是一成不变的，在牵引过程中，可以根据患者的舒适情况来调整。

脊髓型颈椎病慎用颈椎牵引，如果必须用的话，既往建议采用中立位牵引，顺应原颈椎的生理弧度。也有学者主张仰卧后伸牵引，认为仰卧后伸牵引可使各个颈椎骨最大限度地维持或近乎维持其生理状态，是最为理想的牵引方式。治疗初期宜选用较小的仰卧后伸度数，逐渐增加牵引时的后伸角度，直到后伸 15° 为止，对维持颈椎的弧度及调节颈椎的内外平衡最为合适。

（二）牵引重量

颈椎牵引重量的大小受患者的体位、头颈部的重量、患者放松的程度、应用的牵引方法等因素的影响，因此，颈椎牵引重量至今无统一的标准。多数报道为 6~15kg，牵引时间短，牵引重量适当增加；牵引时间长，牵引重量适当减小；牵引过程中可根据患者的情况调整牵引重量。研究表明，间歇牵引时，牵引重量为体重的 15%~20% 最佳，因为在此范围内颈椎拉伸的长度最大（0.56cm），且不损伤神经根，若超过 25%，拉伸长度不随牵引力的增加而增大，持续牵引时牵引重量应适当减轻。一般牵引初始重量较轻，以后根据患者情况逐渐增加。有观察表明，3.5~5kg 的牵引力，可以用于急性炎症期的牵引；11kg 的牵引力，可以用于椎间隙增大的牵引。椎间盘急慢性损伤后，颈椎稳定性下降，神经根型、颈型颈椎病患者采用轻度前屈位 4~6kg 的牵引方法，更符合颈椎的生物力学原理。对于年老体弱、骨质疏松、椎间盘退变、脊髓型颈椎病或日后需要手术治疗者等，牵引重量宜在4kg以下。牵引1~3次后，患者可有颈部或患侧上肢酸胀或疼痛加重的表现，这是局部组织刺激或神经根受到牵拉刺激的反应，牵引后若疼痛明显加重或出现头晕等症状，应调整牵引重量或停止牵引治疗。

（三）牵引时间

牵引时间以连续牵引20min，间歇牵引20~30min为宜，每日1次，10~15d为1个疗程。采用间歇牵引时，初始牵引时牵引时间和间歇时间可分别为30s、30s或60s、30s，后续牵引时间和间歇时间比例为3∶1或4∶1。有学者认为，牵引时间15~20min效果最佳，而持续牵引超过20min，患者会感到不舒服，拉伸长度反而有30%缩短。李晶等采用Kelvin黏弹性模型理论拟合脊柱的蠕变实验数据，通过分析脊柱的应变随时间而变化的特性，即蠕变曲线，得到了与此相似的结果。

四、适应证和禁忌证

（一）适应证

颈椎牵引临床主要用于治疗软组织型、椎动脉型、神经根型及交感型颈椎病，脊髓型颈椎病行颈椎牵引时，应严格掌握牵引参数。

（二）禁忌证

脊柱结核和肿瘤、严重椎管狭窄、颈椎严重畸形、重度骨质疏松症、颈部椎体融合术后、近期颈部外伤（特别是挥鞭伤）、孕妇、较严重的高血压、心脏病及有出血倾向的患者禁用颈椎牵引。此外，颈部肌肉急性拉伤、颞下颌关节功能紊乱者都应慎用颈椎牵引。

（三）注意事项

（1）牵引时严格排除禁忌证，注意牵引参数的设置，若参数不合适，可能加剧症状或导致其他损伤。

（2）牵引过程中及牵引后密切注意是否有不良反应发生，及时处理。

第二节　腰椎牵引技术

腰椎牵引是治疗腰椎间盘突出症的有效方法。根据牵引力的大小和作用时间的长短，将腰椎牵引分为快速牵引和慢速牵引。

一、治疗机制

腰椎牵引主要通过以下六方面的机制起作用。

1. 缓解肌肉痉挛　快速牵引可快速强力地伸展腰部肌肉，使之出现反射性肌肉松弛，缓解疼痛；慢速牵引是对肌肉进行持续性牵引，缓解肌肉痉挛。

2. 纠正腰椎小关节的病理性倾斜　小关节对脊柱的稳定性起重要作用，腰椎间盘突出可继发小关节的倾斜和不稳。研究表明，牵引旋转时，关节突关节滑动和旋转，关节间隙增加，关节囊受到牵伸，小关节得到松动，继发的小关节功能紊乱得以纠正。

3. 增加椎管及椎间管的容积　椎间管的上2/3是神经根所在之处，屈曲位快速牵引可使椎间隙增宽，椎间管上2/3增大，下1/3变小，减轻神经根在神经通道内的卡压，松解粘连。

4. 松解神经根粘连　腰椎间盘突出致局部组织破坏，引起局部自身免疫性反应和创伤性炎症，导致神经根与破裂口突出物发生粘连和纤维化。快速牵引可松解神经根周围组织的粘连，改善感觉和运动功能。慢速牵引对解除神经根粘连的效果弱于快速牵引，但可缓解手术后神经根粘连症状。

5. 使突出物变小　牵引力作用于后纵韧带，加大后纵韧带的张应力，给予突出物特别是中央型突出物一个向腹侧的压力，与此同时，牵引可使椎间隙增加，椎间盘内压明显下降。以上两因素共同作用可使突出物部分还纳或变形，减轻对神经根的压迫和刺激。

6. 增加神经根、硬膜囊的相对空间　腰椎前屈下的腰椎快速牵引和腰椎旋转，引起突出物在三维空间内发生不同程度的变位变形，增加了神经根、硬膜囊的相对空间，减轻了神经根受压和刺激引起的腰腿痛。

二、牵引方法

快速牵引目前开展的为俯卧位牵引，慢速牵引包括自体牵引、骨盆牵引等，可根据情况采用仰卧位、俯卧位及坐位进行牵引，操作方法如下。

（一）快速牵引

快速牵引为大重量快速牵引方法，源于中医的"人工拉压复位"法，多在牵引的同时加入中医的正骨手法，近十余年多用多方位牵引，即三维多功能牵引，如图18-2所示，为屈曲旋转牵引床，在治疗时可完成3个基本动作：水平牵引、腰椎屈曲或伸展、腰椎旋转。

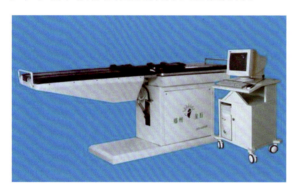

图18-2　屈曲旋转牵引床

患者俯卧于牵引床上，患椎间隙与床的胸腰和臀腿板间隙相对应并固定肢体。根据患者的性别、年龄、身体状况、症状、体征及影像学检查等设置治疗参数，包括牵引距离、屈曲度数、旋转角度。牵引后患者平卧于硬板床上，腰部腰围制动，可卧床4~7d。一般只需一次快速牵引，若需再次快速牵引者，可根据病情于牵引后1周再进行。

（二）慢速牵引

慢速牵引即小重量持续牵引，应用历史悠久，疗效肯定。慢速牵引包括自体牵引（重力牵引）、骨盆牵引、双下肢皮牵引等很多方法。慢速牵引的共同特点是作用时间长，牵引重量小，患者在牵引时比较舒适，在牵引中还可根据患者的感觉对牵引重量进行调整。

1. 自体牵引（autotraction）　也称为重力牵引（gravity traction），是利用患者下体重量进行牵引的方法，对正常组织的影响有限，不会因牵引重量不当而造成损伤，安全性高。住院的腰椎间盘突出症的患者可在自己的病床上牵引，自行调节自体牵引床的倾斜度（图18-3），牵引初始时，倾斜度为30°，此后每日增加5°至倾斜度为70°~90°。另有一种坐位牵引见图18-4，患者可在坐位状态下牵引，其支撑部为双侧腰部，用骨盆的重量使腰椎受到牵引。

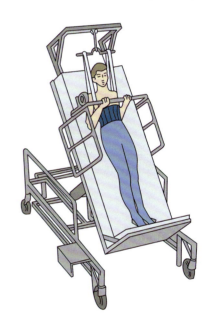

图18-3　住院患者用的自体牵引床

2. 骨盆牵引（pelvic traction）　指患者仰卧于牵引床上，胸部和骨盆分别固定于牵引床的头部和尾部，施加一定的牵引力对腰椎进行牵伸，以达到治疗目的（图18-5）。骨盆牵引的方法很多，如水平牵引、床尾部抬高10°~15°的头低位牵引以及牵引时腰下垫一肾型的垫子。

3. 屈曲旋转三维慢速牵引　屈曲旋转三维牵引床（见图18-2）由电脑监控，根据患者的年龄、性别、症状、体征及影像学检查等设置牵引参数，将各项参数设定在安全范围内，疗效好、安全可靠、痛苦小且患者容易接受。

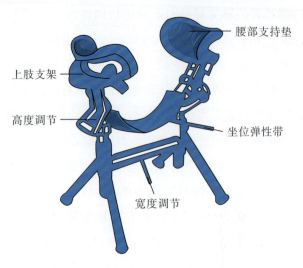

图 18-4　坐位牵引支架

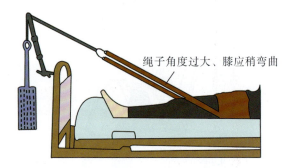

图 18-5　骨盆牵引

三、参数设置

（一）快速牵引的参数设置

快速牵引的牵引重量大，为患者体重的 1.5~2 倍，作用时间短，为 0.5~2s。牵引前，根据患者的情况设置治疗参数，包括牵引距离、屈曲度数、旋转角度。根据多年的临床经验，治疗参数的应用范围如下：牵引距离 45~60mm，屈曲度数 11°~16°，若选用背伸，度数为 -4°，旋转左右各 0°~18°。牵引距离可根据患者的身高、年龄、病情调整，女性、身体矮瘦、病情较重者稍小，男性、体壮者稍大；屈曲度数不宜过大，以 15° 内为宜；牵引时最好是向两侧旋转。

（二）慢速牵引的参数设置

1. 牵引体位　不同体位下，慢速腰椎牵引的作用机制略有不同。仰卧位时，髋关节屈曲时椎间隙后部的分离程度增大，尤以腰 4~5 椎间隙、腰 5 至骶 1 椎间隙最为明显，而椎间隙前部则没有明显的改变。俯卧位牵引时，脊柱处于伸展位，牵引力量直接作用于椎间盘后部的后纵韧带，使突出的椎间盘向腹侧移位。

2. 牵引角度　仰卧位时，屈髋角度与牵引力作用节段有关，屈髋角度越大，腰椎受牵拉节段越向上，如屈髋 45°~60°，牵引力作用部位为腰 5 至骶 1 椎间隙；屈髋 60°~75° 时，牵引力作用部位为腰 4~5 椎间隙；屈髋至 90° 时，牵引力作用部位为腰 3~4 椎间隙。俯卧位时，主要是下腰椎受到牵引，前曲角度一般为 0°~20°。

3. 牵引重量　牵引时需要克服软组织被牵伸后产生的内在张力以及身体与床面间的摩擦力，因此，牵引重量是决定腰椎牵引效果的重要因素。软组织内在张力主要由腰部肌肉产生，皮肤、韧带、关节囊所占的份额较小。第 3 腰椎以下的重量加上身体下部与床面的摩擦力约为体重的 50%，因此，牵引重量一般为体重的 25%~75%，牵引重量并非越大越好，如果采用过大的牵引力进行持续牵引，可引起腰部肌肉的对抗性收缩，而降低牵引效果。

4. 牵引时间　牵引时间以 20~40min 为宜，平均 30min，每日或隔日 1 次，10~15 次 1 个疗程。

四、协同治疗

慢速牵引后无须卧床，快速牵引后可卧床休息，建议卧床时间不要超过 7d；牵引后为减轻牵引的加剧反应，促进病情好转，可行骶裂孔注射，口服用非甾体抗炎药、改善循环药物和小剂量的地塞米松；腰腿痛重者静脉快速滴注甘露醇以消除神经根水肿；牵引 3d 后可增加推拿、理疗、针灸等治疗。牵引后可短时间应用腰部腰围，限制腰椎的活动度，增加腰椎的稳定性，但不宜长期使用，以免造成腰部失用性肌萎缩，加剧腰椎不稳。恢复期的患者每日可进行正确的功能训练，增加腰部肌力，加强腰椎的稳定性。

五、不良反应

（一）快速牵引

快速牵引采用三维多功能牵引床，电脑控制，安全性高，但如果在治疗时不能严格掌握适应证，就有可能发生意外损伤。国内应用该类牵引器械发生的不良反应总结如下：

1. 腰背酸胀　牵引时，少数患者会出现一过性下肢麻木或疼痛，这可能由于快速牵引时神经根滑动引起的刺激反应；有30%的患者在牵引后6h至2d内有腰腿部酸胀感，可能是腰背部肌肉受到快速牵拉、扭转引起的，类似急性腰扭伤，此反应经休息后可自行消失。

2. 腹胀腹痛　快速牵引可能会导致腰大肌痉挛肿胀，压迫走行其中的神经，导致神经分布范围的放射性疼痛。例如，压迫髂腹股沟神经和生殖股神经可引起腹股沟、会阴部的坠胀痛；压迫髂腹下神经可引起下腹部胀痛、隐痛或牵涉痛；压迫交感干可出现胃肠道症状等。

3. 胸壁挫伤、肋骨骨折　若牵引时腹部固定太紧或牵引床臂腿板的成角度数太大，快速牵引时胸壁受到的挤压力过大，则会造成胸壁挫伤或肋骨骨折，甚至发生血气胸。牵引时屈曲过大除造成胸壁挫伤或肋骨骨折外，还可使髓核挤压向后，导致腰椎间盘突出的危险性增加。

4. 牵引后突出物增大　多次屈曲位快速旋转，若超过一定范围，可造成纤维环外部剪切应力过大，使破裂口加大，髓核组织突出。根据临床的治疗经验，每次治疗快速牵引重复2~4次为宜，第二次牵引治疗必须于第一次牵引后5~7d再进行，2次疗效不明显者，不应再行快速牵引治疗。

5. 马尾损伤　对于巨大突出（后纵韧带后型、游离型）造成的严重椎管狭窄患者，快速牵引对马尾有一瞬间的撞击力，使马尾神经缺血、水肿加重，影响脑脊液循环。马尾损伤后，重者括约肌功能完全丧失，鞍区麻木，小腿肌肉瘫痪；轻者上述感觉运动部分丧失。

（二）慢速牵引

慢速牵引的牵引重量小，不良反应比快速牵引少，但由于牵引时间长，胸腹部压迫重，呼吸运动受到明显的限制，所以对老年人特别是有心肺疾病的患者应特别谨慎。另外，慢速牵引若重量过大也可造成神经根刺激或损害。

六、临床应用

（一）适应证

腰椎牵引临床用于治疗轻中度的腰椎间盘突出症、腰椎小关节功能紊乱、早期强直性脊柱炎、退行性变等引起的慢性腰痛。此外，慢速牵引还可治疗急性腰扭伤和腰背肌痉挛。

（二）禁忌证

重度腰椎间盘突出、严重椎管狭窄症、脊柱结核和肿瘤、马尾肿瘤、急性化脓性脊柱炎、重度骨质疏松症、孕妇、腰脊柱畸形、较严重的高血压、心脏病及有出血倾向的患者禁用腰椎牵引。另外，对于后纵韧带骨化、突出椎间盘的骨化及髓核摘除术后的患者都应慎用腰椎牵引。

（三）注意事项

（1）牵引时注意牵引参数的设置，若参数不合适，牵引效果不佳，甚至可能加剧症状或导致其他损伤。

（2）快速牵引时，身体需牢固固定，否则影响治疗效果，甚至可造成其他损伤；快速牵引后可卧床休息，但不要超过7d。

（3）牵引后密切注意有无不良反应发生，及时处理。

（岳寿伟　魏　慧）

第十九章 磁场疗法

一、概　述

1. 定义　磁场是磁体、电流、运动电荷、变化电场周围空间存在的一种特殊形态物质，可对在其中运动的电荷施加作用力，从而显现一系列磁现象。将磁场作用于人体治疗疾病的方法称磁场疗法。磁场疗法最早可追溯至中国古代春秋时期。随着对磁疗作用机制的深入研究和磁疗设备的研发推广，磁场疗法成为重要的物理治疗方法之一，广泛应用于神经系统疾病、骨关节疾病、老年性疾病、手术伤口、内分泌疾病、骨质疏松等的治疗。

2. 相关概念

（1）磁体与磁化：能够吸附铁、镍等金属的物质称为磁体。磁体这种吸附金属的性质是磁性。原本没有磁性的物体经过磁场的作用后变得具有磁性的过程称为磁化。磁化过程如果未经与磁体直接接触而发生称为磁感应。能够被磁化的物质称磁性物质。

（2）磁极与磁力线：磁体具有最强磁性的地方是其磁极。任何磁体都具有南极（S）与北极（N），磁极具有不可分割性。磁极具有同名相互排斥、异名相互吸引的性质。磁力在磁极处最强，从N极发出指向S极，这种带有方向的磁力称为磁力线。

（3）磁场与磁场强度：磁力作用的范围称为磁场。磁场中磁性的强弱用磁场强度表示。单位是特斯拉（T）。磁场强度 < 0.01T 为弱磁场，磁场强度 0.01~0.3T 为中磁场，磁场强度 > 0.3T 为强磁场。一般情况下，磁场强度越大，其生物学效应越明显。因此，在治疗剂量的选择上，应平衡考虑磁场的治疗作用和副反应。

二、治疗原理

1. 物理学特性　磁场最重要的物理学特性是磁电效应。电流可以产生磁场，直流电产生直流电磁场，交流电产生交流电磁场，脉冲电产生脉冲电磁场。而导体切割磁力线可以产生电流，即感应电流。这种磁电效应是磁场产生生物学效应的物理学基础。人体存在生物电流，同样也存在生物磁场，任何生命活动均是以生物电流和生物磁场的变化为根本。根据磁电效应，外加磁场通过调节人体生物电流，平衡生物磁场，起到调节机体功能的作用。

2. 生物学效应　按磁场的强度和方向不同，可以将磁场分为三类：①静磁场磁场强度和方向保持不变；②动磁场磁场强度和方向在规律变化；③脉冲磁场是用间歇振荡器产生间歇脉冲电流，将这种电流通入电磁铁的线圈，产生各种形状的脉冲磁场。脉冲磁场的特点是间歇式出现磁场，磁场的变化频率、波形和峰值可根据需要进行调节，磁场方向不发生变化。科学研究已证实，通过调节体内生物磁场和产生体内感应电流，磁场在生物的分子、细胞、器官、整体等各个层次上均显示对生物有作用效应。磁场只有在一定范围的场强、频率及作用时间内才会发生生物效应，如果低于或超过这个范围，生物效应则会消失，甚至出现相反的效应结果；而且大量研究证明，不同类型磁场产生的生物效应不同。

3. 磁场的作用

（1）改善循环：有研究发现，静磁场能加快血流速度，明显改善微循环。静磁场可通过改善微循环，促进渗出物的吸收与消散，使肿胀减轻或消除，降低组织间的张力。通过对微循环的改善，有利于局部组织营养的加强，促进上皮与组织细胞的生长。

（2）减轻炎症、促进组织修复：磁场对炎症的变质、渗出、增生三种病理状态均有抑制作用，适当运用能取得良好的抗炎效果。有研究发现，强磁场可以加快小鼠创伤修复，减轻瘢痕粘连。

（3）减轻疼痛：众多研究表明，磁场可减轻疼痛。对于慢性骨盆痛、椎间盘病变引起的长期腰部疼痛、慢性腰背痛、风湿性关节炎、膝骨关节炎、丘脑出血后肩痛、足跟骨刺痛、三叉神经痛等均有缓解作用。

（4）对骨组织的影响：多数学者认为，磁场可促进骨组织生长，预防和治疗骨质疏松，有利于促进骨折愈合。

1）骨质疏松：有学者研究了旋转恒定磁场对去卵巢大鼠骨密度、骨强度及骨代谢的影响，结果表明，一定强度的恒定磁场有改善大鼠骨密度的作用。有学者研究复合脉冲电磁场对去卵巢大鼠骨形态计量学的影响，结果显示，脉冲电磁场能促进骨形成，同时也刺激骨吸收，但促进骨形成的作用大于和早于促进骨吸收的作用，因而能够部分恢复已丢失的骨量。屈承端等利用低强度（<100Gs）脉冲电磁场作用于脊柱和股骨等部位，并开发出 UNION—2000 型骨质疏松治疗系统，报道了患者半年内腰椎和股骨颈骨密度平均增长 6.09% 和 6.64%，并在相当长时间内保持稳定或持续的增长。相关机制方面，有学者指出，磁场通过影响钙调节激素及细胞因子抑制破骨细胞，促进成骨细胞作用；有学者提出，磁场激活细胞内的环磷腺苷系统后再依次激活酶系统，最终激活骨或软骨细胞，形成新骨。

2）骨折愈合：低强度脉冲磁场早在20世纪70年代就已经开始应用于临床，主要治疗骨折延迟愈合、骨不连、骨坏死等。Bassett 在临床上最早运用电磁场治疗骨折延迟愈合和骨不连，他设计了诱导耦合方法（即用电磁场的外围线圈所产生的复杂脉冲波对骨折断端产生 20mV 的局部电流），经治疗的 127 例骨折延迟愈合和骨不连患者中，87 例患者骨折得到了愈合。Bruce GK 等人将 220~260Gs 的永磁体植入家兔桡骨骨折处，四周后进行机械力学检测，结果发现，与对照组相比，磁场组的抗折力更大。在美国一项多中心双盲研究中，45 例胫骨骨折延迟愈合的患者被随机分为两组，磁疗组 20 例，对照组 25 例，试验结果由放射科医生和骨科医生分别进行评价；12 周后，两组医生均评定磁疗组骨折愈合情况明显高于对照组。Satter 等人采用大约 80 Hz 的脉冲电磁场治疗 19 例长骨骨不连或骨折延迟愈合的患者，在 14 周的治疗过程中，愈合 11 例，不愈合的大多是因为合并感染。Borsalino 等人对因髋关节退行性病变而做股骨转子间切除术的患者进行研究，随机分为脉冲电磁场治疗组和对照组，采用双盲法经 X 线片进行骨痂密度测定，结果显示，脉冲电磁场治疗组愈合效果明显优于对照组。夏群、冯远明等人在研究脉冲电磁场对骨折愈合及钙磷代谢的影响研究中，采用频率为 1Hz、占空比 1%、磁场强度为 20Gs 的脉冲电磁场治疗各种新鲜骨折患者 30 例，1 周后患者血钙降低，血磷增高，碱性磷酸酶活性增加。王和鸣、严孟宁等人报道，采用场强为2Gs的脉冲电磁场对骨折动物模型进行2Hz、15Hz、2Hz的分期变频治疗，放射学检查结果显示，较早出现骨痂塑形及髓腔再通，血清激素测定也提示骨折愈合加快。

3）股骨头坏死：张宇等人采用注射糖皮质激素的方法建立新西兰兔的股骨头坏死模型，然后应用磁疗进行随机对照实验，磁疗组兔股骨头组织切片和显微CT显示，其骨小梁结构显著改善。

（5）对神经系统的影响：有学者的研究发现，家兔受20~100mT恒磁场作用1~3min后，脑电图表现为大脑皮层的低慢波和锤形波增加；各种爬行动物及鸽子、猴和人在磁场作用下也有相同的变化，这一现象提示磁疗可诱导睡眠。贾建治用均匀交变磁场对小白鼠的自主活动及戊巴比妥钠阈下催眠影响进行的研究表明，当外加磁刺激的参数为10Hz、6.18rot及10mT时，有一定的镇静、催眠作用。

McLean等人应用静磁场及静磁场+苯妥英钠协同治疗老鼠癫痫发作的研究表明，静磁场有抗癫痫的作用，与苯妥英钠联合应用有更强大的治疗作用。李怡等人采用5Hz或20Hz、8mT交变磁场对离体新生鼠中脑神经干细胞进行干预，发现磁场能明显促进神经干细胞向神经元分化。李平等人发现，磁场可使受损的面神经髓鞘和轴突得到再生和康复。有学者将离体的荷兰猪脊髓放置在磁场中，分别在放置前、放置中、放置后测量脊髓的诱发电位，结果表明，静磁场不改变诱发电位的不应期，但是降低了诱发电位的幅度，且对诱发电位的影响与对钠通道的影响一致。

（6）心血管系统：磁场可以对心血管系统产生明显的调节作用，有降高血压、降血脂、改善微循环、防治动脉粥样硬化等作用。Zadionchenko等人用0.2~0.3T的交变磁场作用于高血压患者，结果显示，经治疗后血压下降，血小板的聚集功能受到抑制。Jauchem GR等人通过一系列实验也证实了低频脉冲电磁场对心血管系统疾病的治疗作用。Ramon等人采用心脏前后异名极放置磁头的方法研究了脉冲磁场（频率10Hz，磁感应强度6mT）对离体犬心脏功能的影响，结果显示，峰值为10mT的脉冲磁场作用于犬心脏5min后心率轻度加快，心肌收缩力逐渐加强。Orlov等人报道，60例稳定性心绞痛患者随机分成3组，每组20例，分别采用磁感应强度为8mT、频率为10Hz的脉冲磁场，抗心绞痛药物，脉冲磁场（同前）加抗心绞痛药物的方法治疗心绞痛，观察结果显示，单纯脉冲磁场疗法对稳定性心绞痛有显著的治疗作用，而且磁场能增加抗心绞痛药物的效能。Mouchawar等人对超强脉冲磁场（频率10Hz，磁感应强度16T，时间1~60min）作用于犬心前区诱发犬心律失常的研究表明，11只体重17~26kg的实验犬发生心律失常的平均临界磁感应强度为12T，说明治疗剂量的磁场对心脏传导系统的影响不显著。

（7）血液流变学：国内外在应用磁场对血液流变学影响方面的研究较多，多数研究认为，磁场可以降低血液黏度，改善血液循环状态。Ichioka等人将大鼠置于直径100mm、长700mm的圆形超导磁铁中，应用活体电视显微镜检查曝磁前后的微循环血流改变，结果显示，微循环的血流在经历5min的增长后，逐渐下降到对照组水平。阮晓声等人测量了生活在两种不同强度的磁场环境中5d后大鼠的血液黏度及血细胞计数率，结果显示，在磁场中生活5d的大鼠，其血液黏度和血细胞数下降，尤以弱磁组下降明显。韩丽莎等人将脑缺血再灌注损伤大鼠置于旋磁场中，鼠体中心距两侧磁极6cm，磁感强度30mT，结果旋磁组大鼠的全血高切、低切还原黏度、红细胞比容均较再灌组显著降低，差异有统计学意义。王柳青等人采用恒磁场处理脑出血或脑梗死患者的离体血液5min，发现磁场作用可明显降低脑梗死患者的全血低切黏度和全血低切还原黏度，同时红细胞聚集指数也显著下降。关微华等人利用大鼠作的动物实验亦表明，磁场可降低红细胞比容，增强红细胞变形能力，降低血浆纤维蛋白含量，增加红细胞膜流动性，同时调节前列腺素/血栓素（PG2/TXA2）比值，降低血液黏度，改善血液循环状态。

（8）免疫系统：丁翠兰等人用不同强度的50Hz交变磁场作用于小鼠，能够非常显著地提高巨噬细胞的吞噬百分率和吞噬指数，表明低频交变磁场能增强机体的免疫功能。溶菌酶来源于巨噬细胞的溶菌体，是巨噬细胞的一种胞外酶，可在体外溶解细菌，关于磁场对血清中溶菌酶影响的报道较少。磁场作用使巨噬细胞吞噬浓缩红细胞的能力增加，对血清的溶菌能力无影响，这一结果提示，磁场可能对巨噬细胞的细胞膜或胞内酶影响较强，对溶菌体分泌溶菌酶的能力影响较小。

有学者利用50Hz不同强度的交变磁场，以小鼠为对象，研究了磁场对机体细胞免疫功能的影响，结果发现，低频交变磁场对机体的非特异性免疫功能有明显的促进作用，且磁场越强，作用效果越明显；对特异性免疫功能的影响不十分明显，虽然对T细胞的功能有一定的影响，但磁场强度必须达到一定的值。

胸腺是B细胞分化成熟及定居的场所，也是产生免疫应答的场所，其重量的大小说明其活性的强弱。低频交变磁场对胸腺器官的大小无影响，说明该磁场对B细胞的活性也没有影响。高强度磁场（50~100mT）连续暴露48~96h可引起免疫功能降低。

（9）肿瘤：磁场对肿瘤的作用包括其致癌作用和抗癌效应。长久以来，关于极低频磁场有无致癌效应，流行病学与细胞学和动物实验的研究结果并不一致，多数流行病学的统计学结果表明，长期或频繁暴露于极低频磁场的人群，患癌症的概率高于非暴露人群，但是细胞学和动物实验的结果并没有对此提供足够的支持。

随着磁生物效应研究的开展，人们已经将目光投向了磁场对肿瘤的生物效应，特别是抑制效应。王晓杰等人将H22肝癌瘤株接种于小鼠，发现2.0~2.2T的交变脉冲强磁场有直接杀伤癌细胞、抑制肿瘤组织生长的作用，对荷瘤小鼠的免疫功能有一定的调节。邹本容等人用交变脉冲强磁场对接种Louis肺癌的昆明种小鼠进行处理，所用脉冲强磁场峰值为8T，作用时间25min，结果表明，所用脉冲强磁场能选择性杀伤肿瘤细胞，而不损伤正常的细胞和组织。德国Jordan A博士用500kHz、磁场强度为10kA/m的磁场加热设备，将纳米级的铁氧体粒子用葡聚糖分子包裹，在水中溶解后注入肿瘤部位并通电加热，癌细胞慢慢被杀死，而临近的健康组织丝毫不受影响。有实验表明，稳恒磁场作用后，肿瘤组织内Bcl-2基因表达水平下调，而Bax基因表达增强，且Bcl-2/Bax比值明显降低，诱导细胞凋亡，达到抑制肿瘤作用。

（10）口腔医学：在口腔医学领域，静磁场得到越来越广泛的应用，如磁性附着体被应用于辅助口腔修复体，特别是全口义齿和颌面部赝附体的固位；在口腔正畸临床中应用磁力牵引进行各种错合畸形的矫治。

目前多数研究认为，磁力正畸有利于牙周组织的改建。Darendelier等人观察到钐钴永磁体能够加快豚鼠牙齿移动，并有助于新骨沉积。赵桂芝等采用钕铁硼永磁体对猴牙进行正畸实验，结果显示，磁力正畸后猴牙牙周组织改建理想，且改建速度快，牙周组织内血液循环丰富。赵碧容等人研究磁力正畸的组织学变化时发现，磁场可以促进血液循环和血管再生，增加骨组织微循环和进行性牙槽骨改建，促进神经组织的再生和伤口愈合。

目前研究结果表明，磁场对牙髓组织无病理性损害。Bondemark通过人体实验研究了钐钴永磁体对牙髓组织的影响，结果未发现，15mT静磁场作用8周对牙髓组织有病理性损害。谢以岳、马育霞等人进行了类似的实验，得出了相同的结论。吴永生等报道静磁场（260~270mT）作用于牙齿1~5周后未发现牙髓组织异常的过氧化反应，且超氧化物歧化酶活性随着静磁场作用时间的延长呈逐渐增加的趋势。

（11）遗传：有学者在受精卵植入前、器官形成时及胚胎发育时将小鼠置于1T的静磁场中，结果发现对子代小鼠生长发育没有影响。另有研究表明，暴露于500~700mT的静磁场对成熟小鼠的精子运动无影响。Konermann和Monig的研究未发现1T的静磁场对小鼠的皮质发育存在不良影响。贾建治通过鼠伤寒沙门氏菌组氨酸缺陷型诱变实验及SOS显色诱导实验对均匀交变磁场致突变性方面进行了研究，结果发现10Hz，3.82rot、6.18rot及12rot磁场作用无致突变作用。

但有研究表明，强静磁场对遗传和胚胎发育有一定的影响。Suzuki等人将小鼠置于2T、3T、4.7T的强静磁场中处理24d、48d和72d后，立即取骨髓涂片，结果发现微核形成频率呈时间和剂量依赖性增加，提示高强度的静磁场可能会诱导应激反应，或者在细胞分裂的过程中直接影响染色体的结构和分裂。Narra等的研究结果表明，将小鼠置于1.5T的静磁场30min可以引起小鼠精子发生和胚胎发生的轻微改变。Denegre等人将非洲蟾蜍胚胎置于强磁场中观察胚胎早期卵裂的情况，结果发现第二和第三卵裂面受强静磁场的影响，卵裂面趋于与磁场的平面一致，这表明卵裂沟几何位置的改变与磁场和有丝分裂器官上面抗磁性各向异性分子的相互作用有关，提示静磁场可能会影响细胞分裂。

（12）对微生物的影响：磁场对微生物生长的影响较复杂，研究结果不甚一致，通常较强的磁场强度会抑制微生物的生长，而弱磁场对微生物生长可能有促进作用，不同种类微生物其磁效应的结果亦不同。

1）细菌：目前研究结果磁场对细菌的影响结论不一致，原因可能在于磁体材料的差异、实验所选磁场的强度不同、细菌的种类不同等原因。一部分研究显示静磁场能够促进细菌的生长增殖。代群威等应用40rot和120rot的环形磁体培养大肠杆菌，发现磁场对大肠杆菌有明显促进生长的作用，菌落计数结果表明，磁场越强作用效果越明显。另外，许多学者则报道静磁场能够抑制细菌的生长增殖。有学者应用钕铁硼永磁体产生的静磁场（450~3500rot）对大肠杆菌进行了连续加载，研究发现，大肠杆菌的存活率随着静磁场加载时间的延长而降低，随着温度的升高（25~40℃）而降低。许喜林用1.8T静态磁场对枯草杆菌进行较短时间的处理，发现磁场能明显抑制细菌生长。Fojt L等人研究了不同菌株在低频电磁场（Bm=10mT，f=50Hz，t<30min）中的生长情况，通过菌落计数对比发现，所有细菌的存活率随着磁场作用时间和强度的增加而降低，但影响程度不同，对大肠杆菌影响最明显而对葡萄球菌影响最小。Marrow AC等人研究表明，250~300mT能够促进化脓性链球菌代谢产物的最大释放量，300rot的静磁场减缓了化脓性链球菌的增殖速率；500rot的静磁场增加了化脓性链球菌的增殖速率。

2）真菌：农光鲜应用中心磁场强度为0.15T

的环形铁氧永磁体对白色念珠菌生长的影响进行了研究，结果发现试验磁场对真菌生长有抑制作用。有研究结果显示，0.35mT、2.45mT两种强度的静磁场和50Hz的正弦磁场作用24h和72h后，酿酒酵母菌生长未受影响；而Iwasaka M等发现14T的静磁场作用16h后，酿酒酵母菌增殖率下降。

三、治疗作用

1. **止痛** 磁场可以降低感觉神经兴奋性、减低局部致痛物质浓度、促进内啡肽释放，明显缓解神经性疼痛、炎性疼痛、肿瘤痛等各种性质疼痛。

2. **消炎** 磁场可以改善治疗局部的血液循环，调节治疗局部炎症因子水平，并通过对部分细菌的抑制或杀灭起到局部消炎的作用。

3. **消除肿胀** 磁场通过调节局部血管的张力和通透性，明显消除组织水肿和淋巴水肿。

4. **促进积血消散** 低频脉冲磁场可以调节吞噬细胞的功能，有效促进关节积血、肌肉血肿的消散。

5. **松解粘连** 磁场通过作用于局部成纤维细胞和溶酶体酶，起到松解粘连、软化瘢痕的作用。

6. **促进成骨作用** 低强度磁场可以促进成骨细胞分泌纤维蛋白原，抑制破骨细胞活性，从而达到促进成骨的作用。

7. **促进创面愈合** 磁场通过改善局部血液循环，调节炎症因子浓度，达到促进创面愈合的作用。

8. **镇静作用** 磁场可以改变中枢神经系统兴奋性，通过选择磁场强度，可以起到镇静作用，改善睡眠。

四、治疗技术和方法

1. **静磁场疗法** 临床常用的静磁场疗法是磁片贴敷。可用于表浅病灶的治疗。磁片的磁场强度从0.01~0.3T不等。可依病灶面积大小、深浅等具体情况采用单磁片贴敷、双磁片贴敷、多磁片贴敷。贴敷方法：单（多）磁片直接贴敷、双（多）磁片对置贴敷、间接贴敷（如磁疗项链、磁疗腰带等）。磁片贴敷部位一般在病灶表面或相关穴位。贴敷时间一般在24~72h。静磁场疗法操作简单，患者可以在医嘱指导下居家进行。磁珠也属于静磁场疗法，用法同磁片。

2. **动磁场疗法** 动磁场的磁场方向和磁场强度是按一定规律发生变化的。临床常用的动磁场疗法有低频交变电磁场疗法、旋磁法等。交变磁场的治疗设备由主机和治疗磁头组成。常用低频交变电磁的磁场强度为0.02~0.3T。临床常用的磁热振疗法，是结合了磁场、传导热和振动三种物理方式，其中磁场亦为交变磁场。

操作方法：

（1）患者取舒适体位，治疗部位尽量去除厚重衣物，可着薄层衣服。

（2）根据病灶大小及部位选择合适治疗磁头，固定于治疗部位。

（3）开启仪器开关，调节旋钮至处方规定处。

（4）治疗结束，旋钮回位，关闭仪器。

（5）每次治疗时间20min，可连续治疗10~20次。

3. **脉冲磁场疗法** 脉冲磁场是用间歇振荡器产生间歇脉冲电流，将这种电流通入电磁铁的线圈，产生各种形状的脉冲磁场。脉冲磁场的特点是间歇式出现磁场，磁场的变化频率、波形和峰值可根据需要进行调节。与交变磁场不同，脉冲磁场的方向是不变的。治疗频率1~150Hz，磁场强度0~1T。

操作方法：

（1）患者取舒适体位。

（2）根据病灶大小、深浅取一组或多组

治疗磁头，并置或对置于病灶。

（3）开启仪器开关，按照处方调节治疗参数。

（4）治疗结束，关闭仪器开关，取下治疗磁头。

（5）每次治疗时间20~30min，5~10次为一疗程。

（6）治疗过程中治疗师应巡检患者，询问治疗感受，检查治疗磁头（磁环）有无脱落。

4. 重复频率经颅磁刺激 是磁疗新方法。其作用机制是高压电流通过线圈，产生快速变化的磁场。将磁场作用于特定大脑皮层对应的颅骨表面，通过电流感应，改变该区域神经细胞的兴奋性。重复频率的磁刺激可以使神经细胞发生持久性变化。主要用于脑卒中、颅脑外伤等神经系统疾病导致的功能障碍的治疗，本章节不做详细描述。

五、临床应用

1. 适应证 磁场疗法的适应证范围很广，可用于治疗各器官、系统、组织的病变。

（1）磁场疗法在骨科疾病的应用：

1）软组织挫伤：①磁片局部贴敷法，视损伤面积大小选用单磁片贴敷、多磁片并置贴敷、双（多）磁片对置贴敷。磁场强度0.05~0.1T，贴敷时间24~48h。②低频交变电磁疗法，依据损伤部位大小选择圆形磁头或鞍形磁头，50~60W，磁场强度0.02~0.3T，每次治疗20min，可连续治疗5~15次。③低频脉冲磁疗法，依据损伤部位大小深浅选用单组或多组治疗磁头（磁环），采用并置或对置的方法，并置时N极朝向皮肤，对置时两侧磁头（磁环）极向应一致，脉冲频率1~5Hz，磁场强度0.03~0.05T，每次治疗时间20~30min，可连续治疗10~20次。

2）肌肉血肿和关节积血：低频脉冲磁场对肌肉血肿和关节积血有良好的疗效，在活动性出血停止后即可开始。一般采用对置法，脉冲磁场频率1~10Hz，磁场强度0.03~0.1T，每次治疗时间20~30min，连续治疗直至血肿（积血）完全消失。

3）关节扭伤：可选用磁片贴敷或低频脉冲磁场治疗，方法同上。

4）关节滑膜炎与关节积液：可选用低频脉冲磁场治疗，关节前后、内外对置，脉冲磁场频率1~5Hz，磁场强度0.05~0.07T，每次治疗时间20~30min，连续治疗10~20次。

5）腰椎退行性病变：①可选用低频交变电磁疗法，治疗磁头置于腰骶部痛处，每次20min。连续治疗10~15次。②低频脉冲磁场疗法，治疗磁环多组并置于腰骶部痛处，频率5~10Hz，磁场强度0.05~0.1T，每次治疗时间30min，连续治疗5~20次。

6）颈椎病：①椎动脉型颈椎病，低频脉冲磁场疗法三环分置于颈后、颈两侧，S极朝向皮肤侧，频率1~5Hz，磁场强度0.01~0.05T，治疗时间30min，连续治疗5~10次。②神经根型颈椎病，低频脉冲磁场疗法，治疗磁环并置于颈后、患侧上肢（平铺或套置），套置时磁环极性朝向同一方向，频率1~10Hz，磁场强度0.03~0.1T，治疗时间30min，连续治疗5~15次。③脊髓型颈椎病，可选用低频脉冲磁场疗法减轻脊髓水肿，治疗时磁环并置于颈后，频率1~10Hz，磁场强度0.03~0.05T，治疗时间20~30min，连续治疗5~20次。

7）肩关节周围炎：在炎症期可选用以下两种方式治疗。①磁片局部贴敷法，在喙突下痛点、肩峰-三角肌痛点、肱二头肌长头腱处痛点选用磁片贴敷，可多磁片并置贴敷。贴敷时间24~48h。②低频脉冲磁疗法，采用多组磁环对置于患侧肩关节前后，或大环中加套小环各一组分置于肩关节前后，对置时肩前后磁环极向一致，脉冲频率1~10Hz，磁场强度

0.05~0.1T，每次治疗时间20~30min，可连续治疗10~20次。

8）肩袖损伤：肩袖损伤或变性早期，可选用磁片贴敷或低频脉冲磁场治疗，方法同肩关节周围炎。

9）骨折内固定术后肢体肿胀：可选用局部磁片贴敷。

10）关节置换术后局部肿痛：可选用局部磁片贴敷。

11）骨折或骨折延迟愈合：低频脉冲磁场治疗对于促进骨折愈合具有良好作用。依据骨折部位，采用磁环并置或对置或套置的方法，脉冲频率1~10Hz，磁场强度0.05~0.2T，治疗时间20~30min，连续治疗20~40次。

12）骨性关节炎：对于膝关节、髋关节、手指小关节的骨性关节炎，低频脉冲磁场疗法可以减轻滑膜炎症、促进关节积液吸收、减轻炎性疼痛、减轻关节僵硬。治疗磁头（磁环）分置于关节前后（手指关节炎时可采取治疗磁环套置于手部的方法），脉冲频率1~10Hz，磁场强度0.05~0.1T，每次治疗时间20~30min，连续治疗10~20次。

13）筋膜炎：颈背部、腰骶部的急性筋膜炎时可以采用磁片局部贴敷或低频脉冲磁场治疗。低频脉冲磁场治疗时治疗磁头（磁环）并置于疼痛部位，脉冲频率1~5Hz，磁场强度0.05~0.1T，每次治疗时间20~30min，连续治疗5~10次。

(2) 其他器官系统疾病的适应证

1）内科疾病：高血压、胃炎、哮喘、肺炎、支气管炎、咽喉炎。

2）外科疾病：手术伤口不愈及脂肪液化、术后硬结、静脉曲张综合征、注射后硬结。

3）神经系统疾病：脑卒中、颅脑外伤后、坐骨神经痛、带状疱疹后遗神经痛、周围神经炎、周围神经损伤、腕管综合征早期。

4）内分泌系统疾病：骨质疏松。

5）五官相关疾病：耳廓假性软骨膜炎、耳廓囊肿、颞颌关节痛。

6）急慢性疼痛。

2. **禁忌证**　磁场疗法无绝对禁忌证，但以下情况慎用：严重的心肝肾功能不全、活动性出血时、孕妇、心脏支架或起搏器置入者、不能耐受治疗者。

3. **注意事项**

（1）治疗前去除治疗区域金属物品，以免被磁化，如手表、钥匙、手机、金属饰品等。

（2）治疗磁头或磁片应放置准确，必要时加以固定以防治疗过程中脱落。

（3）磁头通电时间过长会发热，因此，在治疗过程中，治疗师应及时询问患者治疗感受，谨防烫伤。

（4）对老年人、体弱者、疾病急性期、小儿、头部治疗时，原则上从小剂量开始，观察治疗反应，逐渐增加剂量。

（陈丽霞）

第二十章 表面肌电图技术

一、概述

表面肌电图（surface electromyography，sEMG）信号源于大脑运动皮层控制的脊髓运动神经元的生物电活动，形成众多外周运动单位电位在时间和空间上的总和。神经肌肉系统在进行随意性活动和非随意性活动时，生物电变化经表面电极引导、放大、显示和记录所获得，其振幅为 0~5000μV，频率 30~350Hz，信号的振幅和频率特征变化取决于不同肌肉活动水平和功能状态下的运动单位活动同步化、肌纤维募集、肌纤维兴奋传导速度下降等生理性因素及探测电极位置、信号串线、皮肤温度、肌肉长度，以及肌肉收缩方式等测量性因素的共同作用。在控制良好的条件下，表面肌电信号活动的变化在一定程度上能够定量反映肌肉活动的局部疲劳程度、肌力水平、肌肉激活模式、运动单位兴奋传导速度、多肌群协调性等肌肉活动和中枢控制特征的变化规律。

表面肌电图形成于20世纪40年代，是肌电图的一个分支领域，它是通过表面电极在活动肌肉所在皮肤的表面采集肌肉活动的生物电信号，然后放大和显示所记录到的电压时间序列信号，具有良好的实时性、局部性和功能性。1942—1944年，Herbert Jasper 在 McGill 大学设计和研制了第一台肌电图机。20世纪60年代，Ag/AgCl 表面电极的发明促进了表面肌电的发展。1980年以来，肌电图的研究取得了快速发展，表面肌电检测从传统的有线信号传输发展到无线传输，从传统表面肌电到阵列式表面肌电发展；信号分析从传统的时域、频域分析，发展到时频联合分析、非线性分析和图像分析等；当前，表面肌电图已被广泛运用于临床医学、康复医学、体育科学、人机工程等领域。

表面肌电图作为一种客观反映神经肌肉系统生物电活动的检测手段和方法，其最大的特点在于其非损伤性、多靶点检测，以及信号特征变化与内在生理、病理改变的一致性上，它与力量检测和运动行为检测共同被誉为当代康复医学神经肌肉功能在体检测与评价的"三驾马车"。

随着康复医学和临床医学的科学化发展，表面肌电技术已逐渐成为神经肌肉功能障碍检测与评价的一种重要手段和方法，在慢性腰痛、颈椎病、小儿脑瘫、帕金森病及脑卒中等基本诊断和功能评价中有着广泛的应用。表面肌电图作为康复评估和临床评价的一个重要手段，主要用于整体肌肉功能的评估、执行动作时肌肉触发时序的评估以及步态分析时不同肌群激活情况的分析评估等。既往的评估手段大多数能反映肌肉收缩时的物理信息，但是表面肌电图可以实时反映出肌肉的生理学信息，是康复评价、训练方案制订、康复效果监测的有力工具。

二、表面肌电图仪的组成及检查注意事项

（一）表面肌电图仪的组成

表面肌电图仪的组成主要包括电极、差分放大器、模数转换器、存储系统、分析系统等。

1. 电极　肌电采集的电极可分为皮肤电极和针电极两类。针电极提取肌电需将电极插入肌肉，对受试者有一定损伤。表面电极只需粘贴于被测部位即可使用，对受试者无损伤，可采集体内较大区域肌电活动的总和。一般检查时，表面电极可采用常规心电电极。

2. 差分放大器　电极获取的肌电信号在经过差分放大器放大后方可进行数据处理分析。为了保证高效率，差分放大器应有高输入阻抗、低噪声和高共模抑制比，这些特性一般在常规表面肌电检测仪器中已具备。

3. 模数转换器　模数转换器可将前级的模拟放大电路信号转换为数字信号，之后输入到计算机中存储，或形成数据文件，或做进一步的加工处理。

4. 存储系统和分析系统　经过采集的肌电数据一般存储在电脑中，然后经过特定的肌电分析系统进行分析，得出所需的肌电指标。

（二）表面肌电图检查体位及注意事项

1. 表面肌电图检查体位　根据检查疾病和检测肌肉的不同需要采取不同的体位。有一些表面肌电图检查有特定的体位，如腰部背伸肌群的肌力和耐力测试有国家通用的标准 BST 等长收缩测试体位，但大多数的表面肌电图检查无特殊体位。体位选择的原则性问题：治疗前后能维持在同一体位进行对比，选择的体位可以使待测肌肉产生较大的收缩。

2. 注意事项　测试前 24h 内受试者未参加过剧烈体育运动或体力劳动；因电磁辐射等会对肌电产生信号干扰，故检查期间受试者不可随身携带能产生电磁辐射类产品，如手机等；表面肌电图检查需完成相应的主动或被动的动作，故受试者需要能够配合医生要求，按指示完成相应动作。

三、表面肌电信号影响因素

表面肌电在皮肤表面间接被检测，故肌电信号通过电极被采集的过程中经过了皮下组织、真皮层、表皮层、皮肤表面电解质与电极的界面等多种不同的导体，这些组织和结构均对表面肌电的采集产生一定影响。

1. 解剖和生理　每个人的肌肉位置、走行都不完全相同。所以表面肌电图没有完全正确的电极放置位置。常规的做法是让受试者保持中立位，将电极贴于测试的肌肉表面。在肌肉等长收缩时，肌肉长度不变，电极与肌肉的相对位置不变，电极之间的位置也不变，此时所采集的肌电信号稳定，干扰小。但在等张收缩或等速收缩时，电极与肌肉之间的相对位置、电极之间的位置会时刻发生变化，例如，头部的旋转使胸锁乳突肌长度的变化达到 50%。既往研究已证明，不管是在等长收缩或在运动过程中采样，结果都是可靠的。

2. 噪音干扰　表面肌电受到的干扰主要来自电源和心电信号。电源干扰可以通过增大受试者与仪器之间的距离，避免仪器和其他仪器共接，或者在仪器中加入特定频率的陷波器而减少。心电信号比肌电信号强，且持续存在，由于其对身体左侧的影响大，所以在正常受试者常见放松时表面肌电信号左右不对称的现象。心电干扰可以通过缩小两个记录电极之间的距离而减少，一般两个记录电极之间的距离为 2cm。

3. 电阻影响　表皮组织相对干燥并有致密的角质层，这使得表面肌电电极的接触阻抗高达数百千欧直至数十兆欧。皮肤表面的分泌

物等增加了皮肤的电阻，如此高的阻抗会对放大电路的噪声、漂移与共模增益非常敏感，极易引入噪声和干扰，使表面肌电信噪比下降，因此在做表面肌电检测时需尽量降低皮肤的电阻。常采用的方法是用75%乙醇脱脂，让乙醇挥发后再粘贴记录电极，牢固固定，同时尽量缩短导线的长度。

4. 采样时的姿势　无论是等长收缩时采样还是运动过程中采样，表面肌电的结果均会受到姿势的影响。因此，采样应建立在解剖中立位的基础上。

5. 脂肪组织　脂肪组织对结果的影响在肌肉放松时较肌肉运动时大，但不影响双侧的对称性。皮下脂肪组织越厚，表面肌电信噪比越低，且脂肪层厚度对等长收缩的影响大于等张收缩和等速收缩。脂肪组织对表面肌电的影响在肌肉放松时较肌肉运动时大，但不影响双侧对称性。

6. 电极　用电极导入表面肌电信号时，与电极直接接触的是电解质溶液，如导电膏、汗液等，形成一个金属－电解质溶液界面，这个界面上的化学反应会产生一个电极电位。这个电位随着电极与皮肤的接触程度变化而变化，并可因放大电路输入偏置电流的作用发生极化而导致改变。这种改变的具体表现是测得的表面肌电信号随着肌肉收缩和被测部位移动而发生低频的漂移，该漂移被称为运动伪迹。严重时运动伪迹会远大于肌电信号本身。电极位置偏差可以造成结果的偏差。进行表面肌电检测时，应按肌肉的走行安放电极，两记录电极的连接尽量与肌纤维平行。但在患者运动过程中，电极很容易发生微小的移位，并在电极局部产生电位。这种电极移位所产生的干扰只有在原始信号墨迹图中才能与肌电图信号区分。电极的材质、形状及制作工艺也会影响采集的肌电信号质量。

7. 性别与年龄　人与人之间的生理功能不同，记录的肌电情况也不同。在动态采样过程中，肌电信号的募集水平随年龄的增大而降低，但静态采样时这种差别消失。肌肉放松时的肌电情况与性别有关。

8. 容积传导　是指记录目标肌肉肌电波的同时记录到距离电极很远的肌肉运动所产生的肌电波。故表面肌电检测应多点采样，检测前应仔细分析与目标肌肉运动有关的其他肌肉，将原动肌、拮抗肌、协同肌作为一个运动单元来考虑，这样可以防止结果的片面性。

四、表面肌电常用分析指标

（一）时域分析指标

时域分析指标是将肌电信号看作时间的函数，用来刻画时间序列信号的振幅特征，主要包括积分肌电值、均方根值、平均振幅等，这些指标常用来反映运动单位募集数量的变化，其数值变化通常与肌肉收缩力有关。

1. 积分肌电值（integrated electromyogram，iEMG）　是指一定时间内肌肉中参与活动的运动单位放电总量，在时间不变的前提下其值的大小在一定程度上反映了参加工作的运动单位数量和每个运动单位的放电大小，即所得肌电信号经整流滤波求单位时间内曲线下面积的总和。研究认为，肌肉随意静力收缩时，用表面肌电测定的肌电积分值与肌力和肌张力呈正相关。

2. 均方根值（root mean square，RMS）是放电有效值，其大小决定于肌电幅值的变化，一般认为与运动单位募集和兴奋节律的同步化有关，又取决于肌肉负荷性因素和肌肉本身生理、生化过程之间的内在联系，它不能反映肌电信号的细节变化。

3. 平均肌电值（average electromyogram，AEMG）　反映肌电信号的强度，与参与的运动单位数目及放电频率同步化程度有关。有研究认为平均肌电值的改变与运动负荷无关，而与运动单位的大小及肌纤维的密度有关。

（二）频域分析指标

频域分析指标是通过对自相关函数做快速傅立叶变换（fast fourier transform，FFT），据功率谱密度（power density spectrum，PDS）确定肌电值中不同频段信号分布情况，在疲劳分析研究中应用较多。研究发现，随着肌肉运动后疲劳的发生发展，会出现肌电频谱左移，即频域分析及中位频值下降。

1. 中位频率值（median frequency，MF） 是反映信号频率特征的生物物理指标，其高低与外周运动单位动作电位的传导速度、参与活动的运动单位类型以及其同步化程度有关。

2. 平均功率频率（mean power frequency，MPF） 是反映信号频率特征的生物物理指标，其高低与外周运动单位动作电位的传导速度、参与活动的运动单位类型及其同步化程度有关。

3. 肌疲劳阈值（electromyographic fatigue threshold，EMGFT） 是应用频域指标在肌肉疲劳时下降的特征来进行肌肉疲劳研究的一个指标。

（三）协调性指标

协同收缩率（co-contraction ratio，CCR）是反映拮抗肌在主动收缩过程中所占的比例，主要与肌肉活动时的协调性相关。屈曲-放松现象是指在躯干完全屈曲时，椎旁肌表面肌电活动完全消失的一种正常现象。屈曲-放松比值是在进行屈曲-放松检查过程中脊柱背伸时测得的最大肌电值除以最大前屈时相的平均肌电值获得。上述指标均反映了肌肉的协调能力和放松能力。

（四）非线性指标

非线性系统是指系统状态的变化以一种复杂的方式依赖于系统先前状态的有机整体，在这里，复杂的方式是指除成比例、相差常量，以及这两者组合之外的任何其他方式。非线性动力学系统的数值方法可以用于识别与刻画动力学系统。在实践过程中人们发现，系统运动的若干数值特征可以用于识别或刻画非线性运动，主要有分数维值、熵、功率谱、复杂度、李雅普诺夫指数（Lyapunov exponent）等。但目前非线性指标的临床研究较少。

五、表面肌电标准化

表面肌电是一个高度可变信号，信号依赖于电极放置的方法和位置、皮肤上的汗水和温度、肌肉是否疲劳、此时肌肉的收缩速度和肌肉长度、附近肌肉的串扰、皮下脂肪厚度，以及在被测试者在做测试动作时的差异等。上述干扰信号的测量，在表面肌电试验中也很难全部保持一致，在临床中情况就更加复杂。此外，如果对于某一项实验，要求在一段时间内多次跟踪肌电信号，每次采集时都会重新贴敷采集电极，每次采集的贴敷位置的变化，同样会造成信号幅度变化，这使得整个实验过程的有效性和可靠性降低。为了解决这个信号幅度变化较大的问题，需要将肌电信号幅度进行标准化处理。表面肌电信号的标准化过程是将测得表面肌电信号实际的电压值转化成和标准测试条件下的测得表面肌电信号的百分比。

（一）幅度标准化

具体的幅度标准化方法视实验方法而有不同，主要有以下几种方法：最大主动收缩强度归一化法、参考主动收缩强度归一化法、信号最大值归一化法。

1. 最大主动收缩强度归一化法 最大主动收缩强度归一化法是每次实验前先让测试目标肌肉做最大强度等长收缩，通常需要重复最大等长收缩多次，每次动作保持3~5s。对多次的最大等长收缩信号段取包络或对信号采取低通滤波，得出多次的强度最大值，对此信号求平均值，得到的结果即是标准化的基础值。此后将目标肌肉做动作实验结果转换为实验结果与标准化基础值的比值，这样就完成了最大主动收缩强度标准化。需要注意的是，做最大等长收缩时，根据目标肌肉的不同，选取相应的归一化动作。归一化动作要使得目标肌肉实现最大自主等长收缩，取最大主动收缩时的强度平均值作为基础值，而后续实验时采集的实际信号的强度被标准化至0~1之间。

最大主动收缩强度归一化法可以在一个长期的实验过程中，从被试的各次最大主动收缩的数据看出肌肉特征变化的一些趋势。也可以在很大程度上消除由于个体差异造成的信号差异，用于对比不同个体的动作差异。但做最大主动收缩归一化会增加原有的实验步骤，而且在实验前要求测试者使用较大力量，可能会导致后续试验中由于肌肉疲劳造成数据的可信度降低。此外，测试要求被测试者要有正常的主动运动能力，这一点要在测试时注意。

2. 参考主动收缩强度归一化法 通过前面介绍，最大主动收缩强度归一化法要求被试者能完成最大自主收缩，但在实际操作中会有新的情况，例如，我们很难测试到脑卒中患者的最大自主收缩。同样，在一些肌肉，为了测试某块肌肉的最大等长收缩值，特殊设计的装置是必要的，而实际情况可能没有条件。因此，对于最大等长收缩的任务在很多情况下无法实现。为了临床以及实际的需要，研究者提出了参考主动收缩强度归一化法。参考主动收缩强度归一化法是指在标准的测试动作下，做出被试者最大能完成的动作，取此时的测试值作为后续重复测试动作的参考值。例如，在站直状态下，水平伸直双臂，手上提以标准重量的重物。在此动作下测试的表面肌电信号作为参考，用来归一化测得的数据。此后的试验信号都以此用来标准化。

3. 信号最大值归一化法 上面的两种标准化方法都需要在正式试验前做一次实验，先测取标准化基础值。但在有些测试中，会有多块肌肉同时活动，为了完成上述的标准化，需要多次测量，测量过程很长，而且会对后面的实验产生很大的影响。在这种情况下研究者提出了信号最大值归一化法。信号最大值归一化法即在直接做实验，实验后数据处理时计算当次实验的最大值或平均值，用计算出的最大值或平均值作为标准化的基准值。

（二）时间标准化

在肌电信号检测时会对某个动作做分析，如测量某块肌肉完成某个动作的平均信号强度，需要将多次动作的肌电信号放在一起对比，而完成的动作时间很难完全一致，这时就要对肌电信号进行时间标准化。时间标准化的具体步骤如下，确定一个标准时长T，将其确定为1，然后将多次周期性的肌电信号所持续的时间t与这个标准时长相比较，如果T>t，则将该周期的信号进行差值；反之，需要对信号进行降采样，以达到将所有周期的肌电信号的时长都标准化到标准时长T。降采样和差值的方式一般选取线性差值。

（三）肌电强度的平均

经过前文所述的幅度与时间标准化后，便可对多次试验的肌电信号曲线进行平均、叠加、比较等操作。当试验中涉及多人的重复操作时，需要将信号平均，用来表示健康人的典型值。由于经过了幅度的标准化，所以幅度上线性平均可以操作，又经过时间标准化，对应点数也一致，因此在时间段内可进行线性平均。最终完成肌电强度的平均。

六、表面肌电在康复临床中的应用

在康复医学领域，表面肌电图应用范围十分广泛，对于肌肉功能的评定、治疗方案的选择、治疗效果的检测、科学研究的开展均具有重要的价值。

（一）肌肉收缩功能评估

在等长收缩过程中，控制良好的情况下，一定范围内肌肉收缩产生的表面肌电值与肌力和肌张力之间呈线性关系，随着肌张力的增加，表面肌电值也增加，但表面肌电仅反映肌电值的变化，并不能用来直接评估肌力。在动态收缩过程中，肌肉的力量－长度关系发生变化，表面肌电值与肌肉收缩的线性关系不复存在。离心收缩因相对于向心收缩更加有效，故同样的肌张力时，离心收缩所需的运动单位较少，产生的表面肌电值较小。

（二）肌肉疲劳及肌纤维评估

肌肉疲劳时，运动单位的同步性、慢/快肌纤维的募集顺序改变，代谢产物堆积，此时的表面肌电频域指标左移，如频率下降。故根据表面肌电的这一特点，可进行肌肉疲劳测定，最常用的方法是对运动单位电位的频率谱变化情况进行分析，从而判断疲劳变化的程度。

肌肉在抗阻负荷过程中，平均功率频率值的变化特征与Ⅰ型纤维比例呈负相关，而与Ⅱ型纤维比例呈正相关，所以，快肌纤维成分高的肌肉平均功率频率值较高，疲劳时下降明显，而慢肌纤维成分高者刚好相反，由此我们可以根据肌电值的大小及变化情况来无损地预测肌纤维的类型及比例大小。

（三）运动控制能力评估

在进行手法检查或患者在执行某一动作时，往往存在代偿性的活动，此时可利用表面肌电进行监测稳定肌、协同肌及邻近肌肉的活动，确定动作执行过程中是否存在不必要的过度活动。

在执行动作时，不同的肌肉在活动中存在不同的收缩顺序，损伤、疲劳以及错误的训练姿势等情况可导致不同肌肉之间本来合理的收缩顺序紊乱，从而导致运动控制失调，肌肉收缩能力下降。

（四）肌张力评估

肌张力障碍患者由于肌肉被拉长时存在速度依赖的牵张反射亢进，导致肌肉存在一定的收缩，故此时可利用表面肌电记录一定的肌电活动。而在肌张力正常的人群中，几乎难以记录被动活动情况下的肌电值。目前常用的肌张力评估方法为手法检查和量表评估，但评估多较为主观，故利用表面肌电可很好地对肌张力进行量化评估。例如，肉毒毒素治疗前后，肌张力的表面肌电评估可很好地对肌张力的变化进行量化和监测。

（五）平衡功能评估

平衡的评估对于康复训练中坐站能力等日常生活活动能力评估和康复训练计划的制订较为重要。表面肌电图可评估患者静止坐位、站位及动态情况下相关肌群的肌电活动情况，根据采集的肌电值分析支承肌群（如髋关节、踝关节等下肢肌群）开始活动的波幅和时长，以反映平衡反应模式，同时也可对患者的平衡能力进行生物反馈训练。

（六）步态分析

实时动态评估步态异常患者的下肢肌肉功能，是表面肌电图较为重要的一个方面。目前，表面肌电图常配合步态分析仪、摄像机、足底力台等对步态进行全面分析，可获得步行过程中的角度变化参数、步行时相变化参数、足底压力分布情况以及步行中肌肉动态激活时序，激活幅度等全面的参数。但需注意的是，许多受试者测试过程中双下肢肌肉激活的表面肌电值存在明显异常，但有可能受试者的步行步速并无障碍。

（七）生物反馈训练

表面肌电图可实时记录肌肉静止或活动状态下的肌电信号，并且通过电脑屏幕提供视觉反馈。很多患者在做放松训练时并不能完全真正地放松自身肌肉，而采用表面肌电实时采集肌肉肌电进行电脑屏幕上的反馈时，患者很容易就能知道自己哪块肌肉没有放松，哪块肌肉已经放松，从而做出有效的调整。此外，也可以据此对患者或运动员进行自我指导和训练，在做某一训练动作时避免其他无关肌肉的激活，训练动作的协调性和准确性。

（八）吞咽障碍评估

吞咽是由大脑皮质及皮质下中枢控制，多对神经和多组肌肉共同参与的一种复杂反射，是康复科常见的功能障碍之一。目前常用于评估吞咽功能障碍的饮水实验较为主观，吞咽造影检查可以从影像学上进一步观察吞咽反射等吞咽情况，表面肌电则从生理学角度观察肌肉收缩功能的变化和激活情况。吞咽时相关肌群表面肌电信号与吞咽动作具有较强的相关性，吞咽障碍患者口轮匝肌、咬肌、颏下肌群及舌骨下肌群的激活多存在一定的障碍，这些表面肌电图记录的异常激活可用于吞咽障碍的早期筛查和诊断。

表面肌电图是客观实时反映肌肉激活情况和神经肌肉募集程度的工具，在康复医学临床过程中，有许多方面需要借助它的帮助。表面肌电图可以很好地评估患者的肌肉功能、激活时间和肌肉协调性，同时也可以有目的地指导康复目标的制订和康复效果的评价，直观量化地表现出肌肉功能的变化情况。

七、常见疾病的表面肌电图检测方案

首先需要了解的是，表面肌电图作为观察肌电变化的工具，其检测方案是根据患者的情况和检查目的进行设计执行的，故不同功能障碍的患者及不同的评估目的，其执行的测试方案也有所不同。以下列举几个常见骨科疾病的表面肌电图检测方案，供不同疾病的常规检测参考。

（一）慢性腰痛

1. 肌肉收缩功能检查　Biering-Sorensen腰背肌等长收缩测试又称为腰背肌肉收缩功能评价，主要评估腰部肌肉耐力。电极粘贴位置：第3腰椎与第4腰椎棘突旁开约3cm竖脊肌肌腹最饱满处；第5腰椎与第1骶椎棘突旁开约2cm多裂肌肌腹最饱满处（图20-1）。受试者俯卧于高1m的床上，上半身探出床外，髂前上棘位于床边缘，双下肢并拢且髂嵴上缘以下的身体部分用绑带固定于床上，双手于胸前交叉抓住对侧肩部并紧贴胸前，躯干悬空并与地面平行（图20-2）。患者维持此姿势超过

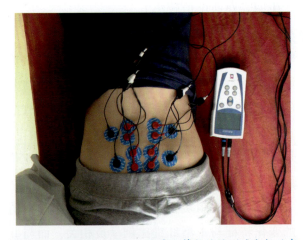

图20-1　Biering-Sorensen腰背肌等长收缩测试电极贴布

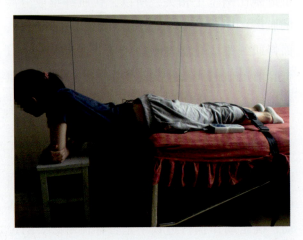

图20-2　Biering-Sorensen试腰背肌等长收缩测试体位固定

60s或维持至受试者不能耐受（躯干向下偏离，与地面夹角大于5°~10°）时停止测试。同步采集腰竖脊肌、多裂肌肌电信号，实验重复3次，取其平均值。评估指标主要为中位频率（Hz）和持续时间（s）。

2. 肌肉放松能力检查 肌肉舒张功能评价通过屈曲-松弛现象检查来评估（图20-3）。电极粘贴位置：第3腰椎与第4腰椎棘突旁开约3cm竖脊肌肌腹最饱满处；第5腰椎与第1骶椎棘突旁开约2cm多裂肌肌腹最饱满处。测试前设置节拍器为每分钟60拍（每拍1s），受试者先按节拍器设置的开始声音信号，摆动节奏熟悉测试动作。受试者直立，两眼平视前方，双脚分开与肩同宽，两臂置于身旁，躯干肌放松，听到声音信号开始，首先站立位保持躯干直立3s，再向前向下弯腰3s；达到最大屈曲角度维持3s；再回到躯干直立位3s，维持直立位3s。同步采集腰竖脊肌、多裂肌肌电信号。实验重复3次，取其平均值。评估指标为屈曲前站立位平均肌电值：屈曲时最大肌电值、最大随意屈曲时平均肌电值、恢复直立位时最大肌电值及各个时相之间的比值。

3. 肌肉控制能力检查 肌肉控制能力的检查通常通过落球实验进行测试评价（图20-4）。电极粘贴位置：第3腰椎与第4腰椎棘突旁开约3cm竖脊肌肌腹最饱满处；第5腰椎与第1骶椎棘突旁开约2cm多裂肌肌腹最饱满处。操作时令受试者双臂弯曲成直角，双手握持圆形托盘，托盘重量小于200g，测试者持重量2kg的重物置于托盘上方15cm高处。托盘表面安装有感知重锤击打的压力传感器，其感知信号与肌电信号并行输入表面肌电图仪中。分别在受试者处于睁眼和闭眼两种不同实验条件下完成重锤释放。睁眼情况下，要求受试者注意观

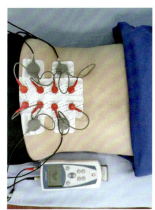
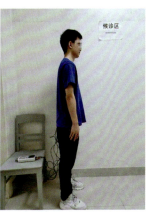
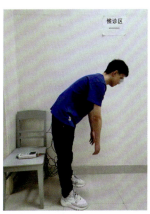
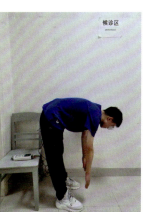
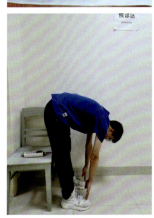
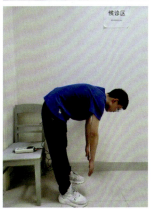
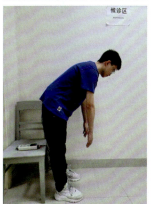
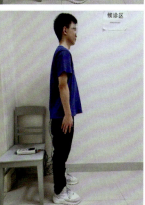

图20-3 屈曲-松弛现象检查示例

察主试释放重锤的全部过程；闭眼情况下，受试者无法预知主试释放重锤的时间。同步采集试验过程中托盘震动传感器和腰竖脊肌、多裂肌肌电信号。以托盘振动传感器产生起始信号作为外部姿势干扰的起始点，计算肌肉预激活时间。睁眼和闭眼重锤试验重复3次，取其平均值作为检测结果。评估指标为竖脊肌、多裂肌激活时间（ms）及激活的积分肌电值（μV）。

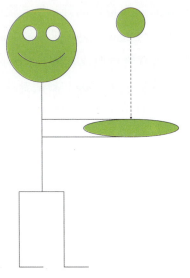

图20-4　落球实验演示

肌肉控制能力的检查也可通过快速举臂实验进行评价。电极粘贴位置：第3腰椎与第4腰椎棘突旁开约3cm竖脊肌肌腹最饱满处；第5腰椎与第1骶椎棘突旁开约2cm多裂肌肌腹最饱满处；肱二头肌肌腹最饱满处；三角肌前侧。操作时受试者放松，取站立姿势，双脚分开与肩同宽，听到主试开始口令后，受试者以肩关节为轴，快速完成矢状面直臂平举运动。同时尽量避免躯干旋转及耸肩动作。同步采集肱二头肌、三角肌、腰部竖脊肌、多裂肌的肌电信号。以三角肌激活时间产生起始信号作为内部姿势干扰的起始点，计算肌肉预激活时间。重复3次，取其平均值。评估指标为竖脊肌、多裂肌激活时间（ms）及激活的积分肌电值（μV）。

（二）颈椎病

1. 颈部肌肉收缩功能测试　本测试主要评价患者颈部屈伸肌群的最大肌电值（间接反映肌力）及肌肉耐力。电极粘贴位置：胸锁乳突肌为乳突到胸骨上切迹1/3的位置，颈竖脊肌为第4颈椎棘突水平位旁开1cm为肌腹最饱满处。颈部前屈功能检查时要求患者仰卧于操作床上，测试者将手平放于患者头下，嘱患者轻轻抬头，双肩不能离开床面，直到患者不能保持抬起姿势、头部再次接触测试者手掌时结束检查。颈部后伸功能检查时，要求患者俯卧于操作床上，将头部伸出床外悬空，双手置于身体两侧，嘱患者伸直颈部使重物离开地面，当患者不能保持颈伸姿势时，结束检查。评估指标为颈椎前屈或后伸维持时间（s）、平均肌电值（μV）以及中位频率值（Hz）。

2. 颈部肌肉协调性测试　评估目的为测试颈部肌肉的协调性。受试者端坐在椅子上，头部处于中立位，电极位置如上。嘱受试者在前后左右四个方向做颈肌最大化随意等长收缩，固定3s以上，每个动作之间有2min的休息时间来缓解疲劳的影响。受试者以缓慢的运动速度做相同的4个方向的随意运动，每个运动方向包含两个阶段，以中间位置为标准，从中间到终端位置，保持3s，再从终端到中间位置。终端的运动范围以受试者觉得有轻微抵抗为止。评估指标为颈肌运动中间一秒的平均肌电值计算屈伸拮抗比；屈伸拮抗比=拮抗肌AEMG/（主动肌AEMG+拮抗肌AEMG值）。

3. 颈部屈曲放松试验　评估目的为测试颈椎肌肉放松能力。受试者端坐在椅子上，并使头部处于中立位，电极位置为第4颈椎棘突水平旁开2cm左右竖脊肌肌腹最饱满处。操作分为3个阶段：第1阶段是颈椎在矢状面缓慢前屈至最大位置，第2阶段是在最大屈曲位置静止停留，第3阶段是缓慢背伸回复至中立位，每个阶段均维持3s。评估指标指标为屈曲放松比=第3阶段最大的肌电值（AEMG值）/第

2阶段平均肌电值（AEMG值）。

（三）脊柱侧凸

脊柱侧凸患者主要评估侧凸的脊柱两旁竖脊肌的肌肉收缩功能、耐疲劳性及两侧肌肉功能的不平衡性。患者俯卧位，双臂放松置于躯干两侧，C形患者在侧凸弧顶椎与终椎平对脊柱中线两侧旁开2cm处各粘贴一对电极，S形患者在最大Cobb角相应顶椎以及最小Cobb角相应顶椎平对脊柱中线两侧旁开2cm处各粘贴一对电极。测试动作分以下几种：其中一种同腰椎检查时的Biering-Sorensen试验动作；还有一种动作为侧凸测试，即要求患者在站立位或者俯卧位完成脊柱的侧向弯曲动作；其他动作包括穿袜试验、拾物试验、翻身坐起试验、指尖触地试验和上举试验。评估指标主要包括中值频率值（MF）、平均肌电值（AEMG）、凸凹侧肌电比值等。

（四）肩关节损伤

评估目的为观察肩关节周围肌群的肌力和不同运动情况下的运动模式。电极粘贴位置为肩关节周围肌群肌腹最饱满处。测试动作列举其中两个：上肢提举强度测试及肩带肌肉耐力测试。上肢提举强度测试：在进行上肢提举强度测试前，首先测定受试者提举运动的最大等张肌力测试。最大等张肌力测试采用1RM测定。测试开始前，受试者自然站立，两脚分开，两腿伸直，上肢自然放于身体两侧。在测试过程中，受试者被测量一侧手持重物，增加上肢远端的重量。上肢在人体的矢状面内做提举运动，运动范围为0°~120°，提举频率为20Hz。上肢负荷以1RM为参照，负荷强度分别为10%-1RM、50%-1RM和90%-1RM。测试开始后，被测试侧上肢伸直，在矢状面内做反复的肩关节前屈运动，直到无法继续完成动作结束。肩带肌肉耐力测试：受试者端坐位，肘关节完全伸直，肩关节前屈45°，外展45°，手握一定重量的物体（一般男性手握5kg重量物体，女性手握3kg重量物体）直至受试者疲劳至不能保持该动作为止。分析指标：时域分析指标积分肌电值（IEMG）、均方根值（RMS）等；频域分析指标平均功率频率（MPF）、中位频率（MF）。

（五）脊髓损伤

脊髓损伤的表面肌电图检测主要有用于下肢的脑运动控制评估方案（brain motor control assessment，BMCA），用于上肢、躯干肌群的改良BMCA，用于呼吸肌的评估方案BMCA，以及用于特定肌群的表面肌电图检查方案。

BMCA是对中枢控制下的下肢反射性和随意运动任务活动进行表面肌电信号采集和评价，是对脊髓损伤后残留运动控制能力临床评估的补充。

下肢肌群表面肌电检测的BMCA方案的电极分别粘贴在双下肢股四头肌、内收肌、腘绳肌、胫前肌、小腿三头肌，随意运动任务包括双侧和单侧的髋、膝关节屈伸，单侧踝背屈和跖屈，每个动作重复3次，每次维持5s。

上肢肌群表面肌电检测的改良BMCA方案的电极粘贴位置分别为胸大肌、三角肌、肱二头肌、肱三头肌、腕屈肌、腕伸肌肌腹最饱满处，随意运动任务包括双侧肩关节外展/内收、单侧肩关节外展/内收、肘关节屈/伸、手掌朝上的腕关节屈/伸、手掌朝下的腕关节屈/伸，每个动作重复3次，每次维持5s。

躯干肌群表面肌电检测的BMCA方案的电极粘贴位置为腹外斜肌、腹内斜肌、腹直肌、第5~12胸椎竖脊肌、斜方肌，运动任务包括躯干屈曲（手指去碰触膝关节）、躯干左侧旋转与右侧旋转（一侧手指去碰触对侧的膝关节）、收腹动作，在进行站立训练（或减重站立训练）时可分别做吸气、呼气、屈颈、双手互扣外拉等动作，每个动作重复3次，每次维持 5s。

呼吸肌群表面肌电检测的 BMCA 方案电极粘贴位置为双侧胸锁乳突肌、斜角肌、斜方肌上部（锁骨中线）、胸大肌、肋间肌、膈肌、平脐水平的腹直肌、腹外斜肌（腋中线）、背阔肌（椎旁肩胛骨中线水平）、椎旁肌（双髂嵴连线水平）肌腹最饱满处。呼吸运动任务包括最大吸气压力任务即从残气量开始最大力吸气 5s、最大呼气压力任务即从最大肺容量开始呼气 5s，重复 3 次，每次间隔至少 1min。

常用的表面肌电分析指标包括均方根值（μV）、反应向量（response vectors，RVs）及随意反应指数（voluntary response index，VRI）中的波幅（μV）相似指数（similarity index，SI）。相似指数是表面肌电活动在反应向量中的分布与健康人群相似度。常用表面肌电电极体表定位见表 20-1。

（六）其他测试

1. 肌张力测试　对于肌张力障碍者，表面肌电图应用于肌张力检测主要还是采取被动牵伸动作为主。患者采取解剖中立位，根据患者检查肌张力的方法进行动作设计，在待测肌肉表面粘贴电极，观察患者在被执行动作期间的表面肌电信号的幅度和持续时间。例如，肱二头肌的肌张力检查时，患者取仰卧位，肱二头肌粘贴表面电极，屈肘 90° 情况下，在 1~2s 时间内快速牵伸至屈肘 0° 位并维持一段时间，观察指标包括最大 iEMG 值（μV）、原始肌电信号的升高到回复至静息位置所需的时间（s）。

2. 吞咽障碍测试　表面肌电图应用于吞咽肌群检查，主要观察患者在吞咽不同时期的颏下肌群和舌骨下肌群的肌电触发时间、肌电波幅的强度及肌电维持时间。电极粘贴位置为下颌中线的右侧，记录颏下肌群的肌电活动、甲状软骨的左侧记录舌骨下肌群的肌电活动。测试过程中，患者取坐位，嘱受试者尽量保持头部位置，主动单次吞咽唾液（"干"吞咽），主动单次吞咽 5ml 水（"湿"吞咽）。观察指标为平均振幅值（AEMG）和平均时间（t）。

3. 步态分析测试　步态分析常见表面肌电评估方案主要为患者不同步行状态下的肌电活动情况，常见的推荐方案如下。

（1）10m 自由步行测试：10m 自由步行试验是步态分析中最为常见的一种分析方法，主要是根据受试者在 10m 左右距离常速情况下自由步行时记录下肢运动学参数、足底压力参数及下肢肌群动态肌电参数，从而进一步进行分析。

在患者足跟及蹞趾脚掌面粘贴压力感受器，用于判断足跟着地时的支撑相早期和足趾离地的摆动相早期，足底压力感受器根据压力的大小会出现一个曲线，曲线越高，压力越大。国外学者采取曲线最高值的 2% 作为阈值，超过这个阈值则说明感受器开始工作。测试时须妥善放置表面肌电记录电极和参考电极。患者在一个长约 15m 的空旷房间内，地面刻有行走距离刻度，有时地面可铺有足底压力感受地毯，嘱患者常速步行，尽量保持步幅和步速一致，行走时同时三维步态分析系统记录各个关节角度变化、足底压力变化信息、下肢步态肌群原始肌电值，配合红外线摄影技术记录患者不同步态周期，计时器计算步行时间。一般采取患者第 3 个步态周期开始后 3~5 个步态周期的数据作为分析数据，也有研究采取除去开始和最后两个步态周期后中间的步态周期数据进行分析，或者采取第 3~13m 的步态周期数据进行分析。一般患者需重复 3 次 10m 自由步行测试，取 3 次的平均值作为计算值。在脑瘫患者中可能步行次数需增加至 5~10 次。所有患者均尽量在无辅助情况下完成步行测试，若有必要，可在适当的辅助下进行步行测试。

步态分析中表面肌电主要分析的数据是各

表 20-1　常用表面肌电电极体表定位

部位	肌肉名称	定位
头颈肌	额肌	眉毛与发迹线中间，两电极间距 2cm，沿着肌纤维走行
	皱眉肌	皱眉肌上，眉正中线旁开，与水平线呈一定角度，两电极间距 2cm
	眼轮匝肌	颧骨下方的下眼睑外侧，两电极间距 2cm
	咬肌	咬肌肌腹，两电极间距 2cm，沿着肌纤维走行
	颊肌	颧骨与嘴角之间颊肌肌腹，两电极间距 2cm，沿着肌纤维走行
	胸锁乳突肌	乳突与胸骨切迹中点，两电极间距 2cm，沿着肌纤维走行
	第 4 颈椎椎旁肌	第 4 颈椎后正中线旁开 2cm，两电极间距 2cm，沿着肌纤维走行
	舌骨上肌群	下颌中线的右侧，包括二腹肌前腹、下颌舌骨肌及颏舌骨肌肌腹，两电极间距 2cm，沿着肌纤维走行
	舌骨下肌群	喉部肌群和甲状舌骨肌，两电极间距 2cm，沿着肌纤维走行
	降口角肌	口角下面，两电极间距 2cm，沿着肌纤维走行
躯干肌	斜方肌上束	第 7 颈椎与肩峰中点，两电极间距 2cm，沿着肌纤维走行
	斜方肌中束	肩胛骨内侧边界，与水平面齐，两电极间距 2cm，沿着肌纤维走行
	斜方肌下束	肩胛骨内侧，与水平面呈 55°
	前锯肌	在腋区以下，平肩胛骨下缘，背阔肌内侧缘，两电极间距 2cm，沿着肌纤维走行
	冈下肌	肩胛冈下 4cm，两电极间距 2cm，沿着肌纤维走行
	三角肌前束	置于前臂，锁骨下 4cm，两电极间距 2cm，沿着肌纤维走行
	三角肌中束	肩峰下 3cm，两电极间距 2cm，沿着肌纤维走行
	三角肌后束	肩胛冈外侧缘 2cm，与手臂呈一定角度，两电极间距 2cm，沿着肌纤维走行
	胸大肌	腋皱襞内侧缘，锁骨下 2cm，两电极间距 2cm，沿着肌纤维走行
	第 12 胸椎椎旁肌	脊柱正中旁开 2cm，两电极间距 3cm，沿着肌纤维走行
	背阔肌	肩胛下角 4cm，脊柱与腋后线中点，两电极间距 2cm，沿着肌纤维走行
	第 3 腰椎竖脊肌	脊柱轻度前屈，两手自然置于两侧，平第 3 胸椎体位置，脊柱正中旁开 2cm，两电极间距 2cm，沿着肌纤维走行
	腰方肌	竖脊肌旁开 4cm，两电极间距 3cm，与第 12 肋和髂嵴连线呈轻微角度
	多裂肌	第 5 腰椎第 1 骶椎旁开 2cm，电极间距 2cm，沿肌纤维走行
	腹直肌	电极间距 3cm，与肚脐中心间距 2cm
	腹外斜肌	髂前上棘与肋间中心，腹直肌旁，电极间距 2cm，沿肌纤维走行
	腹横肌	髂前上棘内侧 1cm，电极间距 2cm，沿肌纤维走行
	臀大肌	股骨大转子与骶椎骨中点，两电极间距 3cm 沿着肌纤维走行
	臀中肌	髂嵴与股骨大转子近 1/3 处，沿着肌纤维走行，两电极间距 2cm

续表

部位	肌肉名称	定位
上肢肌	肱二头肌	肌腹，两电极间距2cm沿着肌纤维走行
	肱三头肌	肩峰与肘关节中心，上臂中心旁开2cm，沿着肌纤维走行，两电极间距2cm
	肱桡肌	肘关节内侧下4cm，两电极间距2cm，沿着肌纤维走行
	旋前圆肌	掌心向上，肘横纹正中下2cm，与肘横纹呈一定角度，电极间距2cm，沿肌纤维走行
	尺侧腕伸肌	掌心向下，肘横纹下2cm，两电极间距2cm沿着肌纤维走行
	桡侧腕伸肌	肘横纹下5cm，肱桡肌旁，两电极间距2cm，沿肌纤维走行
	桡侧腕屈肌	肌腹，电极间距2cm，沿肌纤维走行
	尺侧腕屈肌	置于腕关节与肘关节之间2%尺侧，电极间距2cm，沿肌纤维走行
	前臂伸肌	肘关节下5cm，两电极间距3~4cm，沿肌纤维走行
	前臂屈肌	肘关节下5cm，两电极间距3~4cm，沿肌纤维走行
	第1背侧骨间肌	拇指与食指之间背侧，电极间距2cm，沿手指方向
	拇短展肌	大鱼际隆起处，电极间距2cm，沿大拇指方向走行
下肢肌	阔筋膜张肌	髂前上棘下2cm，两电极间距2cm，沿肌纤维走行
	缝匠肌	髂前上棘下4cm，两电极间距2cm，沿肌纤维走行
	股直肌	髂骨与膝关节中点，两电极间距2cm，沿肌纤维走行
	股四头肌内侧头	髌骨上缘2cm，电极间与股骨头呈55°角，电极间距2cm，沿肌纤维走行
	股四头肌外侧头	髌骨上3~5cm，与股骨呈一定角度，电极间距2cm，沿肌纤维走行
	长收肌	从耻骨斜向下4cm，电极间距2cm，沿肌纤维走行
	腘绳肌	后大腿中部，电极间距2cm，沿肌纤维走行
	股二头肌	后大腿中线偏外侧，臀沟至膝关节中点，电极间距2cm，沿肌纤维走行
	半腱肌、半膜肌	后大腿中线偏内侧，臀沟至膝关节中点，电极间距2cm，沿肌纤维走行
	胫前肌	膝关节与踝关节1/4~1/3之间，胫骨旁开，电极间距2cm，沿肌纤维走行
	腓肠肌内侧头	膝关节远端，中线旁开内侧2cm，电极间距2cm，沿肌纤维走行
	腓肠肌外侧头	膝关节远端，中线旁开外侧2cm，电极间距2cm，沿肌纤维走行
	腓肠肌	膝关节远端，腓肠肌内外侧头肌腹处各一电极
	比目鱼肌	腓肠肌肌腹下，电极间距2cm，沿肌纤维走行

个周期的持续时间、关节活动角度和相应情况下的肌肉激活时间和程度，以及下肢肌群的共激活时间等数据，在与正常步态的对比中可发现一些异常的表现。

（2）站立-行走试验：站立-行走试验在步行的稳定性和移动能力评估中应用较为广泛，主要包括坐位站起，步行7m，转身回复至坐位的一个过程。在以前的评估中，常用评估站立-行走试验的指标为完成试验所需时间，但近来的研究主要结合步态分析及下肢动态肌电分析等方法进行研究。

患者坐位，双手放在双膝关节上，在接到指令开始后从无扶手的椅子上站起，按照常规步行速度向前步行7m，然后转身回复至坐位上，并记录下步行所需时间。在步行过程中，同样采用三维步态分析技术记录下肢相关步态参数、表面肌电图肌肉下肢肌群的肌电活动，红外线摄像机记录全过程，以便进行步态分析参数和表面肌电活动的对应分析。

（李建华　吴方超）

第二十一章 肌骨超声技术

超声成像技术在肌肉、肌腱、韧带、软骨等软组织疾病的临床诊断和治疗中已经不可或缺。早在20世纪50年代，康复医学科就利用超声波的机械能在深部软组织转化为热能，对肌肉、肌腱、韧带等软组织疾病进行热疗。20世纪60年代，临床开始利用超声波回声的原理，对机体深部软组织结构进行探查，从而帮助诊断软组织疾病。特别是近年来，随着超声技术的快速发展和完善，肌骨超声技术越来越成为关节和关节周围软组织疾病、类风湿病等疾病的重要影像学诊断方法。

一、肌骨超声的优缺点

在既往，骨骼、肌肉、神经病变的影像学检查都是以核磁共振检查作为金标准。近年来，随着超声成像技术在骨骼肌肉神经经验的积累，其诊断的准确性也得到更多的证实。超声成像技术与磁共振成像技术相比，有以下5个优点。

1. 超声可移动性更好 近年来，超声仪器体积越来越小，有的超声仪器大小相似，通用公司推出新款的超声机，大小和手提电话一样，可以放在口袋随取随用。这使得超声检查既可以在床边移动进行，也可以在门诊进行。由于超声检查较佳的移动性，使得其应用越来越广，常被用来追踪疾病的进展和预后。动态观察肌骨病变的发生发展和愈合，有助于客观了解患者病情的实际情况，指导患者进行适当的康复训练，具有重要的指导意义。

2. 超声对于微小病变的成像能力较佳 超声检查在识别表层微小的受伤或者病变上，可能比磁共振成像更加明确。磁共振检查常需要设置一定的扫描间距，例如3mm的间距，在进行等距扫描的时候，可能会忽略小于此间距的微小病变。甚至在微小骨折的诊断上，超声检查可能也优于传统的X线检查。

3. 超声可进行动态的检查 某些骨骼肌肉疾病的病变必须在活动状态下才能显示出来，例如，肩关节挤压综合征是因肩关节不稳定，在活动时不断挤压周围结构，最终产生病变。目前只有超声可以对活动的骨骼肌肉进行连续观察。其他影像学检查都需要患者处于静止不动的体位，以免显像不清，且只有病变比较严重的时候才能诊断出来。因此，超声动态检查更加利于一些疾病的早诊断、早治疗。

4. 超声可以检测血流 血流的检测在骨骼肌肉系统的检查具有重要地位，可以通过病变组织周围血流来判断是否有急性炎症，从而确定治疗策略。对于风湿性疾病血流的检测，对其诊断具有关键作用。虽然磁共振等检查也可以检测血流，但是往往需要注射造影剂，这不但需要承担造影剂副作用的风险，而且检查必须在数分钟内进行。相对之下，超声可以实时检测血流，大小血管都可以监测。

5. 超声可以应用于引导下注射或抽取积液，以便诊断和治疗 虽然磁共振也可以引导工具进行诊断和治疗，且效果显著，但磁共振检查费用昂贵、移动不便，可能更加适用于一些特殊疾病的诊断。超声检查可以在门诊或床边进行，因此，利用超声引导进行诊断和治疗变得非常容易便捷，可以更加精准地将药物注射进预计的部位。

虽然超声检查有诸多优点，但目前仍有其局限性。对于较深的组织，特别是骨头阻挡的组织，超声不能检测。如肩关节的肩唇、膝关节前交叉韧带、髋关节唇，核磁共振检查可能比超声更加适合检测到这些组织的病变。

本章节初步介绍常用的肌骨超声技术及其在康复医学中的应用。

二、肩关节的超声检查

超声检查是公认的评价肩部疾病的准确方法。常用仪器为 7.5MHz 以上的高频线性探头，根据检查者不同的习惯和喜好，可以采取不同的姿势。对于初学者来说，前面路径较好掌握，即患者坐在检查床上，医生站在患者前面（图21-1）。该体位对于评价肩部前面结构（如肱二头肌肌腱和肩袖间隙）效果更好。也可以采用后面路径进行检查，即患者背对医生坐在检查床或椅子上，该体位可以更好地评价冈上肌。

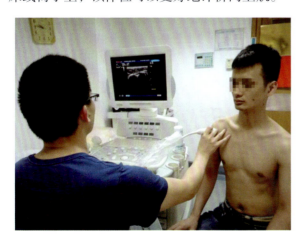

图21-1　肩关节检查姿势

对于初学者来说，肩关节超声检查常需遵循一定的次序，首先检查肱二头肌长头肌腱。患者上臂紧靠躯干，肘部屈曲成90°，肩关节避免内旋；

将探头横切放置于肱二头肌腱沟上，可以见到位于沟内的肌腱及薄薄的腱鞘（图21-2）。再将探头旋转90°转为纵切面，可以见到线形的肱骨皮质，肌腱紧贴其上（图21-3）。

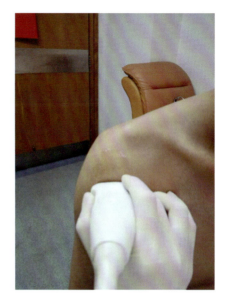

图21-2　肱二头肌肌腱横切检查姿势

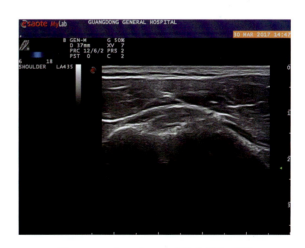

图21-3　肱二头肌肌腱超声横切显像

当肱二头肌腱鞘肿胀或肌腱旁积液时，超声下常见长头肌腱周围出现低回声区域。横切面可看到白色圆点围绕着黑色外围，提示围绕肌腱的组织液增加。如果在肌腱内侧观察到血流，常提示炎症的可能性（图21-4）。

扫描肩胛下肌肌腱时，因该肌腱较深，首先探头纵向放置，平行放于肩胛下肌肌腱找到肱二头肌长头肌腱的横切面后，检查者将患者的肩外转，就可以暴露肩胛下肌肌腱

（图21-5，图21-6）。

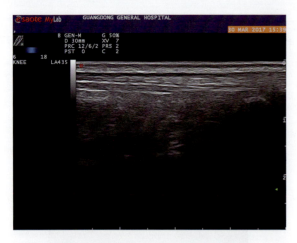

图21-4　肱二头肌肌腱超声纵切显像

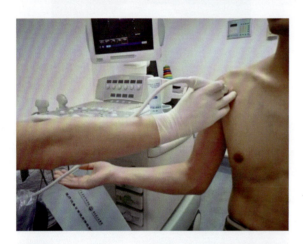

图21-5　肩胛下肌肌腱检查姿势和探头位置

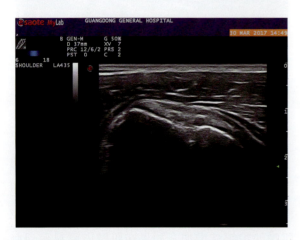

图21-6　正常肩胛下肌肌腱超声显像

检查冈上肌肌腱时，患者上肢内旋，反向放在背后，上臂与躯干紧贴，探头放在肩峰和大结节之间，找到肩峰后沿着冈上肌肌腱走向纵向调整探头，可以看到该肌腱从肩峰下穿出，肌腱末端附着于肱骨大结节之上。将探头旋转90°，可以得到肌腱横切面，沿着远端可显示其厚度较薄（图21-7，图21-8）。当冈上肌肌腱发炎钙化时，超声下常见肌腱内部高回声的白点。当冈上肌肌腱部分断裂时，超声下可以观察到局部不均匀的低回声区，但未贯穿全层肌腱。当冈上肌肌腱全层断裂时，超声下可看到裸露的肱骨头，或肌腱中间可见低回声间隙，局部不均匀低回声区上下贯穿全层肌腱。

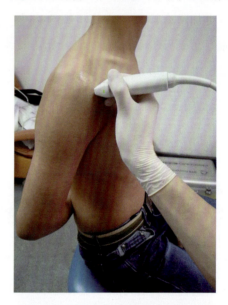

图21-7　冈上肌肌腱超声检查姿势

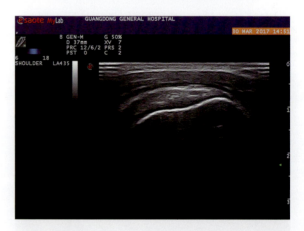

图21-8　正常冈上肌肌腱纵切超声显像

检查肩锁关节时，探头置于关节上稍加调整，可见两侧骨皮质及其间所夹的关节囊。当关节囊发炎时，可观察到关节囊外突、囊内低回声区域变大（图12-9）。

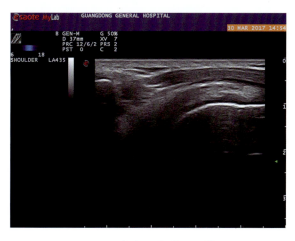

图 21-9　正常肩锁关节的超声显像

检查冈下肌肌腱时,受检者从后背检查,探头纵向沿着冈下肌走向在肩胛骨和肱骨之间,即可以看到冈下肌肌腱(图 21-10,图 21-11)。

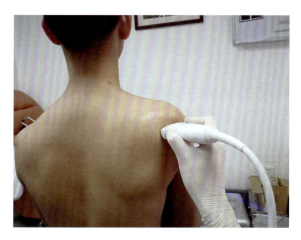

图 21-10　冈下肌肌腱的超声检查姿势

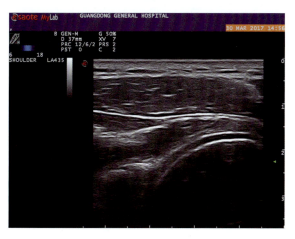

图 21-11　正常冈下肌肌腱的超声显像

三、肘关节的超声检查

与下肢相比,肘关节附近肌肉比较表浅,超声探头一般选择 10~12MHz 以上的高频线性探头进行扫描。超声检查肘关节时,以 12~15MHz 的线性探头为佳。

在检查肘关节前侧时,患者掌心朝上,前臂外旋,肘部平放于检查台上。横切面扫描时,肱骨小头边缘较为圆滑,滑车内侧缘较为陡峭。肱骨表面骨质和关节囊均为高回声图像,二者之间为低回声的软骨。检查时应观察骨皮质是否完整、是否有关节腔积液;此外,还需检查正中神经和桡神经。纵切面扫描时,由于肱二头肌在前臂远端渐渐形成肌腱,行走在肱肌的表面、肱动脉的外侧,由浅向深最后附着于桡骨粗隆(图 21-12,图 21-13)。肱二头肌远端肌腱走向不平,超声检查常难以观察得到。此时可帮助患者前臂尽量外旋,暴露肌腱在桡骨粗隆的附着点于前方,调整探头方向尽量与肌腱平行,即可观察到该肌腱。特殊情况下,可利用超声先找到肱动脉的纵切面,再向外侧移动探头,就可以更加容易找到肌腱(图 21-14,图 21-15)。

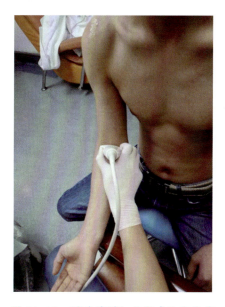

图 21-12　肘关节横切面超声检查姿势

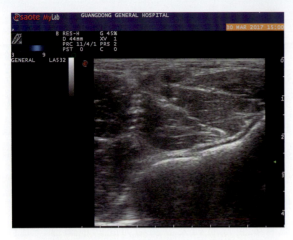

图 21-13　正常肘关节横切面的超声显像

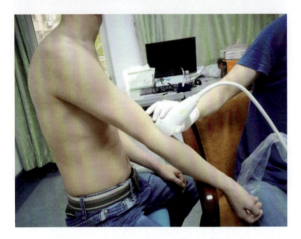

图 21-14　肘关节纵切面超声检查姿势

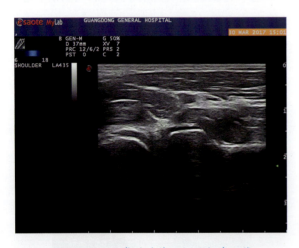

图 21-15　正常肘关节纵切面超声显像

检查肘关节内侧时，检查者将探头一端置于肱骨内上髁，另一端上下滑动做扇形扫描，可以观察到肱骨内上髁、屈肌肌腱、旋前圆肌及尺侧副韧带等结构。

肘部的尺侧副韧带位于关节囊的尺侧，由肱骨内上髁向下呈扇形扩展，止于尺骨滑车切迹内侧缘。检查者将探头近端固定在肱骨内上髁，再将探头做扇形扫描，最后将探头固定于尺骨冠状突的位置，即可得到尺侧副韧带的完整影像（图 21-16，图 21-17）。此影像下，可观察两侧肱尺关节的稳定性。检查者一手将探头固定于尺侧副韧带的位置，另一手帮助患者前臂进行外翻，在检查尺侧副韧带完整性的同时，可观察到肱尺关节被拉开的程度。

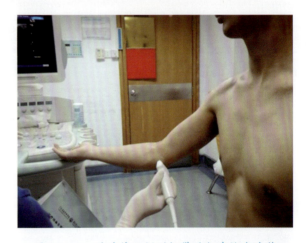

图 21-16　肘关节尺侧副韧带的超声检查姿势

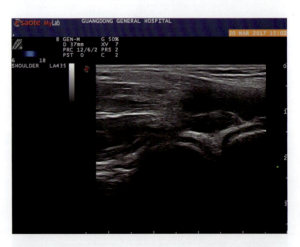

图 21-17　正常肘关节尺侧副韧带的超声显像

相同姿势下，可以同时检查尺神经沟内的尺神经，伸屈肘关节，能够看到该神经是否有脱位的征象。

检查肘关节外侧部时，患者肘关节弯曲约 90°，前臂内旋，掌心朝下，前臂放松置于检查台上。伸肌肌腱超声表现为高回声结构，检查时采用多普勒检查,可以评估肌腱及肌腱周围血流(图21-18,图21-19)。

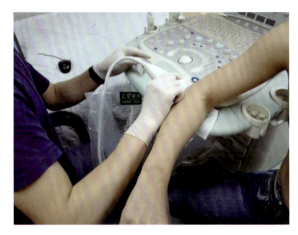

图21-18　肘关节外侧部的检查姿势

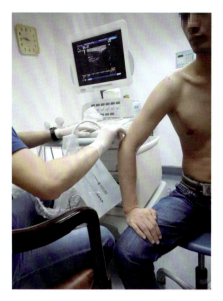

图21-20　肘关节后侧部的检查姿势

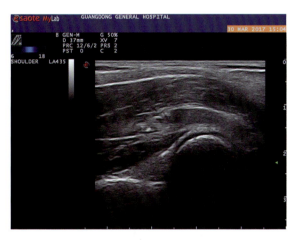

图21-19　正常伸肌肌腱的超声显像

检查肘关节后侧部时,主要检查肱三头肌、鹰嘴窝与尺神经。患者肩关节外展,肘部弯曲,前臂下垂,腕部伸张,掌面支撑于检查桌上,使肘后侧部朝向检查者(图21-20)。调整探头方向,使之与肱骨平行,即可以得到肱三头肌肌腱的纵切面。将探头固定于鹰嘴突的部位,患者缓慢伸屈肘部,可以进行鹰嘴的动态扫描。

肘关节内侧部的检查重点是尺神经。尺神经沟为鹰嘴突和肱骨内上髁所构成,尺神经在此沟进入前臂,检查时可以在尺神经沟处以横切面扫描,探头上下移动1~2cm(图21-21),可以观察到肱二头肌或尺侧腕屈肌是否对尺神经有压迫(图21-22)。

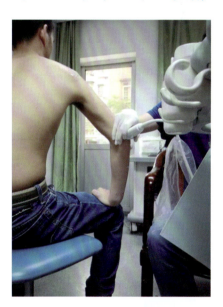

图21-21　肘关节内侧部的检查姿势

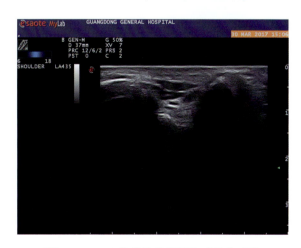

图21-22　正常肘关节内侧部的超声显像

四、膝关节的超声检查

膝关节的超声检查近年来越来越普遍，某些结构的检测准确性已与磁共振接近，但某些结构显影仍不及磁共振检查。例如，超声波对前交叉韧带疾病的诊断仍有诸多争议，只能通过观察胫骨的前移或韧带周围血肿来间接诊断前交叉韧带的断裂。超声检查后交叉韧带更为普遍，亦有充分的证据证实，但诊断后交叉韧带疾病仍有争议，未被广泛接受。超声虽然可以观察到半月板破裂，但受检查者的经验、患者体位、患者膝关节骨缝间隙大小的影响，其诊断的敏感性和特异性仍受到许多争议。

但是，超声在诊断膝关节积液，以及内外侧副韧带、股四头肌、二头肌、髌韧带是否有炎症、断裂或钙化时有其特殊的优势。

五、髌上囊的超声检查

患者仰卧位，下肢伸直，或者以枕头稍垫高膝关节，使之略弯曲，探头纵向置于髌骨上缘，可见到线形的位于股四头肌和股骨之间的髌上囊（图21-23，图21-24）。

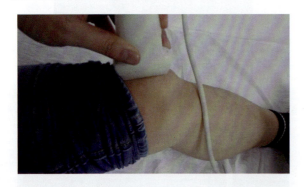

图21-23　髌上囊的超声探头放置位置

检测髌韧带时，患者仰卧位，膝关节屈曲约60°，此体位下髌韧带处于拉紧的状态，可以使超声显影更加清楚（图21-25）。超声探头纵向置于髌骨和下缘和胫骨上缘之间，髌韧带的超声表现为平行排列的高回声组织（图21-26）。研究表明，髌韧带厚度应小于6.0mm，在判断髌韧带是否有病变时，应于另一侧膝关节进行比较。

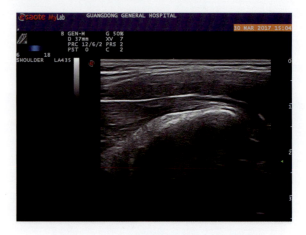

图21-24　正常髌骨上囊的超声显像

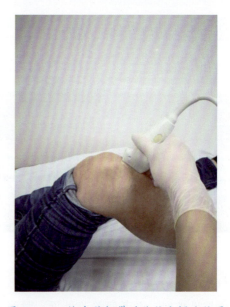

图21-25　检查髌韧带的体位和探头位置

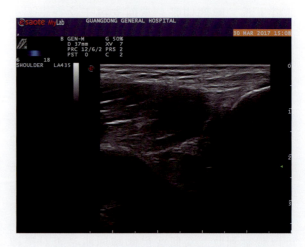

图21-26　正常髌骨韧带的超声显像

检查内侧副韧带时，患者仍采取仰卧位，膝关节伸直、稍外展，以使探头更易靠近膝关节内侧，探头置于股骨和胫骨之间（图21-27）。内侧副韧带分别由浅层韧带－中间间隙－深层韧带组成，因此超声图像表现为白黑白三层（图21-28）。正常内侧副韧带厚度范围较大，在诊断时应与对侧比较。

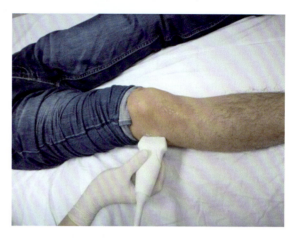

图21-29　检查外侧副韧带时患者姿势和探头位置

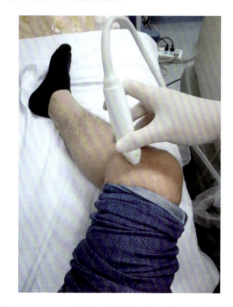

图21-27　内侧副韧带的检查姿势和探头位置

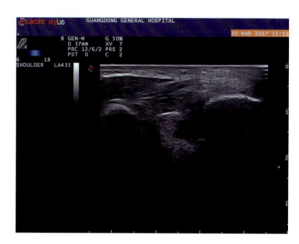

图21-30　正常外侧副韧带的超声表现

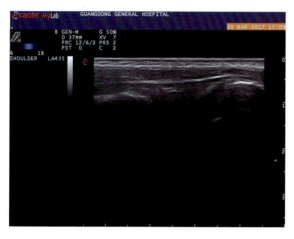

图21-28　正常内侧副韧带超声显像

在检查外侧副韧带时，患者可采取仰卧位或者俯卧位，探头置于腓骨后缘，然后前移，即可以看到位于腓骨前缘的外侧副韧带。因该韧带走向倾斜，超声表现为低回声（图21-29，图21-30）。

六、半月板的检查

因半月板既有内外侧之分，又有前后部之分，因此检查半月板时，需要改变患者体位。当检查前半部的半月板时，患者仰卧位，膝关节屈曲60°~90°。检查内侧半月板时，膝关节外展，以增加膝关节间隙；检查外侧半月板时，膝关节内转。检查后半部半月板时，患者俯卧、膝关节伸直，超声探头直接置于膝关节的中间（图21-31）。正常半月板的超声影像为高回声的倒三角形（图21-32）。虽然有许多研究证实了超声诊断半月板疾病有较高的敏感性和特异性，但仍有许多专家采取保留的态度。对于受伤半月板的确诊仍需依赖磁共振或关节镜检查。

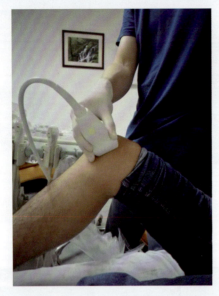

图21-31　内侧半月板的检查姿势和探头位置

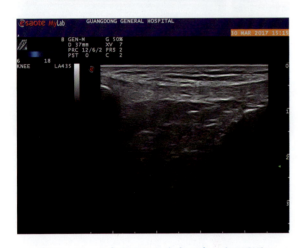

图21-32　正常半月板呈中高回声三角形影像

七、超声介入技术在康复医学中的应用

超声介入技术是在超声的引导下进行各种穿刺、关节造影和抽吸、注射药物等操作。通过局部注射造成局部组织药物的高浓度状态，可以减少药物的系统毒性、减少全身副作用，以达到治疗效果。超声引导注射的优点在于其安全性、即时性、容易操作性和免于辐射暴露的风险。

八、超声引导下关节及软组织药物注射

局部注射糖皮质激素可以抑制炎症反应，减轻由退行性病变、外伤和炎症性关节炎引起的疼痛。糖皮质激素最常见的全身副作用是面部潮红，一般在注射后24~48h发生，持续1~2d。其他副作用包括对血糖、血压、青光眼和情绪的影响。一般来说，每周1次的局部注射可以避免糖皮质激素副作用的影响。糖皮质激素局部副作用主要包括注射后疼痛、局部组织钙化、皮下组织萎缩、皮肤脱色等。避免大剂量、频繁的注射，严格执行无菌操作，可以提高局部注射的安全性。有研究认为，身大的承重关节，3个月内尽量避免重复注射糖皮质激素；身体主要的承重肌腱，例如阿斯里斯肌腱，则应该避免局部注射该类药物。

超声引导注射药物分为直接引导注射和间接引导注射。间接注射是指通过超声寻找到病变位置，在体表做标记后再进行盲穿注射。直接注射是指在超声视野下引导针头到相关病灶部位，即时注射药物。当病灶无法用直接注射法时，采用间接注射法是一种较好的折中方法。

对于关节外骨骼肌肉病变，如肌腱炎、滑囊炎和筋膜炎，可在超声引导下将药物注射进病变部位周围组织，既可以使药物产生治疗作用，又可以避免药物对病变结构的破坏。对于炎症或者退行性病变引起的关节软组织病变，超声引导下将药物注射进关节腔，可以在几天内减少关节液的渗出，疼痛会在短时间内减轻。

九、超声引导下治疗小关节综合征

小关节是脊柱后侧成对的滑膜囊关节，由上一脊椎的下关节突和下一脊椎的上关节突所构成。因不正确或者过度使用造成退化、损伤、发炎或压迫性症状等，引起脊椎小关节综合征而导致疼痛。局部注射麻醉药和糖皮质激素可以阻断脊神经背支的内侧分支，小平面关节腔注射也是非常有效的方法。超声引导技术具有其独特的优势，不仅能辨认肌肉、韧带、血管、关节和骨性结构，还能看到微小的神经。与其

他辐射性检查相比，超声影像具有连续性，可以即时观察病变组织和精准注射。在医疗费用上，超声相对X线和CT也更加便宜，性价比高。

十、超声引导下痛点注射

对于颈背部疼痛，由于该疼痛常由肌筋膜疼痛综合征所致，是身体局部肌肉的疼痛，会伴有痛点的产生。长期疼痛导致肌肉紧张，妨碍血流，代谢废物不能有效带走，出现肌肉酸痛等疲劳症状。超声引导下对肌筋膜疼痛综合征痛点和紧张的肌肉进行诊断和注射药物，是目前研究的热点之一。随着高频超声技术的进步，使得超声对痛点和紧张肌肉的辨认和诊断更加准确。肌筋膜疼痛综合征最常发生于斜方肌和肩胛提肌，两条肌肉走向上下交叉，痛点的位置相近，不同之处在于深度的差异。既往对两条肌肉痛点的药物注射主要靠操作者的经验和手感；若采用超声引导，则可以清晰地分辨肩胛提肌和斜方肌，提供准确的深度和位置。

十一、超声引导下钙化肌腱炎的穿刺抽吸

长期肌腱炎局部钙化是导致疼痛的重要原因，常用的保守治疗手段包括非甾体抗炎药、糖皮质激素的定位注射和康复治疗，但这些治疗并不能改变局部钙化的性质，因此治疗效果有限。超声引导下经皮穿刺抽吸钙化组织是可以明显减轻患者疼痛症状的方法。可能与局部抽吸后小血肿形成促进钙化组织的吸收有关。研究表明，局部抽吸钙化灶1个月后钙化密度和大小明显变小甚至消失。

十二、超声引导下注射肉毒毒素治疗肌痉挛

肌痉挛状态是指肌痉挛和肌肉疼痛相互影响、相互促进。肌肉紧张致局部血流不畅，代谢废物堆积导致局部疼痛、疲劳，进一步促进肌肉紧张收缩。引起肌肉紧张的疾病有很多，例如脑卒中、脑外伤、脊髓损伤、脑瘫以及疼痛等。肉毒毒素注射被认为是目前有效缓解肌痉挛的方法，广泛应用于以上疾病的康复。由于肉毒毒素有毒性，因此准确定位和安全注射是治疗肌痉挛的关键。特别是近年来高频超声技术的改进，使得医生可以清晰地观察到目标肌肉和周围的神经血管，在超声的实时引导下，可以将针头准确地送进靶肌肉，避免损伤周围的神经和血管，最大限度地增加了肉毒毒素注射的安全性和准确性。

十三、超声在运动医学中的应用

肌肉、肌腱、韧带、滑液囊等表浅组织病变是运动常见的损伤，随着高频、高解析度超声技术的发明，许多在运动中可能受到伤害的组织也得到正确的诊断。在运动场上，可根据运动伤害的部位、严重程度和病灶大小进行第一时间的诊断，并可在超声引导下进行局部血肿的抽吸和药物注射。

十四、结语

超声技术的飞速发展，日新月异，目前肌骨超声已经成为超声医学的一个分支，在肌骨疾病的诊断中具有重要作用。相关临床科室也逐步集成肌腱、神经、肌肉、韧带和关节疾病的超声影像学方法，并用于指导治疗。超声因其便捷性、安全性、移动性，越来越成为康复医生甚至临床医生的"第二个听诊器"，康复医生有必要掌握基本的超声诊断技术和临床应用。

（张鸣生）

第二十二章 作业治疗技术

第一节 概述

一、概念

作业治疗（occupational therapy，OT），是康复医学的重要组成部分，是一个相对独立的康复治疗专业。其目的是协助患者选择、参与、应用有目的和有意义的活动，预防、减少、恢复与生活有关的功能障碍，最大限度地提高身体、心理及社会方面的适应能力，促进健康，鼓励他们主动参与各种活动，并为社会做贡献。作业治疗非常注重利用改良环境的方法，以减轻残疾、残障，达到提高患者生存质量的目的。

世界作业治疗师联盟（world federation of occupational therapy，WFOT）将作业治疗定义为通过选择性的作业活动去治疗患有身体及精神疾病的伤残人士，目的是使患者在生活的各方面达到最高程度的功能水平和独立性。2002年，WHO颁布的《国际功能、残疾和健康分类》中，作业治疗被定义为协助残疾者和患者选择、参与、应用有目的和有意义的活动，以达到最大限度地恢复躯体、心理和社会方面的功能，增进健康，预防能力的丧失及残疾的发生，以发展为目的，鼓励他们参与及贡献社会。

综上所述，作业治疗的定义包含下列5个重要成分：

（1）作业治疗是一门专业，必须在受过专业训练的作业治疗师的指导下进行。

（2）将作业活动作为治疗的媒介。

（3）目的是提高日常生活能力，包括生活自理能力、工作能力。

（4）要求患者主动参与治疗，学习新的或再学习失去的技能，使其得到最大的行为改变。

（5）包含预防疾病引起的残疾和残障、维持健康、促进生活独立程度、提高生活质量等多方面内容，最终目的使患者参与社会，为社会做贡献。

二、分类

随着康复医学的发展，不断有新的内容被引入到作业疗法中，大致分为以下几种。

（一）依据患者的功能状况和实施治疗的先后分类

1. **治疗性作业疗法** 医院治疗期间，患者在模拟正常的生活和工作环境中，进行有针对性的活动，既能满足患者的需要，又能保持患者的兴趣。根据患者肢体功能障碍的性质、范围和程度选择作业活动，促进肢体关节ROM、肌力、协调性的改善，如倾斜的磨砂板、木钉板、家用五金器具板等（图22-1，图22-2）。

2. **功能性作业疗法** 主要针对日常生活、工作及各种社会活动的需要，在相应的生活环境、工作场所及社交场合进行的具有实际操作价值的康复活动，如用手将头发绑起来、体位转移至洗澡盆底部、取出床底下的东西等。

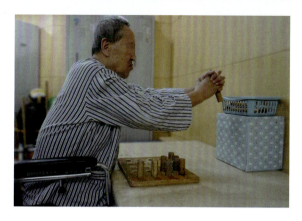

图22-1　木钉板

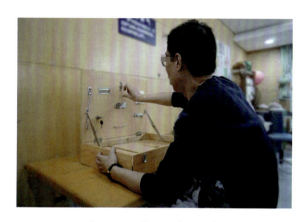

图22-2　家用五金器具板

（二）按实际需要分类

（1）日常生活活动能力作业。

（2）休闲活动作业。

（3）职业前培训作业：通过作业治疗产出有用的产品，但不以盈利为目的，其意义在于获得一定的劳动技能。

（4）矫形器和假肢训练：这是一种特殊的作业活动，使患者能熟练掌握矫形器和假肢穿戴方法，并充分利用这些矫形器或假肢来完成各种生活和工作。

（三）按治疗作用分类

（1）缓解疼痛的作业。

（2）改善关节活动度的作业

（3）增强肌力的作业。

（4）改善协调性、灵巧性的作业。

（5）改善步态的作业。

（6）提高认知能力的作业。

（7）调节心理、精神及转移注意力的作业

（四）按作业名称分类

（1）木工作业。

（2）编织作业。

（3）黏土作业。

（4）文案作业。

（5）手工艺作业。

（6）园艺作业。

（7）治疗性游戏作业。

（8）计算机操作作业等（图22-3）。

开展作业治疗要因地制宜，方便易行，安全可靠。作业治疗所起的作用，要与患者的康复目标一致，不局限于某种固定的形式。

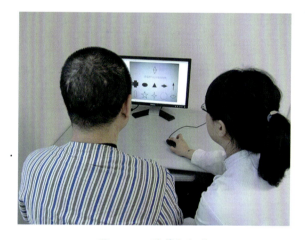

图22-3　计算机操作

三、作用

骨科患者作业治疗的作用是加速骨与软组织的愈合，缩短疗程，促进患者运动功能的恢复。随着作业治疗发展，现代作业疗法可应用于不同的治疗范围、治疗目标及作用途径中，其在骨科康复中的作用主要有：①促进肿胀消退；②减少肌肉萎缩的程度；③防止关节粘连、僵硬；④促进骨折愈合的正常进行；⑤改善运动的协调性和灵活性，使患者能完成日常生活活动和必需的劳动，提高生活质量，重返社会。

四、作业治疗计划的制订与实施

治疗师应熟悉各种作业治疗方法,以便作业治疗的制订、实施,具体分为以下6个步骤。

(一)评估

评估可概括为数据的收集及处理。收集患者的有关资料,对资料进行逐项分析、研究,作为设定预期目标、制订治疗程序的基础。

1. **收集数据,完成评估** 收集患者的性别、年龄、诊断、病史、用药情况、社会经历、工作、医疗、护理记录等内容,先对患者有初步的了解。然后,对患者进行有目的的评估,以确定患者目前的功能水平、病程阶段等。

2. **问题分析** 将上述数据进行全面分析,找出最明确的需要解决的问题、这些问题反映出的最明显的功能障碍、妨碍其恢复的各种可能因素,以及导致功能下降的症结,并仔细分析引起这些问题的实质原因和达到需解决的最终目标。

(二)设定预期目标

在评估中将各种有价值的数据综合在一起,分析其残存功能,确定妨碍恢复的因素,并预测可能恢复的程度。

(1)了解必要的残存功能。

(2)发现妨碍因素,进行进一步核查。

(3)将治疗目标分为长期目标和短期目标。

(三)制订治疗方案

在详细了解残疾程度及功能障碍的基础上,制订出可能达到的目标。根据残疾评估试验亦可预测出可能出现的继发挛缩、畸形等,以此为基础,制订一个包括预防对策在内的治疗程序。确定治疗程序后,对每个近期目标提出具体的作业治疗方法。

(四)治疗的实施

根据处方或确定的治疗程序表,与各专科治疗师密切联系,按照医生总的治疗方针,并运用自己的专业技术进行治疗。治疗师可依评估的结果和自己的补充评估,选择最佳治疗手段,分步骤、分阶段完成。

(五)再评估

根据处方或制订的治疗方案进行治疗后,患者逐渐恢复,但也可能与预期相反,并未接近目标。因此,要进行客观地复评,并不断观察和记录,即再评估。要定期对患者的治疗进行检查,并与原来的结果进行比较,观察治疗方法是否正确。若未能完成预定目标,要检查原因,修正治疗方案。

(六)决定康复后去向

通过反复再评估,确认患者的最佳预后状态,决定患者今后的去向。

(马跃文)

第二节 治疗性作业训练

骨折康复是以协作组形式开展工作的,其成员包括骨科医生、物理治疗师、作业治疗师、矫形支具师及护士等。作业治疗是其中的一个重要组成部分。治疗性作业活动着重于恢复运动功能,应用增强肌力、关节活动度,协调平衡和心肺功能的活动进行训练,在康复治疗中介入较早。训练特点是粗大运动比重大、精细运动比重小,与自理能力和生产技能的关系密切,注重操作和认知能力。采用训练工具有自理ADL用品用具、生产性用具、文娱用具、认知训练用具及自行设计制作的矫形器支具等。

一、开展骨科治疗性作业训练的注意事项

(1)骨折愈合过程的不同阶段,应选择与之相应的治疗项目和强度。

(2)被选择的作业活动符合患者的需求,并能被患者接受;具有趣味性,使患者能积极主动的参加具体活动。

(3)被选择的作业活动应和患者日常生

活、休闲活动及工作有关，有助于患者维持基本生活和提高必要功能的技能，提高生活质量。

（4）作业活动量可调节，例如根据关节活动范围、肌力和协调性的评定情况，可从活动度、难度和时间等方面调节，循序渐进地增加作业活动量。

（5）作业治疗应用的技术繁多，可以按照作业的功能分类，也可以按照所需的技能分类。例如，单侧上肢骨折患者需要训练用单手梳洗、穿脱衣服，以及利用非优势手书写、拍球和开门等；人工髋关节患者需训练转移等技巧。对于感觉功能障碍训练者，需要采取感觉替代等技巧。有些患者还需要用辅助器具。

（6）上肢是一个功能单位，主要是手的运用。治疗上肢骨折，除损伤局部外，其他未受伤的部分均应注意主动锻炼，预防继发性关节粘连和失用性肌萎缩，如套圈练习（图22-4）。

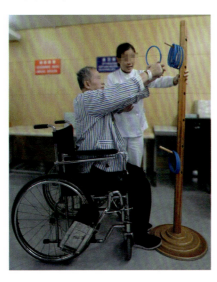

图22-4　套圈练习

（7）正常的步态和直立姿势需要力量（肌力）协调双下肢的运动，当任何一个因素受到损伤时，都会影响到人的正常步态与姿势。因此，治疗目的不仅是恢复身体活动度和肌力，而且也应该恢复平衡、协调和控制。对于下肢功能障碍患者，治疗师应着重于矫正步行方法，使用辅助器具及转移技巧，因为不良姿势和步态会影响最大功能的恢复。

（8）无论下肢残疾程度如何，治疗时必须考虑以下几点：

1）尽管下肢ROM没有全部恢复，但下肢能进行适当的活动，这对于有效功能和稳定的维持是很重要的，因此，治疗中应将提高稳定性作为优先治疗项目。

2）患肢负重程度（如全部、部分或不负重），取决于患肢处于骨折愈合过程中的哪个时期。

3）治疗中患者应穿合适、舒服的鞋，避免穿拖鞋和鞋跟较高的鞋。

4）治疗室应配备一面长椭圆形镜子，使下肢损伤者治疗时能观察到自己的姿势和步态。

5）同上肢一样，下肢应视为一个功能单位来治疗，重点在损伤关节。

6）在固定期间，没有固定的关节应保持主动活动，以预防关节粘连和失用性萎缩。对于有些疾病如膝关节骨折，应当鼓励患者进行固定关节周围肌肉的等长收缩练习。

7）治疗师的工作应在主管医生的治疗方案下进行。

8）损伤以后，必须预测到运动练习和负重中可能出现的疼痛。治疗师可以采取双侧肢体在有节奏、温和的放松气氛中，帮助患者减轻疼痛。必须强调的是，有些患者采取跛行或不正确的姿势可暂时缓解疼痛，但长期这样会产生长期不利影响。

9）当肌力改善后，应采用中间活动范围内的最大抗阻运动。

二、骨折固定期的作业疗法

骨折复位固定后，待患者全身状况和局部伤口条件许可，骨折断端稳定，即可开始作业治疗。但作业治疗强度应在临床医生限制的范围内，且不能超过患者的耐受程度。运动初始阶段（主动运动或被动运动）患者会感到骨折局部疼痛，但随着运动的进展，这种不舒服感觉会逐渐消失。若锻炼后，疼痛时间持续超过2h，则提示治疗强度过大，应减少治疗量。

作业治疗师强调，应在保证骨折端固定的条件下，加强骨折邻近部位关节的活动，预防关节粘连，教会患者正确活动患肢，以完成个人生活自理、休闲活动和相关的工作。例如，上肢骨折的患者可推荐使用进食类、梳洗修饰类、穿衣类和沐浴类等自助具；对于下肢骨折患者需要采取保护性措施，包括使用长柄穿鞋器、洗澡刷和防滑椅等。

一般控制下的运动练习是在重力助动或重力消除的平面进行，如利用滑板或悬吊系统装置进行锻炼进行辅助关节活动和主动关节活动（图22-5）。开始先在关节活动度中间范围进行锻炼，逐渐进展到全范围的关节活动度。为了促进局部血液循环和骨折愈合，应鼓励患者进行超越骨折部位的肌肉等长收缩练习。对于这些患者，若肌力较弱、关节较僵硬，首先由治疗师在允许的活动范围内进行被动运动；对于采用骨折外固定架或固定针固定骨折的患者，应经常使用碘伏或乙醇清洁针孔，预防感染发生。

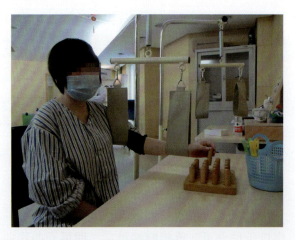

图22-5　悬吊系统辅助训练

三、骨折愈合期的作业疗法

治疗性锻炼通常从主动运动开始，改善伤肢肌肉的功能，如主动肌、拮抗肌和肌肉静态的协同收缩。若患肢肿胀仍然存在，除了采取抬高患肢和主动肌肉收缩外，也可采取压力治疗，如压力手套、袖套及向心性按摩。为改善关节粘连或疼痛，治疗师可采取蜡疗、水疗、冲击波、运动练习等综合措施。对于骨折稳定而关节粘连者，可采用关节松动术改善关节附加运动，并结合被动牵张，以增加被动活动范围；也可考虑采取夹板或持续被动牵伸，增加关节的活动范围。

（马跃文）

第三节　功能性作业训练

功能性作业训练是指经过精心选择的、具有针对性的作业活动，其目的是维持和提高患者的功能，预防功能障碍或残疾的加重，提高患者的生活质量。

一、功能性作业训练的特点

（1）每种活动都必须有明确的目的性，能达到一定的目标。

（2）要树立坚持长期训练活动的基本意识，一些重要的训练活动只有到治疗后期才能得以体现其作用。

（3）每种作业活动都符合患者的需求并能被患者所接受，使患者能积极主动地参加具体的活动。

（4）作业活动不仅能维持和/或提高机体功能，还能防止功能障碍或残疾的加重，提高患者的生活质量。

（5）多数作业活动与患者的日常生活和工作有关，有助于患者恢复、维持基本生活，提高必要的工作技能。

（6）具有趣味性，患者主动参与有趣的作业活动，将有助于患者本人和作业治疗师共同达到康复目标。

（7）活动量可调节，根据患者的功能情况和治疗需要而进行必要的调整。

（8）作业活动是由作业治疗师根据其专业知识和判断力并结合患者的需要所选择的，因此，这种活动更能被患者所接受并达到良好的治疗效果。

二、治疗作用

功能性作用活动的目的在于帮助那些身体、精神、社会适应能力及情感等方面有障碍的患者，恢复、养成并保持一种恰当的、能体现自身价值和改善生活质量的生活方式，并从中得到身心的满足。

（一）躯体方面的治疗作用

根据所选择的活动不同可以改善患者的运动功能、感觉功能和日常生活活动能力。

1. 促进感觉恢复 如利用不同材料进行的手工艺制作等。

2. 改善平衡功能 如舞蹈、球类、套圈、投掷游戏等。

3. 改善灵活性 如绘画、书法、泥塑、编织、折纸等作业，可改善手的灵活性。

4. 提高日常生活活动能力 如穿衣比赛、家务活动等。

（二）心理方面的治疗作用

可以调节情绪，消除抑郁，陶冶情操，振奋精神。棋牌类、电子游戏等趣味性活动，可转移患者的注意力；锤打、剪纸、泥塑等宣泄性活动，促进心理平衡；绘画、书法、制陶、编织、折纸、手工艺制作等创造性活动，既可改善患者的认知功能，锻炼其执行能力，又可以生产出产品，在增强患者信心的同时，提高其成就感和独立性。

（三）职业方面的治疗作用

1. 提高劳动技能 通过木工、金工、打字、手工艺制作、园艺等，可提高劳动技能。

2. 提高职业适应能力 棋类游戏、牌类游戏、球类活动等集体性活动可增强竞争与合作意识，促进人际交往，改善同事间的关系，提高职业适应能力。

3. 增强患者再就业的信心 通过木工、金工、制陶、泥塑、绘画、书法、编织、折纸、镶嵌等治疗性作业活动生产出产品，可增强患者再就业的信心。

（四）社会方面的治疗作用

1. 改善社会交往和人际关系 如园艺、棋类游戏、牌类游戏、音乐等。

2. 促进重返社会 通过生产性活动、竞技性活动、游戏性活动等，可促进患者适应社会环境，有利于他们早日重返社会。

3. 增强社会对伤残人士的了解和理解 伤残人士通过治疗性作业活动生产出精美的工艺品，残疾人体育运动所表现出的自强不息精神，无疑会促进社会对伤残人士的理解和尊重。

三、分类

功能性作业训练分为多个类别，主要分为日常生活性活动、生产性活动、娱乐休闲性活动三大类，因各类中会有重复，如有些娱乐休闲性活动可以生产出产品，也可称为生产性活动，因此，在具体的活动时并没有划定严格界限。

四、应用原则

功能性作业训练一定是经过精心选择的，具有明确的目的性和针对性，若选择或应用不当则起不到治疗作用，甚至造成相反的结果。功能性作业活动的选择和训练应遵循以下原则。

（一）在全面评估的基础上有目的地进行选择

在选择活动前，首先应对患者的功能情况进行全面评估，了解其功能状态和治疗目标。评估内容包括一般情况、躯体功能、心理功能、认知言语状态、兴趣爱好、职业情况、康复需求等方面，可通过查阅病历、询问、观察、问卷、检查、测量等全面了解患者的功能情况和治疗需求，找出存在的问题和需要解决的问题，并分析问题解决的先后顺序。

1. 一般情况 包括年龄、性别、文化程度、家庭情况、经济收入、伤病原因、部位、诊断、病情发展等方面。

2. 躯体功能 包括肌力、ROM、平衡、协调、步行、转移、手功能、ADL、职业能力等。

3. 心理功能 包括伤病前后的情绪、行为、个性有无改变，有无抑郁、焦虑等症状。

4. 认知状态 感知、认知、言语等方面的表现，需了解注意、记忆、解决问题能力以及有无交流障碍等。

5. 兴趣爱好 选择作业治疗活动前要了解患者的文化背景、生活经历、个人兴趣爱好、特长等。

6. 职业情况 工作环境、工作要求、具体工作任务、工作时间、职业兴趣、单位意向等。

7. 康复需求 患者对自身病情及预后情况的了解、对治疗的积极性和预期目标如何。

（二）对活动进行分析，选择具有针对性且安全可行的活动

进行任何活动前，均应进行活动分析，以了解该活动所需要的技能和功能要求、活动的顺序、场所、时间、工具以及有无潜在危险等。虽然作业活动分析是比较复杂的过程，需花费较长的时间，但为了能准确选择作业活动，使其符合或满足治疗的需要，达到治疗的目的，在作业治疗前进行作业活动分析是非常必要的。

（三）对活动进行必要的修改和调整，适合患者的需要

在功能评估和作业分析的基础上，应对活动进行必要的调整，以更好地达到治疗目的。活动的调整可从以下六方面进行考虑。

1. 工具的调整 如进行象棋训练时，将棋子与棋盘加上魔术贴可增加下棋的难度，游戏的同时加强肌力训练效果；将棋子、棋盘进行改造，可用脚来完成下棋活动，以改善下肢的肌力或平衡协调功能；用筷子夹棋则可改善手的精细功能；使用加粗手柄工具可使抓握功能稍差的患者较容易完成活动。

2. 材料的调整 如木工作业中选择不同质地的木材，锯木时对肌力的要求就有所不同，质地较硬的材料对肌力要求较高。

3. 体位或姿势的调整 同样以下棋为例，站立位时进行可增强平衡能力和耐力；姿势的调整也会增加治疗的针对性，如木工作业中敲钉子时，不同的姿势可选择性地训练腕关节屈伸、尺偏、肘关节屈伸、肩关节内外旋；治疗用品位置的调整同样可以达到上述效果。

4. 治疗量的调整 可以从治疗的时间、频率、强度进行调整，以改变治疗量。如心脏病患者步行训练时，要严格控制运动量，速度不宜过快、时间不应过长，运动量以达到适宜心率为宜；而对运动员来说，则运动量可大大超过前者。

5. 环境的调整 训练目的为改善认知功能时，多需要比较安静的环境，以避免注意力分散。但若为了提高环境适应能力、实际生活或工作能力，训练则应在真实环境中进行，如木工车间、金工车间等。

6. 活动本身的调整 为了适合患者的训练，往往需要对活动方式、程序进行简化，例如，可选择某一活动中的一个或几个动作进行训练，如选择篮球活动中的传球、投篮、运球分别训练，而不一定是打一场比赛；对于截瘫患者，可将普通篮球比赛改为轮椅篮球赛。

（四）尽量以集体活动的方式进行，提高患者治疗的积极性和治疗效果

作业治疗通常鼓励集体训练，因为集体训练的效果远优于一对一训练。集体训练的优势在于可提高治疗的趣味性，患者更乐于接受；

可促进患者间的交流,从同伴中得到支持和鼓励;可培养良好的行为习惯,提高社交能力;可培养合作和竞争意识,为适应社会生活和重返社会创造条件;可正确认识自己的功能障碍和预后情况,积极面对治疗的预后。

(五)充分发挥治疗师的指导、协调作用,保证活动的顺利进行

功能性作业活动中,作业治疗师起到组织、指导和协调的作用,以保证活动的顺利进行;也可以安排表现优异的患者进行组织与协调,但一定是在治疗师的指导下进行活动。治疗师在活动中扮演组织者、策划者、协调者、指导者和教育者等角色。

(马跃文)

第四节 日常生活活动训练/转移训练

日常生活活动(activities of daily living ADL)训练是有功能障碍患者作业治疗中很重要的一部分,康复治疗师要训练和教会患者如何在现有的自身条件或环境下完成日常生活活动,患者自身也要学习和掌握各种 ADL 的方法,提高自身的日常生活质量,尽快回归社会。

一、日常生活活动训练

(一)概述

ADL 是指人们在所生活的环境中进行的自我照料的日常行为活动,是为了自身生存及必须要适应所生活的环境反复进行的、最基本的、具有共同性的身体活动。ADL 包括狭义和广义两种含义,狭义 ADL(basic ADL,BADL)又称基本的日常生活活动,人们为了维持生存及适应生存环境而每日必须反复进行的、最基本的、最具有共性的生活活动,如衣、食、住、行等;广义 ADL(instrumental ADL,IADL)是指人们在家庭、工作和社区自己管理自己的能力,如交流能力、安排生活能力、社会活动能力、经济能力等。

(二)日常生活活动训练

ADL 训练可以建立或维持患者的基本日常生活活动,调动或发展体内的潜能,使其能生活自理,或把生活依赖性降低到最低限度,改善患者的躯体功能,如灵活性、协调性,增加活动能力,使其能独立或借助最少的帮助完成各种体位转移,在社区内进行社会活动。对于不能自己完成的患者,通过对其功能的评估,找出存在的主要问题及解决问题的简易方法,决定何时给予何种帮助,并训练患者学会使用各种基本的辅助器具。训练计划的制订与实施训练前,要评估患者的能力。根据评估结果,结合患者的病情、全身功能状况,现在和将来的个人需要和愿望,以及住宅环境和家庭条件,制订切实可行的计划。训练计划实施的早期应由易到难,重点突出;训练中可以先化整为零,再化零为整。治疗人员要耐心,患者要主动参与,有恒心。

(三)日常生活活动训练方法

目前以 BADL 为主介绍训练方法,包括饮食障碍、修饰障碍、更衣障碍、洗澡障碍、如厕障碍等训练,接受训练的患者具有一定的坐位平衡或体位转移能力。

1. 饮食障碍训练 饮食包括饮水、进食固体食物或半固体食物等。在进行康复训练时,治疗师首先把食物、餐具和进食的辅助用具准备好放在桌子上,患者于桌边坐稳,治疗师要嘱咐患者注意观察面前的食物及餐具,拿起餐具;让患者执行将食物舀起到并放入口中的一系列动作,治疗师要在患者进食的过程中注意分析患者进食动作的缺失;最后治疗师根据自己对患者进食中所缺失的成分进行反复康复训练。训练时注意把餐具用防滑垫固定好,食物应稳定地放在患者面前。对于上肢功能受限的

患者，可以让其使用一些辅助用具帮助其进食。

下面以肩肘、手关节活动受限的患者为例。患者坐稳桌边，观察面前的食物及餐具，使用手柄加长或成角的叉、勺来将食物送入口中，然后合上嘴，进行咀嚼和吞咽，最后放下餐具（图22-6，图22-7）。

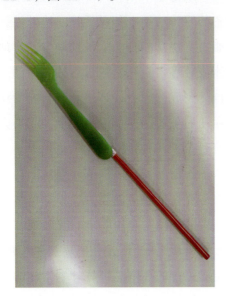

图22-6　加长柄的叉

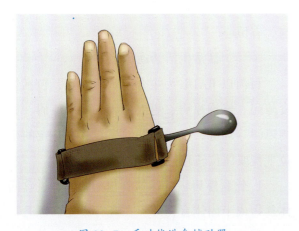

图22-7　手功能进食辅助器

2. 修饰障碍训练　修饰活动包括洗脸、刷牙、梳头和清洁口腔等。患者在进行修饰康复训练时先进入洗漱间，将洗漱用品在洗漱台上摆放在患者伸手易够的地方，患者坐于洗漱台旁拿起洗漱用品，治疗师让患者做指定的洗漱动作，注意观察分析患者在洗漱活动中的成分缺失，针对这些缺失的成分进行反复康复训练，最后治疗师应指导患者按照正常的洗漱动作在日常生活活动中完成。

在进行康复训练中要注意患者的安全问题，如洗漱时的水温要适中，以免烫伤患者，可以鼓励男性患者使用电动剃须刀代替刀架剃须刀，必要时使用一些辅助用具或让治疗师提供一些帮助。鼓励患者使用双手，用健侧手提供帮助。注意训练原则：由易到难，反复训练。

以上肢功能障碍患者的洗脸修饰为例。患者靠近洗漱间的洗漱台旁，将毛巾放进脸盆，打开水龙头，冲洗毛巾，双手将毛巾抓住拧干或将毛巾缠绕在水龙头上双手或单手将毛巾拧到足够干（图22-8，图22-9），双手拿住毛巾或用一只手托住另一只手肘来擦脸，反复后面几个步骤，直至患者认为脸擦洗干净。

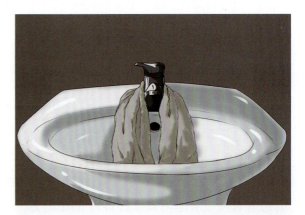

图22-8　将毛巾缠绕在水龙头上

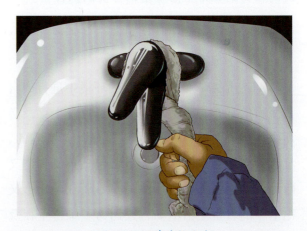

图22-9　单手拧毛巾

3. 更衣障碍训练　更衣一般包括穿脱上衣、下衣，还包括穿鞋子。患者在进行穿衣康复训练时，首先要根据患者的具体情况来准备衣物和需要的辅助用具，让患者执行穿衣动作，治疗师要分析患者执行穿衣活动中的成分缺失，然后向患者解释这些缺失的穿衣成分及这些成分要达到的训练目标，并要针对患者的缺失成分进行训练，安排适合患者病情的活动，根据患者的病情，可适当地给予一些指导或辅助。一定要反复练习上述内容，逐渐完成完整的穿衣活动。

以胸腰脊髓损伤导致截瘫患者穿裤子为例。患者坐位，一腿屈膝；将一条裤腿套住该侧下肢并拉提至膝部以上；以同样的方法穿对侧，然后侧卧位，用一侧肘支撑身体；用另一侧手将裤腰提至腰部，系好裤子（图22-10）。

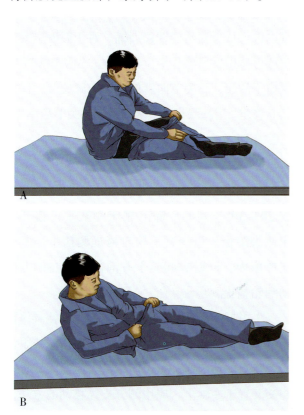

图22-10 截瘫痪患者穿裤子

4. 洗澡障碍的康复训 是日常生活活动很比较复杂的一部分。洗澡动作：进出浴盆或淋浴室；使用水龙头、肥皂、海绵、浴巾；手能够到身体的每个部位和水龙头。

以胸、腰段脊髓损伤的截瘫患者为例，具体动作如下：带上自己的换洗衣物，为了患者简单方便，可将换洗衣物装进一个能提的小型箱子或袋子准备带进浴室，置于患者可以拿到的地方；进入浴室（在浴盆底部及淋浴地面铺上防滑垫），移至水龙头处，将洗澡水准备好，独立脱下衣服后，转移进入浴缸（详见转移训练中入浴转移），患者进入浴缸后淋湿身体，擦洗身体，如果手够不到脚，可用长柄刷擦洗下肢远端，冲干净身体，移到浴板上，用毛巾或海绵擦干身体，慢慢按穿衣动作将衣服穿好。

5. 如厕障碍的康复训练 如厕动作：上、下坐便器；手能接触到会阴部，拿住和使用卫生纸；能穿、脱裤子；必要时能使用尿壶或便器、自己使用栓剂、排空和护理结肠造瘘等。

以胸、腰段脊髓损伤的截瘫患者为例，在进行如厕康复训练时，患者先利用轮椅或辅助用具转移进厕所，接近坐厕并转移到坐便器上（详见转移训练如厕转移），将裤子脱至大腿中部，便后完成清洁之后穿好裤子，冲水之后出厕所。在进行以上训练时，首先要注意门槛的高低，必要时拆除或降低厕所门槛；如厕时穿脱裤子时一定要注意保持平衡，对于平衡功能差者，要注意监督；厕纸一定要放在患者伸手易够的地方。

二、转移训练

转移活动是人体从一种姿势转移到另一种姿势或从一个位置转移到另一个地方的日常生活活动。转移活动是日常生活活动中非常重要的部分，它包括床上转移、床椅转移、洗澡如厕等转移活动。

转移障碍的康复训练一般主要适用于具有一定坐位平衡或体位转移能力的患者来配合完成转移的康复训练活动。转移训练必要时要配合一定的转移用具、辅助器械及特定的环境等来完成训练活动。以下以胸、腰段脊髓损伤的截瘫患者的独立转移为例。

（一）床上翻身

患者仰卧位，双侧上肢伸展，使双下肢成交叉式，一侧下肢在另一侧下方，双上肢向一侧甩动，这时头和颈向一侧前屈，要利用上肢甩动的惯性将头、颈、肩胛等部位旋转，甩动的惯性可通过躯干、骨盆等传导下肢来完成床上翻身动作（图22-11）。

以先侧身，用一手支撑上身，从侧面坐起，再用双手支撑，完成从卧到坐的转移。

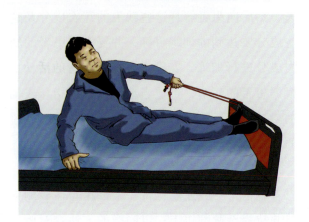

图22-12　利用床尾的牵拉带从卧到坐的转移

（三）从坐到站转移

患者应该首先具备二级站立平衡能力，才可以进行从坐到站的转移训练。对于截瘫患者，要练习使用矫形器从坐位到站立。先从用双手支撑椅子站起，膝关节向后伸，锁定膝关节，保持站立稳定。用膝踝足支具者，锁定膝关节后站立。

（四）床–轮椅–床转移

1. 从床到轮椅的侧方成角转移（从右侧转移）　患者坐于床边，轮椅置于床右侧，与床成20°~30°，制动，卸下靠床侧扶手，移开靠床侧脚踏板。患者右手扶轮椅远侧扶手，左手支撑床面，同时撑起躯干并向前、向右侧方移动到轮椅上。

2. 从轮椅到床的侧方平行转移（左侧身体靠床）　轮椅与床平行，制动；卸下近床侧扶手，患者将双腿抬上床；躯干向床沿方向前倾，将右腿交叉置于左腿上，应用侧方支撑移动的方法，左手支撑于床上，右手支撑于轮椅扶手上，头部和躯干前屈，双手支撑抬起臀部并向床移动。

3. 从轮椅到床的正面转移　轮椅正面靠近床，其间距离约为30cm，以供抬腿之用，然后制动。将左腕置于右膝下，通过屈肘动作将右下肢抬起，放到床上；用同样的方法将左下肢放到床上。打开轮椅手闸，向前推动轮椅紧贴床沿，

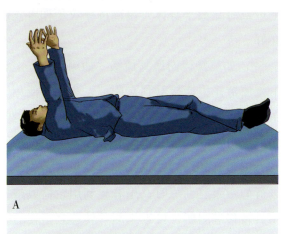

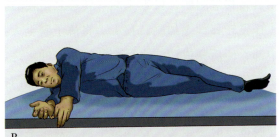

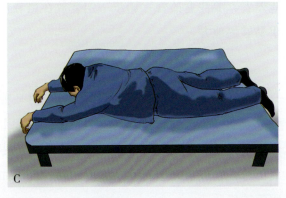

图22-11　床上翻身

（二）从卧到坐转移

截瘫患者如果进行卧–坐转移，若腹肌肌力不足时，可以采用手拉悬吊带或缚在床尾的牵拉带（图22-12），使上身抬高坐起。也可

再关闭手闸。双手扶住轮椅扶手向上撑起,同时向前移动坐于床上,此过程中要保持头部和躯干屈曲(图22-13)。

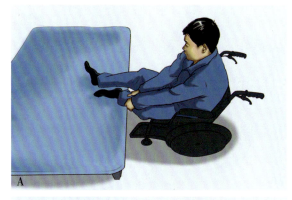
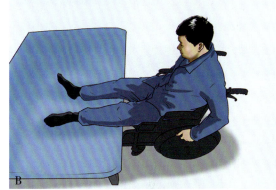
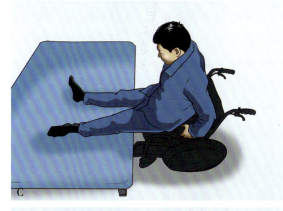
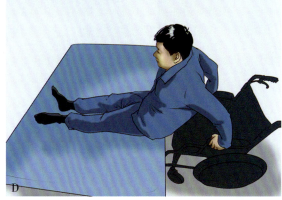

图22-13 从轮椅到床的正面转移

(五)如厕转移

1. 独立由轮椅到坐厕的侧方转移(从右侧转移) 转移前应先脱裤子。之后轮椅与坐厕成45°,双足平放于地面上,卸下右侧扶手,将左手置于轮椅左侧扶手,右手置于坐厕旁边墙上的扶手,支撑上抬躯干并向右侧转身,将左手移到轮椅的右侧大轮上,右手支撑于墙上的扶手,进一步上抬躯干并向后移动坐于坐厕上(图22-14)。

2. 独立由轮椅到坐厕的正面转移 将轮椅直对坐厕,患者两腿分开,像骑马一样骑在坐厕上。

3. 独立由轮椅到坐厕的后方转移 患者驱动轮椅从后方靠近坐厕,拉下轮椅靠背上的拉练,一手置于坐厕旁边墙上的扶手上,另一手置于坐厕的坐垫上,向上撑起并向后移动坐于坐厕上。

(六)入浴转移

转移前浴盆应注满水,离开前排空水;浴盆底部必须放置防滑垫;浴盆周围的墙上必须安装安全扶手。

1. 独立由轮椅到浴盆的一端转移 患者驱动轮椅接近浴盆一端,与浴盆有一定距离并锁住轮椅,以便双脚能上抬够到浴盆。使用上肢帮助上抬双腿置于浴盆的边沿上,移开脚踏板。打开手闸,驱动轮椅直至轮椅完全贴近浴盆。患者右手置于浴盆边沿,左手置于轮椅左侧扶手上,在轮椅中上抬臀部向前移动,双腿滑入浴盆中。将左手移到浴盆边沿上,双手支撑,躯干充分屈曲。保持躯干屈曲,双手沿着浴盆边沿向前移动,先上抬躯干越过边沿,然后将身体放低进入浴盆里(图22-15)。

2. 独立由轮椅到浴盆的侧方转移(从右侧转移) 轮椅从右侧接近浴盆,与浴盆成30°。卸下轮椅右侧扶手,移开右侧脚踏板,制动。使用双上肢帮助将双腿上抬置于浴盆中。

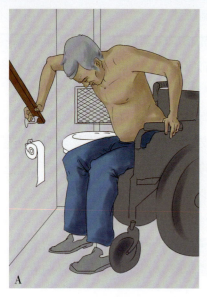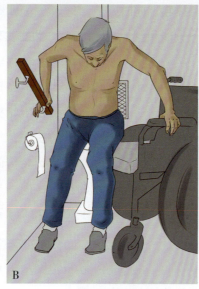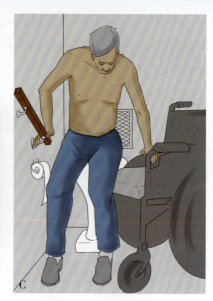

图 22-14　独立由轮椅到坐厕的侧方转移

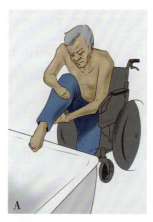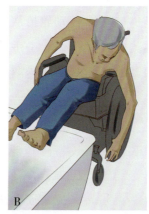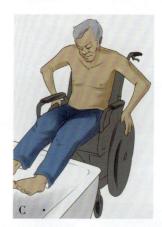

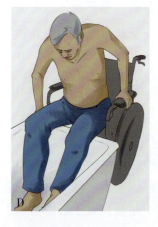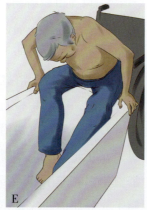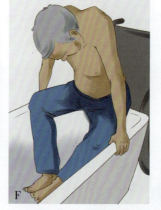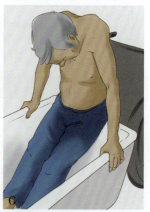

图 22-15　独立由轮椅到浴盆的一端转移

屈曲躯干，右手置于浴盆远侧边沿，左手置于浴盆近侧边沿，双手用力支撑上抬躯干越过浴盆边沿。进一步支撑并转动身体面向浴盆一端，慢慢放低身体进入浴盆中。

转移训练时应注意：根据患者的实际肌力和关节控制能力，选择适宜的转移方式；有脊柱内固定或骨痂愈合不充分时，不要产生显著的脊柱扭转剪力；转移动作后，注意身体下面的床罩和裤子等必须平整，避免造成局部压力过大而导致压疮；辅助转移操作者尽量采用缩短运动阻力臂、分解动作、鼓励患者参与等方式，减少对自己腰部的应力，减少发生肌肉、韧带和关节损伤。

（李月春）

第五节 BTE 技术在骨科康复中的应用

一、概述

BTE Primus RS 模拟仿真测试评价训练系统（图 22-16）是美国 Baltimore Therapeutic Equipment 公司的产品，国内简称 BTE 系统。该系统由计算机控制和监测，包含 4 个子系统，分别是提举系统、缆绳系统、上下肢功能强化系统、工作/运动模拟系统。训练动力头可 360°旋转，29 种可以更换的评估和训练部件，包括肩、肘、腕、髋、膝、踝等各大运动关节的测试和训练附件。以往的设备只限于特定的姿势评价，此设备不拘泥于传统的姿势限制，通过特别设计的连动装置及其附属配件，几乎可以帮助治疗师模拟任何姿势体位的活动，能提供等长、等张、等速、向心、离心等肌肉收缩形式的运动。不仅能提供可进行单个关节的测试和训练，还可进行关节的复合训练。另有提升模式、工作模式标准附件，可进行模拟闭链训练，提供三维测试及训练模式。随着该设备的临床应用和开发，其适用范围越来越广泛。

该系统软件提供全新的视觉生物反馈训练模式，通过交互式解剖软件提供原始功能图像，实时显示患者能力的时间轨迹。该系统可提供训练和评估模板，帮助治疗师标准化治疗计划，通过快捷地重复患者适合的练习和评估流程，将康复训练和评估一体化，有利于首次评估，确定康复强度和制订康复计划，同时实时准确了解恢复情况，便于指导和调整康复计划，加速患者的康复和回归社会的进程。治疗师根据病情可自由制订运动方案，提供包括一般评估、图形评估、综合评估等多种分析报告，对训练进程进行详细报告。

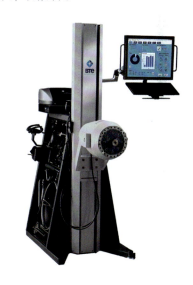

图 22-16 BTE 系统

二、工作原理

BTE 系统的工作原理是通过感应系统感受关节活动范围内每一点肌力的变化，再由阻力反馈调节系统调节每一点的阻力，使之与相应的肌力改变相匹配，从而使预定的角速度在整个关节活动范围内保持恒定。该系统为患者提供神经肌肉功能的评估和训练，模仿日常生活中的动作、三维功能性运动、多种工作任务及体育运动项目的动作，是目前比较适用的融评估治疗于一体的康复治疗设备。

三、BTE 系统在骨科康复中的应用

人体的运动系统实际上是一个非常精密的杠杆系统，是以肌肉为动力、骨为杠杆、关节为支点的、在神经系统的控制下的动力系统。康复治疗的目的是当某个系统发生功能障碍的时候，寻找一种能使该系统处于任何损伤功能状态、体位、肌力、肌张力的条件下的康复治疗方法，也就是辨证施治，而 BTE 系统就具备了这样的特点。恒定速度和阻力可调，使其可以达到更好的训练效果，所以，BTE 系统被

越来越多地应用于骨科康复、神经科康复、老年康复、工伤康复、手功能康复、运动康复，以及工作能力的康复训练、日常生活能力的训练、体育运动专项能力的增强、运动员专项运动能力的模拟和功能评价、功能性能力评估、职业工作能力评估和工作模拟中，适用范围非常广泛，尤其适用于骨骼肌肉系统疾病的康复治疗。

（一）测试评估

各种原因所致的骨骼肌肉系统疾病，包括患者术后所造成不同程度的功能障碍，而这些功能障碍目前在临床上主要的治疗措施是康复治疗。要想获得好的治疗效果，必须在治疗前给予患者细致系统的功能评估。目前临床上针对不同的功能障碍有不同的量表，但这些量表的评估都是治疗师或医生的主观评价，准确性和精确性较差，而 BTE 系统在对单关节进行评估的同时，也可以对复杂的功能性多关节运动进行评估。应用多种不同的配件，可以对神经肌肉的力量、速度及做功进行静态和动态的测量，具体可进行的评估如下。

1. 神经肌肉功能和能力　评估神经肌肉功能是否受限；神经肌肉的能力是薄弱、损伤还是受限。

2. 主动肌和拮抗肌　评估主动肌和拮抗肌肉之间的力量、做功和功率的比。

3. 运动能力　评估运动能力是否存在不足。

4. 职业能力　评估职业能力是否存在缺陷。

5. 康复方案的有效性　能使评估结果的量化，从而证明康复治疗的效果并检验康复方案的有效性。

6. 运动检查方面　BTE 系统客观评价身体各部位肌力和肌耐力。

（1）提供多种测试方案：如康复初期的等长性测试和康复中后期的等速性测试。为制订运动方案提供基础资料，为日常生活及体育运动恢复提供参考资料。

（2）确定疼痛的原因：通过测试评估，可以明确疼痛原因是肌力虚弱还是不均衡引起的。

（二）功能评价

BTE 系统几乎可以完成所有工作能力的测试。包括单关节力量的测试、多关节联合运动力量测试和模拟日常工作的三维功能性测试。在康复治疗中，它可以有效地帮助康复治疗师评价患者的情况，针对不同的患者情况，提供不同的阻抗（如等张或等速，单关节或多关节），使用不同的比较方法（患侧与健侧，收缩与拮抗，患者与健康人数据库等）得出客观准确的数据报告，制订康复治疗计划，指导运动训练。在体育训练中，BTE 系统为教练员和运动员提供真实、准确的测试数据，有助于为运动员提供专项运动能力。因此，在临床上，BTE 系统可以帮助关节受伤或手术后希望恢复正常体育运动/娱乐生活的患者、希望快速康复的运动员、肌力不均衡导致关节疼痛的患者，以及在自我运动时对自身能力怀疑，希望了解自己可以承受的运动强度和运动量的人群提供准确的测试和功能性的模拟训练，加快康复进程。

（三）康复训练

BTE 系统提供多种配件和辅助工具，帮助康复治疗师和医生为患者进行各种动作模拟治疗训练，包括适用于手功能康复的旋钮、把手，适合于肩关节和肘关节的上肢配件，适合于髋关节和膝关节的下肢配件，以及缆绳训练工具，可以根据需要进行各种功能测试和训练。在康复运动方面，它可满足康复初期的等长运动、中期的等张运动以及后期的等速运动的康复运动需要，运动期间肌肉增加的力量可以用图表的形式展现出来，对运动精确分析，并能激励康复者。

肌肉无力、疼痛和关节活动受限是骨科康复最常见的临床表现，而肌肉无力或肌群间不平衡往往会导致疼痛或关节活动功能受限。BTE 系统的等速测试与训练模式、等速肌力训练具有较高的安全性，运动过程中，运动的角速度大小是恒定的，肌肉无法产生加速度。同时，训练系统的阻力随患者运动时的作用力大小实时变化，患者的力量增加则阻力增加，患者在任何角度都可以持续得到最大强度的肌肉收缩，肌肉力量得以不断增强；且有很好的安全保证，解除了患者和治疗时的心理压力。在日常的生活和工作当中，患者需要完成一项活动，往往是一条或多条肌肉链共同运动构成的，康复治疗师通过它将肌肉的力量训练融入模拟现实生活运动中，使患者有针对性地进行多肌群共同运动，恢复肌肉运动的肌肉链，特别是处于运动链中的薄弱点进行加强训练，使患者更好地发挥肌肉链的整体作用，同时重新修复运动中的主动肌与拮抗肌的力量平衡与稳定。

随着医学模式的转变，医护人员除了要关心患者的疾病，更重要的是要考虑到患者的心理和社会功能，疾病后能否回归社会和工作岗位应该是临床工作的重点。BTE 系统是根据患者的身体功能情况，结合患者所从事的工作特点和个人职业兴趣，设计个体化的模拟实际工作时的情况进行训练的治疗方案，从而更有效地改善了患者的身体功能，强化了其完成日常生活和工作的能力，促进功能障碍者工作能力及工作信心的恢复，有利于患者早日回归社会和工作岗位。同时，康复治疗师能有效监控其训练完成的质量，通过让患者进行参与式的模拟工作训练，使其角色提前发生转换，促进了功能障碍者由患者转换到正常工作者，这也是该系统的工作模拟训练系统与其他常规的训练方式最大的不同之处。

（四）工伤康复

BTE 系统在工伤康复市场保持领先地位。该系统提供了多种不同的工作模拟测试和训练项目，各种配件和辅助工具可以实现不同工种特殊动作的模拟。从最初的评估和基础数据的采集到训练或康复项目的完成，它提供了非常客观、实时的数据说明。近年来在职业康复方面有着较广泛的应用，主要用于神经肌肉功能的测试、评估和康复训练。该系统可用于评估患者的关节周围肌肉的力量、关节活动度、肌肉疲劳度、总做功、平均功率、主动肌/拮抗肌的比例及肌力图样等基础能力，还可用于职业工作能力评估，运动员专项运动模拟与功能评价，骨科康复、手功能评定，康复治疗和工作模拟训练等。目前，BTE 系统是世界上应用最广泛的工伤康复测试和训练设备。

四、BTE 系统使用注意事项

BTE 系统使用的绝对禁忌证有失稳，骨折，严重骨质疏松，骨关节恶性肿瘤，关节活动严重受限，术后早期，软组织损伤愈合严重粘连，严重疼痛，严重关节活动受限，严重滑膜炎，急性损伤等。相对禁忌证包括疼痛、关节活动度受限、滑膜类或渗出及亚急性或慢性扭伤。

评估和训练中的注意事项：避免康复者在剧烈运动后、疲劳时以及饱餐后进行测试；对心血管疾病患者避免在用力时屏气；测试前应进行一些适应性训练，测试后应采取一些放松练习；测试中操作者应给予适当的口令引导。

（刘忠良）

第六节　职业技能训练

一、概述

伤残患者在医疗康复以后，则需要回归家庭和社会。面对生活，部分患者需要就业维持生计，这就需要给患者提供职业技能训练，以满足患者回归社会后的需求，一方面解决患者的生活问题，同时为国家贡献一分力量，减轻国家负担。

在给予伤残者职业能力训练前，需要治疗师对伤残者及其可能对应的岗位进行全面充分的评估。评估后有针对性地对伤残者进行职业能力训练，使患者各方面能适应工作岗位的需求，达到就业的目的。

二、职业能力评定

（一）职业能力评定的定义

职业能力评定是对伤残者身体体能及功能和具体工作进行系统的评估，以了解伤残者当前的工作能力及工作岗位对从事人员的具体需求。目的是考察伤残者的作业水平及其适应职业的潜在能力。

（二）职业能力评定的内容

职业技能训练程序开始前，全面收集伤残者的个人资料及病历对治疗方案设计十分重要。伤残者的家庭背景、工作及经济状况直接反映其对工作需要掌握的程度。职业能力评定主要包括功能性能力评估和工作分析两个部分。

1. 功能性能力评估 功能性能力评估是对伤残者身体体能和功能进行系统的评估，了解其当前的工作能力。功能性能力评估包括基本能力评估、职业能力评估、工作能力评估。

（1）基本能力评估：用于量化工人在处理体力工作基本要求的工作特性，包括28项基本体能（表22-1，表22-2）。

（2）职业能力评估：伤残者将要进行的特定工作已经明确。以工作分析为主导，结果应当包含工人的躯体功能与特定工作要求的具体匹配情况。

（3）工作能力评估：在就业竞争中尤其是全日制工作耐力和日常出席的能力。伤残者在工作的一个重要周期进行工作模拟以评估伤残者能力和竞争力需求。

2. 工作分析 观察和描述工作任务和特定工作状态的一个系统过程，是一种收集工作职位信息的方法，可以找出组成一份工作的各种工作细节及包含的相关指示、技巧及工人完成工作任务所需的能力。

根据伤残者身体功能、工作范畴、器械/工具、物料和产品、伤残者的能力和性格特征之间的关系，有系统地分析一份工作。工作分析的目的：①进行工作要求与工人能力的配对；②找出指定工作的主要工作要求；③确定导致人体工效学方面压力和原因，该原因可能与工作方法、工作场地设置、工具使用或设备设计有关；④分析出一些工作方法、场所、设备上需要做出的改变，使患者的工作更加安全有效。

三、职业能力训练

职业能力训练的目的是开发病患者潜在的职业能力，促进病患者就业的方法，包括一般性工作相关动作（提、携、推、拉、攀、弯腰、跪、蹲、爬、伸手等）、一般全身协调操作等。

职业能力训练熟练后，再做职业能力强化训练。职业能力强化训练是一种个性化及以就业为导向的训练程序，模拟真实的工作任务进

表22-1　28项基本体能

提	携	推	拉	坐	站	行
卧	攀	平衡	弯腰	跪	蹲	爬
伸手	弄	指	触觉	说话	听力	味觉
嗅觉	近距视觉	远距视觉	深度知觉	视焦调节	颜色分辨	视野

表 22-2 功能性能力评估

测试项目		形式	单位	评估结果
血压、心率		心率	次/分	78
		血压	收缩压/舒张压（mmHg）	125/70
1	提	动态搬运	kg/障碍程度	8/轻（无/轻/中/重/极重）
		停止原因		
	搬抬耐力	1/2 提力，地↔凳↔中格	15min/次	10 次
		时间	1 分 15 秒	
2	携	水桶（右手）	kg/障碍程度	8/轻（无/轻/中/重/极重）
		水桶（左手）	kg/障碍程度	30/无（无/轻/中/重/极重）
		停止原因		
	携耐力	1/2 携力，跑道 10m	15min/次	8 次
		时间	1 分 40 秒	
3	推	推车 30kg	米	20
4	拉	拉车 30kg	米	15
5	坐	≥60/45/30/15/<15min/障碍		>60min/无（无/轻/中/重/极重）
6	单站（右）	站立时间		20 秒
	单站（左）	站立时间		>1 分
	站	>60/45/30/15/<15 min/障碍		30min/中（无/轻/中/重/极重）
	站耐力	魔方下站立拧螺丝时间（min）		30
7	行	≥120/90/60/30/<30min/障碍		30/中（无/轻/中/重/极重）
8	卧	>8/8/6/3/1h/障碍		>8/无（无/轻/中/重/极重）
9	攀		障碍程度	___，无/轻/中/重/极重
	攀梯耐力	攀梯（3 级）	15min/次 次	20 次
			时间 分 秒	0 分 30 秒
	楼梯耐力	楼梯（3 层）	15min/次 次	2 次
			时间 分 秒	5 分 45 秒
10	平衡	一字步行		轻（无/轻/中/重/极重）
11	弯腰	弯腰：手指↔地面 距离（cm）		0/无（无/轻/中/重/极重）
12	跪	跪地面操作 障碍程度		无（无/轻/中/重/极重）
13	蹲	障碍程度		轻（无/轻/中/重/极重）
	蹲耐力	耐力，操作地面组装 5min		3 分 20 秒
14	爬	地面爬行		无（无/轻/中/重/极重）
15	伸手	障碍程度主要障碍问题		无（无/轻/中/重/极重）
16	弄	工具操作		无障碍
17	指	手指活动		无障碍
18	触觉（手）	正确数/10 障碍程度		10/10
19	说话	语言表达能力		无（无/轻/中/重/极重）
20	听力	听，理解能力		无（无/轻/中/重/极重）
21	味觉	品尝味道能力		无（无/轻/中/重/极重）
22	嗅觉	闻，分辨气味能力		无（无/轻/中/重/极重）
23	近距视觉	辨别近物能力		无（无/轻/中/重/极重）
24	远距视觉	辨别远物能力		无（无/轻/中/重/极重）
25	深度知觉	辨别物体远近能力		无（无/轻/中/重/极重）
26	视焦调节	远近调节能力		无（无/轻/中/重/极重）
27	颜色分辨	辨别颜色能力		无（无/轻/中/重/极重）
28	视野	视野范围		无（无/轻/中/重/极重）

行训练，目标是最大限度地强化受训者重返工作的能力。其具体目标：促进患肢与健肢协调运用，提升全身肌力与耐力，增加承受痛楚的能力，培养其正确良好的工作体位及习惯，帮助伤残者了解自己的能力与局限，促进伤残者由患者角色到工人角色的转变。

通过不同的仪器可以模拟真实工作环境、模拟真实工作活动、固定工作方法与程序、所选用的工作可调节难度等。常用的模拟工作站有提举及转移工作站、搬运工作站、组装工作站、推车工作站、建筑工作站、电工工作站、水管工作站、驾驶工作站、清洁卫生工作站等（图22-17至图22-20）。

各种不同的工作站所涉及的相关体能不同，如提举及转移工作站，主要训练伤残者的蹲、站、行、提举、手指抓握、重心转移、上下楼梯等工作相关体能。在提举及转移工作站中，根据患者提举及转移的任务不同，所涉及的训练体能有所不同，例如，由地面搬移中等大小货物箱至货架二层时，训练涉及蹲、站、行、提举、手指抓握及重心转移等相关体能；双人由地面搬移中等大小货物箱至货架二层时，训练涉及半蹲、站、行、攀、提举、手指抓握、重心转移、平衡掌控等相关工作体能。再如清洁卫生工作站中，主要训练手部操作、站、蹲、重心转移等工作相关体能；对于地面清洁工作，

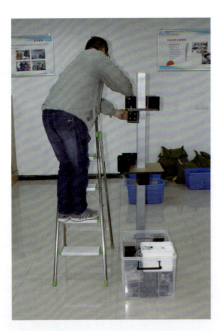

图22-17　立式组装工作

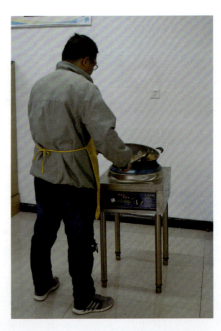

图22-18　厨艺工作站

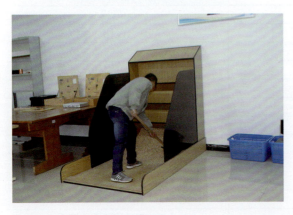

图22-19　铲沙工作站

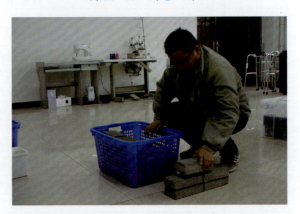

图22-20　建筑工作站

训练主要涉及单手提举、弯腰、站立等工作相关体能；而对于玻璃清洁工作而言，主要涉及单手提举、蹲、弯腰、站立等工作相关体能。因此，在训练过程中可根据患者目前的体能匹配相关工作。

工作能力的强化训练一般每周5~6次，每次训练6~10项，每项训练为时15min（15min为一个训练单元），如果是针对耐力训练的项目，可做30min（两个训练单元），项目之间可按需要稍作休息，以每日训练2~3h为宜。部分涉及推、拉、提、举等发力动作的训练任务，应由最大力量的50%开始，逐渐增加训练的强度及难度。

工作能力的强化训练要平衡训练强度和训练受伤风险。若训练强度太低，无法达到训练目的；强度太高则会导致损伤。治疗师应根据训练时的最大力量、最快心率及最高血压等临床观察指标，结合受训者反馈的感受，如主观困难度、辛苦度及是否愿意加快训练步伐等，随时调整训练强度。训练项目的强度和难度要循序渐进、经常调整，确保到达最佳训练效果。

【案例1】患者，王某某，男，45岁，诊断为右上肢肱骨骨折及右胫腓骨骨折术后，患者主诉右上肢及右下肢疼痛、活动受限，尤其是上下楼梯时感右下肢不适及疼痛感。工作背景：伤前为某物业公司小区保安员。

（一）职业能力评定

1. 功能性能力评估　具体评估见表22-2。

2. 工作分析

（1）工作流程：交班签到—驻守岗位—巡楼（需由高层步行至底层）或附近地方及各地点签到—驻守岗位—巡楼（需由高层步行至底层）或附近地方及各地点签到—交班下班。

（2）工作任务：①在小区住宅和停车场的范围内巡逻，每到达一个指定的地点，便需签到，以确保窗、大闸紧锁，防烟门关上，消防系统运作正常及防止罪案发生。②在小区住宅和停车场的大堂驻守，留意、确认并记录进出小区的人员及车辆，保障住客的安全。③清晰了解小区的规条及告示，解答住户的问题。当住户违反小区的规条，需要做出警告。④接听查询电话，记录有关重要事项。若有特别情况，需要上楼了解个别情况。⑤写交班报告，交代日常运作及特别事项，如住户投诉、陌生人进入小区、建筑物损坏。⑥联络及协助维修保养人员检查并维修电梯、供电系统及供水系统。⑦遇到火警或罪行发生时，需立即致电消防局或派出所及上司。⑧若有需要，需简单清洁地方及清除走廊，整理通道的杂物；需分派信件或告示给住户。⑨需在停车场座头负责收银。

（二）训练方案

综上分析，该患者工作体能需求较轻，每日行走、站立时间需求较长；但患者目前评估力量轻度受限，耐力中度受限。因此，给予患者职业能力强化训练。主要训练内容：①提、携重物从8kg开始训练；②步行训练中主要为长距离步行，逐步增加步行时间，提升患者步行能力；③强化上下楼梯及攀爬训练；④强化下蹲训练；⑤强化搬运训练，从低位置到高位置搬运，重量逐步增加；⑥进行正确坐姿、站及搬运姿势教育，防止进一步损伤；⑦进行安全安全教育。

【案例2】唐某某，男，23岁，因工作时摔伤，导致双跟骨骨折，第2腰椎椎体爆裂性骨折。工作背景：伤前为某公司汽车司机。

（一）职业能力评定

1. 功能性能力评估

（1）疼痛评估（VIS）：患者双跟骨处疼痛，特别是在长时间站立及长距离步行后加重VIS疼痛评定达6分，腰椎在搬运重物、久坐、久站时时疼痛加重达7分。

（2）肌力评定：双下肢肌力正常。

（3）关节活动度评定（ROM）：双踝关节主被动关节活动度正常。

（4）基本能力评：患者能够提或携约10kg重的物体，步行20m后出现双足跟不适及腰部不适。推或拉25kg重物是出现腰部不适。行走50m或站立10min后出现双跟骨不适。坐立30min左后出现腰部不适。患者在进行开车及搬运较轻重量的工作出现足跟及腰部疼痛不适。

2. 工作分析

（1）工作流程：上班签到—上车外出—到指定地点接货—将货物运输至到达地点—交接货物—签到下班。

（2）工作任务：①患者每日连续工作8h左右，中途休息时间不定。②偶尔需要搬运重物，从地面搬运到汽车，高度1m左右，重物重量10~40kg不定。③工作过程中6~7h出院驾驶状态。④外出时偶尔需要处理应急情况，如车辆出现故障等情况，需要下蹲、攀爬等动作。⑤每日开车上下班，家离单位约15min车程。

（二）训练方案

综上分析，该患者工作体能需求较轻，每日坐立时间需求较久，下肢力量需求较大。因此，给予患者职业能力强化训练。

主要训练：①通过提、携重物从10kg开始训练；②步行训练，通过步行距离、步行时间逐步加长进行强化训练，提升患者步行能力；③搬运训练，通过评定结果，对患者进行搬运强化训练，从低位置到高位置搬运，重量逐步增加；④工作模拟训练，通过模拟驾驶训练；⑤进行正确坐姿、站姿及搬运姿势教育，防止进一步损伤；⑥进行安全教育。

（罗伦）

第七节 情景互动训练在骨科康复中的应用

一、概述

骨科康复在日常生活中占有十分重要的地位，许多患者出现谷歌肌肉功能受损，严重影响其生活质量。常规骨科康复训练发现，长期机械被动地康复训练会使患者感到身心疲乏，让其产生厌倦情绪，很难集中注意力做康复训练，即使勉强为之，效果也不明显，许多患者因此丧失继续康复治疗的信心，导致康复工作难以持续。近年来国外研究发现，情景互动训练在运动康复领域，除了用于测评诊断、辅助支持和社交娱乐外，情景互动中的虚拟现实技术最重要的用途在于对受损的运动功能进行康复性训练。康复训练的运动量是否合适，运动是否平稳，运动方式是否符合一般的生活习惯，是决定康复训练是否成功的关键。虚拟现实能提供精确的测评、辅助、监控、训练等技术，保证运动康复训练的有效性。

二、情景互动训练用于骨科康复的科学原理

讨论情景互动训练运用于康复治疗的科学

原理，涉及重复训练、成绩反馈和维持动机3个关键性问题。重复训练是学会一项运动技能的首要因素，但仅仅不断重复训练是不够的，还必须逐步获得成功的反馈和体验。视觉和本体感觉所提供的反馈，可以强化训练者在尝试-错误练习中的正确行为，维持训练者的动机水平和积极性，并获得愉快的成功情绪体验，促使其不间断的训练直至习得该行为。

情景互动训练提供了重复训练、成绩反馈和维持动机3个关键要素的技术手段。情景互动训练用于康复训练的优势在于它能为接受康复训练的患者提供两种反馈，包括每次训练结果的实时反馈和一组训练后的成绩反馈，可以提高患者对结果知晓感。通过编制虚拟环境还可以增加任务的趣味性，以多种反馈形式激发和维持患者重复练习的动机。大量研究结果表明，患者能在情景互动训练中学会运动技能，并且能将习得的运动技能运用到现实世界的真实环境中。

三、情景互动训练在骨科康复中的应用

（一）平衡和体态康复训练

本体感觉是用来感知躯体各部分的位置和运动状态的，如果内耳前庭系统的平衡觉感受器受损或肌肉、关节内的运动觉感受器受损，患者会出现平衡感觉丧失和动作不协调等症状。最早用于平衡训练的虚拟现实系统是用一辆固定的自行车在提供视觉虚拟环境的虚拟现实平面显示器中进行骑行训练，研究发现，经过一段时间在虚拟视觉空间里的骑行训练后，患者保持姿势平衡的控制水平有了很大的提高。目前，已开发的用于平衡和动作协调训练的虚拟现实程序，包括多种训练任务。例如，抛接球任务：要求患者横向朝目的地行走的同时抛接虚拟篮球。传送带任务：要求患者从虚拟传送带上搬起虚拟木箱，并转身放到另一条虚拟传送带上。滑雪任务：要求患者学习从虚拟小山坡上滑雪而下，并躲避两旁的树木、岩石等虚拟障碍物。根据患者受损感官的康复情况，通过程序设置虚拟环境的复杂程度、虚拟对象的数量、虚拟对象的运动速度、目的地距离等参数，可以随时调控任务难度以确保训练难度和强度的适当性。

（二）行走运动康复训练

利用虚拟现实的视觉呈现技术，在行走训练的虚拟道路上提供一个视觉线索，可以有效引导患者迈出行走的第一步；在行走过程中，该线索始终位于患者前方并指示前进的方向，有助于患者持续行走。视觉线索越真实，对患者行走能力的康复越有利。

（三）日常生活行为康复训练

康复训练的根本目的在于最大限度地恢复患者的受损功能，提高患者独立生活的质量。日常生活行为是骨科康复必不可少的训练项。这就要求康复训练中的虚拟环境和内容与现实生活中的环境和内容基本一样，患者才能将训练习得的技能运用到实际生活中去。虚拟现实技术在模拟真实生活场景，提供日常生活技能训练方面具有不可比拟的优越性。在虚拟环境中跟随计算机程序学习诸如倒茶、烹饪、打扫、购物等日常行为，可以保证训练指导跨条件的一致性，并降低错误操作导致危险的可能性。

四、情景互动训练应用于骨科康复的优势

实验研究和临床资料显示，利用情景互动训练进行骨科康复训练具有现实世界的真实环境所不具备的优势。与在真实环境中康复训练的结果相比，虚拟环境中动作技能学习和运动康复训练的效果更好。总之，情景互动训

练在骨科康复方面具有以下的优越性：①利用计算机和传感技术生成的具有多种感官刺激的虚拟环境，可以使人产生一种身临其境的感觉，接受康复训练的患者能以自然方式与虚拟环境中的对象进行交互。②计算机通过既定程序说明运动要求，或通过虚拟教练演示规范动作，比现实中的教练更有耐心和一致性，患者可以根据自己的情况反复观察并模仿练习。③虚拟现实能简化训练任务，减少在真实环境中由错误操作导致的危险。④虚拟现实可以提供多种形式的反馈信息，根据患者状态给予鼓励、暗示或建议等，从而使枯燥单调的运动康复训练过程更轻松、更有趣和更容易。⑤虚拟现实允许用户进行个性化设置，将运动训练、心理治疗及功能测评有机地结合起来，针对患者个人的实际情况制订恰当的康复训练计划。⑥由于虚拟环境与真实世界的高度相似性，在虚拟环境中习得的运动技能能更好地运用到现实环境中。

将虚拟现实技术应用到骨科康复医疗领域，可以有效解决传统康复训练方法的局限性。随着虚拟现实技术的不断进步，以及该技术在康复治疗领域的不断推广和深入，它必将带来一场影响深远的康复训练革命并推动运动康复训练技术日臻完善。

（张　芳）

第二十三章 康复工程技术

康复工程技术是现代生物医学工程的一个重要分支，是利用现代工程技术对残疾人进行测量和评估，然后按照代偿或/和适应的原则，设计和生产出能减轻残疾影响和改善个体生活自理能力产品的现代工程学技术。康复工程技术主要包括矫形器和假肢。

第一节 矫形器

随着临床医学、康复医学的发展，人们对功能康复需求的增加，矫形器的临床应用越来越广泛，已成为康复医学的重要组成部分，它与物理治疗、作业治疗、语言治疗构成了康复医学技术的四大基本治疗技术。

一、概述

（一）矫形器的定义和命名

1. 定义 矫形器（orthosis）是用于人体四肢、躯干等部位，通过力的作用预防、矫正畸形，治疗骨骼、关节、肌肉及神经疾病并补偿其功能的体外支撑装置。

2. 命名 历史上矫形器名称很多，过去用于上肢的矫形器曾称为夹板，用于下肢的矫形器称为支具或支持物等。1960年，美国矫形外科医师学会、美国科学院假肢矫形器教育委员会和美国假肢矫形器学会共同开发了系列的假肢矫形器术语，随后世界的一些地区进行了试用和修改，并形成了国际假肢矫形器技术术语的核心。1992年，国际标准化组织公布的残疾人辅助器具分类（ISO/9999—1992）采用了系列化的矫形器术语。原国家质检总局于1996年公布了我国国家标准GB/T16432-1996（等同采用国际标准ISO/9999-1992），标准中也采用了系统的矫形器的统一命名方案，该方案规定按矫形器的安装部位英文字头的缩写命名（表23-1）。

（二）矫形器的分类和基本作用

1. 分类 矫形器的种类很多，通常可以按照治疗部位、作用、制造材料、产品状态及所治疗的疾病进行分类，其中按治疗部位的分类是临床上最常采用的方法。可分为上肢矫形器（upper extremity orthoses）、下肢矫形器（lower extremity orthoses）和脊柱矫形器（spinal orthoses）。

2. 基本作用

（1）稳定和支持：通过限制肢体或躯干的异常活动，维持脊柱、骨和关节的稳定性，减轻疼痛或恢复其承重功能。

（2）固定和保护：通过对病变肢体或关节的固定和保护，促进病变的愈合。

（3）支撑和减免负荷：通过减少肢体轴向承重，减轻或免除肢体或躯干的长轴承重，从而促进病变愈合。

（4）预防和矫正：通过固定病变部位来矫正肢体已出现的畸形，预防畸形的发生和发展，多用于儿童。儿童生长阶段，由于肌力不平衡、骨发育异常或外力作用常引起肢体的畸形，应以预防为主。生长发育期间，由于骨、

表 23-1 矫形器的命名

中文名称	英文名称	英文缩写
骶髂矫形器	sacro-iliac orthoses	SIO
腰骶矫形器	lumbo-sacral orthoses	LSO
胸腰骶矫形器	thoraco-lumbo-sacral orthoses	TLSO
颈部矫形器	cervical orthoses	CO
颈胸矫形器	cervical-thoracic orthoses	CTO
颈胸腰骶矫形器	cervical-thoraco-lumbo-sacral orthoses	CTLSO
手矫形器	hand orthoses	HO
腕矫形器	wrist orthoses	WO
肘矫形器	elbow orthoses	EO
肘腕矫形器	elbow-wrist orthoses	EWO
肩矫形器	shoulder orthoses	SO
肩肘矫形器	shoulder-elbow orthoses	SEO
肩肘腕矫形器	shoulder-elbow-wrist orthoses	SEWO
肩肘腕手矫形器	shoulder-elbow-wrist-hand orthoses	SEWHO
足矫形器	foot orthoses	FO
踝足矫形器	ankle-foot orthoses	AFO
膝矫形器	knee orthoses	KO
膝踝足矫形器	knee-ankle-foot orthoses	KAFO
髋矫形器	hip orthoses	HO
髋膝踝足矫形	hip-knee-ankle-foot orthoses	HKAFO

关节生长，存在生物可塑性，应用矫形器能得到一定的矫正效果。

（5）代偿和助动：通过矫形器的外力源装置（如橡皮筋、弹簧等），代偿已瘫痪肌肉的功能，对肌力较弱者予以助力，使其维持正常运动。

（6）改进功能：系指改进患者步行、饮食等日常生活、工作能力，如各种帮助手部畸形患者改进握持功能的腕手矫形器。

（三）矫形器临床应用流程

在制订和使用矫形器前，需要经过临床检查、制订矫形器处方、穿戴矫形器前的治疗、矫形器制作、初检、终检等过程。

1. 临床检查　最好以康复治疗组的形式进行，检查内容包括患者的一般情况、病史、体格检查、拟制作或穿戴矫形器的部位、关节活动范围和肌力情况、是否使用过矫形器和使用情况等。

2. 制订矫形器处方　是康复治疗组的重要任务，应当根据总体治疗方案的需要制订。在康复治疗组对患者进行检查评定后，由康复科医生根据患者的评定结果、治疗目的、矫形器的结构原理和适应证开出矫形器处方，由矫形器制作技师承担制作任务。矫形器处方要求明确，切实可行。要将患者的一般情况、临床诊断，以及存在的功能障碍、佩戴目的和要求、矫形器种类、所用材料、佩戴部位、作用力分布、使用时间等书写清楚。

3. **穿戴矫形器前的治疗** 应根据患者检查评定情况，制订康复治疗方案，主要进行增强肌力、关节活动范围和肌肉协调能力的训练，消除肢体水肿，为穿戴矫形器创造条件。

4. **矫形器制作** 由矫形器制作技师按矫形器处方进行测量、绘图，制作石膏阴模、阳模，制成半成品后试穿。

5. **初检** 矫形器在正式使用前要进行试穿，即初检，以了解矫形器是否达到处方要求、对线是否正确、动力装置是否可靠、穿戴是否舒适，并进行相应的调整。

6. **终检** 初检合格的矫形器交付治疗师对患者进行适应性使用训练，要让患者学会如何穿上和脱下矫形器、如何穿上矫形器进行功能活动。经过一段时间的使用训练后，由康复治疗组进一步检查矫形器的装配是否符合生物力学原理，是否达到预期的治疗目的和效果，穿戴是否舒适，这一过程称为终检。只有终检合格的矫形器，才能交付患者正式使用。对于需长期使用矫形器的患者，需3~6个月随访1次，以了解矫形器使用效果和病情的变化，必要时进行修改和调整。

二、上肢矫形器

上肢矫形器主要用于保持不稳定的肢体于功能位，提供牵引力，防止肢体挛缩，预防或矫正肢体畸形以及补偿失去的肌力，帮助无力的肢体运动等。按其功能分为静态（固定）和动态（功能）两大类。前者没有运动装置，用于固定、支持、制动。后者有运动装置，可允许机体活动，或者控制、帮助肢体运动，促进运动功能的恢复。

（一）手矫形器

手矫形器分为静态手指矫形器、动态手指性矫形器及对掌矫形器。由低温热塑板材或铝合金、皮革制成，可辅以弹簧圈和橡皮筋等，用于限制、固定或辅助手指活动，矫正或预防手部畸形。

1. **静态手指矫形器** 利用三点力原理，对指间关节过伸或过屈的手指进行矫正固定，多用低温热塑板材制作。适用于类风湿关节炎所致的手指鹅颈样变、纽扣样变、外伤后指间关节的变形及肌腱损伤后的固定（图23-1）。

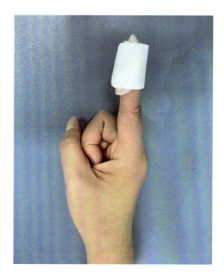

图23-1 静态手指矫形器

2. **动态手指矫形器** 利用弹簧和橡皮筋的外力作用于指间关节，帮助手指屈曲或伸展。如弹簧式指间关节助伸矫形器、指间关节助屈矫形器等，适用于外伤后指间关节屈曲或伸展受限、指伸韧带损伤等疾病（图23-2）。

3. **对掌矫形器** 用于保持拇指与食指和中指的对掌位，限制腕关节的背伸及内收，防止虎口挛缩畸形。腕关节能控制时采用短对掌矫形器，腕关节不能控制时采用长对掌矫形器。适用于预防或矫正烧伤、正中神经损伤后的虎口挛缩畸形等（图23-3）。

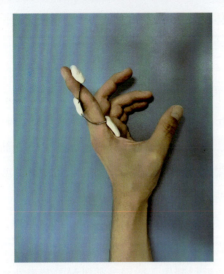

图 23-2　动态手指矫形器

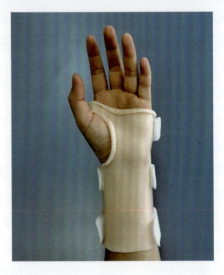

图 23-4　静态腕手矫形器

2. 动态腕手矫形器　一般采用弹簧、橡皮筋或钢丝等材料制作。最大的特点是利用外力帮助因神经麻痹引起的肌无力、肌萎缩的手指活动，提高屈伸能力，预防或矫正关节挛缩；或限制关节活动范围以保护肌肉和关节。如用于帮助桡神经损伤的伸腕伸指矫形器（图 23-5）。

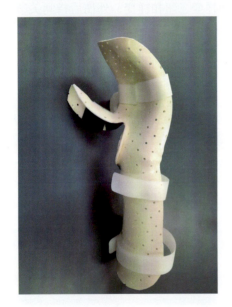

图 23-3　对掌矫形器

（二）腕手矫形器

腕手矫形器分为静态腕手矫形器和动态腕手矫形器。由低温热塑板材或铝合金、皮革等制成，可辅以支条、弹簧圈和橡皮筋。用于固定或提高腕手关节的伸展和屈曲能力，预防或矫正腕手的关节挛缩畸形。

1. 静态腕手矫形器　用于固定和维持腕手关节于一定的功能位，如烧伤后的休息位矫形器、桡神经损伤后的腕伸矫形器、腕部骨折后的固定性矫形器和中枢神经损伤后的腕手抗痉挛矫形器等（图 23-4）。

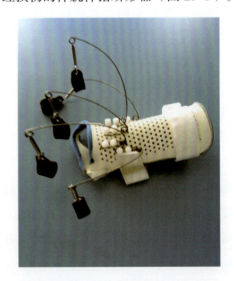

图 23-5　动态腕手矫形器

（三）肘矫形器

肘矫形器分为静态肘矫形器和动态肘矫形器。通常由热塑板材、金属支条等制作，包括上臂托、前臂托和环带等，用于限制、保护和代偿肘关节屈伸功能。

1. 静态肘矫形器　将肘关节固定在一定的体位，用于保护肘关节，限制肘关节的活动，矫正关节畸形。适用于肘关节骨折及术后、肘部烧伤后的固定等。

2. **动态肘矫形器** 通常用双侧金属支条和肘关节铰链制成，必要时增加弹簧。适用于肘关节挛缩、关节不稳、肌力低下、肘关节术后等（图23-6）。

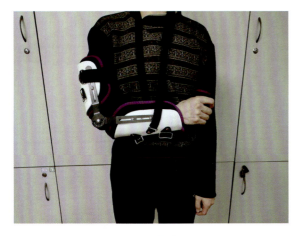

图23-6 动态肘矫形器

（四）肩矫形器

肩矫形器可分为静态肩矫形器和动态肩矫形器。

1. **静态肩矫形器** 固定和保护肩关节，限制肩关节的异常活动。如肱骨筒形固定矫形器将肩关节至肘关节完全包裹，下方固定至肘关节上方，用于肱骨骨折的固定。

2. **动态肩矫形器** 把肩关节固定在功能位，限制肩关节的异常活动，如肩外展矫形器，通常由热塑板材和轻金属制成，由上臂托、前臂托、金属铰链、胸廓带、髂骨带及固定带等构成。肩外展矫形器将肩关节固定于外展45°~80°，前屈15°~30°，屈肘90°，伸腕30°，用以减轻肩关节周围肌肉韧带负荷，保护肩关节。主要用于腋神经麻痹、臂丛神经损伤、肩袖断裂、肩关节处骨折、肩关节脱位整复术后等疾病（图23-7）。

三、下肢矫形器

下肢的主要功能是站立和行走。因此应用

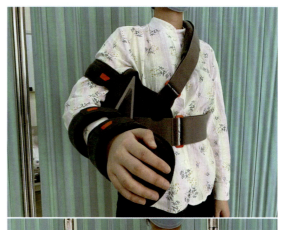
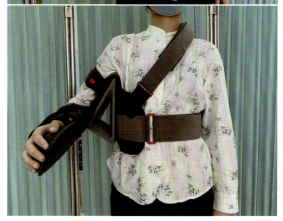

图23-7 动态肩矫形器

下肢矫形器的主要目的是保护和稳定下肢骨与关节，限制关节运动，减轻或完全免除下肢的承重负荷，改善下肢的运动功能和步态，促进病变愈合，预防和矫正畸形，减轻疼痛等。

（一）足矫形器

足矫形器是作用于踝关节以下矫形器的总称。包括各种鞋垫和矫形鞋，主要用于减轻足部疼痛、分散足部压力，保持下肢站立和行走时的平衡，改善步态等。

1. **足垫** 包括纵弓垫、横弓垫、跖骨垫、舟骨垫等。主要用于扁平足、足底肌筋膜炎、跖骨痛等的治疗（图23-8）。

2. **矫形鞋** 大致可分为矫正矫形鞋、补高矫形鞋和补缺矫形鞋三类。主要用于矫正足部畸形，如足内翻、足外翻和马蹄足（图23-9）。

（二）踝足矫形器

踝足矫形器，又称小腿矫形器。它覆盖膝

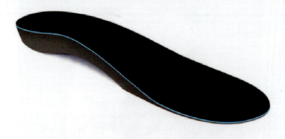

图 23-8　足垫

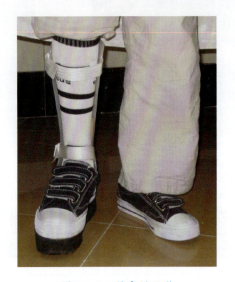

图 23-9　补高矫形鞋

折、踝部骨折脱位等（图 23-11）。

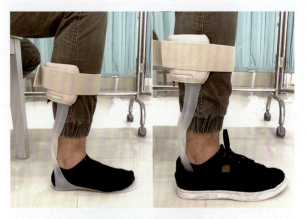

图 23-10　静态踝足矫形器

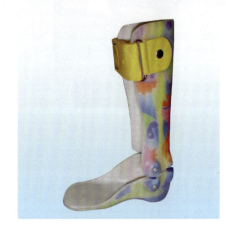

图 23-11　动态踝足矫形器

关节以下的小腿部分、踝关节部分和足部，并对其提供固定和保护、运动限制、矫正畸形、功能改善和减免负荷等功能。按踝关节活动形式又可分为静态踝足矫形器和动态踝足矫形器。

1. 静态踝足矫形器　没有踝关节结构的塑料踝足矫形器，用来限制踝关节跖屈、背屈和内翻、外翻等活动。适用于脑卒中、脑瘫、截瘫、周围神经损伤等引起的足内翻、足外翻或足下垂，以及踝部血管神经、肌腱断裂吻合术后、稳定型胫腓骨远端骨折、足踝部骨折脱位、踝部扭伤等（图 23-10）。

2. 动态踝足矫形器　为带有踝脚链的踝足矫形器，可以限制内翻和外翻，为踝关节跖屈或背屈提供助力或阻力。用于预防和矫正关节畸形、限制关节活动范围、减免负荷、纠正异常步态。适用于脑卒中、脑瘫、截瘫等引起的足内翻、足外翻或足下垂，以及胫腓骨远端骨

（三）膝矫形器

膝关节矫形器，又称为膝矫形器，用于膝关节部位。对于需要限制膝关节运动而不需要限制踝足运动者，可使用膝矫形器。膝矫形器适用于膝关节骨折、炎症及韧带损伤等的固定，可矫正膝关节畸形。膝矫形器按功能可分为固定式膝矫形器和功能式膝矫形器。

1. 固定式膝矫形器　用来固定膝关节，限制膝关节的屈曲和伸展活动。适用于膝关节骨性损伤或软组织损伤保守治疗时的外固定、膝关节骨性损伤或软组织损伤术后的外固定、髌骨骨折或脱位的保守治疗及术后的固定（图 23-12）。

2. 功能式膝矫形器　该型矫形器有膝关节铰链，可限制膝关节的屈伸活动，提供侧向稳

定。适用于膝关节韧带损伤术后、膝关节关节不稳、肌肉无力等，如小儿麻痹后遗症、膝内翻和膝外翻等。

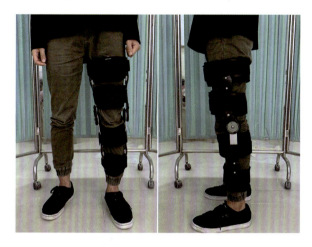

图 23-12　固定式膝矫形器

（四）膝踝足矫形器

膝踝足矫形器，又称大腿矫形器，是由大腿部到足底部的结构组成的可控制膝和踝关节运动的矫形器。用于站立时能保持稳定、减免负荷，从而达到预防和矫正畸形等目的。按膝踝足矫形器的功能分为固定式、矫正式和减免负荷式三种类型。

1. 固定式膝踝足矫形器　能固定和维持膝关节、下肢骨折的稳定，适用于股骨、膝部骨折和小腿骨、足部骨折等的固定（图 23-13）。

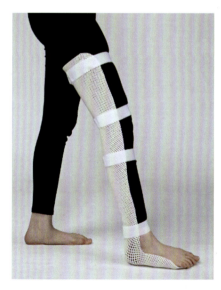

图 23-13　固定式膝踝足矫形器

2. 矫正式膝踝足矫形器　此类矫形器遵循三点力原则，适用于矫正膝部、胫腓骨、踝部以及足部的畸形，如膝过伸、膝内翻和膝外翻的矫正。

3. 减免负荷式膝踝足矫形器（坐骨承重式膝踝足矫形器）　在金属膝踝足矫器形基础上，增加了与双侧支条连接的足蹬或足托，实现了由足蹬、两侧支条、膝铰链到坐骨结节的承重，可分为部分减免负荷和完全减免负荷。完全减免负荷膝踝足矫形器在站立时锁住膝关节，下肢完全离开地面，髋关节、膝关节和大小腿骨骼完全不承重，适用于下肢骨折、关节与韧带损伤、肌肉无力、青少年或成人股骨头无菌性缺血性坏死等（图 23-14）。

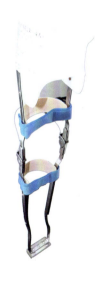

图 23-14　减免负荷式膝踝足矫形器

（五）髋矫形器

髋矫形器是从大腿到骨盆对髋关节起作用的矫形器。按功能不同可分为固定式髋矫形器、活动式髋矫形器和先天性髋关节脱位矫形器。通常被用于控制内收肌痉挛、髋关节手术后的运动幅度和运动角度或髋关节发育不良的治疗。

1. 固定式髋矫形器　它包住盆骨和大腿部分，常用于髋关节手术后康复期保护手术部位，或用来防止因脑性瘫痪引起内收肌痉挛而出现的髋关节内收，以维持肌肉组织的长度，保持髋关节活动，防止畸形。

2. 活动式髋矫形器 带髋铰链，它可调整和控制髋关节的前屈、后展、内收和外展等活动范围。可以改善痉挛型脑瘫患者髋关节内收内旋引起的剪刀步态（图23-15）。

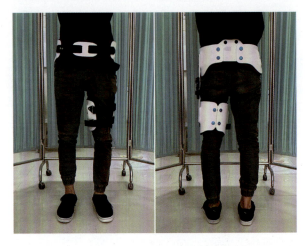

图23-15 活动式髋矫形器

3. 先天性髋关节脱位矫形器 适用于儿童先天性髋关节脱位、髋关节发育不良，其主要目的是早期固定髋关节在某种特定的位置，促进髋臼发育。先天性髋关节脱位矫形器种类比较多，最常用的是蛙式髋外展矫形器，可以将髋关节控制在屈曲及外展位置。适用于3岁以下的儿童，在手法复位及使用蛙式石膏3个月后使用（图23-16）。

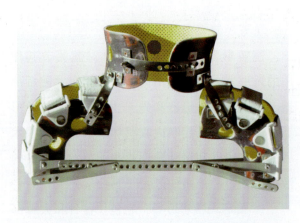

图23-16 先天性髋关节脱位矫形器

（六）截瘫步行器

截瘫步行器属于髋膝踝足矫形器，用于帮助截瘫患者实现站立和行走。包括往复式截瘫步行器和互动式截瘫步行器等类型。

1. 往复式截瘫步行器 由带锁定装置的髋关节和膝关节、带套管的钢索、合金铝板及丙烯塑料脚托组成。通过患者重心的移动、钢索对力的传递及拐杖的帮助，达到向前迈步行走的目的，适用于损伤平面在T_1以下的截瘫（图23-17）。

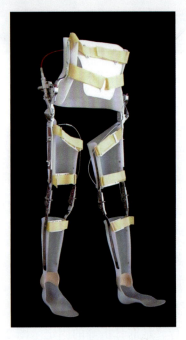

图23-17 往复式截瘫步行器

2. 互动式截瘫步行器 由膝踝足矫形器或髋膝踝足矫形器和互动式铰链装置组成，适用于损伤平面在T_5以下的截瘫。使用者在行走时需使用步行器或肘拐来支撑身体，当摆动一侧下肢离地时，因该腿的髋关节中心高于身体重心，继而由于重力和惯性的影响，被动地产生一个向前的钟摆式运动，使患者达到向前行走的目的（图23-18）。

四、脊柱矫形器

脊柱矫形器的作用主要是限制脊柱的运动，辅助稳定病变关节，减少椎体承重，减轻

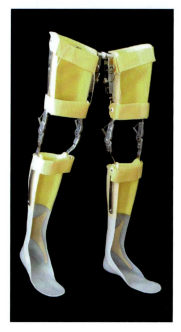

图 23-18　互动式截瘫步行器

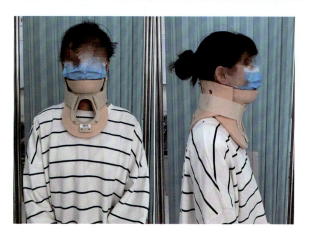

图 23-19　费城围领

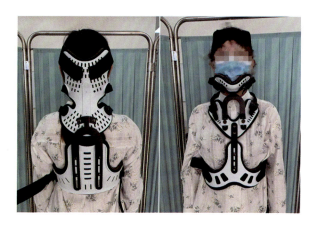

图 23-20　头颈胸椎矫形器

局部疼痛，促进病变恢复，矫正和防止畸形发展。归纳起来为 8 个字，即支撑、固定、矫正和保护。脊柱矫形器可分为颈椎矫形器、胸腰椎矫形器和脊柱侧弯矫形器等。

（一）颈椎矫形器

1. 围领　由聚氨酯泡沫塑料制成，外包棉布套，由尼龙搭扣调节松紧。这种围领限制颈部运动的作用有限，但穿戴舒适，有温暖感。适用于颈部的软组织损伤。

2. 费城围领　由聚乙烯泡沫塑料板与硬塑料板增强条制成，分为前后两片，由尼龙搭扣调节松紧。这种围领可以与颈部全面接触，能轻度地限制颈椎运动。适用于颈部软组织损伤、韧带损伤、颈椎的稳定性损伤等（图 23-19）。

3. 头颈胸椎矫形器　由塑料板材和金属支撑杆构成，包括下颌托、胸托、枕托和背托，支撑杆可根据需要调节高度。这种矫形器能很好地控制颈椎屈伸，限制颈椎旋转和侧屈运动。适用于颈椎稳定性骨折、颈椎融合术后、颈椎关节炎等（图 23-20）。

（二）胸腰椎矫形器

1. 胸腰骶椎矫形器　多由高温热塑板材经加温软化后在石膏阳型上塑形，通过加工打磨而成。特点是轻便，与身体贴附好，可穿在外衣内，穿着感好，易清洗。这类矫形器限制或矫正脊柱的屈伸、侧屈和旋转运动。适用于胸腰椎术后、腰椎间盘突出症及术后、脊椎失稳及脊椎滑脱等（图 23-21）。

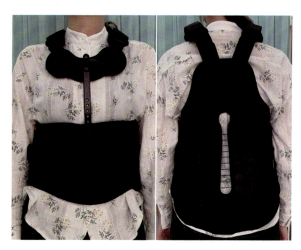

图 23-21　胸腰骶椎矫形器

2. 软性腰骶椎矫形器 又称为腰围。用布料或软皮制成腰束，内加铝合金条增加强度，系在腰骶部，给骨和软组织增加压力，提高腹内压，限制腰椎活动，减轻椎体及肌肉承重，稳定病变关节，消除疼痛。适用于腰腿痛、腰肌劳损、腰椎间盘突出症等。

（三）脊柱侧凸矫形器

脊柱侧凸是青少年时期最常见的脊柱畸形，其中特发性脊柱侧凸最常见，占发病总为数的 85% 以上。脊柱侧凸矫形器主要适用于科布角（Cobb角）在 20°~45°，尚处于发育期的特发性脊柱侧凸患者。脊柱侧凸矫形器是利用生物力学三点加力及纵向牵引力的原理，侧向推动脊柱和上下牵引脊柱使脊柱侧凸得到控制和矫正，达到纠正控制脊柱侧凸的目的。常用的脊柱侧凸矫形器包括密尔沃基矫形器、波士顿矫形器和色奴矫形器。

1. 密尔沃基矫形器 由骨盆托、一根前支条和两根后支条、胸椎和腰椎压力垫和带有枕骨托和喉部托的颈环等结构组成。主要适用于第 6 胸椎以上颈胸段的脊柱侧凸。

2. 波士顿矫形器 采用模塑成型的系列化预制产品，根据患儿的躯干尺寸和侧凸的类型，选择型号并剪切修整，粘贴压力垫等过程制作。适用于下胸段和腰段的脊柱侧凸。

3. 色奴矫形器 由法国色奴博士开发的脊柱侧凸矫形器，是目前国内应用较多的矫形器。这种矫形器的特点是具有系列的针对脊柱侧凸和椎体旋转的三维压力垫和释放空间，通过压力垫和释放空间引导患者的脊柱运动、呼吸运动和脊柱伸展，是一种主动式的抗脊柱侧凸和旋转的矫形器。适用于第 6 胸椎以下胸腰段的脊柱侧凸（图 23-22）。

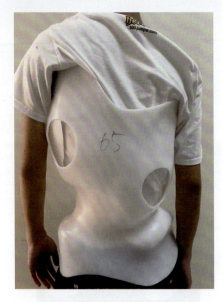

图 23-22 色奴矫形器

第二节 假 肢

一、概述

（一）假肢的定义和结构

1. 定义 假肢（prosthesis）是用于弥补截肢者肢体的缺损和代偿其失去的肢体功能而制造、装配的人工肢体。

2. 假肢的结构 假肢的基本结构包括接受腔、功能性部件、连接部件、悬吊装置和外套。

（1）接受腔：是假肢与残肢之间的腔体部件，主要作用是容纳残肢、传递残肢与假肢间的作用力，承担体重、控制假肢运动和悬吊假肢。

（2）功能性部件：包括关节、假手或假脚。上肢假肢主要包括假手、腕关节和肘关节，下肢假肢包括髋关节、膝关节和假脚。膝关节是影响下肢假肢功能的重要结构。近十几年来，膝关节已从单纯的机械关节发展到气压关节、液压关节和智能关节，使假肢具有更接近正常肢体的关节活动功能。

（3）连接部件：包括各种连接管、连接头和上肢假肢的臂筒等结构，多由金属、木材或塑料制成。用于连接假肢各部件。

（4）悬吊装置：现代假肢由于接受腔制作技术的发展，全面接触型吸着式接受腔的广泛应用，相当多的假肢用接受腔本身悬吊或用硅胶锁具式接受腔悬吊，少数短残肢的假肢和传统假肢仍需要用大腿围绑带或腰带等悬吊。

（5）外套：包括美容手皮、海绵外套和人工超皮等。海绵外套包在假肢关节和连接件的外表面，通过打磨塑形，形成同健侧肢体相似的肢体外形，并可在其外表面喷上一层人工假皮，起美观、保护和防水作用。

（二）假肢的分类

1. 按截肢部位分类

（1）上肢假肢：根据具体的截肢部位可分出多种（表23-2）。

（2）下肢假肢：根据具体的截肢部位可分出多种（表23-2）。

2. 按结构分类

（1）壳式假肢：亦称外骨骼式假肢。由制成人体肢体形状的壳体承担假肢外力。特点是结构简单、重量轻，但表面为硬壳，易损伤衣裤。

（2）骨骼式假肢：亦称内骨骼式假肢。特点是假肢的中间为类似骨骼的管状结构，外包海绵物，最外层覆盖肤色补袜套或人造皮，外观好，不易损伤衣裤等，现代假肢多采用此种结构。

3. 按安装时间分类

（1）临时假肢：用临时接受腔和假肢的一些基本部件装配而成的简易假肢。它结构简单、制作容易、价格便宜，用于截肢后早期使用。临时假肢的主要优点是有利于早期下床和负重训练，促进残肢定型，并可对接受腔及时修整，缩短了康复的时间。

（2）正式假肢：为正常长期使用需要而制作的完整假肢。

（三）假肢的临床应用流程

1. 残肢的评定
残肢的康复评定是假肢装配过程中的重要环节。

（1）全身状况的评定：包括患者的年龄、性别、截肢原因、日期、截肢部位、术后伤口处理情况，以及患者心理素质及精神状态、家庭、经济状况和工作情况等。目的是判断患者能否承受装配假肢后的康复训练和有无终身利用残肢活动的能力。

（2）残肢的评定：残肢的评定应包括以下内容。

1）残肢外形：最好呈圆柱状，而不是圆

表 23-2 各截肢部位的假肢

上肢截肢	上肢假肢	下肢截肢	下肢假肢
肩胛带离断	肩离断假肢	半骨盆切除	半骨盆假肢
肩关节离断	肩离断假肢	髋关节离断	髋离断假肢
上臂截肢	上臂假肢	大腿截肢	大腿假肢
肘关节离断	肘离断假肢	膝关节离断	膝离断假肢
前臂截肢	前臂假肢	小腿截肢	小腿假肢
腕关节离断	腕关节假肢	踝关节离断	Syme假肢
经掌骨截肢	掌骨截肢假手	跖骨截肢	半足假肢
截指	假手指		

锥型。

2）关节活动度：关节活动度受限会对假肢的代偿功能产生不良影响。

3）残肢畸形：大腿截肢易出现髋关节屈曲外展畸形，小腿截肢伴有膝关节屈曲畸形或腓骨外展畸形，均对假肢的穿戴造成困难。

4）残肢皮肤：皮肤瘢痕、溃疡、窦道、游离植皮、残端皮肤松弛、臃肿、皱褶均影响假肢的穿戴。皮肤血液循环状况和神经营养状况更为重要，当残肢皮肤失去神经支配，感觉减弱甚至消失时，由于假肢对皮肤的压迫容易出现溃疡，影响假肢穿戴。

5）残肢长度：残肢长度影响假肢的控制能力、悬吊能力、稳定性、代偿功能。残肢长度与假肢种类的选择密切相关。

6）肌力评定：上肢肌力减弱影响对假手的控制。臀大肌、臀中肌肌力减弱，可出现明显的步态异常。

7）残肢痛和幻肢痛：皮肤瘢痕、残端骨刺形成和神经瘤形成，均是引起残肢痛的原因，造成假肢穿戴困难。

2. 残肢的训练　残肢康复训练的要点：

（1）改善残肢关节活动范围，消除挛缩，增强肌力。

（2）增强残肢皮肤强度，可用残肢护肤液按摩残肢。

（3）消除残肢浮肿，用弹性绷带包扎，也可用蜡疗、超短波等物理治疗。

（4）肌力训练，残肢和健肢的肌力训练应尽早扶拐下床活动以增强健侧下肢、上肢和躯干肌力的肌力。

（5）站立平衡训练，可在平衡杠内练习独腿站立。

3. 接受腔制作和假肢装配　接受腔的制作包括用石膏绷带在残肢上取型，石膏接受腔适配检查，制作阳模和修型，用软硬树脂等材料进行真空积层成型、连接头的连接等过程。接受腔制作完成后，用连接管、连接头将手或脚与关节相连，再用海绵外套塑形，完成假肢的制作。

4. 假肢处方　是假肢安装的重要一环，康复科医生在书写假肢处方前，应同截肢康复组对截肢者进行评定，根据评定结果书写假肢处方。假肢处方的主要内容包括截肢者的一般情况，截肢的原因、时间、部位、残肢的情况，假肢名称、接受腔要求、主要功能部件和注意事项等内容。

二、上肢假肢

上肢假肢的种类繁多，根据性能、结构和动力来源可分为装饰性假肢、索控式假肢和电动假肢；根据部位可分为手部假肢、腕离断假肢、前臂假肢、肘离断假肢、上臂假肢、肩离断假肢等。

（一）根据性能、结构和动力来源分类

1. 装饰性假肢　又称为美容手，装配的主要目的是弥补肢体外观缺陷和恢复人手的外观。这种假肢不具备从事劳动和生活自理的功能，只能起到外观装饰和平衡身体的作用。

2. 索控式假肢　这是一种具有手的五指结构、外形和基本功能的假手，这类假肢利用截肢者残肢及健肢的关节活动，通过牵引索控制，完成手的开合、屈肘、开锁等运动，实现捏取、抓握等基本动作。索控式假肢是一种自身动力源假肢，适合于腕离断、前臂截肢、肘离断和上臂截肢者安装使用。

3. 电动假肢　属于体外力源假肢，是一类以可重复充电的高效锂电或镍电池为电源，以微型直流电机为动力，通过机械传动装置控制假手指的开合，完成对物品的捏取和抓握。根据控制方式，电动假肢可分为机械开关控制、电磁开关控制和肌电信号控制电动假肢。肌电信号控制电动假肢,又称为肌电手,是目前临床上应用较广泛的一类上肢假肢,它的基本原理是利用残肢肌肉的收缩,产生肌电信号,由置于该处的皮肤表面电极引出,经肌电信号放大、处理后启动假肢的微型电机,控制手指的开合。

（二）根据部位分类

1. **手部假肢** 又可以分为假手指和假手掌两类。

（1）假手指:适用于手指截肢、掌指关节离断和部分掌骨远端截肢的患者。一般假手指只是用于弥补手部外形的装饰（图23-23）。

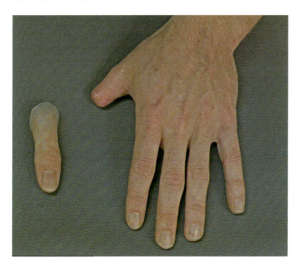

图23-23 假手指

（2）假手掌:适用于第1腕掌关节离断和掌骨近端截肢而腕关节屈伸功能良好的截肢者。

2. **腕离断假肢** 适用于腕关节离断及残肢长度保留了前臂80%以上的截肢者。腕关节离断后,残肢保留了前臂的旋前旋后动作,其范围可以达到前、后旋转各90°。这种假肢可安装索控式机械手、肌电手或美容手（图23-24）。

3. **前臂假肢** 用于前臂截肢的假肢,适用于残肢长度为前臂25%~80%的前臂截肢者。前臂假肢类型较多,分装饰性和功能性两大类。装饰性假肢主要用于弥补外形的缺失,手指和腕关节可以被动活动,摆放成不同的姿势。功能性假肢分为索控式前臂假肢、肌电前臂假肢、电动前臂假肢和工具手前臂假肢,它们均可以较好地代偿手的抓握功能和旋腕功能,便于患者生活自理,完成简单的工作（图23-25）。

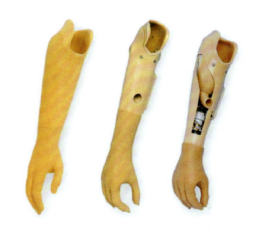

图23-24 腕离断假肢

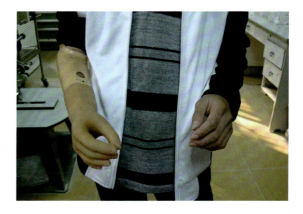

图23-25 肌电前臂假肢

4. **肘离断假肢** 适用于肘关节离断,上臂残肢长度在85%以上或前臂残肢长度小于前臂35%的截肢者。肘离断假肢包括装饰性和功能性两大类。由于肘关节离断后没有安装假肢肘关节的位置,通常采用侧面带锁的肘关节铰链。被动屈肘后,可使肘关节在屈肘位固定;松锁时可利用牵引索主动松锁,也可利用肘关节铰链的特性进行被动地过屈位松锁（图23-26）。

5. **上臂假肢** 适用于上臂残肢长度保留30%~85%的截肢者。上臂假肢类型较多,分装饰性和功能性两大类。装饰性假肢主要用于弥补外形的缺失。手指、腕关节、肘关节可以被动活动，摆放成不同的姿势。功能性假肢分为索控式上臂假肢、肌电上臂假肢、电动上臂假肢以及混合型上臂假肢。混合型上臂假肢通常有索控式肘关节和肌电手构成。功能性上臂假肢虽然具有能动的肘关节，但控制肘关节屈伸和假手开闭的机构比较复杂。截肢者需要长时间的训练才能正确使用（图23-27）。

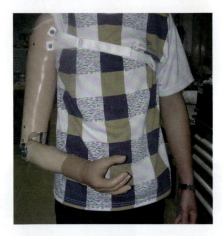

图23-26　肘离断假肢

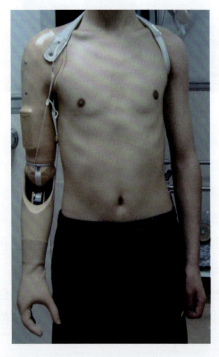

图23-27　上臂假肢

6. 肩离断假肢　肩离断假肢适用于肩关节离断、肩胛带截肢（肩胛骨和锁骨截肢）及上臂高位截肢、残肢长度小于30%（通常为肩峰下8cm以内）的截肢者。由于患者的整个上肢功能丧失，难以利用肩部的运动来拉动牵引索控制工具手，故通常装配混合手、装饰手和机械手。

三、下肢假肢

1. 足部假肢　用于足部截肢后的假肢，包括假足趾与假半足，主要用于因创伤、疾病造成的足部不同部位的截肢，安装足部假肢后，可以保持足部行走时的稳定，同时弥补残肢的外观缺陷。如部分或全部足趾截肢、跖部截肢（Sharp截肢）、跖跗关节离断（Lisfranc关节离断）、中跗关节离断（Chopart关节离断）、中跗骨截肢（Boyd截肢）等。

2. 赛姆假肢　用于Syme截肢、Pirogoff截肢和踝关节离断后的假肢。Syme截肢的残肢末端有良好的承重功能，是有足够长的残肢，便于控制假肢，膨大的末端有利于假肢的悬吊。因此，穿戴假肢后步态较一般小腿假肢功能好，但由于残肢末端膨大，外观较差（图23-28）。

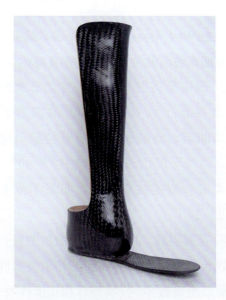

图23-28　赛姆假肢

3. 小腿假肢　适用于膝关节以下、踝关节以上部位截肢的患者。小腿的功能发挥与截肢部位密切相关，一般在小腿中 1/3 处截肢最为理想。这一部位的截肢从力学观点看，既有足够的杠杆力量，又有良好的血液循环，能对假肢进行有效控制（图 23-29）。

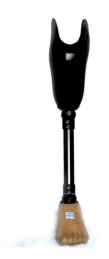

图 23-29　小腿假肢

4. 膝关节离断假肢　适用于膝关节离断、大腿残肢过长、小腿残肢过短、膝关节没有活动能力的截肢患者。与大腿假肢相比，膝关节离断后残肢末端承重，比坐骨结节承重更符合人体的生理特点；髋部肌肉较完整，有较长的杠杆臂，残肢支配假肢的作用好。目前国际上比较流行骨骼式膝离断假肢，采用四连杆膝关节，外形较好，有良好的承重、悬吊及控制旋转的功能（图 23-30）。

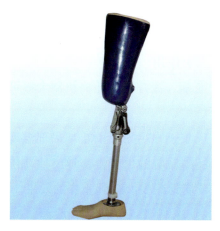

图 23-30　膝关节离断假肢

5. 大腿假肢　适用于膝关节以上、髋关节以下大腿截肢者。骨骼式大腿假肢是目前比较先进的下肢假肢，它按照仿生学原理研制，不需要任何悬吊和固定装置，借接受腔紧紧吸在残肢上。此种假肢外形逼真、穿戴舒适，经过系统的使用训练，完全能以较好的步态步行线（图 23-31）。

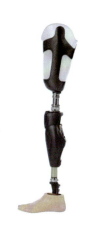

图 23-31　大腿假肢

6. 髋关节离断假肢　适用于半骨盆切除、髋关节离断和大腿短残肢者。由假足、踝关节、小腿部、膝关节、大腿部、髋关节和接受腔组成。髋关节假肢有带锁和不带锁两种类型，前者支撑稳定，但步态较差，多用于年老体弱者；后者活动度较高，适用于青壮年、体质好的截肢者（图 23-32）。

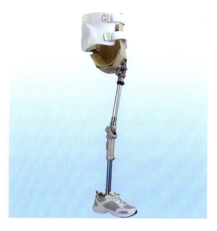

图 23-32　髋关节离断假肢

（武继祥　杨　岭）

第二十四章 冷疗法与冷冻疗法

第一节 冷疗法

一、概述

（一）定义

冷疗法是将低于人体温度的物理因子作用于患处，使皮肤和内脏器官的血管收缩，改变人体局部或全身的血液循环和新陈代谢状况，达到治疗目的一种治疗方法。利用冷疗法治病历史悠久，我国古书内有用冰块或冰盐水治病的记载。由于近代科学的进展，产生低温的方法很多，冷疗法对某些疾病的疗效显著，且应用简便安全，易于掌握，故日益受到重视。

（二）物理特性

冷疗能使神经纤维传递速度减慢，减少神经终板的兴奋性，提高痛阈，减轻疼痛，减缓细胞代谢，降低组织温度、炎症反应等。

二、原理与作用

（一）原理

1. 对皮肤的影响 冷疗可使皮肤温度降低，皮肤中冷感受器的数目比热感受器多，因而对冷刺激较敏感，通过反射机制可引起局部和全身作用。例如，在人体腓肠肌处进行方冰按摩5min，可使局部皮肤温度下降至15℃，皮下组织温度降至18℃。

2. 对肌肉组织的影响 冷疗可降低肌张力及肌肉收缩与松弛的速度，即具有解痉作用，这种效果可能与冷直接影响肌梭活动有关。

3. 对神经系统的影响 冷疗可使神经的传导速度减慢，痛阈值升高，甚至暂时丧失其功能。动物实验证明，冷刺激可使轴突反射减弱，当温度降至6℃时，运动神经受到抑制，降至1℃时，感觉神经也被抑制，但短暂的冷刺激有兴奋组织的作用。

4. 对血液循环的影响 冷刺激开始具有使血管强烈收缩的作用，继而使血管扩张，因而可以调节周围血液循环。但若冷疗温度过低、时间过长，则可导致血管、神经麻痹，局部瘀血。此外，冷刺激可改变血管的通透性，防止水肿及渗出。冷刺激在一定温度下加快血流，防止血管的淤滞，但血液温度下降到一定程度时可延长凝血时间。

5. 对新陈代谢的影响 冷疗可提高机体基础代谢率和代谢功能，降低局部组织的代谢过程，减少其耗氧量，可使局部组织的缓激肽减少等。

（二）作用

1. 止痛 冷疗法的止痛机制大概可分为三方面：

（1）冷疗作用于机体，使局部温度降低，感觉神经的反应输出变慢，神经冲动传导的速度减慢，痛觉减少，达到止痛的效果。

（2）冷刺激可促使血管收缩，减少组织出血，减轻肿胀，进而减轻了肿胀带来的疼痛。

（3）冷感觉较疼痛感觉传递速度快，可提高痛觉的阈值，而相对降低对疼痛的感觉。

2. 减缓细胞代谢、控制肿胀细胞　机体受到冷刺激时，需氧量会显著降低，因此可大幅减缓受伤组织的新陈代谢率，减少损伤组织对氧和其他营养物质的需要。有文献指出，当温度降低约10℃时，代谢酶活性降低约50%，因此，降低组织温度可以降低新陈代谢速度，以避免其他未受伤的组织受到二次损伤。Torres R等人认为冷疗可减慢血流，降低血管通透性，使局部炎症渗出液减少，从而控制受伤后的组织肿胀和炎症反应的效果，但对已存在的肿胀情况无明显效果，这些效果只能维持极短时间，无法长时间维持下去。另外，Bleakley CM等人发现，动物受伤后应用冷疗，可以减少组织坏死，并控制炎症的反应，缩短组织恢复时间。

3. 降低温度，减缓血流　冷疗法最主要的效果是冷疗所带来的组织温度降低，机体对冷的刺激产生生理反应，促使局部血管收缩，血流减慢，毛细血管通透性降低，组织液外渗减少，局部代谢减慢，耗氧量减少，肌肉紧张度减低，有利术后早期消肿和减少渗血。Kuenze C等人发现冷疗可使急性关节损伤的血流及代谢降低，随着冷疗时间的延长，可产生更好的治疗效果。

三、操作方法

软组织受伤后24~72h（急性期）是使用冷疗的最佳时机。除采用冷疗外，还可同时应用压迫、抬高患处及休息等处理方法。冷疗方式的选择应根据患者的受伤部位、受伤面积及受伤严重程度等因素而定以达到受伤后抑制其生理反应、减少疼痛、减轻肿胀、缩短康复时间的目的。下面分别对四种临床上常用的冷疗法操作进行阐述：

1. 冰袋冰敷　用冰块或冰水作为媒介，外敷作用于人体受伤的部位（图24-1），一般建议冰敷时间为15~20min。冰敷时每隔1~2h观察局部情况，以免冻伤。新型冷疗加压装置的出现，大大减少了传统制冰（冷）法的时间及空间限制，可以任意调节所需冰块的温度及大小，并使冰块最大限度地均匀覆盖患处。应用灵活方便，使冰敷效果加倍，不易产生冻伤，用完后可以将冰袋内的冰回收进冷却器内重复使用，减少浪费。

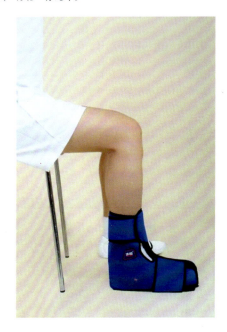

图24-1　受伤部位冰敷

2. 冰水疗法　将冰块置于一水桶中，再加入水，混合成冰水，然后将受伤肢体放置于水桶中，即可进行冰水疗法（图24-2）。一般建议的冰水疗法温度是10~15℃，治疗时间为15~20min。此种方法常用于康复期的治疗及训练后放松；对于烧伤患者，冰水治疗可以显著减轻组织损伤程度。

3. 冰按摩　利用冰块在皮肤表面进行按摩治疗，可同时达到冰敷与按摩两种治疗效果。以画圈圈方式进行局部按摩，使皮肤产生先冷，然后烧、刺痛，之后变成麻的感觉，一般需5~10min。若损伤部位较大，则需要延长治疗时间至10~20min。

4. 冷喷雾　是冷疗中最快速的制冷方法，

常用于运动损伤的现场急救。运用冷镇痛喷雾剂（氯乙烷等）作局部喷射。将喷雾剂与皮肤距离30~40cm，喷射8~10s，至皮肤出现一层"白霜"为止。根据病情喷射20s后可再喷射，一般不能超过3次，以免发生冻伤。

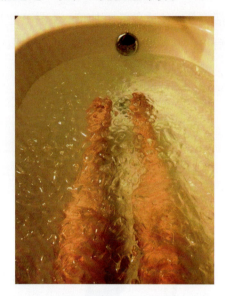

图24-2 冰水疗法

四、临床应用

（一）适应证

1. 闭合性软组织损伤 如肌肉拉伤、韧带损伤、挫伤等，冷疗是急性损伤早期公认的紧急处置方法之一。

2. 骨折术后 冷疗是骨科创伤或损伤后普遍采用的一种治疗方法，尤其是冰袋冷敷能明显减轻骨折后及术后早期疼痛，减少出血量及肿胀，从而间接减少伤口裂开、皮肤坏死等并发症的发生。

3. 关节置换术后 冷疗法可降低关节置换术后的疼痛，减轻肿胀，抑制出血，增加关节活动度，加速康复进展，有效促进膝关节的功能恢复。

4. 膝关节镜术后 关节疼痛及肿胀是膝关节镜术后普遍存在的问题，冷疗法能显著减轻疼痛及肿胀，使患者能早期进行功能锻炼，促进了患者膝关节功能的早日恢复，减少了并发症的发生。

5. 脑外伤和脑部疾病 颅脑低温法可降低脑的能量消耗，提高其缺氧的耐受性，并可降低颅内压，减少脑脊液的分泌；可抑制网状结构的病理活性，从而为脑部手术赢得宝贵时间；可减少大脑不可逆损伤的发生，为患者伤后功能恢复营造了良好的条件。

6. 烫烧伤 可减少烫烧伤处组织损伤。

7. 高热、中暑 可迅速降温，缓解病情。

8. 早期炎症 如睑腺炎、急性牙源性淋巴结炎、腮腺炎、关节炎急性期、软组织感染早期等，可减轻炎症反应。

9. 其他 如偏头痛、神经痛、纠正胎位不正、缓解痉挛等均可使用冷疗法治疗。

（二）禁忌证

1. 绝对禁忌证 如对寒冷过敏、荨麻疹、雷诺氏病、阵发性寒冷性血红蛋白尿、闭塞性脉管炎等。

2. 相对禁忌证 心血管疾病、高血压、外周血管障碍、关节炎、糖尿病、风湿病、嗜铬细胞瘤；冷疗会降低肌肉灵活性，使运动成绩下降，因此，在训练前不宜使用。

（三）注意事项

（1）一般人类皮肤被冷却至2.2℃之前，不会冰冻，但应注意局部冰灼伤（24h内表现为皮肤发红、触痛和肿胀，12h中症状加剧，然后数日内消退）。必要时可在局部涂液状石蜡或橄榄油保护。亦有患者出现全身性反应，如面部发红、血压下降、心跳变快、皮表冷并有广泛的红斑，严重者局部疼痛及肌肉痉挛。

（2）在治疗中注意身体的不同部位皮温不同，且与周围环境温度均有密切关系。当室温为23℃时，足皮温27℃，手皮温30℃，躯干皮温32℃，额部皮温33~34℃，四肢末梢温度最低。

（3）治疗时的感觉，先出现发凉—灼痛—

麻木感，有些人往往不能耐受而停止，要鼓励患者坚持治疗。

（4）治疗时应注意温度刺激缓慢程度与体温的差别、作用面积的大小、重复应用的次数、机体的反应性等。

（5）冷疗法对有深静脉血栓患者的治疗仍存在争议，此类患者需要谨慎使用。

（张继荣　张　谦）

第二节　冷冻疗法

一、概述

（一）定义

冷冻疗法（cryotherapy）是利用致冷物质和冷冻器械产生的0℃以下低温，作用于人体局部组织，以达到治疗疾病的一种方法。

（二）物理特性

利用物理吸热现象，使人体局部组织迅速降温冷冻，降到所要求的程度。

二、制冷原理及生理作用

（一）制冷原理

1. 相变制冷法　利用低温物质或冷冻剂物理状态（固态、液态、气态）的变化过程所发生的吸热，如溶解热、升华热、汽化热，使周围介质冷却而制冷。

（1）利用溶解过程（固态→液态）制冷法：有冰及盐的混合物，即冰盐合剂，如三份冰和一份食盐可产生-20℃低温；两份冰和一份浓硝酸（须事先放在冰箱中冷却）可达-56℃低温。用时必须将冰和盐捣碎，并充分混合，才能达到前述温度。冰盐合剂在医疗上已很少采用。

（2）利用升华过程制冷法：有二氧化碳（干冰），温度-78.9℃，由于其导热力差，应将它混在一种适当的液体（如丙酮、乙醇、三氯乙烯等）中使用。

（3）利用蒸发过程制冷法：如氯热乙烷喷洒制冷。常用的还有液氮、二氧化碳等。

2. 节流膨胀制冷法　按焦耳-汤姆孙效应（Joule-Thomson effect）使高压气体或液体通过阀门或小孔而绝热膨胀产生低温的方法。在室温下节流膨胀制冷决定于所用气体是否高于"转化温度"。高于室温的二氧化碳、氮等经节流膨胀时产生冷却效应；低于室温的氢、氦等经阀门膨胀时，气体温度反而升高。

3. 温差电制冷法　利用直流电通过两种不同的导体或半导体交换处所产生的温差，即利用佩尔捷效应（Peltier effect）产生低温的冷制方法。用几级串联法可获得更好的制冷效应。有人用三级温差电制冷，可达-123℃的低温。

（二）生理作用

人体对冷刺激的反应包含局部反应和全身反应，局部组织降温是其生物学效应的基础。

1. 对局部组织的影响　局部冷冻首先引起皮肤、肌肉和关节等温度下降。皮肤表面温度在应用冰袋20min后达13℃，水浴后达8℃，用冷冻胶后甚至达4℃。将冰袋放在人体腓肠肌部位，可使局部皮温降低22℃；皮下温度降低13℃；肌肉温度降低10℃左右。腹部冰敷30min，可使腹膜间区温度降低4~8℃。其作用强度与体质、年龄、皮肤厚度、皮肤散热、作用物质、参与反应部分的热传导、比热及作用时间和面积有关。组织细胞因寒冷破坏的临界温度一般在-20℃左右，但不同的组织存在很大差异。如骨组织和皮肤角质层对冷冻具有一定抵抗力。冷冻使局部组织细胞破坏的机制是：细胞脱水，电解质浓缩到有害程度，pH降低，细胞内外形成冰晶，类脂蛋白复合体变性，血流淤滞及低温休克等。冷冻后的复温过程对组织细胞同样有破坏作用。

2. 对血管的影响　组织致冷的直接结果是引起血管收缩，冷冻刺激是一种强力的血管收缩因素，可使外周血管收缩，微循环停止，明显减少外周血流量，并改变血管的通透性，有助于减少渗出，防止水肿。冷冻引起的血管运动反应为代谢抑制，使血肿、创伤性和炎症性水肿消减，并抑制淋巴的生长。但长时间冷冻反而可引起血管的扩张反应。冷冻达一定深度时，可使血管内膜增生，致管腔狭窄，血液淤滞以及血栓形成，局部血液循环障碍，组织缺血坏死这种现象多发生在小血管和毛细血管。大血管对冷冻的抵抗力很强，在 $-80℃$ 低温作用下，血管内的血液只是被暂时冻结，复温后血流再通，不致引起血管破裂。

3. 对神经系统的影响 持续冷冻作用于皮肤感受器后，首先引起皮肤感受器兴奋，继之抑制，最后麻痹，使神经传导速度减慢，以至暂时丧失功能。患者首先感觉冷冻部位发冷，以后有烧灼及刺痛感，最后才是痛。由于冷冻可使冷冻部位感觉敏感性降低，因此冷冻有镇痛麻醉作用。动物实验证明，冷冻使轴突反射减弱，当温度降低至 $6℃$ 时，运动神经即受到抑制；降至 $1℃$ 时，感觉神经也被抑制。神经干受到冷冻，若不适当，可造成损伤，使用时应注意避开神经干。但瞬时冷冻对神经有兴奋作用。

4. 对肌肉活动影响 冷冻肌肉后的三期反应可由肌电位改变而确定，第一期显示远端小肌群活动性增高而出现跳动；第二期显示远端小肌群活动性相对减弱；长时间冷冻则出现第三期：近端肌群活动电位增高，并出现肌肉震颤。最初冷冻有刺激效应，增加一些运动单位随意活动的可能性。长时间冷冻，则在皮肤外感受器的刺激下，使肌梭传入纤维和 α-运动神经元的活动受到抑制，而使肌张力下降；冷冻还能明显限制肌梭活动的交感神经支配，由此产生的刺激阈升高，可使痉挛患者肌张力下降，抽搐受抑制和牵张反射降低；局部冷冻还可使神经肌肉的化学物质传递减慢，因而肌肉的收缩期、松弛期及潜伏期均延长，降低肌张力，肌肉收缩与松弛的速度，肌肉的电兴奋性减弱，而缓解肌肉痉挛并减轻肌肉痉挛性疼痛。

5. 对皮肤的影响 人体皮肤的冷觉感受器比热觉感受器数目多，因而对冷冻刺激比较敏感，并可反射性地引起局部的和全身的反应。在皮温降至冰点前，皮肤血管收缩，触觉敏感降低，皮肤麻木；降至冰点时，皮肤骤然变白而坚硬；继续加深冷冻，则发生凝冻而稍显隆起；冷冻消除后由边缘区逐渐向中心区出现潮红，在冷冻区中可出现水肿，甚至大疱、血疱。各种病变冷冻达到一定深度后，局部便发生坏死。由于冷冻坏死后退行性变较轻，成纤维细胞不活跃，上皮迅速再生，一般不留明显瘢痕，但局部组织色素大都减退，以皮肤最明显，一般在半年至一年逐渐恢复。

6. 对代谢的影响 冷冻可增强代谢功能，提高基础代谢率，而降低被冷冻组织的代谢，减少其耗氧量。

7. 对免疫功能的影响 临床实验证明，组织细胞经冷冻破坏后，可形成特异性抗原，使机体产生相应的免疫反应。

8. 抗炎作用 冷冻对炎症的症状有良好治疗作用，但仅限于炎症的急性阶段，若用于亚急性炎症，则可能出现相关组织损害。

9. 远隔作用 冷冻可引起热调节的改变和全身反应。例如，体温调节对抗反应、交感反应、冷加压反应（高压升高）及抗体的适应等。此外，冷冻作用于一定的节段区域，皮肤可通过节段反射引起相应某个内脏的反应，如腹部冷敷可反射性地增强胃肠道功能，促进胃酸分泌增加。但是，如果直接冷冻消化道，则效果恰恰相反。

三、设备与操作方法

1. 设备 根据采用的冷冻方法而配备冷

冻剂、贮冷器（图24-3）、冷冻治疗器等，后者如低温冲击治疗仪：通过喷枪喷射出高压（50bar）超低温（-78℃）的CO_2直接作用于治疗部位，形成干冰微晶，迅速升华带走大量的热而达到局部降温（图24-4）的目的。采用非破坏性冷冻时，常需备有浴桶、浴盆、大毛巾、冰袋、冰箱等。

2. **方法** 常用局部冷冻治疗有下列一些方法。

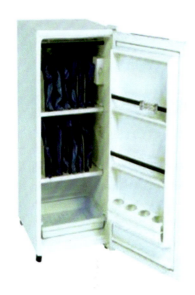

图24-3 冷疗机

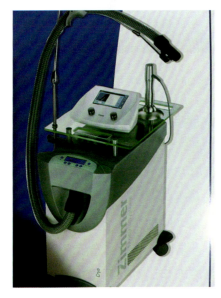

图24-4 低温冲击治疗仪

（1）冷敷法：是常用的简便方法，有下面几种。

1）将毛巾浸入碎冰中，然后拧去多余的冰水及冰渣，敷于治疗部位，包裹、包扎或压迫。治疗肌肉痉挛时间为8min，4min时更换一次。

2）冰袋法：将捣碎的冰块放入冰袋中，治疗时将冰袋敷于患部，时间依病情而定，同一治疗部位一般不超过24~28h。

3）将冰块隔着垫物（如大毛巾）置于病变部位，使局部温度逐渐降低，治疗时间20~30min。

4）冰块按摩：将冰块直接放于治疗部位，或持冰块在治疗部位表面来回接触移动。本法刺激作用较强，治疗时间一般5~12min，以不引起皮肤发生凝冻为宜。

5）循环冷却法：有体外法和体腔法两种。体外法是将小管盘成鼓状放在体表，冷水或冷冻剂通过管内循环致冷。体腔法是将冷冻剂通过小管与放入体腔内的囊相连接，常用于胃肠道的局部冷冻治疗。

（2）冰水浸浴：用冰水（冰和水以1∶1混合）（±5℃）将患部浸入其中，多用于四肢部位的治疗。开始时可有痛感，每20~30s将治疗部位从浴器中抬出一次，反复进行，持续治疗4min左右。

（3）喷射法：直接将冷冻剂经液管呈雾状喷射到病变局部。喷射范围根据治疗部位而定，特别适用于高低不平和范围较大的病变部位（图24-5，图24-6）。如氯乙烷喷射法，时间20~15min。多采用间歇喷射，如一次喷射3~5s停止30s，反复进行多次。治疗时，观察皮肤反应，不引起皮肤凝冻为宜。

四、临床应用

（一）适应证

1. 康复科疾病

（1）创伤早期：休息、冰敷、加压和抬

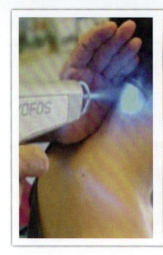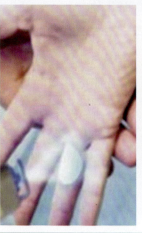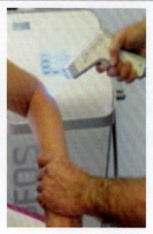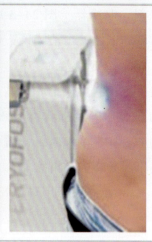

图 24-5　喷射法冷冻治疗

● **骨折术前消肿**

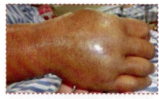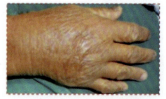

治疗前　　　　　　　　　治疗后

● **骨折术后消肿**

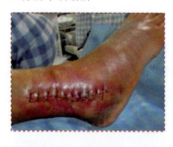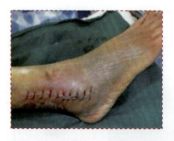

图 24-6　喷射冷冻治疗骨折患者

高是很多肌肉、骨骼损伤的初步处理步骤。例如，踝关节损伤的常规治疗是在 6~24h 内每 30min 冰敷 20min，或每 2h 冰敷 30min。

（2）慢性疼痛：一些研究发现冰按摩治疗与经皮神经电刺激疗效相当。

（3）中枢性痉挛：10~20min 的冷冻治疗，可降低中枢性痉挛的肌张力，提高主动运动的分离。有趣的是对多发性硬化患者全身冷冻治疗似乎有减轻疲劳、改善平衡、提高肌力的作用。

2. 皮肤疾病　神经性皮炎、瘙痒症、皮肤赘生物、血管瘤、痣。

3. 五官疾病　鼻出血、耳廓假性囊肿。

4. 妇科疾病　宫颈炎。

5. 其他　肿瘤等。

（二）禁忌证

局部冷冻疗法对有局部血液循环障碍者要特别慎重，禁用于慢性动脉栓塞性疾病、动脉硬化者，对冷冻敏感或过敏者、肢体麻痹及患部皮肤感觉障碍者（如雷诺病），以及严重的寒冷性荨麻疹、冷球蛋白血症、冷纤维蛋白血症、严重冻疮、严重糖尿病等患者亦禁用。对冠心病、年老体弱、幼儿等对冷冻治疗不耐受者慎用。

(三) 注意事项

（1）治疗前，应向患者说明冷冻的特点及治疗的正常反应，消除其精神紧张，取得密切合作。

（2）要求患者在治疗过程中不要随意变换体位或接触冷冻器，有不适应及时告知工作人员。

（3）应用冰敷贴法时，应掌握治疗时间，观察局部情况，防止过冷引起组织冻伤，特别对创伤部位治疗时间以不超过48h为宜，否则易引起冻伤及延长伤口愈合。

（4）注意保护非治疗部位，操作时避免致冷剂外漏至正常组织。可在周围垫以毛巾保护。

（5）冬季在非治疗部位应注意保温，以防感冒。在进行局部冷疗时偶尔会出现寒战等全身反应，此时可在身体其他部位同时施行一些温热治疗，如热敷、红外线或透热等便可避免。

（6）加压冷冻治疗时，应避开主要神经分布区，以免损伤神经。皮下脂肪较少的部位不宜加压过重。

（7）眼部治疗时，注意防止致冷剂损伤角膜。

（8）喷射法治疗后局部会出现水肿，渗出较多，应严格选择适应证，禁用于头面部，以免造成眼、鼻、呼吸道的损伤。

（9）个别患者可出现面色苍白、头晕、恶心、脉缓等，这些症状可能是由于冷冻后组织破坏，释放出大量组织胺等活性物质，而引起机体特异过敏反应，或由于患者在治疗过程中，精神过度兴奋所致。一般平均10~30min，即可自行恢复。

（10）局部副作用：可能产生疼痛，必要时给予止痛药物。产生肿胀，一般可自行消退，水肿严重时可出现大疱、血疱、渗液，必须注意预防继发感染。冷冻治疗后3~5d保持创面清洁、干燥，结痂后禁用手揭，让其自然脱落。色素脱失，一般在3个月到半年恢复正常。冷冻治疗一般不留瘢痕或留有轻微瘢痕，较深的肿瘤组织冻后瘢痕明显。

（谢 荣）

第二十五章　压力疗法

压力疗法（compress therapy）是指通过对肢体施加压力，达到治疗疾病目的的一种治疗方法。如果将正常的环境大气压设为"0"，则高于环境大气压的压力为正压，低于环境大气压的压力为负压。故压力疗法可分为正压疗法、负压疗法及两种压力交替的正负压疗法。

第一节　正压疗法

正压疗法指利用高于大气压的压力作用于人体的治疗方法。目前临床常用的方法包括正压顺序循环疗法、皮肤表面加压疗法（压力衣）及体外反搏疗法。

体外反搏（external counter pulsation，ECP）疗法通过提高动脉舒张压，促进侧支循环的建立，改善器官组织的缺血状态，主要用于治疗冠心病及其他缺血性疾病，在此章节不做赘述。

一、正压顺序循环疗法

（一）概述

正压顺序循环疗法，又称间歇充气加压（intermittent pneumatic compression，IPC）、空气波压力治疗、气囊压力治疗等，是指利用顺序循环加压设备（sequential compression devices，SCDs），按预定的程序，通过多腔体充气囊依次对肢体远端、近端加压（图25-1）。

治疗设备由主机（气泵和控制系统）、导气管道和充气囊三部分组成。不同型号的设备，气囊腔有4~12个不等，每腔压力在0~250mmHg范围可调，通常采用梯度加压方式，可作用于上下肢、髋部等。

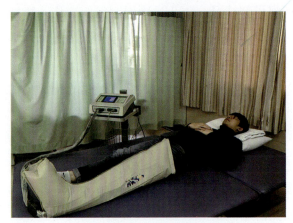

图25-1　正压顺序循环仪

（二）治疗原理及治疗作用

1. 提高组织液静水压，促进静脉血液及淋巴液回流　正常人体组织静水压约为1.33kPa，肢体加压时，组织液静水压可提高至6.67kPa以上，从而促使组织间液向静脉、淋巴管回流。同时，多个独立气囊由远端向近端间断、有序地充气、放气，形成梯度压力差，从而使静脉血及淋巴液回流增加，有利于减轻患肢肿胀、疼痛。

2. 增加纤溶系统的活性　正压顺序循环疗法使静脉排血量增加、血流速度提升，增加纤溶系统的活性。研究表明，正压顺序循环疗法与药物联合使用时，可进一步预防深静脉血栓的形成。

(三) 治疗技术

1. 第一步 确定治疗开始时机及治疗量。一般来说，生命体征稳定即可开始治疗，每日2次，每次30min。有研究提出，为了预防髋、膝关节置换术后的深静脉血栓形成，应在手术结束后立即开始治疗，之后应根据患者肢体活动情况，每日使用6~8h，直至患者自由下床行走。甚至有研究提出手术前即可开始治疗。

2. 第二步 对患者及其家属进行宣教。治疗前向患者及其家属介绍治疗原理及治疗过程中可能出现的问题和解决办法，尽可能消除患者的恐惧心理，争取其积极配合。

3. 第三步 确定患者需治疗的部位，选择合适的充气囊。将主机电源插入一个合适的插座中，再将主机、导气管、充气囊相连接，将电源开关打开。

4. 第四步 确定工作模式，设定各气囊充气的压力及顺序。一般会按照远心端向近心端的顺序依次加压，但是，若患者肢体某处有伤口，可在此处腔体的压力设为"0"，可减少对伤口处的加压。

5. 第五步 治疗过程中随时询问患者感觉，密切观察患肢皮肤颜色变化，若有不适，暂停治疗。治疗结束后观察患肢皮肤是否有破损，如有损伤，应进行相应处理并暂停治疗或调整治疗方案。

(四) 临床应用

1. 适应证 长期卧床、手术被动体位者（如全髋、膝关节置换术后）及其他人群（剖宫产术后）预防下肢深静脉血栓形成，复杂性区域疼痛综合征（如脑血管意外后的肩手综合征），肢体创伤后肿胀，静脉瘀滞性溃疡，淋巴回流障碍性水肿等。

2. 禁忌证 近期的深静脉血栓形成，未得到有效控制的肢体重症感染，大面积溃疡性皮疹等。

3. 注意事项

（1）治疗前应检查设备是否完好。

（2）治疗前应检查患肢有无未结痂的溃疡、压疮，若有则应加以保护再行治疗，若有新鲜出血伤口，则暂缓治疗。

（3）治疗应在患者清醒状态下进行，若患肢存在感觉障碍，则应多加注意。

（4）对老年、血管弹性差的患者，治疗应从低剂量开始，之后逐渐增加至所需治疗压力。

（5）使用后的充气囊应紫外线照射消毒。

二、皮肤表面加压疗法

(一) 概述

皮肤表面加压疗法，又称压力治疗，是指持续对皮肤表面施加适当压力的治疗方法，常用于控制瘢痕增生，促进残肢残端塑形，防治肿胀，防治下肢静脉曲张和预防深静脉血栓形成等。

绷带和压力衣是最常用的两种加压方式。绷带加压法包括弹力绷带加压法、筒状绷带加压法、自粘绷带加压法等，压力衣加压法包括量身定做压力衣加压法、成品压力衣加压法和智能压力衣加压法。

(二) 治疗原理及治疗作用

1. 通过局部的机械压力促进血液回流 一方面，类似于正压顺序循环疗法，皮肤表面加压疗法可促进静脉血液、淋巴液回流，增加纤溶系统的活性，有利于减轻患肢肿胀，预防深静脉血栓形成；另一方面，借助皮肤表面的外加弹性压力，使曲张变薄的浅静脉壁被迫回缩，防治下肢静脉曲张。

2. 使局部缺血缺氧，控制瘢痕增生 压力治疗在缺氧状态下影响线粒体的功能，减少胶原纤维的产生；促进溶酶体酶、胶原酶的释放，从而破坏胶原纤维，使之由螺旋状变为平行排列。经循证医学证实，压力治疗是防治增生性瘢痕最为有效的方法之一（图25-2）。

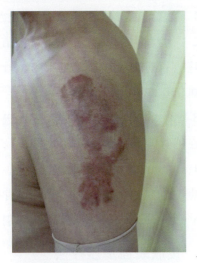

A. 肩部瘢痕（治疗前）

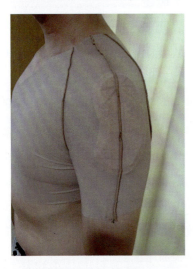

B. 肩部瘢痕压力衣及压力垫

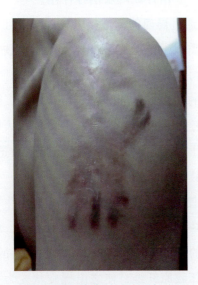

C. 肩部瘢痕（治疗后）

图25-2 肩部瘢痕及压力治疗

（三）治疗技术

以下主要介绍量身定做压力衣的操作方法。

1. **第一步** 测量。用皮尺准确测量患肢的周径，以及压力衣覆盖部位的范围。

2. **第二步** 计算及画图。根据治疗目的确定压力衣的样式和压力大小，并画出图纸。临床上压力大小通过控制缩率来实现。以 L_1 代表实际测量的长度，以 L 代表所需的长度，以 $n\%$ 代表缩率，则三者之间的关系为：$L=L_1/(1+n\%)$ 或 $n\%=(L_1-L)/L$。缩率（$n\%$）的范围一般为 0~20%，根据治疗目的、患肢情况等选择相应的缩率。

3. **第三步** 裁剪、缝制。在压力布上裁剪出图纸的形状，注意布料弹性的方向须与所加压部位的长轴垂直。使用缝纫机、锁边机等对布料进行缝制及锁边。

4. **第四步** 试穿、测压及调整。患者试穿压力衣后检查是否合身，询问患者有无受压感，原关节活动是否受影响。观察局部皮肤组织血运情况，必要时使用专门设备测压。若有需要及时进行调整。

5. **第五步** 交付使用及随访。压力衣交给患者后，告知其穿戴方法，嘱咐其尽量做到全天佩戴（除洗澡等特殊情况以外），以及清洗和晾晒注意事项，视患者情况定期随访。注意，压力衣的压力随着穿戴时间的延长而减退，需调整或重新制作压力衣。

（四）临床应用

1. **适应证** 各种原因所致增生性瘢痕，肢体肿胀，截肢后残肢残端塑形，防治下肢静脉曲张，预防深静脉血栓形成。

2. **禁忌证** 近期的深静脉血栓形成，未得到有效控制的感染性创面，脉管炎急性发作等。

3. **注意事项**

（1）应用越早疗效越好。

（2）压力应持续保持在 24~25mmHg，接近皮肤微血管末端的压力。

（3）长期持续加压。每日加压23h以上，每次间断不超过半小时。另外，需要长期佩戴，直至瘢痕成熟或肿胀消退等。

（4）关节处等特殊部位应使用压力垫、支架等以保证加压效果。

（5）如果患者需要长期佩戴，则准备至少两套压力衣交替使用，以保持最大压力。使用中性洗涤液清洗，平铺下阴干。

（6）应配合药物、手术、功能锻炼等方法，以达到最佳的治疗效果。

（郑雅丹　胡昔权）

第二节　负压疗法

一、概述

（一）定义

负压疗法（negative pressure therapy，NPT）也被称为负压创面治疗技术（negative pressure wound therapy，NPWT），是近二十年来创立并日趋成熟的创面治疗新方法，通过将吸引装置与特殊的伤口敷料连接，间歇或持续地使伤口保持负压状态，从而达到治疗创面的目的。该技术引入临床后，不断被发展完善，且在对复杂创面处理上产生了重大的积极影响。NPWT包括两项关键技术：负压封闭引流（vacuum sealing drainage，VSD）技术和负压辅助愈合（vacuum assisted closure，VAC）技术。

负压疗法已有较长历史，Heaton由1898年开始应用负压吸引，1954年Chaffin率先采用电动真空泵作为负压源。1960年以后，医院中央吸引系统的建立使临床的负压应用成为可能。1985年，美国的Chariker和Jeter医生用纱布包裹外科引流管置入伤口内，盖上透明密封贴膜，并用贴膜包裹引流管，将引流管接于负压泵治疗腹部外伤合并肠瘘的患者，起到了一定的疗效。乌尔姆大学创伤外科的Fleischmann博士等人于1993年首次将负压应用于治疗软组织创面感染，效果显著。1994年，裘华德教授引进负压治疗技术，应用于普通外科手术及感染性创面治疗，发展改良并将之命名负压封闭引流（vacuum sealing drainage，VSD）技术。1997年，美国维克森林大学的Argenta和Morykwas等人相继对这项技术进行了临床和实验研究，发明了负压辅助愈合（vacuum assisted closure，VAC）装置，并获得了美国食品和药物管理局（FDA）的认可，在北美和欧洲得到了迅速推广。美国运动概念公司研发的新型VAC治疗设备–VAC Instill系统，允许注入液态治疗药物，对减少创面病原微生物和控制疼痛特别有效，增强了VAC技术的治疗效果。

VSD是指用内含有引流管的医用泡沫敷料覆盖或填充皮肤、软组织缺损的创面，再用生物半透膜对之进行封闭，使其成为一个密闭空间，最后把引流管接通负压源，通过可控制的负压引流创口过多的渗血、渗液，从而促进创面愈合。VSD敷料为一种泡沫型合成材料，成分为聚乙烯醇（polyvinyl alcohol），无毒，外观形同海绵，质地柔软富有弹性，孔隙直径0.2~1mm，透水性好、张力强、吸附性好、可塑性强，并具有很好的生物相容性。敷料侧孔包埋的引流管为14~18号的硅胶硬管，包埋段的引流管口处布满密集的侧孔以保证高负压下仍通畅引流；贴膜为具有类似皮肤水分子透过性的低致敏型半透膜，其成分为聚氨酯（polyurethane），允许水蒸气透过但不能透过液态水，无色透明，具有良好的透气、透湿性能，还能防止细菌入侵，同时黏着力强，长期使用也很少发生皮肤不良反应；负压源可为便携式负压引流瓶、固定电动吸引器或中心负压，一般将负压维持在450~600mmHg（1mmHg=0.133kPa）。

VAC是选用内孔隙相对较大的医用泡沫覆盖伤口，封闭包括整个伤口在内的类似吸盘装置，通过粘贴材料上附带的管道做负压吸引治疗。VAC系统包括负压创伤治疗仪、敷料、黏性薄膜、集液灌、SensaTRAC密封垫。伤口敷料有黑色和白色两种，空隙大小为0.4~0.6mm，黑色敷料为疏水性多聚氨基甲酸酯，因较稀疏，更能有效地去除创面渗液，用于填充伤口及刺激肉芽组织生长，贴合人体深部及不规则的创面。白色敷料为亲水性聚乙烯乙醇化合物，比黑色敷料柔软、致密，适用于比较脆弱的组织，如暴露的肌腱、血管和骨组织等。此外，亲水性设计能够防止粘连，可在更换敷料时减小患者的痛苦，用于皮瓣转移和植皮部位，能有效提高皮瓣和植皮成活率。SensaTARC密封垫是一连接到伤口敷料的圆盘状结构，材质柔软，设计独特，可降低组织损伤的危险性，并能高效去除渗液，减少堵塞的概率。相对于VSD采取的负压范围，VAC采用低负压治疗，负压范围一般为75~125mmHg（1mmHg=0.133kPa）。

（二）物理特性

1. 创面封闭性 在对创面处理后应进行封闭处理，将创面与外界环境隔绝开来，阻止了外来细菌侵入，避免交叉感染，也提供了湿润的伤口环境，同时为创造负压环境提供条件。

2. 生物半透性 由于采用了具有生物相容性的粘贴薄膜，具有阀门功能，有良好的透氧和透湿性，能防水，其弹性和顺应性好，轻薄柔软，适用于身体各个部位。

3. 负压可控性 通过引入负压源，提供了压强相对稳定的负压环境，还可根据实际需求对压强进行调节。

4. 全方位引流性 将传统的点状或局部引流，变为了面状引流，保证能随时将创面的每一处的坏死组织和渗出液及时排出体外。

二、治疗原理及治疗作用

（一）作用机制

NPWT是一种有效的新型治疗手段，优于传统治疗方法，下面阐述的是目前国内外学者广泛认可的机制，但仍需继续深入研究，使其更好地应用于临床。

1. 改善创面血液循环 改善创面血液循环是创面愈合最重要的机制，创面修复过程中必需的氧和营养物质只有通过血流才能运输到创面，而局部产生的大部分毒性物质和代谢产物等也主要经血流输送出创面。NPWT引起微循环流速和血管口径的变化可能是以下三种机制共同参与的结果：①负压作用局部与周围组织表面的压力差促进创面血流灌注；②血管壁通透性随血管压力差而增大，故使闭塞的创面组织毛细血管重新开放；③血管壁的伸展刺激和血流速度的增大可以影响血管内皮细胞的形态、结构和功能，促进其分泌一些血管活性因子（NO、cGMP等），进一步扩张微血管。

2. 减轻水肿和清除渗出物 水肿也是阻碍伤口愈合的原因之一，组织肿胀后增大了组织细胞间的距离，并压迫创伤内的微血管，阻碍了细胞间的物质交换，导致创面缺血低氧。另外，创面及创周组织的水肿易引起微血栓形成，加重了创面微血管的后负荷，阻碍了创面的微循环。此外，创面渗液中往往含有大量抑制创面愈合的物质，如细菌、炎性细胞因子和机制金属蛋白酶等。因此，通过负压吸引能清除伤口渗出液和坏死组织，减轻组织间压力，缩小组织细胞间隙，增加局部血流量，从而缓解组织水肿。

3. 稳定创面局部环境，提高抗感染能力 稳定湿润的局部环境可以增强创面上皮再生，活化组织基质，促进生长因子的释放，刺激细胞增殖，促进创面修复与愈合。NPWT的半透膜和敷料一起起到了类似皮肤屏障的作用，使创面保持湿润和适宜的封闭环境，利于组织修复与愈合。另一方面，封闭的创面有效隔绝外界病原微生物的侵入，降低了交叉感染的概率，使组织的抗感染能力得到提高，且通过负压吸引将创面渗液、坏死组织及细菌及时清除，减少了细菌数量，还减少了其繁殖的培养基。低氧和相对缺氧状态既可抑制创面细菌生长，又可促进成纤维细胞的增殖，加快创面愈合。虽然NPWT在各种感染性软组织损伤的治疗中取得了良好的效果，但国内外诸多学者将对于其控制感染的机制尚无统一结论。

4. 促进创面肉芽组织的生长　创面愈合离不开肉芽组织的形成，健康的肉芽组织为植皮提供良好的软组织条件，并为上皮爬行提供支持。NPWT之所以能促进肉芽组织生长，除减轻创面水肿、促进血管生长、增加血流灌注和控制感染外，有学者认为，NPWT治疗产生的微机械应力可能是促进肉芽组织形成最主要的原因，微机械应力作用于细胞膜，细胞膜发生张力变化并通过细胞内信号传导传入细胞核，细胞核指导细胞合成分泌创面愈合所需的各种细胞因子。这就将物理的牵张力转化为生物化学变化，从而刺激细胞的增殖和分化，加快新生肉芽组织的形成。NPWT还减少了因更换辅料对新鲜肉芽组织的损伤。

5. 其他分子机制　如减轻创伤后免疫抑制，促进修复细胞增殖，抑制细胞凋亡等。

（二）治疗作用

在骨科多种类型的疾病中，NPWT在临床治疗中具有重要的作用。相对于传统的负压引流技术，NPWT具有以下5个明显的优势。

1. 治疗时间明显缩短　负压封闭引流是一种全创面高负压的持续高效引流，加上其改善局部微循环，促进肉芽组织生长的作用，使治疗时间明显缩短。

2. 减少患者痛苦，并减轻工作量　一次负压封闭引流可以保持有效引流7d左右，加之治疗时间的缩短，换药次数锐减。因此，减少了频繁换药给患者带来的痛苦，这在幼年患者中表现尤为突出，也使医护人员从繁忙的换药工作中解放出来。

3. 能有效避免交叉感染　负压封闭引流是在一个密闭的系统内进行，生物透性薄膜构成阻止细菌入侵的屏障，有效地预防了常规换药和引流可能招致的污染和感染，减少抗生素的应用。

4. 高效、全方位、零积聚，保证引流效果　促进创面血运采用持续负压吸引的方法，变被动引流为持续主动吸引，不留任何腔隙，其压力的高低基本符合生理条件的要求，故不影响血液循环。更重要的是，持续负压吸引促进了创面组织的体液向引流管方向不断流动，为创面的血液循环提供了有效的、持续的、辅助的动力。

5. 避免无效腔形成及缩小创面　NPWT在引出渗液的同时使引流腔壁内陷，随着医用泡沫材料的渐次退出，腔壁紧密贴合，有效地预防了残余脓肿及无效腔的形成。对于浅表创面可以起到靠拢组织，缩小创面，减小植皮面积的效果。

三、治疗技术

负压封闭引流技术的操作可以分成5个步骤：清创、放置敷料、封闭创面（把引流区与外界隔绝）、维持负压（开始引流）、观察和护理。

1. 清创　是一种外科基本手术操作。清除创面的血块、脓液、坏死组织和异物，分离期内纤维分隔，敞开无效腔。伤口初期处理的好坏对伤口愈合、受伤部位组织的功能和形态的恢复起决定性作用，应予以重视。在应用

NPWT 时，清创仍是必要的，但更重要的是保证被引流区的彻底开放。

2. 放置敷料 应在无菌条件下按照创面的大小和形状对医用泡沫敷料进行设计（剪裁和拼接），务必使泡沫敷料置入创面后能够充分接触并覆盖整个创面。创面较大时可使用多块材料，把多侧孔引流管置入泡沫敷料内，将带引流管的泡沫敷料块填入创面。若创面较深，须将敷料填充底部，不留死腔。

3. 封闭创面 良好的封闭是保证引流效果的关键，当封闭部位比较平坦宽阔时，密封比较容易，而在诸如面部、会阴部、手足等形状复杂部位，或有外固定时，则相对较困难。首先需清洁干燥周围皮肤，粘贴时薄膜的覆盖范围要包括3~4cm的创缘健康皮肤。引流管出创面边缘处，则可采用"系膜法"，即用足够长度的薄膜先包裹引流管，多余的薄膜对贴成系膜状，再敷贴在创面周围。这样可以有效地防止引流管出薄膜处的松动和漏气；遇到特殊部位如手足部就用"包饺子法"粘贴，即用适当大小的半透性粘贴薄膜从上、下覆盖手指或足趾，在周围将半透性粘贴薄膜互相粘贴，使手指或足趾部如同饺子馅，半透性粘贴薄膜如同饺子皮，以达到封闭的目的。

4. 维持负压 引流管接负压装置，开放负压，检查负压吸引管与接头连接是否严密。根据需要用三通管将所有引流管合并为一个出口，再接通负压装置。负压有效的标志是填入的敷料明显瘪陷，薄膜下无液体积聚。负压的高低和有无中断直接影响引流效果，需根据创面情况合理选择适用压力及维持时间。

5. 观察和护理

（1）负压的观察：保持创面持续有效的负压是引流及治疗成功的关键，也是护理的重点内容。应确保压力合适，还要确保各管道通畅、紧密连接，并妥善固定引流管。引流不畅可用生理盐水注冲洗引流管或引流管自带的侧管进行适当冲洗，使堵塞物及时软化排出，必要时予以更换引流管。吸引瓶应选用透明为宜，每日常规更换；在更换吸引瓶时，为防止引流管内的液体回流，应先钳夹住引流管，关闭负压源，然后更换吸引瓶，并严格执行无菌操作；负压瓶的位置要低于创面，有利于引流，注意观察引流液并记录量、颜色、性质。

（2）疼痛的观察与护理：应了解疼痛的性质、程度，正确评估疼痛的水平，了解其影响因素，必要时给予一定量的镇痛药，可使用放松疗法分散其注意力。

（3）易压迫部位的护理：如背部、骶尾部等处，应经常更换患者体位，用垫圈、被子等将其垫高、悬空，防止引流管被压迫或折叠，因而阻断负压源。

（4）营养的观察与护理：鼓励患者进食高热量、高维生素、易消化饮食，以促进创面内肉芽组织的生长，防止并发症的发生。

（5）指导功能锻炼：主要的锻炼方法是行局部肌肉收缩运动，并进行远端关节的功能锻炼，可有效地防止关节僵硬等并发症的发生。

（6）心理活动的观察与护理：详细介绍NPWT治疗创面的内容，消除患者的紧张心理，增强患者自信心，使其积极主动配合治疗、护理。

四、临床应用

（一）适应证

NPWT 的两项关键技术 VSD 和 VAC 在适应证方面略有不同，VSD 可用于创面和体腔引流，如肝部分切除术后引流、消化道瘘、胰腺炎的腹腔引流及胸外科、骨科手术后的大腔隙引流；还常见用于体表伤口引流，如感染伤口等；VAC 则主要用于治疗体表创面，特别是慢性创面，如四肢软组织挫裂伤下肢静脉溃疡、糖尿病性足溃疡、整形植皮创面、中小面积深度烧伤创面等。NPWT被广泛应用于各种急慢性创面的治疗，为骨科各类创面的治疗提供了一种安全、高效的新方法。NPWT被骨科广泛应用，在以下疾病中获得了良好的疗效，值得临床推广。

1. 骨筋膜室综合征 多数发生在骨折后，如前臂骨折、掌骨骨折、足骨骨折、胫腓骨骨折，尤其是胫腓骨骨折后发生最多，一经确诊，保守治疗无效，手术指征具备，应立即切开减压，切开必须及时和彻底。骨筋膜室综合征切开术后创面渗出液量较多，因切口长期开放，增加了感染的风险。NPWT在处理骨筋膜室综合征创面上发挥了明显的优势：充分引流创面渗液及快速减压，一定程度上减少了坏死组织的毒素进入血液循环，创面水肿消退明显加快，还能减少创口的感染率，有利于创面的早期愈合，或为二期创面修复创造条件，缩短了患者的治疗时间，也减少因频繁换药给患者带来的痛苦。

2. 慢性骨髓炎 是骨科疾病中常见却很棘手的疾病，治疗时间长，病情反复，往往给患者带来了巨大的痛苦和负担。传统方法是尽量清除病灶，切除坏死的骨头、瘢痕组织和无效腔，实施滴注引流，缺点是易沾湿被褥，且易造成引流不畅。NPWT治疗骨髓炎，可以主动充分地引流骨髓腔，医用泡沫促进肉芽组织增生，联合植骨、植皮或皮瓣移植，效果明显优于传统方法，伤口修复快，几乎零复发。在使用NPWT治疗慢性骨髓炎的同时还需有效使用抗菌药物，填充良好的软组织，合理修复骨缺损。

3. 开放性骨折合并软组织损伤 开放性骨折是骨科的常见病、多发病，常伴有软组织损伤。随着社会的发展，现代化高速工具的使用，所造成的开放性骨折日趋严重，病情越发复杂，治疗更加困难。预防、控制感染、覆盖创面、固定骨折是开放性骨折治疗的关键。对于一期不能闭合且有严重污染的开放性骨折，通过彻底清创，在清创的同时复位、牵引或以外固定支架固定，应用NPWT和选用合适的组织瓣覆盖创面能够取得满意的疗效。同时，在应用NPWT治疗期间，定期采集创面分泌物进行细菌培养和药敏试验，对于了解创面感染情况和指导用药具有重要意义。

4. 手足外伤 在临床上并不少见，由于此类创口均有不同程度的污染，软组织缺损面积大，不宜立即行组织移植。若反复采用常规换药，则易刺激血管，导致血管痉挛，血栓形成，反复换药还增加了感染的概率，导致再植失败。通过NPWT处理创面，可刺激肉芽组织生长，减少血栓形成，同时引流充分，且不影响再植手指的远端血供，在有利于皮肤缺损修复的同时也扩大了再植的适应证。

（二）禁忌证

NPWT只是一种治疗创面的辅助手段，不能替代清创术在治疗各种创面中的作用，也不能因NPWT而推迟行清创术的时间。NPWT还有其禁忌证：①避免直接与血管、神经、内脏器官或吻合口相接触；②活动性出血或可疑出血的创面；③避免与肿瘤组织接触；④明确缺血的创面；⑤未彻底清创的感染性创面；⑥未经治疗的骨髓炎；⑦未探查的窦道或瘘。在临床应用NPWT时，负压引流失效可能会带来负面作用，常见的并发症有疼痛、出血、感染、脓毒症，甚至有文献报道过应用不当导致死亡的病例。

（三）注意事项

（1）早期合理应用：对有明显适应证的患者早期使用可起到事半功倍的疗效，而对创面小、无明显感染或无严重感染威胁的，经济情况不佳的患者，不应盲目滥用。

（2）早期彻底清创不可替代：特别要注意去除异物和消灭无效腔。引流不能代替清创，尽可能彻底清除创面内的血块、脓液、坏死组织和异物。

（3）配合使用抗生素：创面处于负压、相对隔离状态，抗厌氧菌治疗不应忽视。

（4）由于引流液中含有大量蛋白及创伤下的高代谢反应产物，应防止发生负氮平衡。

（5）在无菌条件下按创面大小和形状修剪高分子泡沫材料，使泡沫置入创面后能充分接触整个创面，创面较大时可使用多块材料，但应使泡沫材料充分接触创面。

（6）敷料必须置于创面正上方以确保健康的皮肤不会受到负压，如果敷料位于正常皮肤上（靠近创口的边缘），当负压泵工作时，有可能也促进健康皮肤上新的血管形成，导致相应的副反应。

（7）引流管的所有侧孔和顶端应全部包埋在泡沫内；引流管距泡沫材料边缘的距离不宜超过2mm，如果所用泡沫较大，应置入两根或更多引流管，但需按创面大小修剪并剪去多余引流管即可。

（8）创面封闭要严密。封闭创面是一种重要的步骤，关系到负压能否保持，因而需要细致耐心的操作。密切观察封闭情况，若有发现漏气，要及时封闭缺口，否则创面处于封闭而无负压环境中，可能很快感染恶化。

（9）高负压下的引流可能导致出血，因此，清创时止血要彻底，避开血管，术后要观察出血情况。若观察引流管或吸引瓶中突然出现鲜红色血液，应立即停止治疗，对创面进行仔细检查并彻底止血处理。

（肖　农）

第三节　正负压疗法

一、概述

正负压疗法（vacuum compression therapy，VET）多用于人体四肢，通过改变肢体外部压力，增加血管跨壁压力，促进血液循环。临床上可用于肢体血管疾病及由血液循环障碍引起的各种疾病的治疗。

正负压疗法装置多为电脑调控舱或压力治疗舱，通常由筒状压力舱、双向气泵、调压系统三部分组成。可单独进行正压治疗、负压治疗，还可以进行正负压交替治疗。

二、治疗原理及治疗作用

正压治疗时，可将患肢血液及淋巴液均匀驱向肢体近心端，促使外周淤积的血液加速进入循环系统，降低组织内压力，有利于水肿的消退；负压治疗时，患肢内血管被动扩张，促使大量动脉血液流入，改善局部血液循环，增加肢体营养、能量供给，有利于修复和建立侧支循环。

如此交替进行治疗，类似于在微循环中加入一个吸排泵，增加组织的供血供氧，有利于代谢产物的清除，此过程中毛细血管及毛细淋巴管开放数目有可能增加，改善末梢神经功能。从而促进溃疡、压疮和局部因营养障碍引起的各种病变的再生与修复。

三、治疗技术

治疗之前，先检查治疗设备的完整性。其主要部件：操作和控制系统，压力表，高度和倾斜角度可调的压力舱，肢体固定装置等。

1. 第一步　患者取坐位或仰卧位。

2. 第二步　调整压力舱的高度和倾斜角度，使患者处于最舒适的体位，以便治疗。若患肢水肿，可采取水平位；若无水肿，仅有血管循环障碍，则可稍向下倾斜。

3. 第三步　将患肢裸露，伸入压力舱内，使用与患肢周径相符的弹性垫圈，将其压在舱口处固定，并密封舱口。

4. 第四步　移动治疗仪，尽量使舱口靠近患肢根部，再用皮带将患者的床或座椅等与仪器固定好。

5. **第五步** 根据治疗目的设定所需的正、负压力大小及正压相、负压相时间。通常设定在 – 50mmHg（–6.67kPa）~ + 130mmHg（+17.3kPa）内较适宜。治疗时宜从正压相开始，使肢体淤血排除后，再给予负压使之充血。每个周期为40s或更长时间。目前对于正、负压力的大小和正负相的时间还没有统一认识。

6. **第六步** 设置持续时间，一般为20min。一般来说，每日1~2次，10次为1个疗程，疗程间休息1~2d。患者可结合弹力袜、运动疗法等进行综合治疗。

四、临床应用

1. **适应证** 血管闭塞性脉管炎、动脉硬化性闭塞；糖尿病周围血管病变；非禁忌证引起的周围血液循环障碍，如雷诺病等；局部循环障碍引起的皮肤溃疡等；淋巴水肿；复杂性区域性疼痛综合征。

2. **禁忌证** 同"负压疗法"的禁忌证。

3. **注意事项** 同"正压顺序循环疗法"的注意事项。

（郑雅丹　胡昔权）

第二十六章 微创治疗技术

第一节 臭氧注射治疗技术

一、概述

臭氧（O_3）是一种氧化性极强的气体，其氧化能力仅次于氟。臭氧在常温下为无色气体，特有殊的草腥味，有极强的氧化力。臭氧稳定性极差，常温下可自行分解为氧。由于臭氧具有极强的氧化性，因而被世界公认是一种广谱高效杀菌剂。除了杀菌作用，臭氧还具有良好的消炎止痛及椎间盘的消融凝固作用，广泛运用于骨骼肌肉相关疼痛的临床治疗中。

臭氧在医疗上的运用可以追溯到19世纪末。到目前为止，臭氧已经在临床上获得了广泛且成功的运用。在骨骼肌肉相关疼痛的领域，臭氧治疗的作用主要包括抗炎作用，止痛作用，对椎间盘髓核消融凝固作用。临床上，臭氧主要用于经皮注射软组织疼痛治疗，经皮穿刺椎间盘臭氧注射髓核消融术，经皮关节腔穿刺注射治疗。

二、臭氧注射治疗的基本原理

臭氧在医疗中的运用范围广泛，包括用于消炎止痛的注射治疗，改善免疫与代谢的自体血疗法等。其中，骨骼肌肉臭氧的注射技术在临床上运用广泛，包括软组织臭氧注射、关节腔臭氧注射和椎间盘臭氧注射等。

臭氧注射治疗骨骼肌肉相关问题的机制复杂，目前的临床运用中主要采用臭氧的消炎止痛作用和对椎间盘突出的特殊破坏作用。臭氧消炎止痛作用在临床上运用广泛。大量的研究显示臭氧具有镇痛、消除无菌性炎症、减少局部免疫和炎症反应的作用，对局部疼痛也有良好的治疗效果。其机制可能与臭氧可通过抑制无髓损伤感受器纤维激活机体的抗损伤系统，并通过刺激抑制性中间神经元释放脑啡肽起镇痛作用等机制有关。臭氧注射治疗椎间盘突出的主要机制是利用臭氧氧化髓核组织内蛋白多糖及破坏髓核结构，使蛋白多糖功能丧失，髓核组织的渗透压不能维持，导致脱水萎缩，从而降低椎间盘内的压力，消除对神经根的压力，进而改善神经根的无菌性炎症，达到治疗目的。在椎间盘微创治疗领域中，臭氧注射治疗具有较为确切的治疗效果。

三、臭氧注射治疗的适应证与禁忌证

在骨骼肌肉相关疼痛治疗领域中，臭氧治疗对多种痛症具有良好的效果。臭氧注射治疗的适应证：①椎间盘突出症，对于保守治疗疗效不佳，但是尚不考虑手术治疗的患者。②软组织痛，对各种肌筋膜相关的软组织疼痛，保守治疗效果不佳的。如肌肉筋膜疼痛综合征、第3腰椎横突综合征、梨状肌综合征、肩周炎、腱鞘炎、肱骨外上髁炎等。③关节炎，对各种骨关节炎且保守治疗效果不佳的患者。常见包括膝关节炎、骶髂关节炎、髋关节炎等。④神经病理性疼痛，如带状疱疹后神经痛、糖尿病

性神经痛。⑤免疫性疼痛，如类风湿、痛风、强直性脊柱炎。

臭氧注射治疗安全性较高。骨关节臭氧注射，在正常使用浓度范围，臭氧不会对正常组织产生损害。正确地进行臭氧注射治疗是非常安全的。临床上的禁忌证：①臭氧过敏；②穿刺部位感染；③体温异常升高；④严重心理障碍者；⑤月经期、哺乳期患者；⑥颈椎间盘突出压迫脊髓致脊髓水肿变性者；⑦拒绝臭氧注射治疗的患者。

四、常用臭氧注射治疗技术介绍

臭氧注射在临床上运用广泛。本书主要就关节腔注射、软组织注射和椎间盘注射进行简要介绍。

1. 臭氧的关节注射治疗 臭氧进行关节注射主要指将一定浓度和剂量的臭氧经皮注射到关节腔中实现治疗的方法。常见的注射关节包括膝关节、髋关节和肩关节等。注射前先明确患者是否属于适应证，是否存在禁忌证。当确定需要进行相关关节的注射后，可按照以下方式进行注射。

（1）膝关节的臭氧注射技术：治疗时患者坐位，膝关节屈曲70°~90°，关节充分放松。注射者确定穿刺部位和角度（一般可经过外侧膝眼进行穿刺）。确定好穿刺部位后，可对局部进行标记。膝关节注射一般可采用5ml注射器（7号针头）进行注射。注入臭氧浓度为40μg/ml，一般每次可注射10~20ml。

在注射局部常规消毒后，医生将穿刺针经外侧膝眼刺入关节腔，回抽可抽出关节液，无血液。如回抽有血，可能穿入血管，将臭氧注射入血管可导致气体栓塞，这须避免。穿刺成功后，可向关节腔注射臭氧，注射时没有明显阻力。如有遇有助力，可调整针尖位置。注射完成，拔针并压迫止血，然后活动关节数次。注射后嘱患者当天适当休息，注射后3个月内减少关节过度负荷的运动。

（2）肩关节的臭氧注射技术：患者坐位，肩关节放松，肘关节屈曲贴于胸部。穿刺点可选取喙突与肱骨大结节连线中点。确定好穿刺部位后，可对局部进行标记。肩关节注射一般可采用5ml注射器（7号针头）进行注射。注入臭氧浓度为40μg/ml，一般每次可注射10~20ml。

在注射局部常规消毒后，医生将穿刺针经穿刺点刺入关节腔，回抽可抽出关节液，无血液。穿刺成功后，可向关节腔注射臭氧，注射时没有明显阻力。如有遇有助力，可调整针尖位置。注射完成，拔针并压迫止血，然后活动关节数次。注射后嘱患者当天适当休息。根据具体情况，可每周注射2次，连续注射3~4周。

臭氧在肩关节中注射的浓度为30~55μg/ml。如果浓度过高（大于70μg/ml），可产生组织细胞脂质过氧化反应，导致关节软骨结构破坏。

2. 臭氧的软组织注射治疗 软组织疼痛是臭氧治疗的重要适应证，臭氧对多种软组织源性的疼痛具有良好的治疗效果。

针对软组织病变，臭氧治疗具有消炎止痛的效果。常用于肌筋膜炎疼痛治疗。本书中以梨状肌和肌筋膜扳机点为例进行介绍。

（1）梨状肌注射治疗：梨状肌综合征是临床常见问题。部分患者可以考虑进行肌肉的臭氧注射治疗。梨状肌注射操作过程中首先在体表定位并寻找梨状肌最敏感点（梨状肌体表定位：取俯卧位，自髂后上棘至坐骨结节作一连线，在其上、中1/3交界处至股骨大转子尖再画一条线，即为梨状肌下缘，此线内、中1/3交界处为坐骨神经穿出处）。注射采用适当长度穿刺针（可用10cm长腰穿针）。局部常规消毒后，经皮刺入梨状肌，在回抽无血及没有触电（提示可能有神经刺激）的情况下，向不同方向分多次注入臭氧。注射完成，拔针并压迫针口止血，然后活动髋关节数次。注射后让患者适当休息。

（2）扳机点臭氧注射技术：肌筋膜疼痛的扳机点是臭氧注射治疗的常见适应证。人体全身被筋膜覆盖。有研究显示，在每年的骨骼肌肉疼痛病例中，约30%以上的疼痛与肌筋膜病变有关。扳机点臭氧注射是治疗肌筋膜相关疼痛的重要方式。

注射治疗前，首先在患者身上找到扳机点。根据治疗需要，让患者取舒适放松的治疗体位，再次确认扳机点位置并标记。对局部进行常规消毒后，可根据深度选择合适的注射针头对扳机点进行穿刺。穿刺到扳机点位置后，回抽无血，即可在每个扳机点注射2~3ml臭氧。一般每次可以进行3~5个扳机点注射。注射完成，拔针并压迫针口止血。注射后让患者适当休息。

在软组织中注射臭氧所用的浓度多为30~45μg/ml。若浓度过高，可引起注射部位明显的疼痛反应。软组织臭氧注射治疗的频率一般为每周1~2次，可连续注射3~4周。

3. 臭氧的椎间盘注射治疗 椎间盘突出注射通常在CT引导下进行穿刺注射。

椎间盘穿刺操作中，通常患者俯卧位于CT床上，在小腹部垫一枕头，选择病变椎间盘层面进行常规扫描。在CT屏幕上选取穿刺点的旁开距离、进针深度和角度。一般中线旁开7~11cm，深度8~12cm，角度30°~45°。

常规消毒铺巾，以2%利多卡因进行局部麻醉。根据之前选择的穿刺点和角度进针。进针后再通过CT扫描调整和确定进针角度。CT显示进针准确后，注入臭氧5~15ml（浓度为50μg/ml）。注射完毕后可行CT扫描，观察髓核溶解情况。若溶解不理想，可再次注入一定剂量的臭氧，直到满意为止。完毕后拔出穿刺针，穿刺点止血，可粘贴创可贴。注射后患者适当休息，3个月内禁止负重或剧烈运动。

在实际的临床治疗中，臭氧治疗还可与其他治疗注射治疗技术或方法联合使用，如臭氧注射治疗配合小针刀治疗、配合局部封闭或药物注射治疗等。目前关于臭氧联合封闭注射治疗的研究，已获得良好的效果。在联合运用的过程中，需要注意臭氧对其他治疗的作用，如臭氧的强氧化性可能会影响某些药物的性状，干扰其治疗效果，这需要在临床治疗中注意。

（杨　霖　张　睿）

第二节　射频治疗技术

一、概述

1. 定义 射频治疗技术又称为射频热凝靶点技术（radio frequency ablation，RFA），属于一种热损伤技术。自1868年由Darsonval首次将射频技术应用于活体组织以来，射频技术一直作为一种常规治疗方法应用于神经疾病、心脏病的治疗。直到20世纪80年代末期，由于技术改进，射频治疗开始应用于深部组织的治疗。1990年，Rossi和Mecgahan等人最先报道了将射频治疗技术应用于动物肝脏组织，并将这一技术应用于人的肝脏肿瘤治疗。目前射频治疗技术在疼痛领域的临床应用正在迅速扩大，逐渐成为微创治疗疼痛的主流技术之一。由于射频属于热凝性技术，对于非目的性的神经或肌腱破坏，则可能造成严重并发症。

2. 治疗原理 射频治疗技术的原理是运用调温射频治疗仪器，通过特定的穿刺针精确地输出超高频无线电波，使得局部组织产生离子振荡，局部摩擦生热产生高温，热凝毁损靶点区域组织；或选择性地热凝毁损痛觉纤维传导支，阻断疼痛信号向上位神经的传导，破坏疼痛传导通路，从而达到医治疼痛、治疗疾病的目的，它属于微创治疗方法的范畴。由于射频仪器不能辨别血管结构，传统射频热凝疗法的最大缺点是定位不准带来的出血、损伤邻近组织而产生严重的并发症。现在根据治疗部位和要求的不同，多采用C型臂X线或造影定位、CT或B超监测引导等手段确定针尖的位置以及针尖与附近血管的位置，使得操作更加安全。

（1）毁损神经组织：由于有髓鞘保护的运动神经纤维、触觉纤维等直径较粗（8~14μm），对热的耐受力强。无髓鞘保护或薄髓鞘的痛觉传导纤维Aδ、Cd、Cv纤维直径较细（2~4μm），它们对热的耐受力差，一般在70~75℃温度下，1~2min，Aδ、Cd、Cv痛觉纤维就被热凝毁损变性。而其他有髓鞘保护的运动神经纤维、触觉纤维等则需更高的温度和热凝更长的时间才能被毁损。

（2）阻断疼痛神经冲动的传递：利用神经传导纤维对温度耐受性的差异，选择性地损毁痛觉传入纤维，阻断疼痛传导通路，使之无法传入大脑，不能产生疼痛感觉和体验。

（3）安全性：由于运动神经纤维较粗且有髓鞘保护，对热的耐受力强，热凝不足以损伤运动神经纤维传导功能和触觉纤维传入功能。可根据临床需要由医生控制仪器发出的刺激或热凝电流的大小，选用不同直径、大小、形状的穿刺电极针，在局部形成计划性的精确局限热凝灶，达到破坏产生疼痛的炎性介质，松弛肌肉痉挛，损毁病变组织等作用。

3. 治疗作用

（1）监测功能：仪器面板上有监测和显示针尖上的组织阻抗，神经刺激的脉冲频率、电压或电流，所选择的工作模式，针尖的实际温度，实际治疗时间，治疗输出的电流或电压等参数。仪器上的阻抗检测表可显示电极针尖端的阻抗读数，阻抗监测显示射频针尖处的组织性质，具有定位的功能。

不同组织阻抗参考值：神经阻抗值为300~600Ω，硬膜外组织的阻抗值为400~600Ω，脑脊液的阻抗值为190~200Ω，脊髓的阻抗值为700Ω，椎间盘的阻抗值为150~300Ω。

（2）治疗功能：射频治疗的作用分为热凝模式、脉冲模式、椎间盘热凝模式。可根据预设的治疗方案设置预设温度、计划的治疗时间、输出的脉冲模式和电压等。

4. 治疗设备

（1）射频热偶电极：即热凝作用电极，为直径0.1~0.7mm带套管的穿刺针。可传导射频仪上的电流到针尖，同时采集监测到的阻抗和温度并传导到仪器。

（2）射频穿刺套针：射频穿刺套针针体是绝缘的，仅在针尖部位有2~10mm部分可传导电流，射频损伤范围只限于围绕针尖电极附件形成的椭圆形损伤区域。根据治疗方案不同，选择不同长度规格的针刺电极，能够在针尖精确传递刺激电流并形成不同规格的组织破坏。一般属于一次性使用耗材。

（3）弥散电极板（负极板）：即涂有导电胶的电极板，一般5~10cm大小，粘贴在患者较平坦的皮肤上，如臀部、背部或四肢（具体部位根据治疗部位确定），并连接到主机，目的在于是输入到人体内的电流回流到仪器，避免引起其他非治疗部位的损伤。

5. 治疗模式

（1）射频热凝模式：①单极射频热凝模式，是传统的射频治疗技术，当电刺激确定神经的类型和距离后，操作者可明确射频套针到达热凝靶点的距离。启动仪器可调节发出一束高于300kHz的高频率电流，通过电极到达具有一定阻抗的组织。在高频电流作用下，组织中的离子发生振动产生热量。调节射频输出功率的大小，可使局部达到所需要的温度，并在组织内形成一定范围的蛋白凝固灶，从而产生组织热凝。由于在神经节或神经根上的热凝灶可影响痛觉信号的传导，所以可达到阻止疼痛传导的目的。②双极射频热凝模式，与单极射频热凝类似，但由于电流同时在两点之间加热，这两个点上的电流密度足够大，所以产生一个比单极射频热凝范围大得多的线性热凝灶。双极射频的电极针较短，仅有9mm长，其中一极作为射频电极针，另一极作为负电极板，形成射频电流回路，所以不需要另外放置体表负电极板。双极射频热凝治疗可应用于椎间盘破裂的修复和减压，适用于骶髂关节痛的治疗。

（2）脉冲射频调整镇痛模式：由射频仪间断发出的脉冲式电流传导至针尖前方，脉冲射频的针尖与神经轴方向的关系为垂直方向。脉冲射频电流在神经组织附近形成高电压，但电极尖端温度不超过42℃，因而脉冲射频的能量不会破坏运动神经功能，适用于神经性疼痛、慢性顽固性疼痛、软组织疼痛及椎间盘源性疼痛等的治疗。针尖加热温度、脉冲频率及持续时间均可根据需要进行调整。

（3）椎间盘温控热凝模式：椎间盘热凝过程可程序化，热凝温度及时间均可调整。应用射频电极针穿刺进入目标椎间盘，通过椎间盘温控热凝模式，电极针上的双极回路可产生射频热能，使目标椎间盘的胶原蛋白因受热变性、凝固，从而封闭椎间盘纤维环裂缝和缩小椎间盘体积，减轻对周围组织和神经根的压迫。此模式无须体表负电极板。

二、操作方法

（一）射频治疗前的准备

1. 心理护理 由于患者经受疾病长期的折磨，对保守治疗失去信心，同时对射频治疗缺乏了解，容易出现期待与怀疑的矛盾心理。可根据患者的心理特点，做好针对性的心理护理，向患者介绍手术的优点及成功病例，增加患者的信心，使其以积极的心态面对治疗。

2. 术前准备 射频治疗前要做好饮食、适应性锻炼，在完善治疗前检查等的基础上，要帮患者清洁皮肤。腿毛较多的患者，备小腿皮肤，以便粘贴射频治疗仪的电极板。

3. 病情评估 治疗前准确评估患者的临床症状，疼痛范围、性质，肢体麻木程度，感觉丧失区域等，以便与治疗后情况进行对比。

（二）操作步骤

1. 第一步 定位。定位在射频治疗仪使用过程中比较重要，定位准确了才能最大限度地保证手术的顺利进行。定位可分为宏观定位和微观定位。

（1）宏观定位：影像或解剖学定位显示针尖已到达预定位置后，拔出管内穿刺针芯，插入电极，依据阻抗监测和声音监测确定宏观位置（部分射频设备上不同组织阻抗和声音监测音调不同）。

（2）微观定位：①确认感觉神经存在，先用高频率（50~200Hz）的低强度电流刺激来确认找到需进行毁损的感觉神经（增加电流患者出现酸、麻、胀、蚁咬等感觉或重现疼痛，可以确保电极针尖与神经纤维在3mm有效范围内）。②排除运动神经，在确认感觉神经已经在电极毁损的有效范围内后，要排除运动神经在电极毁损范围以外，具体是用低频3~10Hz、稍高电流强度的电流刺激定位（一般为确认感觉神经时电流的2倍以上）。在增大电流到预定参数时，若没有靶神经所控制肌肉的运动，则说明运动神经在被毁损范围以外或电流足够大，在一定程度上不会对运动神经产生伤害，可以进行安全的感觉神经痛觉支毁损治疗。

需要注意的是，为了获得神经损伤，感觉神经痛觉分支必须在射频电极针尖3mm以内的范围。为了安全,运动支配神经必须在射频电极针尖3mm以外的范围(空间安全确定)。当电流增大到出现感觉时,电流强度的2倍以上而不出现运动神经所控制肌肉的收缩(程度上安全)。通过上述方法即可确保在空间和程度方面的安全,从而获得安全准确的疗效。

射频治疗仪定位是在C型臂X线机、CT、MRI或B超引导下进行的。可预设射频针的穿刺途径,并在皮肤穿刺点做标记。

2. 第二步 局部麻醉。射频治疗操作前需对皮肤进行常规消毒和局部麻醉(有些情况下,为了精准治疗,可以不进行麻醉)。

3. 第三步 穿刺。射频穿刺套管针的大小不一,射频手术过程中根据治疗范围和深度选用适合型号的穿刺针,找出体表进针点和确定进针方向、深度,常规消毒、常规局部麻醉(为寻求精细感觉鉴定,可以不进行麻醉)。再次确认空间安全后,由标记穿刺点穿刺进入人体选定的靶组织(慎重考虑注意事项和邻近脏器)。

4. 第四步 热凝。根据预订治疗方案调节治疗温度和治疗时间,通过射频治疗仪的热偶电极对目标部位的组织进行热凝治疗。若遇有射频治疗仪升温困难时不要着急,要仔细检查仪器连接情况及调整穿刺针的穿刺深度,一般可以术中解决。

5. 第五步 拔针。治疗结束后拔出射频热凝电极及穿刺针,根据不同部位对穿刺伤口进行相应处理,避免出血和皮下血肿。

6. 第六步 康复。住院过程中进行物理康复治疗和常规肢体锻炼。

三、临床应用

(一)适应证

1. 骨科类疾病 四肢脊柱骨系统类疼痛、椎间盘突出症引起的疼痛、椎间盘源性疼痛、软组织疼痛、术后痛等。

2. 疼痛类疾病 神经性疼痛、慢性顽固性疑难性疼痛、软组织疼痛等引起的疼痛。

3. 神经系统类疾病 交感神经损毁、帕金森病、癫痫、舞蹈症、扭转痉挛、颅内肿瘤等。

4. 肿瘤 良性肿瘤、恶性肿瘤、癌性疼痛等。

5. 其他 面肌痉挛、多汗症、痉挛性斜颈、血管紧张性疾病等自主神经系统紊乱类疾病、戒毒(需配合立体定向头架)等。

(二)禁忌证

射频热凝治疗具有疼痛感小、创伤小、治疗部位准确、疗效高、风险系数低、恢复时间短等特点,目前循证医学没有发现明显的禁忌证依据。

(三)注意事项

(1)射频治疗后,在治疗部位可能出现微微的灼热和红肿,这是正常现象。

(2)治疗后对皮肤加强保湿与防晒,一定要使用防晒霜,最好为物理性防晒霜。治疗后1周最好对皮肤进行保湿养护,每日敷保湿面膜一贴;1周内勿泡温泉及桑拿浴;2周内不适用去角质的化妆品或果酸、A酸等化妆品。停止使用所有的功能性化妆品,如各种祛斑霜、去皱霜等;禁止使用各种化学剥脱性治疗,即换肤治疗;禁止皮肤磨削和使用磨砂洗面奶等。可以使用无刺激的洁面产品、保湿产品及防晒隔离产品等。

(3)治疗期间不能吃色素含量过高的食物,防止色素在局部发生沉着,如咖啡、芹菜、香菜等感光性食物;还要避免吃辛辣、刺激性食物。

(4)靶点定位必须准确,在穿刺过程中不能轻易进入椎管后缘,应在椎间隙前缘调整好穿刺角度。

(5)三叉神经痛治疗后,建议配合短期口服卡马西平片,可提高疗效,防止复发。

（6）治疗后患者须按医生的要求进行复诊，否则可能会影响疗效。

（胡　涛）

第三节　椎间盘镜技术

一、椎间盘镜技术简介

椎间盘镜手术系统（microendoscopic discectomy，MED）是一种经椎板间隙入路的显微内镜下椎间盘切除术（图26-1）。1975年，日本Hijinkata首次报道，X线引导下用后外侧经皮穿刺腰椎间盘髓核摘除术治疗腰椎间盘突出症取得满意的效果后，该项技术快速发展。1983年，Kambin首次报道了经后外侧椎间隙途径的关节镜腰椎间盘切除术的关节镜技术和设备。1997年，Smith和Foley首先开展这一传统的开放椎间盘摘除术与内镜技术相结合的微创脊柱外科手术。1999年，我国首先由李春海教授对运用椎间盘镜治疗腰椎间盘突出症进行了详细的描述。随后的数年中，我国数百家医院引进了MED，用以治疗腰椎间盘突出症。

椎间盘镜手术是目前国际上先进的脊柱外科微创手术新概念，它革新了传统手术方式，推动了脊柱外科技术的发展，是侵入性脊柱外科手术中最安全、最有效的技术革新。该技术是在内窥镜的监视下，用外科手术器械直接摘除椎间盘突出髓核组织并处理椎管狭窄，手术原理、操作过程、临床疗效同开放式手术。该手术由骨科专业医生操作，能更好地把握手术适应证和治疗效果，摒弃了某些微创技术在临床上应用混乱的情况，使微创技术的应用更科学、安全，更有保障，有利于脊柱微创主流技术的科学健康发展。同时由于该技术易学易掌握，已成为一种成熟的值得推广新的主流技术。目前，椎间盘镜技术具有高度清晰的观察性能、灵活稳定的固定装置和精心设计的手术器械，便于骨科专业医生顺利、高效地开展治疗。

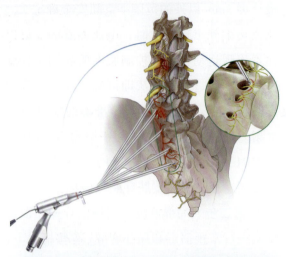

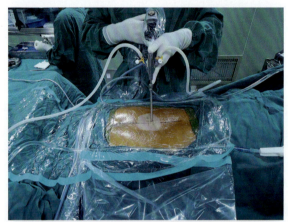

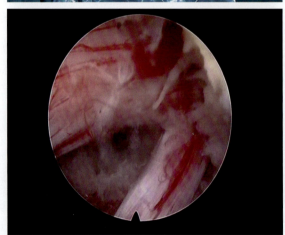

图26-1　椎间盘镜治疗示意图

二、MED的器材配置

美国引进的MED（图26-2）包括主机、显示器、摄像头、冷光源及导线、镜头（带有冲洗系统）、录像机。手术器械（图26-3）包括：MED自由臂固定器、扩张器（各种型号）、定位针、通道管、铣刀、靴型打入器、髓核钳、刮匙、神经剥离器、神经根拉钩、神经保护器、高速气动骨钻、舒平器、平面弧形骨凿、冲洗器、吸引器管、16cm长刀柄、止血钳、持针器、镊子、棉片。

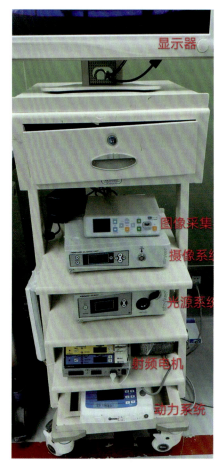

图 26-2　MED

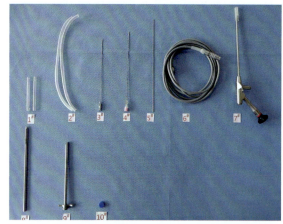

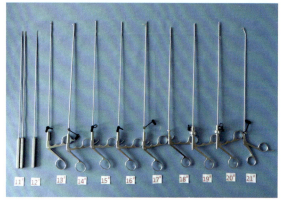

图 26-3　手术器械

三、椎间盘镜技术特点以及优点

椎间盘镜技术采用微创技术，该技术手术伤口小，皮肤创口仅1.5cm，出血少（19~40ml，平均25ml），组织剥离少，不剥离椎旁肌，保留棘上、棘间韧带，大部分上、下关节突以及未破损的纤维环和后纵韧带，尽可能保持脊柱的稳定性，以去除突出的髓核组织、肥厚的黄韧带及增生内聚的关节突等神经致压因素，从而使患者获得根治的疗效。患者术后当天可下地，3~4d可出院，可行门诊手术。该系统是用于治疗椎间盘突出的高科技手段，能够以微创的手段达到外科手术减压效果，手术后能彻底切除骨质病变和游离髓核。椎间盘镜技术与以往的经皮椎间盘镜有本质的不同，它是将传统的开放椎间盘摘除技术与内镜技术有机地结合，是传统腰椎间盘手术的微创化和内镜化，可以将手术野清晰地显示于监视器上，直视硬膜囊和神经根的受压情况，并在直视下操作，神经根减压彻底，在获得满意且可靠疗效的同时，能减少神经血管损伤等并发症的发生。利用该内镜可以完成腰椎间盘髓核摘除及神经根通道清理等手术，因此适用于大多数类型的腰椎间盘突出症。

四、椎间盘镜技术治疗腰椎间盘突出症的适应证与禁忌证

（一）一般适应证

（1）有单侧下肢持续性放射痛、麻木或无力。

（2）有与影像学相符的体征，且为单间隙突出。

（3）保守治疗无效（髓核脱垂及有神经根麻痹症状除外）。

（二）相对适应证

（1）单间隙中央型突出，双下肢均有症状。

（2）局限性椎间盘或后纵韧带骨化。

（3）定位明确的神经根入口卡压或狭窄。

（4）多间隙突出但受压神经定位明确。

（5）关节突增生内聚。

（6）经皮切吸、化学溶核、椎管内药物治疗无效。

（三）禁忌证

（1）非椎间盘病变所致腰腿痛者，如严重脊柱退变、腰椎管狭窄、神经根管外口狭窄、感染等。

（2）多节段椎间盘或后纵韧带骨化。

（3）多间隙突出、神经定位不明确。

（4）穿刺部位有炎症及椎管内该处曾有手术史。

五、MED 经典手术基本操作

1. 患者选择　以单侧单纯第 5 腰椎至第 1 骶椎椎间盘突出为例。

2. 体位与麻醉　采用硬膜外麻醉或局部麻醉。患者取俯卧位，用柔软衬垫将患者髂骨部垫起来，使腹部呈悬空状态，减少静脉回流压力，避免椎管内静脉充血，这样有利于减少手术中出血并有利于患者腹式呼吸。

3. 术前确定病变部位　用定位针置入腰椎中线相对应的椎间隙水平，用 C 型臂 X 线机行腰椎正侧位透视，定位病变腰椎间隙。

4. 手术操作　常规消毒铺巾，于病变间隙距离脊柱中线约 1cm 处做一平行棘突切口，长约 1.5cm。定位针经切口穿刺置入到达病变间隙上位椎体的椎板下缘，再次用 C 型臂 X 线机行腰椎正侧位透视，核实定位针所处椎间隙位置。无误后，切开腰背筋膜逐级插入扩张套管及工作通道管，用自由臂将工作通道管与手术床固定，安置内镜后调整手术焦距及手术视野。清除工作通道管内浅层疏松纤维结缔组织以及椎板及黄韧带后方覆盖的软组织，暴露出目标椎板间隙，用刮匙黄韧带在上位椎板的附着点，咬除椎板间隙黄韧带，必要时用椎板咬骨钳咬除上位椎板下缘以扩大椎板间隙，待硬膜囊及神经根清晰显露后，牵开神经根显露突出的椎间盘组织，切开纤维环并取出变性的髓核组织。若有脱出髓核或游离髓核，应该先取出；有侧隐窝狭窄时，应将侧隐窝扩大。再次探查椎管确认神经根压迫完全解除，椎管内无游离髓核碎片。彻底止血后，由深至浅退出工作通道管，再次确认通道内无活动性出血，放置引流条，缝合伤口。

六、发展前景

近几年以椎间盘镜技术为基础发展了 X-Tube、Quadrant、SEXTANT 及 B-Twin 等技术，在 MED 镜下以最小创伤完成手术，例如只有开放手术才能完成的如椎弓根螺钉置入技术、滑脱椎体复位技术以及椎间融合技术等都可以。

一些研究者表明，椎间盘镜及其拓展技术进行椎管减压、植骨融合是治疗腰椎间盘突出症的发展趋势。但椎间盘镜还需更深入的研究。随着微创技术的进一步发展及微创实践经验的不断积累，椎间盘镜及其拓展技术一定有更广阔的发展前景。

（张　军　王宝军）

第二十七章 注射治疗技术

第一节 神经阻滞技术

一、概述

最早的外周神经阻滞属于局部麻醉的范畴，通过将局麻药注射到神经干或神经丛旁暂时阻滞神经的传导功能，达到麻醉无痛的目的。随着康复、预防等学科的发展，外周神经阻滞技术亦逐渐演变为治疗急慢性疼痛等病症的基本手段，其可在神经刺激仪器、超声仪、C型臂X线、CT引导下进行精准注射治疗。近年来，超声技术和设备不断进步，特别是高频超声技术的发展，能比较清楚地显示表浅的神经结构。超声可实时观察目标神经及其周围的结构、穿刺针的行进路线、局部麻醉药的扩散，实现了神经阻滞的可视化。

（一）定义

外周神经阻滞技术（简称神经阻滞技术）是采用化学（包括局部麻醉药、神经毁损药等药物）或物理（加热、加压、冷却）的方法，作用于神经节、根、丛、干和末梢的周围，使其传导功能被暂时或永久阻断的一种技术。

（二）作用机制

（1）阻断躯体痛和内脏血管性疼痛的神经传导通路，达到直接缓解疼痛的目的。

（2）阻断疼痛的恶性循环，改善疼痛症状。

（3）阻断交感神经，使其支配区的血管扩张，血流增加，水肿减轻，缓解内脏和血管疼痛，同时缓解交感神经紧张状态。

（三）分类

根据阻滞部位不同，可分为：

1. 痛点注射治疗 可用于治疗所有由肌筋膜异常引起的疼痛。

2. 外周神经阻滞 包括眶上神经阻滞、眶下神经阻滞、颏神经阻滞、上颌神经阻滞、下颌神经阻滞、枕大神经阻滞、枕小神经阻滞、舌咽神经阻滞、肋间神经阻滞、肩胛上神经阻滞、坐骨神经阻滞、膈神经阻滞等。操作者必须熟悉局部解剖，了解穿刺针所要经过的组织，以及附近的血管、脏器和体腔等，明确神经阻滞入路，必要时影像学引导，防止严重并发症。

3. 神经节阻滞 包括半月神经节阻滞、星状神经节阻滞，颈、胸、腰交感神经阻滞等。

4. 神经丛阻滞 包括颈丛神经阻滞、腹腔神经丛阻滞、腰丛神经阻滞、骶神经丛阻滞等。

5. 硬膜外腔神经阻滞 是将局部麻醉药注入硬膜外腔，可使相应的脊神经支配区无痛。

6. 蛛网膜下腔神经阻滞 是将局部麻醉药注入蛛网膜下腔，阻断脊神经的传导。也可注入镇痛药如吗啡，产生长时间的镇痛作用，称之为鞘内注射。

7. 关节腔阻滞 是将局部麻醉药、糖皮质激素及其他治疗药物注入关节腔进行治疗的方法。

二、超声引导下周围神经阻滞操作方法

1. 准备 患者体位准备、超声仪准备及神经阻滞穿刺包准备，明确神经阻滞入路方案。

2. **可视化** 正确辨认，并优化相关解剖结构的图像质量，确认入路方案。

3. **进针** 按最终入路方案决定最佳进针方向及穿刺部位，将穿刺针引向接近神经的部位。

4. **证实** 通过神经刺激仪确定是否为靶神经（可选）。

5. **给药** 使局部麻醉药和/或镇痛药在靶神经周围环绕分布，为了达到满意的分布效果，必要时可移动针头位置。

6. **评估** 评价感觉运动的阻滞程度以确定阻滞是否成功，是否需要补充阻滞。

7. **仪器与设备要求** 标准神经阻滞穿刺包、装有局部麻醉药的注射器、短斜面绝缘针、高频超声仪、神经刺激仪等。

三、临床应用

（一）适应证

神经阻滞技术的适应证非常广泛，适用于多种急、慢性疼痛和非疼痛性疾病。包括：

（1）创伤、手术后的急性痛。

（2）各种神经病理性疼痛，如三叉神经痛、舌咽神经痛、带状疱疹及疱疹后神经痛、复杂性区域疼痛综合征、幻肢痛等。

（3）慢性退行性变，如颈椎病、腰椎间盘突出症、退行性骨关节病、骨性关节炎等。

（4）各种头痛，如颈源性头痛、偏头痛、丛集性头痛、枕神经痛等。

（5）各种血管疾病，如雷诺氏症、闭塞性脉管炎、心绞痛、脑血管痉挛等。

（6）癌性疼痛。

（7）非疼痛性疾病，如面神经麻痹、面肌痉挛、颞下颌关节紊乱综合征、突发性耳聋、视神经炎、过敏性鼻炎、顽固性呃逆、自主神经紊乱症等。

（二）禁忌证

（1）未明确诊断者忌行神经阻滞，以免掩盖病情。

（2）全身感染性疾病。

（3）局部皮肤感染。

（4）局部麻醉药过敏者。

（5）严重的糖尿病、心肺功能不全者。

（6）有出血倾向者。

（7）低血容量者。

（8）不合作患者。

（三）操作者注意事项

1. **并发症**

（1）药物毒性反应。

（2）神经损伤。

（3）出血或血肿。

（4）局部及全身感染。

（5）气胸或血气胸。

（6）全脊髓麻醉。

2. **常见并发症的防治**

（1）感染：是最常见的并发症，其中局部感染最多。多由于医疗环境或医疗器械无菌条件不合格，医疗人员缺乏无菌观念或操作不规范所致。最严重的是关节腔内感染和硬膜外腔感染。防治措施如下。①神经阻滞应在正规的无菌治疗室内进行，严格执行无菌操作规范。②局部感染的部位忌行神经阻滞。③如果患者出现关节腔肿胀、发热、疼痛，全身高热、寒战，血液白细胞升高等表现，注意是否发生关节腔感染。轻度感染可使用抗生素治疗和关节腔冲洗引流，严重感染应立即行切开引流并对症治疗，预防菌血症及脓毒血症的发生。④经硬膜外导管注射药物必须采用封闭注射形式，预防椎管内感染。一旦患者出现发热、寒战等感染症状或经硬膜外导管吸出脓性分泌物，应尽早做病原学检测和药敏试验，并保留导管每日定时吸出脓性分泌物，尽早抗感染治疗，直至患者症状消失，白细胞恢复正常。

（2）气胸或血气胸：可发生在下颈部、胸背部、肋部和肩部穿刺过深，刺破胸膜、损伤肺组织所致。临床表现为穿刺时患者突然感到刺痛,为刺激胸膜所致,注入少许药液可引发胸背部广泛剧痛或伴有咳嗽,数小时或次日后,逐渐出现呼吸困难或伴有呼吸时胸痛,立位胸片可发现气胸或血气胸。防治措施如下。①进行颈、胸背、肋部和肩部神经阻滞时,应避免穿刺过深,特别是肺气肿、哮喘患者做下颈部穿刺时应谨慎,避免刺破胸膜顶。②对发生气胸或血气胸患者应留院观察,体位取半坐位,给予抗生素预防,控制感染,适当应用镇静剂、镇咳剂对症治疗。轻者1~2周可自行吸收,重者应进行胸腔穿刺抽气、抽液,严重者须行胸腔闭式引流。

(3)刺破硬脊膜:是进行硬膜外腔穿刺时较常见的并发症,若能及时发现,采取有效的处理措施,一般不会造成不良后果。但若未能及时发现,将药物误注入蛛网膜下腔,会造成下肢神经功能受损甚至截瘫等非常严重的后果。防治措施如下。①采用细针穿刺时突破感常不明显,务必谨慎小心。穿刺成功后一定要反复回抽、进行负压试验。注药前必须行脊髓麻醉试验,确认针尖不在蛛网膜下腔时方可注药。②穿刺到位后一定固定好针头,并且在注药过程中再次回抽,证实针尖位置不在蛛网膜下腔。③边注药边观察患者的反应,询问患者有无异常感觉。一旦出现异常如剧痛或神志异常等,应立即停止注药,采取相应处理。④注药后卧床10~30min,观察患者是否有中枢症状及感觉功能异常。⑤一旦发现穿破硬脊膜,证实进入蛛网膜下腔后,应放弃治疗,嘱患者静卧4~6h,必要时静脉补液。⑥严格按规范使用硬膜外隙用药的种类和剂量。

(4)药物不良反应:①局部麻醉药,神经阻滞所用局部麻醉药剂量小,但也有可能发生过敏反应、毒性反应等不良反应,特别是酯类局部麻醉药。骨骼肌毒性是局部麻醉药罕见的不良反应,与注射局部肌间隔水肿及继发肌质网和线粒体退行性变有关,病程呈自限性,一般4~6周好转。②糖皮质激素,不仅可发生全身不良反应,也可因注射部位表浅致使局部皮下组织溶解,出现皮下凹陷,皮肤菲薄的情况。③神经毁损药,可引起神经炎、周围组织坏死及相应的感觉、运动异常和功能障碍。故应谨慎选择神经毁损治疗,并应在术前向患者说明可能发生的不良反应,取得患者同意,签署知情同意书。

(庞声航)

第二节 关节腔注射技术

一、基本知识

(一)基本概念

关节腔注射技术主要是针对由于关节损伤、关节炎等因素造成关节肿胀、疼痛、关节腔内积液等情况,在关节腔内注射药物进行检查、治疗的一种方法。一般在进行查体诊断后取得患者的知情同意,并在协议书上签字后进行。

(二)关节腔穿刺常用范围

(1)有关节病变时,抽取关节液做化验、细菌培养或细胞学检查等,以明确诊断。

(2)关节病变时,抽出关节液引流,注入药物治疗。

(3)需行关节造影者,行关节穿刺以注入造影对比剂摄X线片检查。

(三)常用药物

(1)玻璃酸钠注射液:玻璃酸钠是关节液的主要成分,是软骨基质成分之一。在关节腔内起润滑作用,减少组织间摩擦,同时发挥弹性作用。能明显改善滑膜组织的炎症反应,提高关节液中玻璃酸钠含量,增强关节液黏稠性和润滑功能,保护关节软骨,促进关节软骨的愈合与再生,缓解疼痛,增加关节活动度。

每次2ml，每周1次，5周为1个疗程。

（2）臭氧：以医用纯氧为原料，通过医用臭氧治疗仪生成的一种由三个氧原子组成的强氧化剂，常温下半衰期约20min，易分解、易溶于水，只能现场生产，立即应用。其具有消炎、止痛的作用。禁忌证为臭氧过敏者、甲状腺功能亢进及G-6-PD缺乏症患者。注射完毕后用无菌纱布包扎针眼，嘱患者保持关节放松，休息15min左右，然后轻微活动关节，轻者治疗1次，重者1周后可再次关节腔内注射40μg/ml的医用臭氧20ml。有关节积液时，先行抽吸积液。

（3）曲安奈德注射液 + 利多卡因 + 维生素 B_{12}。

（4）利多卡因 + 地塞米松 + 庆大霉素。

（5）生理盐水。

（四）注意事项及禁忌证

1. 成人关节注射时推荐糖皮质激素剂量和关节容量（表27-1）

表27-1　各关节注射糖皮质激素剂量

关节	剂量	容量
肩	40mg	5ml
肘	30mg	4ml
腕	20mg	2ml
髋	40mg	5ml
膝	30mg	10ml
踝	30mg	4ml

2. 利多卡因（不含肾上腺素）推荐以下最大剂量

（1）2% 利多卡因 2ml。

（2）1% 利多卡因 2~5ml。

（3）可用生理盐水稀释至1%浓度5ml以上使用。

3. 绝对禁忌证

（1）局部麻醉药物过敏：可单独使用糖皮质激素。

（2）化脓：局部或全身感染（不能注射）。

（3）关节结核。

（4）关节肿瘤。

（5）骨折部位：可延迟骨折愈合。

（6）儿童及少年：18岁以下的儿童及少年关节病变通常为全身性关节病局部表现，一般不需要注射。儿童关节炎的注射疗法不属本书讨论范畴。

（7）患者不愿接受注射治疗：即患者未在知情同意书上签字。

4. 相对禁忌证

（1）糖尿病：化脓感染风险增大，血糖升高可持续数日或更长。

（2）免疫抑制：疾病（白血病、艾滋病）或药物（全身应用糖皮质激素）。

（3）出血性疾病：在注射前应及时纠正。

（4）抗凝治疗：无确切证据表明注射后出血风险增加。

（5）血栓形成：有争议。

（6）神经源性疼痛：注射可加重疼痛。

5. 可能出现的不良反应

（1）药物的不良反应（药物过敏、药物的副作用）。

（2）关节感染。

（3）注射部位出血或青肿。

（4）神经损伤（注射针触及神经产生剧烈疼痛）。

（5）针体断裂。

二、基本方法

（一）患者准备

（1）讨论注射方法和可能的不良反应。

（2）取得患者的知情同意，签署知情同意书。

（3）让患者采取舒适的体位（坐位或卧位）

接受治疗。

（二）器具准备

（1）局部麻醉药物、糖皮质激素制剂或玻璃酸钠等药物。

（2）查对药名、计量及失效日期。

（3）有效期内的注射器2~3个（抽液使用和注射使用）及针头。

（4）皮肤消毒剂。

（5）棉签和胶布。

（三）注射部位的准备

（1）确定穿刺部位。

（2）标记穿刺点。

（3）以适当消毒剂由内向外螺旋状消毒穿刺部位皮肤。

（四）药物准备

（1）医生清洗双手。

（2）打开药物安瓿。

（3）用注射器抽取预定计量的药物。

（4）检查注射器及针头连接是否紧密。

三、具体操作方法

（一）肩关节注射技术

1. 适应证

（1）急、慢性肩关节炎，肩关节周围炎，冻结肩。

（2）急性肩锁关节扭、挫伤，肩胛骨骨折，肩关节囊撕裂伤、关节脱臼。

（3）风湿性关节痛、类风湿关节痛。

（4）急、慢性肩关节滑囊炎。

（5）肩关节肌腱钙化引起的疼痛，癌性晚期肩关节痛。

（6）肌纤维质炎。

2. 操作技术

（1）患者取坐位，患侧上肢垂于体侧，可拉大肩峰与肱骨头的间距。

（2）标定肩峰外缘的位置。

（3）在肩峰外缘中点稍下方穿刺，进入关节囊后可再略进针（图27-1，图27-2）。

（4）回抽无积液即可注入药液。

（5）如果回抽有积液，则应将关节积液抽净，然后再注药。

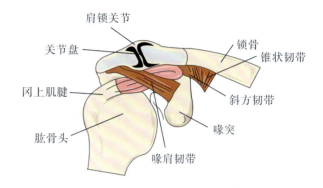

图27-1　肩关节结构

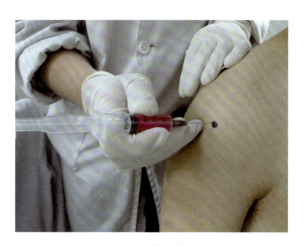

图27-2　肩关节注射

（二）肘关节注射技术

1. 适应证

（1）肘关节慢性退行性关节炎。

（2）创伤性肘关节炎。

（3）肘关节滑囊炎。

（4）类风湿肘关节炎。

2. 操作技术

（1）患者取坐位，肘关节以适宜的角度屈曲，放在操作台上。

（2）在肘关节后外方、鹰嘴外侧上端与肱骨外髁间穿入，有轻度针尖突破感即进入关节（图27-3，图27-4）。

（3）回抽如有积液，应先抽出积液后再注射药液。

（4）鹰嘴内方穿刺较少用，因为肘关节内侧有尺神经经过。

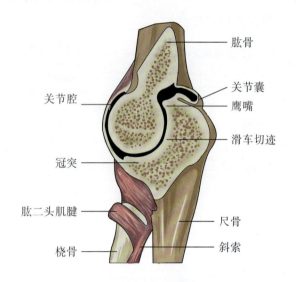

图 27-3　肘关节结构

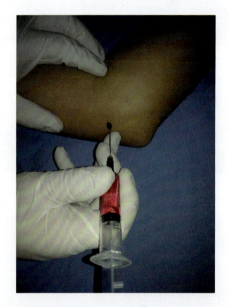

图 27-4　肘关节注射

（三）腕关节注射技术

1. 适应证

（1）腕关节与软骨损伤：包括腕三角纤维软骨损伤、伸腕背隆突综合征、早期腕骨骨软骨病及腕舟骨软骨病等。

（2）腕部腱鞘炎及腱鞘囊肿：包括桡侧伸腕肌腱周围炎、桡骨茎突部狭窄性腱鞘炎、手指屈肌腱狭窄性腱鞘炎等。

（3）腕部神经性疾病：包括腕管综合征、尺管综合征等。

（4）手腕部炎症性疾病：包括类风湿关节炎、风湿性关节炎早期、痛风性关节炎等。

2. 操作技术

（1）远侧尺桡关节注射：适用于远侧尺桡关节痛、远侧尺桡关节松弛半脱位、远侧尺桡关节韧带轻度撕裂伤。在尺骨小头与桡骨之间凹陷处进针，直至触及关节间韧带组织及其深处注药（图 27-5）。

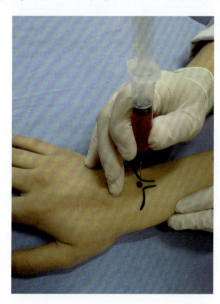

图 27-5　远侧尺桡关节注射

（2）腕背侧注射：适用于腕背腱鞘囊肿、腕关节类风湿关节炎、腕创伤性关节炎、退变性腕关节疼痛及某些痛风性关节炎。将腕关节掌屈位，在关节稍微桡侧进针，直至穿入腕关节内，进行注射，然后加压包扎（图 27-6）。

（3）尺骨茎突远端注射：适用于尺骨远端三角纤维软骨损伤、退行性或类风湿关节炎尺侧疼痛。患者掌向下，在尺骨茎突远端对准腕关节凹陷处压痛点及病变部位进行注射（图 27-7）。

（4）腕管注射：适用于腕管综合征、前臂远端屈肌腱腱鞘炎、更年期性腕掌侧疼痛、类风湿关节炎。穿刺针自两腕横纹间向远端35°角刺入腕中部位的腕管内,回抽无血液后即可作无张力性、少量药液注射(图27-8)。

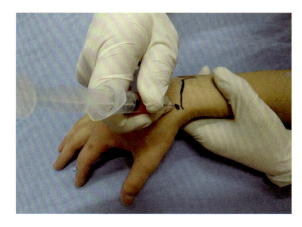

图27-6　腕背侧注射

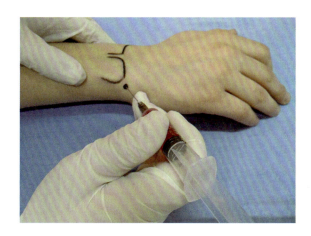

图27-7　尺骨茎突远端注射

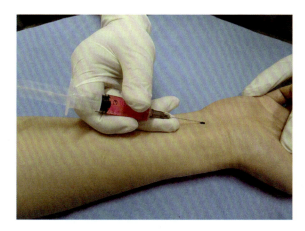

图27-8　腕管注射

(四)髋关节注射技术
1. 适应证

(1)髋关节炎。

(2)类风湿髋关节炎或强直性关节炎。

(3)髋关节痛、创伤后髋关节痛。

2. 操作技术

(1)患者取侧卧位,患侧向上,健侧屈曲患侧伸直并在下方垫枕头。

(2)找到大转子顶端。

(3)在大转子顶端近侧一横指处垂直进针,直至触及股骨颈,一次性注入药液(图27-9,图27-10)。

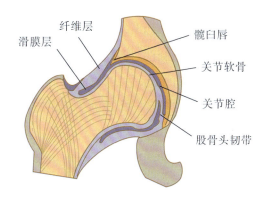

图27-9　髋关节结构

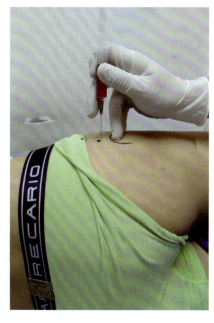

图27-10　髋关节注射

(五)膝关节注射技术
1. 适应证

(1)膝部骨软骨病变:包括膝关节骨性

关节炎、髌骨软骨软化症、类风湿膝关节炎等。

（2）膝部滑膜炎：包括膝关节滑膜皱襞综合征、膝部滑囊炎、髌前滑囊炎等。

（3）膝部神经卡压症：如腓总神经卡压症。

（4）创伤后膝关节疾病：包括膝关节创伤性滑膜炎与关节积血、髌韧带损伤、髌下脂肪垫损伤、膝关节交叉韧带损伤等。

2. 操作技术

（1）膝眼穿刺法：患者取仰卧位屈膝45°，找到髌骨下外、内侧缘凹陷处进针（图27-11，图27-12）。

（2）上方穿刺法：患者取仰卧位膝关节伸直，找到髌骨上缘水平线与髌骨外缘（或内缘）的垂线交点进针（图27-13，图27-14，图27-15）。

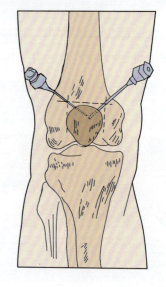

图 27-13　膝关节上方穿刺示意图

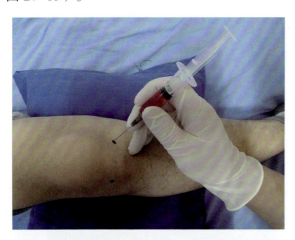

图 27-11　内侧膝眼注射

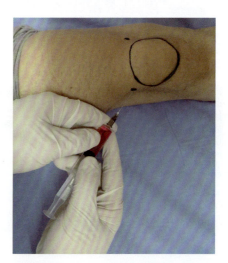

图 27-14　膝关节外上方注射

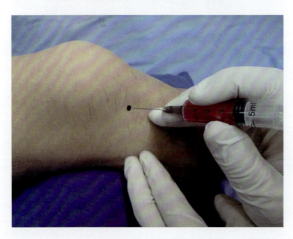

图 27-12　外侧膝眼注射

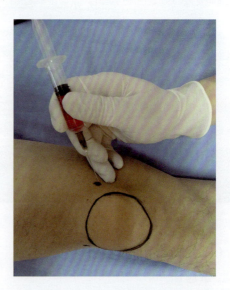

图 27-15　膝关节内上方注射

(六)踝关节注射技术

1. 适应证

（1）踝部骨软骨病变：包括踝关节退行性关节炎、痛风性关节炎、踝关节软骨炎、大骨节病等。

（2）踝部滑膜炎：包括胫腓骨下端及距骨滑膜炎、类风湿关节炎等。

（3）踝部神经卡压症：如跗管综合征、踝前腓深神经卡压综合征等。

（4）创伤后踝关节病变：包括踝关节周围纤维组织炎症引起组织粘连、增生的综合征和关节内肿胀疼痛综合征等。

2. 操作技术

（1）前外侧进针途径：患者平卧、双下肢伸直，选择趾长伸肌腱与外踝基底部之间进针，针头向后略偏刺入（图27-16）。

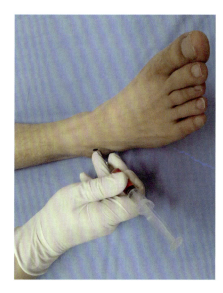

图27-16 踝关节前外侧注射

（2）前内侧进针途径：患者平卧、双下肢伸直，选择胫距关节线前下方，胫骨前肌腱内缘与内踝基底部之间向后外稍向下刺入。在胫前肌内侧或胫前肌与趾长伸肌间逐渐深刺，在关节囊前方，回抽无回血后可进行注射治疗。当关节内有积液，可先用注射器抽液，必要时再注入药液（图27-17）。

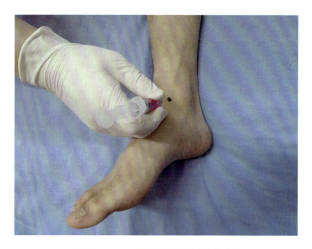

图27-17 踝关节前内侧注射

（何晓宏）

第三节　富血小板血浆注射技术

人体组织器官损伤后都具备自身修复的能力，修复能力的高低是通过生长因子（growth factor，GF）催化实现的。临床上采用的治疗方法，几乎都是将组织自身修复能力调动出来，注射富血小板血浆（platelet-rich plasma，PRP）治疗就是这样的一个核心技术。

一、PRP简介

PRP是自体的新鲜全血经离心后分离出来的富含血小板（platelet，PLT）的血浆浓缩物，一般认为PRP中PLT和GF浓度为全血的3~6倍。血小板通过脱颗粒作用释放大量具有生物活性的GF。目前认为PRP释放的GF主要有血小板源性生长因子（platelet-derived growth factor，PDGF）、转化生长因子-β1（transforming growth factor-beta，TGF-β1）、转化生长因子-β2（transforming growth factor-beta，TGF-β2）、胰岛素样生长因子（insulin-like growth factor，IGF）、血管内皮生长因子（vascular endothelial growth factor，VEGF）和表皮生长因子（epidermal growth factor，EGF）等，生长因子与周围修

复细胞上的受体结合，通过信号通路传至细胞核，刺激细胞增殖和分化。更为关键的是，各生长因子组分比例与人体相同，目前已应用于康复医学、美容医学、骨科学、口腔医学、整形和创面修复等多个学科。在欧美国家，PRP应用已非常广泛。

随着对PRP研究的深入，对PRP这一名称也有很多异议，有学者认为，现在的PRP内涵与PRP最初应用时的传统内涵已经不一样，也并非输血用的异体血小板浓缩液，所以有必要强调自体（antologous），如自体血小板聚集（antologous platelet concentrate，APC）。另外，PRP中不仅含有血小板，还含有高浓度的白细胞、纤维蛋白等成分，有少量红细胞，甚至是干细胞成分。PRP在使用时不加抗凝剂，或是与氯化钙、凝血酶混合后形成凝胶状，而非液态。这些情况导致目前关于富血小板血浆的英文名称和简称都相当混杂，如platelet concentrate（PC），platelet-rich concentrate（PRC），platelet gel（PG），platelet-rich fibrin（PRF），以及platelet-leukocyte gel（PLG）等。混乱的名称对进一步研究不利，虽然有法国学者提出PRF属于二代PRP，不过PRP的名称还是被大多数学者认可使用。PubMed对富血小板血浆采纳的MESH词也是platelet-rich plasma。

二、PRP的制备

1977年，Harke等首次分离制备出PRP，并应用于心脏外科手术患者，获得了较好的效果。自此，出现了越来越多关于PRP的临床、基础研究报道，制备方式暂无统一标准。不同方法制备的PRP，其组分有差异。目前已有多种商业化PRP制备装置，获得的血小板浓度、复苏率和组分均不相同。任何PRP产品最终的血小板浓度取决于采集全血的体积、制备系统、离心力与温度和时间、血小板复苏率、悬浮一定浓度血小板的血浆体积、白细胞和/或红细胞的相对浓度、凝血酶的沾染、保存方法与时间，此外，还与患者个体因素有关，包括外周静脉血的参数、有无并发症、年龄、循环血液中生长因子和细胞组分等，例如，血脂高将增加血小板浓度。

目前制作方法有一次离心血浆提取法和二次离心血浆提取法，四川大学华西医院康复医学中心采用如下两种方法，供大家参考使用：一次离心血浆提取法采用1400r/min，离心8min，使血浆、血小板与白细胞、红细胞分开；二次离心血浆提取法的第1阶段，采用相对低速离心（1000r/min，10min）使血浆和血小板与红细胞和白细胞分开；第2阶段采用相对高速离心（4000r/min，10min），进一步浓缩PRP和分离贫血小板血浆组分，获得最佳的血小板浓度。

三、作用机制

PRP生物学作用机制目前尚无定论，有学者认为，其作用发挥依赖于一系列序贯级联细胞分子事件，PRP激活后，血小板释放大量的活性因子促进组织形成，活性因子首先锚定相关细胞的增殖和迁移，再介导炎性反应和血管发生，然后调控细胞外基质蛋白合成和组织重塑；有学者认为，这些生长因子可以加速基质干细胞（mesenchymal stem cell，MSC）的分化，促进细胞的增殖，加快纤维蛋白与细胞外基质的合成；也有的学者认为，PRP内含有的PDGF能够增强巨噬细胞的趋化性与活性，而巨噬细胞可以代替血小板成为生长因子的主要来源，随着血小板衍生生长因子逐渐消失，巨噬细胞源性生长因子与VEGF将会取而代之以促进修复。这些因子通过激活细胞表面受体来调控基因表达，介导细胞增殖、分化，以及参与基质降解和组织重建过程。PRP提供的生长因子还能刺激新生血管形成，并为受损组织的再生增加血供和营养物质，尤其是血供有限和细胞更新较缓慢的组织，更加凸显其作用。

除了以上的生长因子，PRP还含有高浓度的白细胞，如中性粒细胞、单核细胞和淋巴细胞。这些白细胞在机体的炎症反应和感染控制方面起着重要的作用。有体外研究发现，PRP可以抑制金黄色葡萄球菌（staphylococcus aureus）和大肠杆菌（escherichia coli）的生长，特别是PRP对于甲氧西林敏感的金黄色葡萄球菌（methicillin-resistant staphylococcus aureus，MSSA）的抑制作用，其效果与庆大霉素及苯唑西林相当。此抗菌作用与PRP中所含白细胞有一定相关性。其次，PRP的pH为6.5~6.7，呈酸性。酸性的PRP本身对细菌生长有抑制作用。PRP还含有很多种抑菌蛋白，如血小板因子4（platelet factor4，PF-4）、活性调节蛋白（regulated upon activation）、结缔组织活化肽3（connective tissue activating peptide3，CTAP-3）、血小板碱性蛋白（platelet basic protein）、胸腺素（thymosin beta-4，Tbeta-4）、纤维蛋白肽B（fibrinopeptideB，FP-B）和纤维蛋白肽A（fibrinopeptideA，FP-A）等，这些蛋白可以抑制细菌和真菌的生长。

四、临床应用

随着PRP应用的基础研究动物实验和临床尝试相继展开，科研人员相继开发研制的专用设备也逐步应用于整形外科、心脏外科、颌面外科、骨外科、烧伤、眼科和急慢性创面组织的修复重建等领域。实际上PRP只是血小板制品之一，是血小板一种早期的基本应用方式，其临床应用的便捷性在于可以直接注射到病变部位，之后又相继开展了PRP激活后形成的凝胶和上清液等应用的实验和临床研究。

PRP在临床上根据需要可以是液态，用于注射，也可以经氯化钙、凝血酶混合后形成凝胶状，用于覆盖创面，填塞缺损。液态的PRP注入膝关节腔可用于治疗膝关节退变，促进软骨面生长；注入肌腱止点以治疗肌腱止点炎症，如网球肘、跳跃膝、慢性跟腱炎；注入窦道以封闭无效腔，控制感染，促进伤口愈合；注入骨不连区域以刺激骨生长，促进骨愈合；覆盖创面、压疮部位，促进创面修复。软骨、肌腱、骨不连这些局部区域均由于血供差，没有足够生长因子刺激生长，导致愈合延迟甚至不愈合，亦是PRP较好的适应证。除此之外，PRP还可注射入脱发区促进生发，注射入皱纹区用于除皱等。经皮注射对机体创伤小，操作简单，大量的报道显示，PRP注射有良好的临床疗效。

（一）韧带和肌腱修复

韧带和肌腱损伤是临床常见运动损伤疾病之一。韧带、肌腱是致密结缔组织，血液供应较少，再生、修复能力差。保守治疗不能完全修复损伤的韧带和肌腱，按照传统治疗方法，普通拉伤或挫伤需制动数周，并且受损处将成为以后活动的薄弱区，由于纤维组织瘢痕愈合，生物力学水平远不能达到未损伤的状态，易再次损伤。对于许多慢性组织损伤，患者有明显疼痛、关节功能下降等症状，严重影响生活和工作，因此，生物学重建损伤的韧带和肌腱成为治疗的目标。据估算，美国和欧洲每年有超过8万名运动员因急慢性肌腱、韧带或肌肉损伤而接受PRP治疗。

目前在急性韧带损伤PRP应用较多的是前交叉韧带损伤。如Seijas等人通过MRI比较了前交叉韧带重建结合与不结合PRP治疗膝部肌腱移植重塑的情况，98名前交叉韧带完全撕裂的患者随机分成两组，分别接受自体膝部肌腱移植重塑手术结合与不结合PRP治疗，结合PRP治疗组是在手术入路缝合后将收集的PRP经皮注射到膝上关节处，在术后第4、6、12个月的随访结果显示，患者结合PRP治疗组比不结合PRP治疗组的重塑情况较好，提示PRP能够加快膝部肌腱移植重塑。Fleming等人在前交叉韧带移植手术中使用PRP与未使用组的对照，PRP使用后提高了传统前交叉韧带重建的愈合，但同时也发现，提高血小板浓度并没有提高移植物的力学性能。Figueroa对516例患者（266例ACL重建没有使用PRP，250例ACL使用PRP）做出回顾性系统评价认为，术中使用PRP后能促进移植ACL的成熟。但也有学者认为，PRP在损伤的早期应用并没有提高治疗目标的愈合率，如Wang等人在肩袖修补术后使用PRP的随机对照研究，PRP治疗没有改善早期功能恢复、运动范围、力量或影响疼痛评分，在MRI的显示上，组间的冈上肌腱修复结构的完整性没有差异。

在慢性期韧带、肌腱损伤PRP治疗方面，目前PRP治疗肱骨外上髁炎、足底筋膜炎、肩周韧带劳损、膝踝韧带损伤等已在广泛使用，甚至部分替代传统治疗方法。肱骨外上髁炎传统的治疗方法包括理疗、制动和封闭疗法等，Gautam和Behera等人使用PRP、糖皮质激素和丁哌卡因治疗顽固性肱骨外上髁炎做出超声及临床评价，认为PRP使病变组织生物愈合，糖皮质激素、丁哌卡因提供短期症状缓解，并且应用糖皮质激素会导致肌腱变性。Khaliq在肱骨外上髁炎102例患者使用PRP和糖皮质激素随机对照研究发现，PRP组缓解疼痛的有效率明显高于使用糖皮质激素组，认为PRP能有效替代糖皮质激素治疗肱骨外上髁炎。Wesner在格伦Sather运动医学诊所队列研究178例慢性肌腱损伤患者，B超引导下注射PRP，对疼痛、肌腱功能和磁共振成像记录的病理结果进行比较发现，治疗组有明显的改善。Fader使用PRP治疗慢性腘绳肌腱病，大部分患者运动能力可以恢复到损伤前水平，PRP注射治疗是安全的。Kajikawa等人研究了PRP对鼠髌韧带的修复作用。他们先建立了鼠髌韧带损伤模型，并在损伤部位注入鼠自体血提取的PRP，组织学观察发现髌韧带Ⅰ型和Ⅲ型胶原表达均上升，同时巨噬细胞数目增加，促进了成纤维细胞形成，进而加速了肌腱组织的修复和重构过程。腱性组织慢性炎症的发生机制是一系列的序贯事件，包括血管低分布和反复的微损伤，而PRP中富含的各种细胞因子，通过与细胞膜上的相应受体结合，改变了细胞合成和分泌的蛋白质，并通过它们之间的相互作用，最终改变肌腱细胞的活动，从而影响肌腱组织的修复过程。

临床应用PRP是近几年才开始的生物学治疗方法，但制备技术所形成血小板浓度无统一标准，针对性地应用在韧带、肌腱的最适浓度未确定，治疗过程中复杂的细胞因子在各时期发挥的作用及如何进行传递，有待于更深入的基础研究去证实。临床治疗韧带、肌腱损伤尚在探索阶段，纤维组织恢复生物力学平衡时效，还需要通过更多的临床实践积累来验证观点。

（二）骨与软骨修复

1984年，Okuda等人研究发现，PRP含有多种生长因子，且能促进骨缺损的修复，富血小板血浆中含有的多种生长因子在保持软骨的生理功能，促使软骨细胞分裂、软骨修复中发挥重要作用，并诱导干细胞向软骨细胞分化。将PRP应用于临床上修复骨组织最早见于1997年Whitman的研究报道。在Whitman的报道中，PRP与自体骨或异体骨相结合用于口腔颌面外科手术得到了良好的临床疗效。PRP的制作与手术同步进行，不增加手术时间，制作简单，无不良反应。另外，PRP凝胶可以在局部黏合移植骨颗粒，防止碎骨颗粒移位和流失。Marx对88名下颌骨缺损超过5cm以上的患者进行随机对照研究。对照组单纯骨移植，实验组骨移植复合PRP。术后第2、4、6个月的X线片显示，对照组骨成熟指数为0.92、0.88和1.06，而实验组骨成熟指数为2.16、1.88和1.62，两组之间差异有统计学意义（$P=0.001$）。术后6个月的组织形态学检测显示PRP组的平均成骨面积为74.4%±11%，对照组为55.1%±8%（$P=0.005$）。实验结果显示，PRP显著促进了骨再生，缩短了骨修复的过程。

随后，关于PRP的研究开始逐年增多，PRP的应用范围也越来越广。前期的研究主要集中在PRP修复骨与软组织。将PRP植入骨折区或骨缺损区加速骨愈合已获得广泛认可。另外，Bielecki将PRP经皮注射入骨不连区，实现了骨不连的完全愈合，并提出这种微创方法有可能取代部分传统切开植骨手术。Yuan报道用PRP治疗骨髓炎，也取得了良好疗效。他们认为，由于骨不连和骨髓炎病灶局部缺乏生长因子，无法启动愈合过程，PRP的加入提供了生长刺激因素，启动并加速了愈合。但PRP在这两方面的应用多为小样本病例报告，PRP治疗骨不连和骨髓炎的效果还有待大样本前瞻性随机双盲对照研究数据的支持。

PRP修复软骨组织近几年也开始发展起来。2010年3月的美国骨科年会上报告了多篇PRP在关节软骨修复方面的文章。软骨组织由于缺乏血液循环，生长因子供应不足，一旦受损后修复缓慢，愈合困难。PRP为这类组织生长提供了丰富的生长因子。Kon用PRP和透明质酸盐作对照注射入膝关节腔来治疗骨性关节炎，发现PRP的疗效要优于传统的透明质酸盐。一些基础研究已证实了PRP可以促进软骨细胞的增殖和软骨基质的合成，刺激软骨形成，同时对于减轻疼痛和恢复功能方面也有着显著的疗效，对年轻、关节软骨损伤较轻的患者临床效果更为明显。部分患者注射后出现轻微的关节肿胀和疼痛，大多持续数分钟至数小时，均可自行缓解，这可能与注射速度快、注射量多或注入邻近软组织中有关。而另一项研究表明，PRP结合透明质酸（hyaluronic acid）治疗骨关节炎，以骨关节炎的病理生理过程为出发点，除了能减少炎症因子的释放和缓解症状外，由于PRP富含多种生长因子以及具有富集间充质干细胞的特性，结合干细胞具有向骨/软骨分化的特点，可以修复受损的软骨及软骨下骨，在治疗骨关节炎疾病的进展上有很大突破。此外，采用自体血液制备PRP作为多种生长因子的来源，没有医学伦理和传染病方面的疑虑。因此，使用自体血液制成PRP结合透明质酸治疗膝关节骨关节炎，是一种安全可靠、疗效确切的治疗方法。

同其他骨修复的方法相比，PRP确实具有很明显的优势。在很多基础研究中都显示，PRP具有明确的促进骨修复作用，近年来在口腔颌面外科的临床应用中也证明了这一点。另外，PRP的应用还存在一些尚待解决的问题。因此，PRP在组织工程领域得到广泛应用尚需进一步的研究工作。相信随着研究的不断深入，PRP必将广泛应用于骨组织工程。

（三）创面修复

创面修复是一个复杂的过程，主要依靠修复细胞、炎性细胞、细胞外基质及生长因子的协同作用来重建受损的软组织，血小板来源的生长因子起到了重要作用。PRP修复软组织创面，包括急性伤口和慢性伤口，在动物实验和临床治疗都显示出了显著的修复效果。在急性创面中应用PRP修复伤口局部，可以增加胶原沉积，刺激血管再生，缩短伤口炎症反应期，增加早期伤口的强度。Kazakos以PRP修复急性创面，包括开放性骨折、皮肤挫伤坏死和烧伤等，与传统换药相对照，在第1、2、3周，PRP组创面的愈合速度均明显快于对照组（第1周 $P=0.003$，第2周 $P<0.001$，第3周 $P<0.001$）。PRP组的平均愈合时间为21.3d，对照组40.6d。PRP对于急性伤口的修复明显好于传统换药。Bhanot和Alex通过临床研究提出，PRP可以加速表皮化生长，减轻创伤后局部肿胀和疼痛，减少术后伤口的渗出。Man等人将PRP凝胶用于皮瓣移植术，发现PRP凝胶应用3min后，血管创面出血会被凝住封闭，提高了手术的成功率。慢性难愈合伤口在我国主要为创伤感染所致，占难愈合伤口的67.5%。慢性创面的愈合是临床常见的难题，常规治疗方法通常不能达到良好的效果，富血小板血浆治疗作为一种新型疗法，展现了独特的优势。大量的研究证实，PRP在修复慢性难愈合伤口方面，效果尤其明显。在一项前瞻随机单盲的临床研究中，以PRP和安慰剂对照治疗经传统换药8周无生长迹象的慢性伤口，第8周时，结果显示PRP组中有81%的患者伤口完全愈合，而对照组只有15%的愈合率（$P<0.0001$）。然后将对照组与PRP组患者交换治疗，所有的患者在平均7.1周后完全愈合。研究发现，这类伤口局部组织修复细胞增殖受抑制、相关生长因子减少及血管病变影响血液循环。局部血供不足，直接导致伤口缺氧，使红细胞增多，血液浓缩，黏滞度增高，血小板易于凝集发生血栓，加重了循环障碍。另外，由于创面愈合是一个包括多种生长因子参与的复杂调控过程，Anitua等人报道多种生长因子的修补效果好于单一生长因子，这可能与多种因子相互促进，共同作用于愈合过程的多个阶段有关。很多临床研究还发现，在PRP治疗慢性难愈合伤口的过程中，PRP还能减少渗出，减轻疼痛，减少瘢痕的产生，不过这方面的机制目前尚未阐明。对于慢性皮肤溃疡、糖尿病足、韧带软骨损伤等难愈合的疾病，临床上往往投入大量人力、物力却疗效不佳，而PRP在此类组织的修复过程中显示出了独特的优势和疗效。随着对PRP作用机制研究不断深入，PRP的性能将会被更好地开发出来。

（四）其他方面应用

1. 富血小板血浆的抑菌作用 近年来，越来越多的文献揭示，PRP无论在体内或体外都具有抑菌抗炎活性，据研究报道，PRP及富血小板血浆凝胶（platelet-rich gel，PRG）对金黄色葡萄球菌、表皮葡萄球菌、大肠杆菌和肺炎克雷伯菌均有抑制作用，而对粪肠球菌、铜绿假单胞菌、阴沟杆菌和芽胞杆菌没有抗菌作用，基于PRP的抑菌活性，研究者们开始将PRP应用于预防各种抗感染的实验研究。Naciel等人用扫描电子显微镜检查法和微生物学法评价经PRP治疗后马烧伤创面的修复过程，同时描述了PRP在马烧伤创面修复中的抗菌作用。结果表明，PRP不仅能够促进伤口修复，诱导纤维化，还能在马的深度烧伤创面愈合过程中对葡萄球菌、沙雷氏菌、肠杆菌和非发酵革兰阴性菌有一定的抗菌活性，从而进一步防止因感染引起的并发症。为了研究PRP在防止植入物相关的脊髓感染中独特的抗菌效果，Li等人建立了1个植入物相关的脊髓感染兔模型，用来观察PRP促进伤口愈合和抑菌的特性。结果显示，与感染对照组相比，PRP治疗组的细菌菌落明显减少。由此推测，PRP可能在对抗术后植入物相关感染中发挥着潜在的巨大作用。

Serraino等人将PRP应用于胸骨切开术中，观察PRP是否能降低术后胸骨切口浅表和深部感染的风险。他们将1093名接受了胸骨正中切开的心脏手术的患者分为对照组（A组）和实验组（B组）两组。A组患者在接受正中胸骨切开术过程中没有使用PRP，而B组患者在接受手术完胸骨切口关闭前在切口上使用PRP。实验数据表明，A组患者的深部切口感染明显比B组严重（1.5% vs 0.20%，$P<0.05$）；同样地A组患者的浅表切口感染也明显严重于B组（2.8% vs 0.5%，$P<0.05$），PRP的应用明显地降低了胸骨切口浅表和深部的感染率。郭彦杰等人对PRP治疗下肢慢性难愈合伤口的47名患者进行随访研究结果发现，治疗前有38名患者的伤口细菌培养呈阳性，在用PRP治疗后，细菌培养阳性的患者减少了23名，此结果同样提示了PRP的抑菌抗炎作用。

PRP的抑菌作用日益受到重视。与传统的抗菌药物治疗相比，PRP的使用具有以下的优势：首先，PRP促进伤口愈合的特性可能对其抑菌活性有协同作用；其次，众所周知病原体和宿主细胞都在竞争种植表面，而PRP促进愈合的特性可以提高宿主细胞对创面的附着，从而减少感染的机会；再次，PRP较少可能诱发病原体的耐药性；最后，PRP来源于自体，具有固有的生物相容性，不会产生排斥反应，也没有传播传染病的风险。因此，PRP作为防治感染的新方法应用于临床有着光明的前景。

不过毕竟PRP抑菌功能的研究是近年来才发展起来的，目前还存在很多待解决的问题。如PRP抑菌的作用机制尚未充分明确；PRP抑菌的发挥受pH、浓度、时间和细菌特异性等影响，抑菌活性不够稳定；PRP抑菌实验的研究大多还停留在实验研究阶段，临床应用很少。PRP在临床的防治感染领域要得到广泛的认可尚需要大量的研究工作。

2. 富血小板血浆促进神经生长的作用
PRP在动物实验中已经被证实具有促进轴突再生的作用，研究PRP和神经介导间充质干细胞（neural-induced human mesenchymal stem cells，NMSC）在24个白化豚鼠面部神经切断损伤后轴突再生的作用。白化豚鼠使用巴比妥钠后在显微镜下进行手术，随机分为四组：第1组仅在显微镜下缝合，第2组在缝合同时使用5mlPRP，第3组缝合同时5mlNMSCs，第4组缝合后使用5mlPRP以及5mlNMSCs。6周以后发现，第4组的神经再生比其他三组有明显的差别。在研究组织培养后发现，IGF和VEGF会促进脊髓轴突生长。在另一项关于神经疼痛的患者是否通过PRP治疗会促进轴突再生和靶神经再支配的作用从而减轻疼痛的研究中，此研究通过外科手术清理出受损的中枢和末梢神经树桩，将树桩插入胶原管，然后在每个胶原管中填充自体的PRP，结果表明，断掉的轴突长到了16cm长，而且94%神经疼痛的患者明显减轻了疼痛，达到了可耐受的水平，包括一名疼痛非常严重的患者。事实上在3周左右，每名接受治疗的患者都感受到了疼痛的减轻，不过减轻疼痛的机制尚未完全明确，但对于长期使用毒麻药控制疼痛的患者来说，显然是一个福音。在另一项研究中，面神经损伤后8周兔实验侧口轮匝肌动作电位潜伏期明显低于对照侧，复合神经肌肉动作电位振幅（M波）明显高于对照侧（$P<0.01$）；实验侧再生神经更显成熟，再生轴突较多，髓鞘分化较好，髓鞘厚度较均匀，再生轴突的直径接近正常，神经轴突较密集，排列较规则，神经纤维外膜较对照组增厚，胶原纤维、弹力纤维层较对照组增多；对照侧再生轴突数目较少，分布不均匀，轴突发育较差，并见大量纤维结缔组织，空泡变性较实验侧为多；实验侧再生神经在有髓轴突直径、面积、髓鞘厚度及轴突计数等方面均明显优于对照侧，两组差异有统计学意义（$P<0.01$）。结果提示，富血小板血浆在面神经损伤修复再生中具有促进作用。

3. 富血小板血浆在股骨头坏死中的应用
股骨头坏死是由于股骨头血液供应破坏或骨细

胞死亡引起的病理过程，病变可导致关节软骨破坏、股骨头塌陷及髋关节功能丧失等病情。股骨头坏死后期病情致残率高，严重影响患者的健康水平和生活质量。近年研究表明，非创伤性股骨头坏死股骨头局部BMP的表达过低，这可能是影响坏死骨修复与重建的重要原因。PRP及骨髓间充质干细胞（bone marrow mesenchymal stem cells，BMSCs）具有修复软组织和分化为骨细胞、软骨细胞的功能。已有实验结果显示，PRP与BMSCs能改善股骨头坏死的恢复情况，上调BMP-2、Smad1、Smad5、Run2蛋白的表达。可见PRP与BMSCs同时应用时产生协同作用，PRP促进BMSCs的增殖与分化，提供股骨修复中所需的生长因子，通过上调BMP-2的蛋白水平，激活Smads信号通路，继而诱导间充质干细胞向成骨方向分化的特异性转录基因的Runx2表达，促进成骨细胞分化及骨的形成，加速骨组织的修复与愈合。

4. 富血小板血浆在椎间盘退变中的应用

椎间盘退行性变引起的下腰痛，PRP治疗有逆转退变和减轻疼痛的可能性，PRP可能会通过改善蛋白多糖和胶原合成直接刺激MSC分化成成熟的椎间盘细胞，从而减缓或逆转变性。Thompson等人于1991年首先报道了多种生长因子对椎间盘的干预作用，采用成熟犬的椎间盘组织作为研究对象，发现IGF-1、FGF和TGF-β能促进椎间盘基质合成和细胞增殖，EGF也具有促进细胞增殖的作用；也有研究发现，PRP可促进MSC增殖及软骨分化。蛋白聚糖的作用是增加椎间盘的水吸收和水合作用，胶原蛋白则是保持椎间盘的强度，蛋白聚糖和胶原蛋白是椎间盘细胞外基质，所以，通过PRP与生长因子的协同作用增加它们的生产，有助于保持椎间盘的功能。各种PRP的生长因子在增殖过程都发挥了重要作用，对比其他的生物活性肽和生长因子，自体PRP可能是最好的选择。通常PRP往椎间盘的注射相对于其他治疗方法如手术损伤是极其小的，在兔和鼠椎间盘上的实验已经有了显著的效果。

五、PRP的适应证和禁忌证

PRP应用的适应证非常广泛，几乎所有部位的软组织创面、骨折、骨缺损以及骨髓炎都能应用。到目前为止，还未见PRP应用后出现不良反应的报道。因为PRP为血液制品，所以相关的血液性疾病如血小板功能障碍、严重贫血、血源性感染，以及凝血酶过敏应被视为PRP应用的相对禁忌证。

目前PRP凝胶大多数是用牛凝血酶混合PRP凝固而成的。临床上一般以双注射器喷枪系统同时将PRP与凝血酶喷射至创面。局部应用牛凝血酶有可能产生凝血因子V抗体和凝血因子Ⅵ抗体，导致人体内凝血因子V和凝血因子Ⅺ缺乏，从而引发严重的凝血功能障碍。虽然这种并发症发生的概率很小，但应该引起我们的注意。不过，在PRP的相关文献中，至今未见PRP凝胶导致患者凝血功能障碍的报道。

六、应用前景

目前制作PRP的设备有很多种，这些设备制作出的PRP所含血小板、白细胞等成分的浓度并不相同。不同浓度的成分将显著影响PRP的作用。除了PRP设备的不同，PRP制作方法更是千差万别。在一些文献报道中，PRP被证实无效或对组织的修复起到抑制作用，这可能与PRP的制作设备、制作方法有关，制作出的PRP可能并不是有效PRP。

PRP修复骨与软组织的疗效逐渐得到了公认。随着PRP制作设备的自动化和智能化，PRP的制作将越来越简单，PRP的应用会越来越方便，应用范围也会越来越广。对于慢性皮肤溃疡、糖尿病足、韧带软骨损伤等这一类难以愈合的疾病，临床上往往投入大量人力物力却疗效不佳。PRP在这类组织的修复上显示出了独特的优势和疗效。随着对PRP作用机制研究的深入与临床应用范围的扩大，PRP的性质将会被更好地开发出来。

随着社会人口的老龄化及病情复杂程度的加剧，慢性创面如压疮、糖尿病足等日益增多。PRP治疗是有潜力的新型疗法，主要表现：

（1）PRP是自体新鲜全血提取的血小板和血浆浓缩物，无排异反应。

（2）PRP的制备过程较简单，一般经离心分离即可得到。

（3）PRP制备后易保存，应用5%二甲基亚砜（dimethyl sulfoxide，DMSO）在-80℃冻存，使用时复温即可。虽然对PRP应用于慢性创面的研究不断深入并已广泛应用于临床，但是仍存在以下问题：①PRP作为一种新兴的血液制品，其确切作用机制、作用途径的研究尚不深入；②PRP的制备方式及使用方法影响PRP的临床应用效果，规范的提取及使用流程还需进一步探索；③PRP在慢性创面治疗中是否存在不良反应需要大量长期的随访调查；④PRP临床的应用规范亦有待制定。压疮、糖尿病足等慢性创面的愈合是一个复杂的过程，影响因素较多，PRP的应用在某种程度上解决了这一难题，但其在临床应用中存在的问题还需要进一步的研究。

PRP疗法具有取材方便、制备简单、排斥反应小、效果比较肯定等优点。但在其作用机制上还有很多问题没有解决，直到现在仍然缺乏大规模的随机对照试验，只有很少的随机对照试验评估了PRP治疗的安全性和有效性。已退役的NBA湖人队超级球星科比-布莱恩特在这方面也算是先驱，他曾数次前往德国接受了PRP疗法；NBA金州勇士队球星史蒂芬.库里在2016年的季后赛中诊断为右膝内侧副韧带Ⅰ度拉伤，接受了PRP治疗。2016发表于美国运动医学杂志的PRP相关文献研究的综述得出结论：PRP是"一个很有希望，但还未得到充分认知，对关节、肌腱、韧带及肌肉受损的治疗选择"。

（何红晨　何成奇　刘　岩）

第二十八章 肌内效贴技术

第一节 概述

一、定义

肌内效贴（kinesio taping，KT）是一种将有弹性的贴布贴于体表，增进或保护肌肉系统、促进运动功能的非侵入性治疗技术。肌内效贴最早在1973年由Kenso Kase博士创用，其命名来自运动功能学（kinesiology），最初用于各类运动损伤的防治，经过近40年的发展，已广泛延伸至神经康复、美容等领域。

肌内效贴贴扎技术方法多样，目前常见的贴扎技术包括肌肉贴扎技术、韧带贴扎技术、肌腱贴扎技术、筋膜贴扎技术、淋巴贴扎技术、空间贴扎技术、功能矫正贴扎技术、力学矫正贴扎技术、感觉输入贴扎技术等。随着肌内效贴更加广泛的应用，其贴扎方式还会不断推陈出新。

二、作用

（一）减轻疼痛

肌内效贴治疗各类急慢性疼痛疗效确切，如慢性腰痛、肩峰撞击综合征、胫前疼痛、膝关节骨性关节炎等；也有研究发现，肌内效贴对非肌肉骨骼系统疼痛方面有一定缓解作用，如治疗痛经、静脉功能不全引发的疼痛等。有学者认为，肌内效贴本身具有伸缩性，将其贴在皮肤上，当肌肉活动时，皮肤及肌肉同时被刺激，通过闸门学说达到减轻疼痛的作用。也有学者认为，弹性贴布与皮肤、软组织间形成皱褶（图28-1），这种皱褶的提拉作用增加了皮肤与肌肉的间隙，直接减轻了皮下痛觉感受器的刺激，从而达到减轻疼痛的效果。

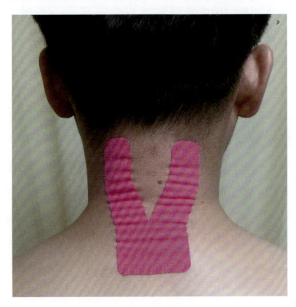

图28-1 粘贴形成的皱褶

（二）改善关节活动度

肌内效贴可以改善运动损伤患者的关节活动度，提高患者的肢体功能。患者在贴扎肌内效贴的情况下主动活动，贴扎部位的血液循环加快，从而改善关节活动度。更多学者认为，肌内效贴放松了紧张的肌肉，增加了患处的感觉输入，减轻了患者的疼痛和心理上的恐惧，这是改善关节活动度的主要原因。

（三）促进肌肉收缩

肌内效贴在不同的贴扎方向下对皮肤和筋膜会产生不同方向的作用力，自肌肉的起点向止点贴扎时，贴布的弹性回缩力和肌肉收缩方向相同，可产生促进肌肉收缩的效果；反之则起到拉伸、放松肌肉的作用。另外，有弹性的贴布能增加皮肤的感觉输入，从而引起神经反射，当肌肉进行最大力收缩时能募集更多的运动单元，提高肌肉收缩能力。

（四）增强本体感觉、维持姿势平衡

本体感觉是维持人体正常姿势和保持平衡的重要组成部分，也是影响功能恢复的重要因素。皮肤感受器在关节的位置和运动中起着重要的作用。已有大量研究表明，有弹性的肌内效贴通过对皮肤的压力和拉力刺激皮肤机械感受器，能增强关节的位置觉和运动觉，从而帮助纠正身体力线，改善姿势控制并增强平衡功能。

（五）消除水肿

弹性贴布与皮肤、软组织间形成皱褶，给皮肤施压同时也有提拉作用，对皮肤及淋巴管形成周期性压迫及减压的效果，可以增加皮下间隙，促进局部血液及淋巴循环改善，可以有效消除局部组织水肿。

三、物理特性

肌内效贴是一种具有弹性及黏性的贴布，由棉布层、黏胶层和背亲纸三层组成。贴布表层为具有致密孔洞的棉布层，其内嵌有弹性纤维丝，具有纵向弹性且较耐用，经过防水处理但又有一定的透气性。使用贴布时常需剪裁，剪裁后其弹力会受一定影响，目前认为，贴布最多可剪成16分支，如果剪得更细，则完全破坏贴布结构。棉布下面附着亚克力热感黏胶层，具有单向的纵形、波浪形或指纹形纹路（图28-2）。旧的涂胶技术多采用涂、喷的方法，新工艺是将黏胶直接嵌在棉布纤维中。黏胶工艺对棉布的弹性、透气性、抗过敏性都有一定影响。黏胶表面护有一层背亲纸，便于贴布撕离及贴扎操作，也可以避免黏胶污染或破坏。背亲纸上多印有分隔线，为贴布裁剪提供依据（图28-3）。贴布常有不同颜色，不管什么颜色，其功效均一致，但选择不同颜色的贴布可能对患者心理有一定影响，例如，红色贴布可能更容易让人感到兴奋，而蓝色则让人感到放松。

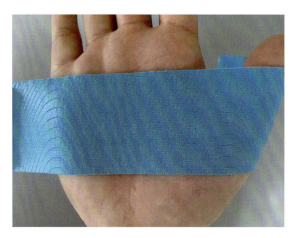

图28-2　肌贴的水波纹

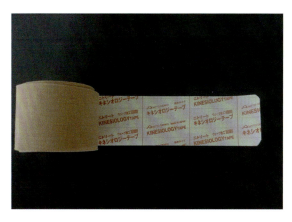

图28-3　肌内效贴背亲纸的刻度

贴布自身产生拉力与其形变长度成正比，在贴扎时常要给贴布一定拉力，临床上用拉伸后贴布的形变长度占原长度的百分比来表示施加拉力的大小。当贴布与背亲纸分离后会自然回缩，缩短的部分为原长的5%~10%，所以，贴布在背亲纸上黏附时就已经具备5%~10%的拉力；若施加全力，贴布能纵向拉伸超过自身长度40%~50%，但拉力过度时容易造成弹性疲乏。当贴布贴扎于皮肤表面时，能产生水平力、垂直压力及斜向剪切力，因此，贴扎时根

据治疗目的，需要考量这三种力对治疗区域产生的效应。

目前常见的肌内效贴尺寸多为每卷5cm×5m，整卷贴布表面有塑料透明膜包裹，但对防潮没有太大效果。当环境湿度大于50%，即会影响贴布黏胶，导致黏性下降，过热也会使黏胶变质，因此肌内效贴布应储存在阴凉干燥的环境中。

第二节　操作方法

一、裁剪

根据贴扎目的确定贴扎方案，包括贴扎区域、贴布形状、贴布拉伸力度等。根据不同的贴扎治疗目的，可将贴布裁剪成不同形状，如I形、Y形、X形、爪形、灯笼形等。I形贴布（图28-4）除了修圆角外，不做其他特殊裁剪，常用于引导肌肉和筋膜、力学及功能矫正等，有时也用于固定；Y形裁剪（图28-5）先将贴布中央对折后再剪裁，两侧分支对称，可促进或放松肌肉，引流效果较I形好；X形贴布（图28-6）采取两端对折后剪裁，中间不剪开，留一格长度，其四个分支会向中央固定点回缩，促进固定端血液循环及新陈代谢，产生止痛效果；爪形裁剪（图28-7）通过多分支强化引流效果，可有3、4、8、16等分支类型，尾端需要包覆肿胀区域，以利于组织液引流导引至近端的淋巴结，并可促进局部血液循环，增加病变区域的感知觉输入；灯笼形贴布（图28-8）两端不裁剪，中段裁剪为多个分支，若为两支即为O形（图28-9），贴布两端均为固定端，故稳定效果良好，中间部可维持一定的张力，具有引流的作用。这些贴布裁剪时，建议将各端贴布裁剪圆钝，以更好地贴合皮肤，贴布角修圆有利张力地均匀分布，而尖锐的贴布角常易松动。

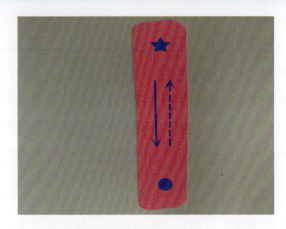

图28-4　I形贴布

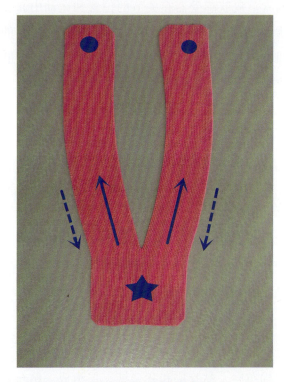

图28-5　Y形贴布

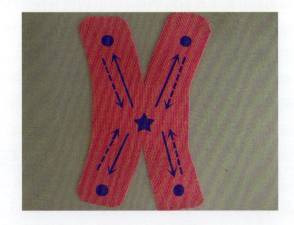

图28-6　X形贴布

★代表锚，●代表尾端，⟶为延展方向，⇢表示贴布回缩方向

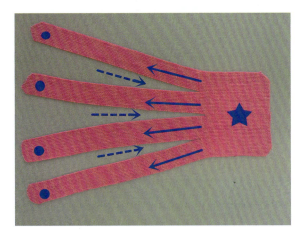

图 28-7　爪形贴布

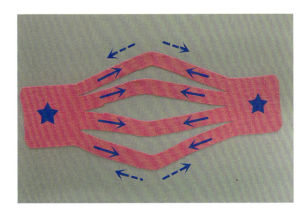

图 28-8　灯笼形贴布

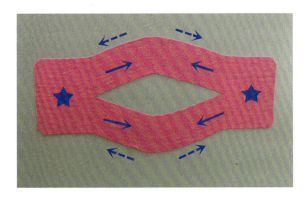

图 28-9　O 形贴布

不同功效的贴扎方式常可联合使用，采用贴布重叠多层贴扎的方式达到共同治疗的目的，但也不建议贴扎层次过多，否则影响疗效。通常裁剪复杂的贴布贴在里层，简单的贴在外层（如从里到外可为灯笼形、爪形、X 形、Y 形、I 形），但很多专家也习惯将 X 形止痛贴布贴在最里层，而灯笼形贴布用于固定作用时可贴在最外层。

二、摆位

根据肌内效贴的治疗目的，贴扎前需要进行主动或被动姿势摆位，使所贴扎区域产生被拉伸或缩短效应。大多情况下，消肿止痛、放松肌肉的贴扎多将贴扎区域的皮肤摆位于拉伸状态。例如，腰痛并局部肌肉紧张时的贴扎多采用腰前屈摆位（图 28-10），颈部肌肉疼痛并紧张时的贴扎多采用颈前屈摆位（图 28-11），肱骨外上髁炎采用伸肘屈腕摆位（图 28-12），肱骨内上髁炎采用伸肘伸腕摆位（图 28-13）。但对于某些功能矫正效果的贴扎则使关节摆成短缩的位置，例如，腓神经损伤垂足矫正时被动足背屈摆位（图 28-14），肱骨外上髁炎改善伸腕功能贴扎时采用伸肘伸腕摆位（图 28-15）。

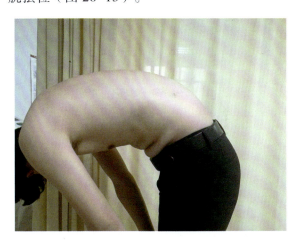

图 28-10　腰前屈摆位

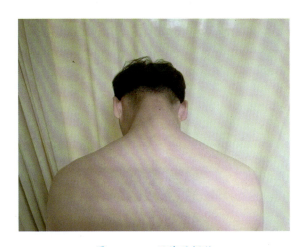

图 28-11　颈前屈摆位

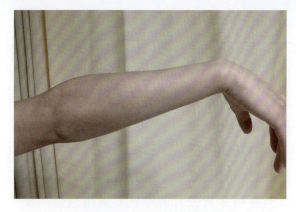

图 28-12　伸肘屈腕摆位

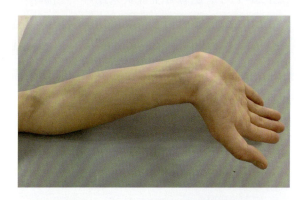

图 28-13　伸肘伸腕摆位

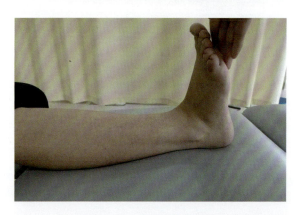

图 28-14　被动足背屈摆位

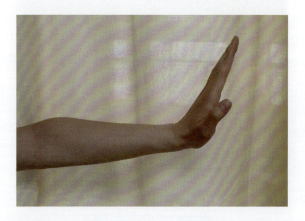

图 28-15　伸肘伸腕摆位

三、贴扎

进行贴扎时首先确定"锚"点，即贴扎最先固定端。"锚"的部分一般不施加拉力，锚固定后，沿贴扎区域进行贴布的贴扎，拉伸贴布走行的方向称为延展方向，"锚"延续并覆盖主要治疗区域的部分称"基底"，贴布终止的部分称"尾端"，固定好的贴布尾端向锚会产生弹性回缩效应（见图 28-4）。贴扎时手持贴布，用手指由布向胶面方向推压，将背亲纸从锚与基底之间撕开（锚通常为 2、3 指宽距离，或视贴扎区域大小适度改变），两手持撕开的背亲纸两端，尽量不接触胶面，先将锚不施加拉力固定好后，根据需要使用不同大小的拉力将基底部分固定于皮肤，最后不加力固定尾端。施加拉力时不要使用手指捏住一点，而是要用两指水平夹住贴布进行均匀拉伸（图 28-16）。根据病情需要，贴扎方式也可以只有锚、尾两段，有时还可以将贴布基底部分先固定在皮肤，然后将背亲纸从中间撕开，整体施加拉力并在两端预留尾部贴于皮肤上，这种贴扎方式只有基底和尾端。

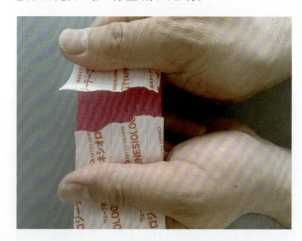

图 28-16　均匀拉伸贴布

贴扎过程中所使用的拉力一般分为四种：不带拉力、自然拉力、重度拉力、极大拉力。不带拉力即手不施加任何拉力；自然拉力通常为 25% 以下的拉力，多用于促进淋巴回流及减轻肌肉肿胀;中度拉力为25%~50%的拉力,可用于软组织支持筋膜治疗及抑制瘢痕增生;极大拉力为50%~100%的拉力,多用于关节保护。

贴扎时还要注意贴布延展的方向,虽然目前对贴布延展方向改变是否会引起疗效变化仍有争议,但临床上常在淋巴贴扎、肌肉贴扎时考虑贴布延展方向。例如,在肌肉贴扎时,从锚点与肌肉起点一致,尾端与肌肉止点一致,延展方向与肌肉走形一致,则贴扎后贴布产生的回缩方向与肌肉收缩方向一致,会对肌肉产生促进作用;反之,则对肌肉有放松作用。

第三节 临床应用

一、适应证

(一)急、慢性疼痛

各类骨骼肌肉疾病引发的疼痛,包括肌肉急性损伤或慢性劳损、肌腱损伤或肌腱炎、关节损伤或关节炎引发的急、慢性疼痛等。常见的使用肌内效贴进行治疗的痛性疾病包括颈椎病、腰椎病、肩袖损伤、肩周炎、肱骨内(外)上髁炎、膝关节骨关节炎、膝关节软组织损伤、外胫夹、跟腱损伤或跟腱炎、踝关节扭伤、足底筋膜炎等。例如,颈椎病因颈部肌肉紧张产生痛点时,可使用X形贴布,中间为锚,不施加拉力将其固定于痛点,各尾以25%拉力向外延展贴上(图28-17);腰痛时以最痛处为锚点,采用25%拉力的星形贴法(图28-18);肱骨外上髁炎疼痛时,采用Ⅰ形贴布在中间用40%~50%拉力横向贴扎于肱骨外上髁痛点,两尾端不施加拉力的空间贴扎以减轻疼痛(图28-19);梨状肌综合征可采用Y形贴布将锚点固定于大转子,用25%~30%拉力包裹臀部肌肉并止于骶椎,放松肌肉减轻疼痛(图28-20)。临床治疗中,对于一种疾病,

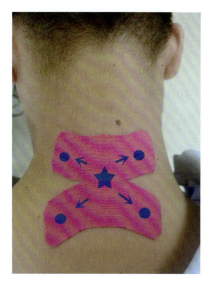

图28-17 颈部X形贴布疼痛贴

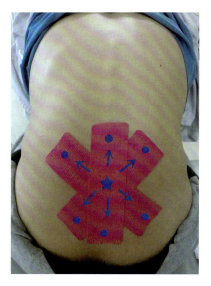

图28-18 腰部星形贴法

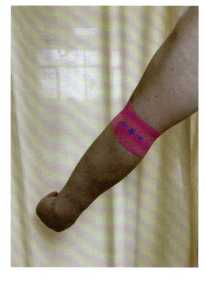

图28-19 肱骨外上髁炎Ⅰ形贴布粘贴

常多种贴扎方式联合使用以达到综合治疗的目的，例如，肩袖损伤时，采用X形贴布贴于里层覆盖痛点，外层予I形贴布沿冈上肌走形贴扎以放松冈上肌，减轻疼痛（图28-21）；肘关节损伤急性肿胀期，可将X形贴布贴于内层疼痛区域，外层覆盖两个爪形贴布以自然拉力交叉贴扎改善局部血液及淋巴循环，从而减轻肿胀（图28-22）；肱骨内上髁炎时，除在痛点处给予X形贴布止痛，还可使用Y形贴布对前臂屈肌进行放松贴扎（图28-23）；外踝疼痛并踝关节不稳时可予X形贴布置于底层覆盖痛点，再采用I形贴布中间为锚点，固定于跟骨下方，其两端向内、外踝延展贴扎成"U"形，贴布在内踝处以自然拉力延展，在外踝处以中等强度拉力延展，稳定踝关节（图28-24）。

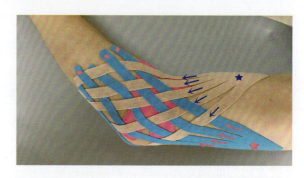

图28-22 促进循环的粘贴

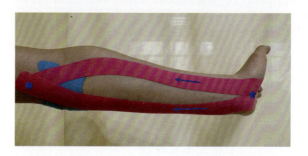

图28-23 前臂屈肌放松贴扎

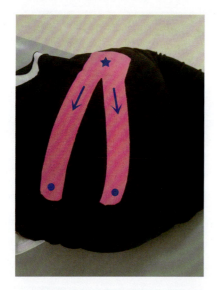

图28-20 梨状肌放松贴

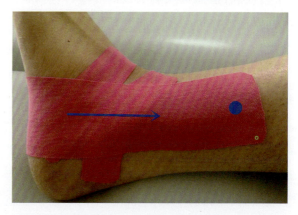

图28-24 外踝疼痛的粘贴

（二）水肿

骨骼肌肉损伤后出现的软组织水肿以及其他淋巴或血液循环障碍导致的局部水肿常可使用肌内效贴进行治疗，多采用爪形贴布进行贴扎。例如，用单个爪形贴布进行手部外伤后肿胀区域的消肿贴扎（图28-25），或采用两组爪形贴布交叉覆盖于肱骨骨折后的上肢肿胀区域，改善血液及淋巴循环，促进水肿消退（图28-26）。难度较大的是用多条爪形贴布

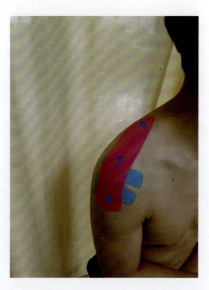

图28-21 肩袖损伤后I形贴布放松贴

呈花式贴扎覆盖肿胀部位,这种贴扎技术的走位及力学特征复杂,被称为漂流贴扎,不仅可以消除水肿,还能促进皮肤感觉输入,改善局部感觉异常(图28-27)。

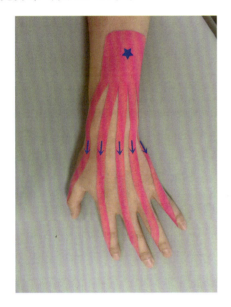

图28-25　手外伤后消肿粘贴

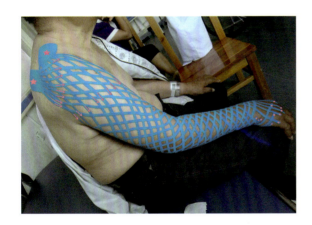

图28-26　上肢消肿粘贴

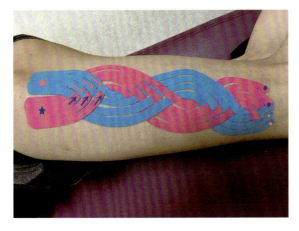

图28-27　漂流粘贴

(三)运动功能障碍

骨骼肌肉的损伤、疼痛、肌肉紧张或合并周围神经损伤均可能导致各种运动功能障碍,肌内效贴可改善感觉输入,促进肌肉收缩或减轻肌肉痉挛,支持关节或进行功能矫正。例如,下肢骨折导致腓总神经损害常引起足下垂及足内翻,踝关节不能背伸及外翻,可采用I形贴布对胫前肌、腓骨长短肌进行促进贴法,以改善足下垂及内翻(图28-28);肱骨外上髁炎时伸腕乏力,采用Y形贴布对前臂伸肌进行促进贴法,以促进肌肉收缩,辅助伸腕功能(图28-29);膝关节疼痛时,可给予Y形贴布进行股四头肌促进贴扎,激活股四头肌,稳定膝关节(图28-30)。临床上常采用多种贴法联合治疗同一疾病,例如,狭窄性腱鞘炎可先采用X形贴布处理痛点,其上使用I形贴布放松紧张的拇长展肌和拇短伸肌(图28-31);食指挫伤贴扎可先将两条I形贴布中间,用最大拉力固定于食指内外侧副韧带处,尾端采用自然拉力固定,再用两条I形贴布中间用最大拉力交叉固定于食指关节囊外侧,达到保护性支撑的作用,最外层使用I形贴布对食指伸肌给予促进贴法,辅助伸指(图28-32)。

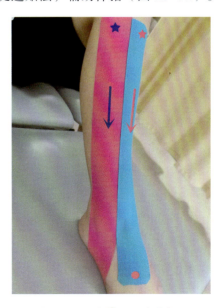

图28-28　改善足下垂的粘贴

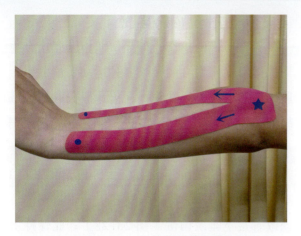

图 28-29　促进伸腕的粘贴

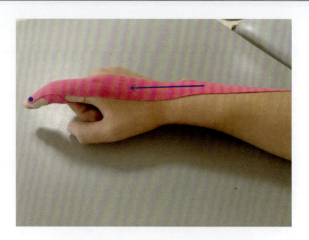

图 28-32　示指伸肌促进粘贴

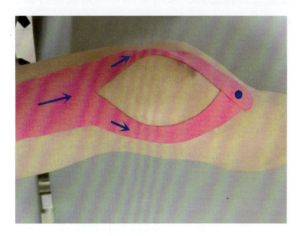

图 28-30　激活股四头肌的粘贴

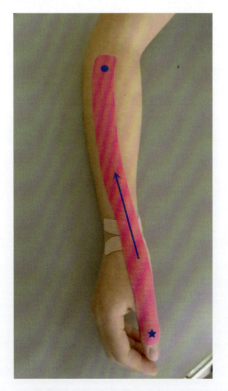

图 28-31　粘贴放松紧张的拇长展肌和拇短伸肌

二、禁忌证

肌内效贴贴扎技术为无创治疗法，故没有绝对禁忌证。可能的相对禁忌证包括局部急性感染、无法避开的未愈合创面、贴扎区毛发多且无法剔除、各种皮肤疾患、局部张力性水疱、癌症、深静脉血栓形成、对贴布过敏等。

三、注意事项

（一）肌内效贴的弹性与黏性

肌内效贴在拉伸时注意拉力不要过度，尤其剪得越细时就不要给予太大拉力，否则容易造成贴布弹性疲乏。当弹性贴布与背亲纸分离后，贴布会自然回缩，因此，不建议贴扎时将背亲纸全部撕掉后进行贴扎，这样可能会影响拉力的控制。贴布表面为亚克力热感黏胶，不要使用吹风机，会使胶布过黏，撕下来时容易损伤皮肤。贴扎操作时，避免手接触黏胶表面导致黏性下降。皮肤表面毛发过多时，会影响贴布的黏附且撕下贴布时疼痛明显，需要剔除毛发后在进行贴扎。

（二）贴布使用时间

贴扎如果对症有效，一般每2d可拆下来更换新贴布，有助于增加疗效。但考虑到皮肤刺激问题，临床上建议每3~4d更换贴布1次。据报道，肌内效贴单次贴扎时间最长可达5d，贴扎过久贴布形变，弹性下降，导致作用减退。

大量出汗、对材料过敏时,可缩短贴布更换周期。

(三)贴布防水性

贴布外层有防水处理,剪裁过程中会破坏防水效果,会从裁剪边缘渗水。临床上建议,如果贴布被浸湿,可用干毛巾轻轻拍打吸水,很快就可恢复干燥,但不建议在使用贴布时泡澡或高温沐浴过久,不仅导致贴布黏性下降,而且容易皮肤过敏。皮肤表面出汗容易导致贴布黏性下降和皮肤过敏,建议大量出汗后更换贴布。

(四)贴布过敏

贴布过敏与贴扎部位、拉力、贴扎时间、贴布黏胶及患者是否是过敏体质有关。贴扎后泡澡、泡温泉、大量出汗可能导致皮肤过敏。临床上,可在贴扎前裁剪一格贴布贴在手肘内侧数十分钟,观察有无过敏反应。如果发生明显过敏现象,应暂停贴扎,待皮肤修复后再酌情使用。

(五)影响疗效的因素

影响肌内效贴疗效的因素包括皮肤的状态、皮下脂肪的厚度、贴扎环境、贴扎后的活动等。某些运动损伤患者贴扎后,若能保持适度的主、被动活动(非过度负重及爆发性活动),会因为贴布与软组织间有益的交互作用而提高贴扎疗效。

(王宝兰 陈 祢)

第二十九章　中医推拿技术

第一节　概　述

一、推拿的基本概念

推拿是指在人体体表的一定部位上，运用各种手法和进行特定的肢体活动，调节人体的生理、病理状况，来防治疾病的一种中医外治法。

二、推拿的作用机制

推拿作用的中医学原理：调整脏腑，平衡阴阳；调和气血，行滞化瘀；疏经通络，温经散寒；理筋整复，滑利关节。

从现代科学的角度而言，推拿的作用，是力量、能量、信息和心理的综合体现。各种形态的推拿手法，一方面是一种机械性的刺激，直接在人体起到局部治疗作用；另一方面，在一定量的手法作用力下，机体会产生能量转换和生物电等信息传导，刺激机体产生各种生物学效应，对人体的神经、循环、消化、泌尿、免疫、内分泌、运动等系统及镇痛机制产生一定的影响。同时，推拿除了采用与传统中医相同的望、闻、问、切四诊合参，以及运用整体观念和相应的辨证方法来诊断和辨识病证外，还运用双手在患者的特定部位进行治疗性操作。其诊治与操作过程，加上推拿时的入静要求，必然对患者心理产生一定影响，从而使推拿的操作模式，具备了心理学的特征：增强即时疗效，有效消除焦虑、紧张、抑郁等情绪，帮助患者树立起战胜疾病的信心。

其中，运动系统疾病是推拿疗法最主要的适应证，其治疗作用直接，疗效也最明显。作用机制包括以下几个方面：

（一）改善肌肉营养代谢

肌肉的主动运动会消耗氧和能量，产生乳酸等有害代谢物质，从而出现酸胀疲劳。推拿在局部的机械刺激与所产生的热效应，可以明显改善局部的血液循环，增强其代谢，增加局部供血供氧，从而消除肌肉疲劳，增强肌肉的张力和耐受力。

（二）解除肌肉痉挛

软组织损伤后，肌肉会出现紧张、痉挛，这是机体对损伤的一种保护性反应，但过度和持久的痉挛可在局部产生压迫和牵拉，从而产生疼痛。推拿既可通过牵张肌肉直接解除肌肉痉挛，又可增强局部血液循环，促进致痛物质代谢，减轻炎症反应，通过减轻或消除疼痛源间接解除肌肉痉挛。

（三）促进组织修复

推拿可以促进损伤部位的肉芽组织成熟，松解损伤组织间的粘连，减轻肌纤维间组织增生，促进损伤肌肉的形态结构恢复。对肌肉、肌腱、韧带部分断裂者采用适当的手法，可促进损伤部位新生毛细血管的形成和成熟，促使成纤维细胞转化为纤维细胞，促进胶原纤维合成，使胶原纤维规则排列并与断面生长吻合，从而促进损伤组织修复。

（四）分离松解粘连

软组织损伤后，瘢痕组织增生，互相粘连，对神经血管束产生卡压，是导致疼痛与运动障碍的重要原因。推拿可间接松解粘连，而按、揉、弹、拨等手法则可直接分离筋膜、滑囊的粘连，促使肌腱、韧带放松，起到松解关节的作用。

（五）促进炎症介质分解、稀释

软组织损伤后，血浆及血小板分解形成许多炎症介质，这些炎症介质有强烈的致炎、致痛作用。推拿能促进静脉、淋巴回流，加快物质运动，也促进了炎症介质的分解、稀释，加速损伤局部炎症消退。

（六）纠正解剖位置异常

推拿可治疗由于关节错位、肌腱滑脱所造成的急性损伤，使关节、肌腱各顺其位，解除对组织的牵拉、扭转、压迫刺激，使疼痛消失。并可促使突出物顺纳、部分回纳或移位。如腰椎间盘突出症，推拿手法可改变椎间盘内外压力，改变神经根与周围组织间的位置关系，从而缓解临床症状。

（七）促进水肿、血肿吸收

推拿可加快静脉、淋巴的回流，由于局部肿胀减轻，降低了组织间的压力，消除了神经末梢的刺激而使疼痛消失，有利于水肿、血肿的吸收。

另外，推拿的镇痛作用明显。具体机制是推拿直接于损伤部位或痛点操作，通过特有的机械刺激改善血液循环，减少致痛物质堆积，通过促进代谢而加快致痛物质的分解与清除；推拿产生的良性刺激，可兴奋脊髓后角的胶质细胞和抑制后角中的一级中枢传递细胞，使脊髓痛冲动传递的闸门关闭；按压一定穴位或痛点，可升高患者血浆和脑脊液中的内啡肽含量，而内啡肽具有强镇痛作用。此外，推拿环境的安静程度、推拿过程的舒适程度和推拿特有工具——人手的安抚等可影响患者的心理活动，降低中枢对痛觉的敏感性，提高其中枢痛阈水平。

三、推拿的临床操作要求

（一）操作前明确诊断

推拿操作前首先要做的是明确诊断。应详细诊察，全面了解患者的病情，排除推拿禁忌证，再选择推拿治疗。其中，推拿禁忌证：某些感染性疾病，如骨髓炎、化脓性关节炎等；诊断不明确的急性脊柱损伤或伴有脊髓损伤症状；各种急性传染性疾病；有血液病或出血倾向的患者；烫伤与皮肤破损的局部；皮肤疾病患处；骨与关节结核、肿瘤及脓毒血症等；外伤出血、骨折早期、截瘫初期等；经期的女子或孕妇的腰腹部。另外，过于疲劳和饮酒过量者要禁用或慎用推拿。

（二）体位的选择

操作前要指导患者选择好正确的体位。指导患者选择感觉舒适，自然放松，既能维持较长时间，又有利于操作者操作的体位。操作者宜选择一个操作方便，并有利于手法运用、力量发挥的操作体位。

（三）手法的选择

运用何种手法，应根据疾病性质、病变部位、治疗对象，并结合各手法的特点，灵活辨证地选择。例如，关节功能障碍者，常选用摇法、扳法等运动关节类手法；关节错位者，常选用拔伸法等整复关节类手法。此外，对于治疗某一疾病的手法，操作者既要掌握一般规律与常法，又要注意变通，随着病情的进退，主要痛点与次要痛点的增减、转化、消失等，综合分析，及时进行手法的增减。

（四）力量的运用

一般而言，手法的力量与刺激性成正比关系，即手法力量越重，刺激性越强；手法力量越轻，刺激性越弱。因此，手法在应用过程中，力量要辨证应用，力量的大小要根据患者的年龄、性别、体质、病情等情况灵活掌握。初病体实者，力量宜重；年老体弱者，力量宜轻。软组织损伤初期、局部肿胀，用力宜轻；软组织损伤后期用力宜重。另外，就一个完整的手法操作过程而言，一般宜遵循"轻－重－轻"的原则，即前、后1/4的时间手法用力宜轻一些，中间一段时间手法用力相对宜重一些，体现出一定的轻重节奏变化。具体在某一部位操作时，还需注意手法操作的轻重交替，以及点、线、面的结合运用。不可在某一点上持续性运用重手法刺激。对于感觉障碍者，用力要慎重。

（五）时间的把握

操作时间的长短，对疗效有一定的影响。时间过短，达不到疗效；时间过长，对局部组织产生损伤，或令患者疲劳。所以，操作的时间应根据患者的病情、体质、病变部位、应用手法的特点等各方面因素综合确定。每次治疗一般以10~20min为宜，久病、重病可适当增加时间。

（六）手法操作的顺序

手法操作要有一定的顺序，一般从头面→肩背→上肢→胸腹→腰骶→下肢，自上而下，先左后右，从前往后，由浅入深，循序渐进，并可依具体病情适当调整。局部治疗则按手法的主次进行，先用松解手法，后用整复手法。手法强度的控制要遵循先轻后重、由重转轻、最后结束手法的原则。

四、影响推拿康复疗法补泻性质的因素

补虚泻实是中医推拿治疗的基本法则。推拿手法补泻，是通过操作者手法作用力的大小、速度的快慢以及方向的不同等给机体一定的刺激，激发机体整体与局部的调控功能，从而达到扶正祛邪的目的。推拿治疗虽无直接将补、泻的物质放入体内，但临床实践证明，推拿确实有促进机体功能和抑制机体功能亢进的作用。形成补泻效应的作用因素主要包括以下4个方面：

（一）轻重补泻

一般规律而言，轻手法为补，重手法为泻。即作用时间较短的重刺激，可抑制脏器的生理功能，可谓之"泻"；作用时间较长的轻刺激可活跃兴奋脏器生理功能，可谓之"补"。例如，推拿手法对软组织损伤治疗的补泻作用，凡是刺激时间较长，作用部位较浅的轻手法，对肌细胞有兴奋作用，偏重于补；凡刺激时间短，作用部位较深的重手法，对肌肉组织有抑制作用，偏重于泻。

（二）方向补泻

从经络的循行方向来说，顺经脉循行方向的推拿操作方式为补，逆经脉循行方向的推拿操作方式为泻。即"顺经为补，逆经为泻"。从血流运行的方向来看，向心性推拿手法为补，离心性推拿手法为泻。从手法的旋转方向来看，一般而言，顺时针方向施治的手法为补，逆时针方向施治的手法为泻。但在腹部旋转操作的摩腹法运用中，顺时针方向摩腹为泻，逆时针方向摩腹为补。从对人体整体的施治运动方向来看，向上推行的手法为补，向下推行的手法为泻。即"推上为补，推下为泻"；旋转性推动的手法为补，直线性推动的手法为泻。即"旋推为补，直推为泻"。

（三）频率补泻

手法徐缓，频率低，幅度小，则刺激量小，适合病程长、病情缓、体质差的患者，有疏通气血、扶正补虚的作用；手法疾快，频率高，幅度大，适合于病势急迫、病情重、体质强壮的患者，有活血化瘀、消肿止痛等作用。

（四）时间补泻

重而操作时间较短的手法为泻，轻而操作时间较长的手法为补。

在临床治疗时，并不是单凭以上某一因素就可以达到补泻的目的，而是需要综合应用。

此外，强度、频率与操作时间适中，在经络循行方向上来回往复操作等手法为平补平泻法。必须明确的是，有关手法补泻作用的调控方法，还要遵循辨证施治的原则，在临床上灵活运用。

五、推拿康复疗法的适应证

颈椎病、枕寰枢关节失稳、颈椎间盘突出症、落枕、前斜角肌综合征、项背肌筋膜炎、胸椎后关节紊乱、腰椎间盘突出症、急性腰肌损伤、慢性腰肌劳损、腰椎退行性脊柱炎、棘上或棘间韧带损伤、第3腰椎横突综合征、腰椎后关节紊乱、退行性腰椎滑脱症、强直性脊柱炎、髂腰韧带损伤、髂腰关节综合征、梨状肌综合征、臀上皮神经损伤、肩关节周围炎、肱二头肌长头肌腱滑脱、肱二头肌长头肌腱腱鞘炎、肱二头肌短头肌腱损伤、冈上肌肌腱炎、肩峰下滑囊炎、尺骨鹰嘴滑囊炎、肱骨外上髁炎、肱骨内上髁炎、桡侧伸腕肌腱周围炎、桡骨茎突部狭窄性腱鞘炎、桡尺远侧关节损伤、腱鞘囊肿、腕管综合征、腕关节扭伤、指部腱鞘炎、指间关节软组织损伤、髋关节滑囊炎、髂胫束损伤、退行性髋关节炎、退行性膝关节炎、膝关节侧副韧带损伤、膝关节半月板损伤、膝关节创伤性滑膜炎、髌下脂肪垫劳损、踝关节软组织损伤、踝管综合征、跟腱损伤、足跟痛、骨折后关节功能障碍等。

（谢挺杉）

第二节　摩擦类手法

患者可感受到的手法的刺激性质主要是摩擦感的一类手法属于摩擦类手法。包括摩法、擦法、推法等。

一、摩法

用指或掌在体表施术部位上做环形或直线往返摩动，称为摩法。根据着力部位，分为掌摩法、指摩法、鱼际摩法。

（一）操作方法

术者取坐位，沉肩，垂肘，前臂旋前，掌面朝下。

掌摩时，操作者手掌自然伸直，全掌按放于患者体表施术部位，以肘关节为支点，前臂主动运动，使手掌随同腕关节连同前臂做环形或直线摩动。直线摩动可以是横向摩动，也可以是纵向摩动（图29-1）。

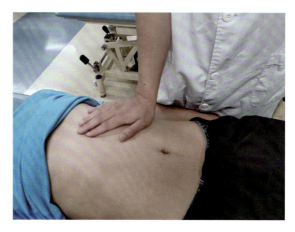

图29-1　掌摩法

指摩时（图29-2），操作者掌指关节自然伸直，腕部微曲，用食中环小四指指面着力，四指并拢，以肘关节为支点，前臂主动运动，使指面随同腕关节做环形或直线摩动，为四指摩；或以食中环三指指面着力，为三指摩；也可食中二指指面着力，为双指摩；中指指面或拇指指面着力，为单指摩。

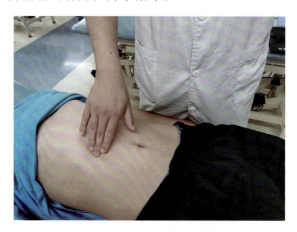

图29-2　指摩法

鱼际摩时，四指自然伸开，腕略曲，拇指与第1掌骨内收，以大鱼际肌肌腹着力摩动。

（二）适应证

摩法主要适用于胸胁、脘腹部及头面部。外伤肿痛、增生性骨关节炎用掌摩法摩患处。

（三）注意事项

（1）操作者在操作时，肩关节放松，肘关节自然屈曲，以上肢自身重力作为预应力按放在施术部位。

（2）操作时，着力面仅与皮肤之间发生摩擦，不带动皮下组织。这是摩法与揉法的主要区别。

（3）根据摩法的操作频率和运动方向，决定手法的补泻作用。就环摩而言，急摩为泻、缓摩为补，顺摩为泻、逆摩为补。

（4）摩动的压力、速度要均匀。各式摩法做环形摩动时，在四周应均匀着力，不能一边重一边轻。

二、擦法

用指或掌贴附于体表一定部位，做较快速的直线往返运动，使之摩擦生热，称为擦法（图29-3）。根据着力部位，分为指擦法、掌擦法、大鱼际擦法、小鱼际擦法。

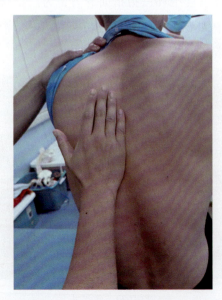

图29-3　擦法

（一）操作方法

操作者多取站立位，沉肩，垂肘。

掌擦时，操作者前臂内侧与施术部位相对，腕掌与五指伸直，以全掌附着在施术部位（图29-4）。

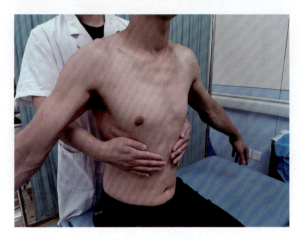

图29-4　掌擦法

指擦与掌擦术式相似，操作者以食指、中指、环指指面着力，紧贴施术部位（图29-5）。

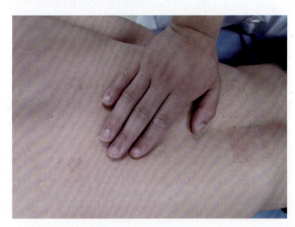

图29-5　指擦法

大鱼际擦时，操作者前臂取旋前位，掌面朝下，拇指伸直与第1掌骨内收和食指并拢，以隆起的大鱼际肌肌腹附着在施术部位（图29-6）。

小鱼际擦时，操作者前臂取中立位，腕、掌与手指用力伸直，五指并拢，以小鱼际着力。操作时，以往复进行的肩关节前屈、后伸与肘关节伸展、屈曲的联合运动，使着力面在施术部位，沿直线来回摩擦，距离要长。指擦法，一般以操作者肘关节为支点，前臂做主动屈伸，往返距离宜短（图29-7）。

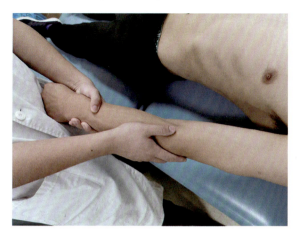

图29-6　大鱼际擦法

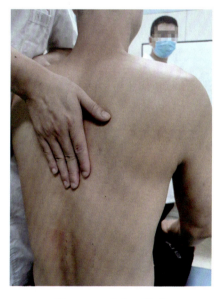

图29-7　小鱼际擦法

（二）适应证

擦法的摩擦力强，动作幅度大，具有明显的温热效应与推荡消散作用，适用于全身各部位。其中，掌擦法适用于面积较大的胸腹、腰背部操作，可产生缓和的热效应；小鱼际擦法适用于腰骶、八髎穴、夹脊穴连线及骶棘肌等部位，由于其作用面积小，可产生较为集中的高热效应；大鱼际擦法主要用在四肢，可产生中等的温热作用；指擦法接触面较小，适用于头面、颈项、肋间。擦法具有宽胸利气、温经止痛、祛风散寒、消肿散结、行气活血、蠲痹胜湿等功效。

（三）注意事项

（1）擦法向下的压力不宜过大，但摩擦的距离要长（指擦法除外）。

（2）在操作过程中，着力面要始终与施术部位的皮肤紧贴，动作要连续，频率为100~120次/分。摩擦要生热，以透热为度。除较轻缓的掌擦法外，其余各式擦法操作次数不宜太多，时间也不应过长，以免造成皮肤损伤。

（3）必须直线往返移动，不可歪斜。

（4）擦法的正压力较摩法大，所以一般要使用介质，如红花油、冬青膏等，有助于产热与增强疗效，并防止擦破皮肤。

三、推法

以指、掌、拳或肘部着力，紧贴体表，运用适当的压力做单方向的直线推移，称为推法。根据着力部位，分为指推法、掌推法、拳推法、肘推法。

（一）操作方法

1. 指推法　包括拇指推法、屈指推法、二指推法、三指推法。

拇指推法以拇指的桡侧面或螺纹面着力于施术部位，其余四指置于对侧或相应的位置扶持固定，拇指及腕部主动施力，做单方向直线推移（图29-8）。

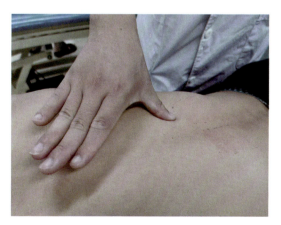

图29-8　拇指推法

屈指推法以屈曲的拇指指间关节背侧突起着力，或屈曲的食指第1指间关节背侧突起着力，或屈曲的中指第1指间关节背侧突起着力，或屈曲的食指和中指第1指间关节背侧突起着力，手指及腕部主动施力，做单方向直线推移。

二指推法以食中指指面着力，做单方向直线推移（图29-9）。

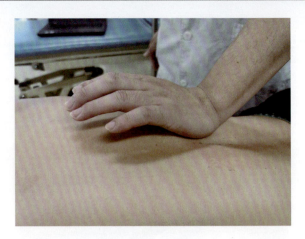

图29-11　掌根推法

刨推法将拇指分开与四指相对，操作者握持住施术部位，或以虎口向前，拇指与四指分开呈"八"字形，以全掌面为着力部位，通过肩关节发力，带动肘关节屈伸，在施术部位做单方向直线推移（图29-12）。

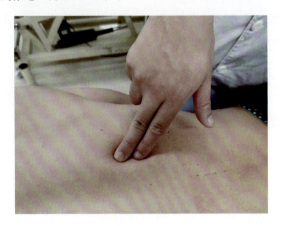

图29-9　二指推法

三指推法以食中环三指指面着力，做单方向直线推移。

2. 掌推法　包括全掌推法、掌根推法、刨推法、大鱼际推法、小鱼际推法。

全掌推法以全掌着力，按放于施术部位，以肩关节发力，通过肘关节屈伸带动前臂、腕，使全掌做单方向直线推移（图29-10）。

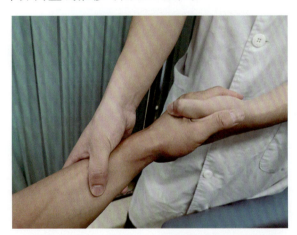

图29-12　刨推法

大鱼际推法以大鱼际着力，做单方向直线推移（图29-13）。

小鱼际推法以小鱼际着力，做单方向直线推移（图29-14）。

3. 拳推法　操作者沉肩，肘关节屈曲120°~150°，腕部伸直，手握实拳，以食中环小四指的近侧指间关节背侧突起着力，以肩关节发力伸肘，带动肘关节由屈而伸，做单方向直线推移（图29-15）。

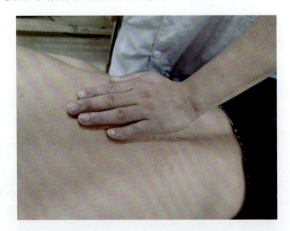

图29-10　全掌推法

掌根推法以掌根着力，做单方向直线推移（图29-11）。

4. 肘推法　操作者沉肩，肘关节屈曲45°~90°，肘关节屈曲，以肘关节的尺骨鹰

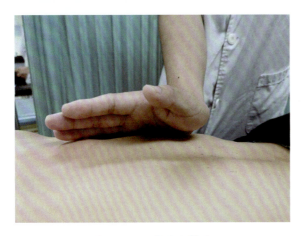

图 29-13　大鱼际推法

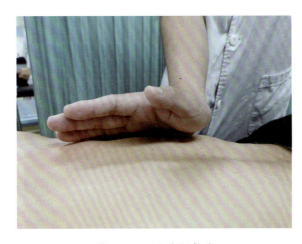

图 29-14　小鱼际推法

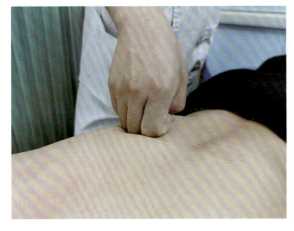

图 29-15　拳推法

嘴突起部位着力。操作者上身前倾，以自身重力按压在施术部位，以肩关节为支点，使肘尖做单方向直线推移。也可用另一只手从上方抵握住施术手的拳面，协同用力下压（图 29-16）。

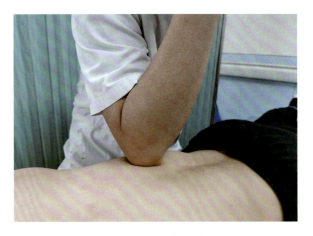

图 29-16　肘推法

（二）适应证

推法适用于全身各部位。

（1）拇指推法：接触面较小，刺激缓和，适用于头面、颈项和四肢。

（2）屈指推法：刺激深透，适用于颈项、四肢、脊柱两侧、肩、背、腰部。

（3）三指推法：刺激缓和，适用于胸、腹。

（4）掌推法：接触面较大，刺激缓和，适用于胸、腹、背、腰和四肢。

（5）拳推法：刺激较强，适用于脊柱两侧背腰、四肢部位。

（6）肘推法：是推法中刺激量最强的手法，适用于脊柱两侧、背、腰、臀和下肢肌肉丰厚部位。风湿痹痛、肩背肌肉酸痛、腰腿痛、感觉麻木迟钝等病症，可屈指推夹脊穴，掌推脊柱、肩背、腰、四肢部，拳推或肘推肩背、腰臀、四肢部位，以疏通经络、温经散寒、理筋活血；软组织损伤、局部肿痛、肌肉紧张痉挛等，可在局部用指或掌推法、刨推法，以舒筋通络、活血化瘀、解痉止痛。

（三）注意事项

（1）推法操作时，着力部位应紧贴体表，压力均匀适中，推移宜缓慢。

（2）推法为单方向直线操作，不可歪斜。指推时移动距离宜短，掌推、拳推和肘推移动距离宜长。

（3）屈指推法、拳推法和肘推法宜顺着肌纤维方向移动，要避开骨性突起。

（4）不可推破皮肤，可配合使用红花油、冬青膏等推拿介质。

（谢挺杉）

第三节　揉动类手法

患者可感受到手法的刺激性质主要是揉动感的一类手法属于揉动类手法。包括揉法、滚法、搓法和弹拨法等。

一、揉法

以指、掌、掌根、大鱼际、四指近侧指间关节背侧突起部、前臂尺侧肌群肌腹或肘尖为着力点，在施术部位带动皮肤一起做轻柔和缓的回旋动作，使皮下组织层之间产生内摩擦的手法，称为揉法。根据着力部位分为指揉法、掌揉法、拳揉法、膊揉法、肘揉法。

（一）操作方法

操作者取站位或坐位，沉肩、垂肘，以指、掌、掌根、大鱼际、四指近侧指间关节背侧突起部、前臂尺侧肌群肌腹或肘尖着力，按压在施术部位。在肩、肘、前臂与腕关节的协同下，做小幅度的环旋揉动，并带动该处的皮下组织一起运动。

指揉法：分为拇指揉、中指揉、食中指揉和食中环三指揉。拇指揉以拇指指面或指端着力；中指揉以中指指面着力；食中指揉以食中指指面着力；食中环三指揉以食中环三指指面着力（图29-17）。

掌揉法：可分为全掌揉、掌根揉、大鱼际揉。全掌揉以全掌着力；掌根揉以掌根着力；大鱼际揉时拇指与第1掌骨内收，四指自然伸直，用大鱼际附着于施术部位，稍用力下压，以肘关节为支点，前臂做主动摆动，带动腕部，使大鱼际在该处做轻柔和缓的回旋运动或内外摆动（图29-18）。

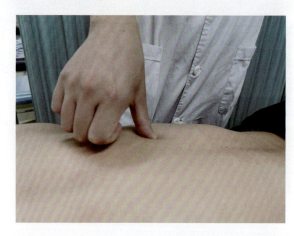

图29-17　指揉法

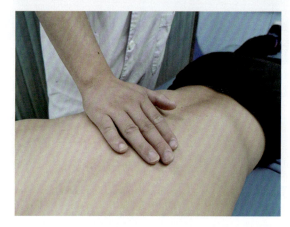

图29-18　掌揉法

拳揉法：手握空拳，以四指近侧指间关节背侧突起部着力。

膊揉法：以前臂尺侧肌肉丰厚处着力，手握空拳或自然伸直，通过肩关节小幅环转发力，并借助上身前倾时的自身重力作用，在施术部位回旋运动，并带动该处皮肤及皮下组织一起运动（图29-19）。

肘揉法：以肘尖着力（图29-20）。

（二）适应证

揉法作用力轻柔和缓而深透，适用于全身各部。其中，大鱼际揉法适用于头面部、胸腹部及四肢急性损伤所致的局部肿痛处；掌根揉法多用于腰背、臀部及四肢肌肉丰厚处；指揉法用于全身各部经穴及需要做点状刺激的部位；膊揉法用于腰背、臀部及四肢肌肉丰厚处；

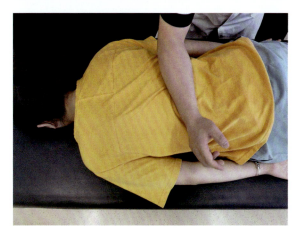

图 29-19　膊揉法

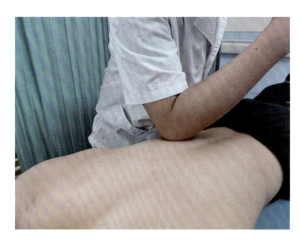

图 29-20　肘揉法

肘揉法适用于对深层组织的刺激。揉法具有活血化瘀、消肿止痛、祛风散寒、温经通络等功效，常用于颈椎病、腰椎病、四肢软组织损伤、骨折后康复等疾病。

（三）注意事项

（1）揉法操作时整个动作贵在柔和，揉转的幅度要由小到大，用力应先轻后重。

（2）术手要吸定在操作部位上，带动着力处皮肤一起回旋运动，不能在皮肤表面摩擦或滑动。

（3）频率一般为 100~160 次 / 分。

二、滚法

手握空拳，以食、中、环、小指四指的近侧指间关节背侧的突起部着力，通过肘关节屈伸带动前臂和腕关节做连续的周期性内外旋转，在治疗部位上往复滚动的手法，称为滚法（图 29-21）。

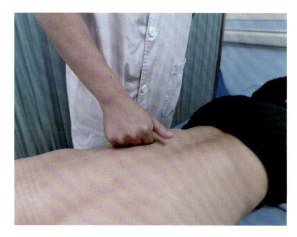

图 29-21　滚法

（一）操作方法

术者沉肩、垂肘，前臂在旋内约 45°的位置，腕关节自然屈曲约 120°，并略尺屈，使着力部位的四个指间关节的突起部全部贴附在施术部位上。操作时，肘关节屈伸带动前臂和腕关节做连续的周期性内、外摆动。

（二）适应证

滚法着力部位较大，属中、强刺激量手法，常用于头面部、颈项部及胸腹部，也可用于肩背部、腰骶部及四肢肌肉丰厚处。具有舒筋活血、解痉止痛、滑利关节等作用，治疗颈肩腰背四肢疼痛、麻木，可用滚法在病变局部治疗。

（三）注意事项

（1）术手要手握空拳，即掌指关节要略伸 100°~120°，四指自然屈曲，拇指盖住拳眼，不要用力握紧，以免动作僵硬。

（2）操作时着力点要吸定在施术部位上，不可离开或在其上摩擦。

（3）用力要灵活，不可强力按压。

（4）动作频率 120~160 次 / 分。

三、搓法

用双手掌面或掌根部对称地夹住肢体施术部位，做相反方向的快速搓揉，并同时做上下往返移动的手法,称为搓法。

(一)操作方法

操作者取马步,双腿下蹲,上身略向前倾,双手向前伸出,以双手掌根部或掌面对称用力夹持住施术部位。患者在搓肩及上肢时取正坐位;搓大腿时取仰卧位;搓小腿时取仰卧屈膝位;搓胁肋及腰眼时,取坐位或仰卧位或俯卧位。令患者肢体放松(图29-22)。

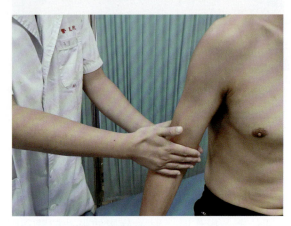

图29-22 搓法

搓肩与上肢时,操作者首先双手相对用力在患者肩关节前后做一上一下、一前一后、一左一右的回旋揉动,然后以双手掌面着力向下夹持住患者上臂腋根部做方向相反的来回搓揉,边搓边向下移动直至腕部止(图29-23,图29-24)。

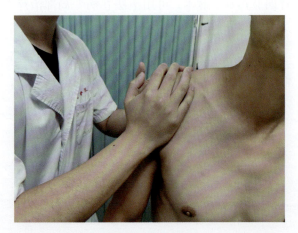

图29-23 上肢搓法(一)

搓大腿时,操作者以一手置于患者大腿根部外侧髀关穴处,另一手掌面紧贴膝关节内上

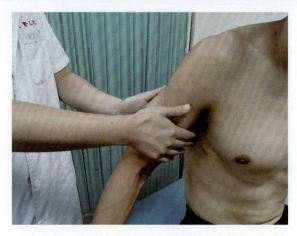

图29-24 上肢搓法(二)

方血海穴处,两手相对用力做快速来回搓揉,外侧术手边搓边向下移动至梁丘穴处,内侧术手在原处不动。搓胁肋或搓腰眼时,操作者位于患者后方,两手向前伸出,以全掌或指面相对夹持住患者腋下胁肋两侧,同时做相反方向的前后搓揉,并向下移动至腰眼处。

(二)适应证

搓法是推拿常用的辅助手法之一,主要用于四肢、胁肋及腰部。具有调和气血、舒筋活络、放松肌肉的作用。配合其他手法常用于治疗肢体酸痛、关节活动不利及胸胁屏伤等病症,临床常与抖法联合使用,作为治疗的结束手法。

(三)注意事项

(1)双手用力要对称,不可将肢体夹持过紧,以能搓动肢体为度。

(2)双手来回搓动的频率要快,幅度与力度要均匀,但上下移动的速度要慢。整个动作要求做到"快搓慢移"。

四、弹拨法

操作者用手指端面或指面沿与筋腱等条索状组织相垂直的方向,做来回揉拨,状如弹拨琴弦的手法,称为弹拨法。

(一)操作方法

操作者取站位或坐位,用拇指端面,或指面桡侧,或食中指任何一指端,或食中二指并拢用其端面，或食中环三指并拢，以三指端面着力，稍用力按压住患者受术部位，沿与受术条索状组织长轴相垂直的方向来回揉拨，使其在施术部位来回滚动如拨动琴弦。用力应先轻渐重，再由重渐轻，呈波浪式起伏涨落（图29-25）。若单手指力量不足时，可将双手拇指重叠弹拨。

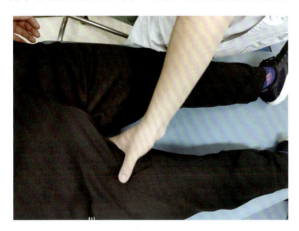

图29-25　弹拨法

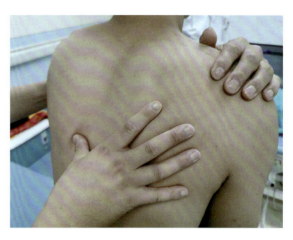

图29-26　背部弹拨法

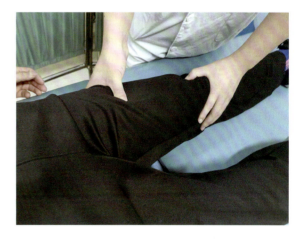

图29-27　下肢弹拨法

（二）适应证

弹拨法主要适用于颈、肩、背、腰、臀、四肢等部位的肌肉、肌腱、韧带、痛性筋索等生理病理性条索状组织。根据受术条索组织的长度，分别选择一指、二指或三指弹拨法，可定点弹拨，也可沿条索组织长轴方向边弹拨边向前或往返移动。具有剥离粘连、调理筋膜、消散结聚、解痉止痛的作用。临床可治疗颈椎病、落枕、肩周炎、冈上肌腱炎、肩峰下滑囊炎、肱二头肌长头肌腱炎、腰背肌筋膜炎、腰椎间盘突出症、梨状肌综合征等疾病所致的疼痛、麻木及关节活动受限等。常用弹拨法如图29-26及图29-27所示。

（三）注意事项

（1）弹拨时指面不要与皮肤表面摩擦移动，应带动该处皮肤下肌肉或韧带来回拨揉运动，不能用爪甲操作，以免损伤皮肤。

（2）用力要轻重得当，太轻则力浮，只能揉动皮肤，起不到对筋腱的刺激作用；过重则力死，使动作滞涩而产生不适感。

（3）骨折的愈合期、急性软组织损伤者禁用。

（谢挺杉）

第四节　振动类手法

一、振法

振法是推拿手法的名称，又称振颤法，出自《诸病源候论·风身体手足不随候》，是指以掌或指在体表施以振动的方法。振法分为掌振法和指振法两种。动作要领：以掌面或食、中指罗纹面着力于施术部位或穴位上，注意力集中于掌部或指部。掌、指及前臂部静止性用力，产生较快速的振动波，使受术部位或穴位有被振动感，或者有时有温热感。

（一）要求及注意事项

（1）掌指部与前臂部须静止性用力。以指掌部自然压力为度，不施加额外压力。所谓静止性用力，是将手部与前臂肌肉绷紧，但不做主动运动。但有的振法操作，在手部和前臂肌肉绷紧的基础上，手臂做主动运动，可以使作用时间持久。

（2）注意力要高度集中在掌指部。古有"意到气到""意气相随"之说。

（3）应有较高的振动频率。以掌指部做振动源，由于手臂部的静止性用力，容易使其产生不自主的、极细微的振动运动，这种振动频率较高，波幅较小。若做主动运动操作，则振动频率就会相对较低、波幅较大，但操作时间可以延长。

（4）操作后术者感到身体倦怠，疲乏无力，要注意掌握好操作时间，不可过久运用。平时应坚持练功或运动，以增强身心素质。

（二）在骨科康复中的应用

振法通过高频运动可以促进局部肌肉、全身血液、淋巴液的新陈代谢，启动人体内部产热机制，产生热效应，缓解肌肉的疲劳、痉挛、僵硬。解除痉挛、松解粘连、舒筋通络，促进骨折愈合。振法主治骨折康复期、颈椎退行性变、腰椎间盘突出症、急慢性腰痛、第3腰椎横突综合征等。

二、抖法

抖法为推拿手法名称，又称颠法，指用双手或单手握住患肢远端，做小幅度的上下连续颤动，使关节和肌肉产生疏松感的手法。根据不同的患部及施抖力量的强弱分为抖臂、抖腿、抖腕等。动作要领及注意事项：用双手或单手紧握患者伤损肢体之远端受伤部位，用力拔伸的同时，进行向上向下、向左向右或向前向后的颤抖动作。操作要轻柔，动作要适度，颤动幅度要小，频率要快，不可强行超生理范围之抖动。

（一）要求及注意事项

（1）被抖动的肢体要自然伸直，并应使其肌肉处于最佳松弛状态。

（2）抖动的幅度要小，频率要快。一般上肢抖动幅度应控制在 2~3min，频率约每分钟 250 次；下肢的抖动幅度可稍大，频率宜稍慢，每分钟约 100 次。

（3）抖动时产生的抖动波应由肢体远端传向近端，若传力不到位，易使施力有误。

（4）操作时不可屏气。有习惯性肩、肘、腕关节脱位者禁用。

（二）在骨科康复中的应用

抖法具有放松肌肉，滑利关节的作用，用于腰、肩、肘等关节处的软组织损伤，肩周炎、颈椎病、髋部筋伤，或者骨折手术后期、腰椎间盘突出症等的治疗与康复。

（赵　亮）

第五节　挤压类手法

以手指、手掌或肢体其他部位按压或对称性挤压受患者体表一定的部位或穴位，使之产生压迫或挤压感觉的一类手法，称为挤压类手法。

一、按法

《医宗金鉴·正骨心法要旨》："按者，谓之手往下抑之也。"以手指、手掌或肘部着力于施术部位，有节律性地向下按压的方法，称为按法。按法是推拿早期即已开始应用的手法。《素问·举痛论》中有"痛则不通，通则不痛"，在痛处"按之痛止"的记载，还提到按法的作用机制："寒气客于胃肠之间，膜原之下，血不得散，小络急引故痛，按之则血气散，故按之痛止……按之则热气至，热气至则痛止矣。"《厘正按摩要术》首次将按法列为小儿推拿八法之一,并对按法的操作要领进行了论述:"按而留之者,以按之不动也。按字从手从按,以手探穴而安于其上也。"《圣济总录·卷四》中"有施于病之相传者,有施于痛而痛止者,有施于病而无益者,有按之而痛甚者,有按之而快然者",记录了可按可不按的种种情况。

(一)操作方法

根据操作部位的不同按法分为掌按法、指按法和肘按法三种。

1. **指按法** 操作者沉肩、垂肘,肘关节微屈或屈曲,腕关节掌屈,拇指或中指伸直,指面着力于施术部位或穴位,余四指屈曲或张开以支撑助力,腕关节悬屈为支点,掌指部与施术部位相垂直施力按压,用力由轻到重,稳而持续,当按压力达到所需要求后,稍停片刻,"按而留之",然后松劲撤力,再做重复按压,使按压动作既平稳又有节奏性。

2. **掌按法** 操作者沉肩、垂肘,肘关节微屈,腕关节背伸,单掌、双掌或双掌重叠着力于施术部位,以肩关节为支点,上身前倾,利用身体上半部的重量,通过上臂、前臂传至掌根部,垂直向下按压,施力原则同指按法。

3. **肘按法** 操作者肘关节屈曲即屈肘,以肘关节的尺骨鹰嘴部着力于患者体表一定部位或穴位,上身前倾,利用身体上半部重量主动施力向下进行节律性的按压。

(二)临床应用

目前临床治疗骨伤疾病大多"以痛为腧",并将按法作为主要手法。按法具有散行气血、舒筋通络、松散肌肉、理筋整骨及矫正脊柱畸形等功效,对肌肉、肌腱、韧带等软组织具有解痉止痛、活血化瘀的作用。指按法施术面积小,刺激强弱容易控制调整,适用于面部、全身各部痛点及经络穴位。在软组织损伤、各种退行性病变疾病的治疗中可用此法辨证取穴。掌按法施术面积较大,沉实有力,多用于面积大且较为平坦的部位,如腹部、腰背部和臀部等。掌按法作用于腹部时按压力量不宜过强,手掌要随受术者呼吸而起伏;作用于腰背时多以掌根着力,或叠掌按压,多用于治疗胸椎小关节紊乱症。肘按法功同指按法,但刺激强度大,适用腰臀部,重点在腰部阿是穴和环跳穴,临床上常配合治疗椎间盘病变引起的一系列症状(神经根压迫)及腰部肌肉劳损等顽固性疾病。

按法因其疗效确切、简便易行等特点,在临床上被广泛使用。在实际操作过程中,它还常与揉法结合,即在按压力量达到一定深度时再做小幅度地缓缓揉动,组成"按揉"复合手法。

(三)注意事项

(1)操作时,前臂静止发力,用力原则均是由轻到重,按而留之后,再由重而轻,忌突发突止,暴起暴落。

(2)操作时着力部位紧贴体表,不可移动。

(3)按压的方向垂直向下或与治疗部位受力面垂直。

(4)操作要有缓慢的节律性。

(5)操作中应根据患者的骨质情况决定施力大小和操作时间。

二、拿法

《秘传推拿妙诀·字解法》:"拿者,医人以两手指或大指或各指于病者应拿穴处或掐或捏或揉,皆谓之拿也。"用拇指与其余手指指面相对用力,提起揉捏肌肤或肢体的方法,称为拿法。有"捏而提起谓之拿"的说法。根据拇指与其他手指配合数量的多寡,又有三指拿法、五指拿法等称谓。

《医宗金鉴·正骨心法要旨》记有:"拿者,或两手一手捏定患处,酌情宜轻宜重,缓缓焉以复其位也。若肿痛已除,伤痕已愈,其中或有筋急而转摇不甚便利,或有筋纵而运动不甚自如，又或有骨节间微有错落不合缝者，是伤虽平，而气血之流行未畅，不宜接、整、端、提等法，惟宜推拿，以通经络气血也。"阐述了拿法在骨伤科的应用。"拿"还常在小儿推拿中出现，《厘正按摩要术》中的"复拿儿阴阳二穴，手向上往外，一伸一缩，将右传送其气，徐徐过关也"，表达了拿法要有方向性和节律性。"拿，持也……前人所谓拿者，兹则以按易之。以言手法，则以右手大指面直按之，或用大指背屈而按之，或两指对过合按之。"由此可推测，拿法是从按法演化而来，"两指对合按"与现代拿法——捏而提起中捏的过程相似。

（一）操作方法

操作者肩、肘、腕关节放松，拇指和食指、中指指面或拇指与其余四指指面配合相对用力，捏住施术部位肌肤并逐渐收紧、提起，配合揉动，再放松腕部，进行连续不断、轻重交替、一紧一松，有节律性地提捏揉动。可单手操作，也可双手同时操作。

（二）临床应用

拿法是按摩和骨科、伤科的常用手法之一，具有舒筋通络、缓解痉挛、分离粘连、顺气活血、开导闭塞、促进新陈代谢等功效，据施治部位的大小、宽窄程度选择拇指与其他手指数量多寡的配合，多作用于颈项部、肩部、腹部、四肢等部位，主治颈椎病、肩周炎、肢体麻木、四肢部伤筋、肌肉酸痛等病症。

拿法是具有放松作用一类手法的典型代表，具有舒适的特点。临床上多与揉法结合使用，组成"拿揉"复合手法。

（三）注意事项

（1）操作时，以拇指与其余手指的指面着力，忌指端内扣。

（2）肩臂要放松，腕要灵活，动作连贯协调，柔和灵动，忌死板僵硬。初学者不可强力久拿，预防手腕和手指屈肌腱及腱鞘受伤。

（3）拿法实为复合手法，应以捏法为基础，提法、揉法辅助，三者有机结合在一起进行操作。

（4）用力大小根据辨证施治的原则，因人、因病而定，并随时观察受术者对手法的反应，以防意外。

三、掐法

《幼科推拿秘书》："掐者，用大指甲将病处掐之。"用指端（多为拇指端）甲缘重按施术部位或穴位，而不刺破皮肤的方法，称为掐法。《厘正按摩要术》："爪刺也，爪按曰掐，掐由甲入，以掐代针也……""掐之则生痛，而气血一止，随以揉继之，气血行而经舒也。"掐法之于穴位上有以指代针之意，所以也称指针法。结束后常以揉法继之以缓解疼痛。

（一）操作方法

操作者肩和手臂自然放松，以腕部的活力贯注于着力的指端，持续或一上一下掐点。掐时要逐渐用力，达深透为止，注意不要掐破皮肤。掐法的应用术式有单指掐法（拇指或中指的指端掐压穴位）、双指掐法（拇指和食指的指端掐压穴位）、三指掐法（拇指、食指、中指同时掐压穴位或掐抠关节）、四指掐法（拇指、食指、中指、无名指同时掐压穴位或掐抠关节）和五指掐法等。

（二）临床应用

掐法属于强刺激手法，具有通经、活血、消肿、解除痉挛、兴奋神经、开窍醒神、回阳救逆等功效，适用于头面部、手足部穴位。单指掐法常用于单个穴位和痛点阿是穴，相对来说刺激性最强，常用于急救，如掐人中、十王等穴，具有定惊醒神、通关开窍的作用，治疗昏迷不醒、癔症发作、小儿急性惊症等。三指掐法和四指掐法常用于同时刺激多个穴位（如八邪、八风等）以行气活血、通经活络，治疗手脚疼痛、麻木；五指掐法常用于面积较大的关节（如肩关节、肘关节、髋关节、膝关节等）以祛湿散瘀、通利关节、缓解疼痛。

在掐法的临床操作过程中还需要用到摩、分、弹、推、揉等辅助手法，摩、分、推可先用手指摸探穴位，其目的是分开穴位附近的血管和肌腱，使局部肌肉预先受到轻微刺激，避免紧张，然后用重力掐之，掐到深部并推之。用于组织肿胀时，将其向前方退散，而使肿胀散开。需通而补者，应顺经脉的走行推动，泻者反之。手法结束后常以揉法继之，缓和刺激，减轻疼痛，避免组织出血。

（三）注意事项

（1）动作不能过猛、过急，不能抠动，以免损伤皮肤及软组织。

（2）掐时手的力量贯注于指端，逐渐用力，力量深达骨面。

（3）掐的强度以有酸胀感为宜，且掐后轻揉局部，缓和刺激，减轻局部疼痛感。

（4）掐法为重刺激手法，取穴要准，不宜反复长时间应用。

（张　弘）

第六节　叩击类手法

用手掌、手指、拳背或借助特制器械叩击拍打身体相关部位，使之产生叩击感觉的一类手法，称为叩击类手法。

一、拍法

以五指并拢微屈，手腕自然摆动作用于施术部位，做起落反复拍打动作的方法，称为拍法。

（一）操作方法

操作者五指伸直并拢且掌指关节微屈，使掌心空虚即虚掌，以前臂带动腕关节自由屈伸，指先落，腕后落；腕先抬，指后抬，平稳而有节奏地拍打体表。拍法可单手操作，亦可双手同时操作。

1. **单掌拍法**　施术者五指并拢，腕关节放松，掌指关节微屈，掌心凹陷成虚掌，先将手抬起，对准受术者施术部位，以一种富有弹性的巧劲向下拍打后，随即弹起，并顺势将手抬起到动作开始的位置，进行下一个拍打动作。根据刺激量的轻重，分别以腕、肘、肩关节为中心发力。

2. **双掌拍法**　操作者五指并拢，腕关节放松，掌指关节微屈，掌心凹陷成虚掌，对准患者身体相关部位，双掌以富有弹性和节律的动作上下交替拍打，此起彼落。

（二）临床应用

拍法常作为推拿结束手法和保健手法使用。它具有舒筋通络、调和气血、松腠理透毛孔、缓解肌肉疲劳痉挛等功效，可用于肩背部、腰骶部、臀部及四肢等部位。作用于肩部可消除疲劳、解痉止痛，可治疗急性扭伤、肌肉痉挛、慢性劳损、风湿痹痛、局部感觉迟钝、麻木不仁等病症；作用于背部可祛痰止咳，有助于痰液排出；作用于腰骶部时具有舒筋通络、行气活血的作用，可治疗腰痛、腰背筋膜劳损、腰椎间盘突出症。单掌拍法多在脊柱正中线，由上而下较重用力拍打。双掌拍法多在脊柱两侧及下肢后侧拍打。临床上拍法常配合击法应用。

（三）注意事项

（1）动作要平稳，虚掌拍打时，整个掌和指周边应同时接触拍打的相关部位表面。

（2）腕部要放松，腕关节自由屈伸。

（3）拍击力量不可有所偏移，操作过程中切忌施用暴力。

（4）拍打要有一定的顺序，若直接接触皮肤进行拍打，应以皮肤轻度充血发红为度进行操作。以放松为目的行拍法操作时，应在施术部位广泛施术。

（5）根据疾病的性质决定施力的大小和拍打的方法，结核、肿瘤、严重骨质疏松、冠心病等病症禁用拍法。

二、击法

用拳背、掌根、掌侧小鱼际、手指尖或棒等击打体表相关部位的方法，称为击法，也称"打法"。

（一）操作方法

击法根据手部接触部位和击打工具不同可分为拳击法、掌根击法、侧击法、指尖击法和棒击法等。

1. **拳击法**　操作者手握空拳，腕部放松，以拳盖、拳背或拳底为着力面，以肘关节为支点，腕部放松，前臂主动运动，带动腕拳有弹性、有节律性地击打施术部位。

2. **掌根击法**　操作者手指自然分开，手掌微屈，腕关节略微背伸，前臂主动运动带动掌根着力，有弹性、有节律地在施术部位进行击打。

3. **侧击法**　操作者五指伸直，以手的尺侧（包括第5指和小鱼际）着力，前臂主动运动，有弹性、节律地击打患者相关部位。

4. **指尖击法**　操作者手指自然屈曲，腕关节放松，指端为着力部，腕关节做屈伸运动，带动指端有弹性、有节律地击打患者相关部位。

5. **棒击法**　操作者手握特制软棒（桑枝棒、按摩棒、磁疗棒等）的一端，软棒另一端为着力部，前臂主动运动，用棒体有弹性、有节律地击打患者相关部位。

（二）临床应用

击法多在治疗结束后应用，也常用于保健推拿，具有舒筋通络、行气活血、祛风散寒、活血化瘀、解痉止痛等功效，多适用于头项部、腰背部、臀部、下肢和肌肉丰厚处，主治头痛、肌肤不仁、风湿痹痛、疲劳酸痛、肌肉萎缩及旧伤引起的气血瘀滞、筋肉痉挛等症。拳击法适用于大椎、背部、腰骶部，可治疗颈腰椎疾病所致的肢体酸胀、疼痛、痉挛、麻木不仁等症。掌根击法适用于肩胛内侧缘、腰背部及四肢，侧击法适用于颈肩部、脊柱两侧、四肢部，可通过振动缓解肌肉痉挛，消除肌肉疲劳。指尖击法适用于头部及穴位，可开窍醒脑，改善头皮血液循环，治疗头痛、头晕、失眠等症。棒击法有较强的行气活血功效，对浅表感觉迟钝、肢体麻木等症有较好的疗效，击打时棒的方向应与施术部位肌肉纤维方向平行，腰骶部应与脊柱垂直。

（三）注意事项

（1）无论哪种击打法，腕关节都应放松。击打时用力要稳，要含力蓄劲，收发自如。

（2）击打时要有节律性和反弹感，不要停顿或拖拉。

（3）应因人、因病、因部位选择击法的种类和力量，掌握适应证和禁忌证。

（4）避免暴力击打。

三、弹法

手指快速连续弹击施术部位或穴位的方法，称为弹法。

（一）操作方法

1. **指甲弹法**　拇指与食指（或中指）对合并将食指（或中指）按住，然后用力使食指（或中指）从拇指按压处滑出弹击施术部位。

2. **指腹弹法**　施术者食指指腹伸直压住中指指甲，两指相对用力使食指从中指滑落弹击施术部位。

3. **弹筋法**　用拇指和食指（或中指）的指腹对称地捏住肌肉或肌腱，进行短时间的挤压或向肌肉垂直方向用力提拉，筋肉被提到一定高度后迅速放开，使肌肉或肌腱在二指间滑落弹回如箭脱弦一样。

(二)临床应用

弹法是按摩推拿手法中的捏挤类手法及叩击类手法之一，是伤科按摩的重要手法。它具有行气通窍、舒筋通络、放松肌肉、祛风散寒、消除疲劳等功效，可治疗头痛、项强、关节酸痛、腰腿疼痛、局部粘连、肌肉麻木等病症。指甲弹法、指腹弹法、弹筋法虽然均属弹法，但着力方法、着力点不同，不可混乱使用。指甲弹法、指腹弹法以弹击局部或穴位为主，弹筋法主要以弹筋腱、肌肉为主。指甲弹法适用于全身各部，尤以头面、颈项部最为常用。指腹弹法若用于头顶、颈项部及印堂、风池等穴，可作头痛、项强等病症的辅助治疗。弹筋法适用于胸锁乳突肌、斜方肌、胸大肌、背阔肌、项韧带、肌腱部以及肌肉丰厚处，常用于治疗筋脉拘急、风湿痹痛等症。

近年来，弹法应用广泛，现代医学将其作为解除粘连和治疗麻痹的重要措施之一。

(三)注意事项

（1）指甲弹法术前将指甲修剪圆钝，弹击时要对准施术部位和穴位。

（2）指腹弹法弹出时要用力，弹击力要均匀。

（3）弹筋法应用指腹着力，忌用指端用力掐；提弹要迅速，快提快放；用力由轻到重，刚中有柔。

四、捣法

用指端或食指、中指屈曲的指间关节对准施术部位或穴位，点而动之的手法，称为捣法。《推拿三字经》："眼翻者，上下僵，揉二马，捣天心，翻上者，捣下良（捣者打也……），翻下者，捣上强，左捣右，右捣左。"一般上病捣下，下病捣上，左病捣右，右病捣左。

(一)操作方法

施术者肩和手臂自然放松，利用腕关节的主动屈伸运动，带动着力部位（指端或指间关节突起部）对准施术部位或穴位高频率、低幅度地施用功心劲，行左右上下点而动之，犹如蜻蜓点水，点击后旋即抬起术手。

(二)临床应用

捣法是小儿推拿中一种较强刺激作用的手法，具有温经通络、调和气血、解痉通闭、镇静安神的功效，多用于穴位（小天心、承浆等）、腰背及四肢等部位，主治晕厥、惊风、四肢抽搐、腰背疼痛等病症。捣法在临床应用中常被点法所替代，但它与点法有实质的不同，捣法除具有点法的作用外，还具有弹法、戳法的功效，作用深沉。但因捣法的操作要求比较高，所以临床上未被广泛应用，有待进一步推广。

(三)注意事项

（1）操作时要自然放松，以腕关节屈伸为主，用力要有弹性，忌用暴力。

（2）捣击对准穴位或肌筋部位，不可乱捣或抠抓。

（3）操作前要将指甲修剪圆钝，以免损伤肌肤。

（张　弘）

第七节　摇　法

一、概述

1. **定义**　摇法是使关节在正常活动范围内和缓、被动地做环转运动或摆动活动的一种操作手法。

2. **动作要领**　根据不同关节选择适当体位，操作者一手握住或按住患者某一关节近端的肢体，另一手握住关节远端的肢体，做缓和回旋转动。动作要和缓，手力宜适度，不可用力过猛，活动范围的大小须在各关节生理功能许可的范围内进行。可根据患者病情适当掌控，逐渐加大旋转范围，由小到大，由轻到重，不宜过快。摇动次数依据患者病情及耐受度而定，不可操之过急，切忌粗暴用力。

3. 适应证 摇法具有疏理筋肉、滑利关节、恢复关节功能。临床上多用于关节功能障碍、关节错缝、韧带损伤等疾病。该治疗手法多适用于四肢关节、颈项及腰部等部位的治疗。

4. 禁忌证

（1）患者存在实质性骨关节损害时禁用摇法，如骨肿瘤、骨囊肿、骨折及股骨颈坏死等。

（2）患者存在有关节不稳、习惯性脱位及椎动脉型颈椎病、脊髓型颈椎病等疾病时禁用摇法。

（3）对于骨密度明显降低或诊断为骨质疏松症的患者，建议慎用此治疗方法。

二、颈椎关节摇法

患者坐位，颈项部肌肉呈自然放松状态，操作者站于患者侧方或后方，用一手按在其头枕部，另一手托住其下颌部，操作者以自己的肩肘关节为双重支点，手臂主动施力，两手反方向施力，使颈椎做左右环转摇动（图29-28）。

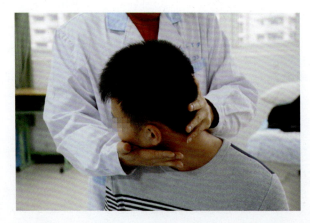

图29-28　颈椎关节摇法

三、腰椎摇法操作方法

（一）仰卧位摇腰法

患者仰卧位，两下肢并拢且自然屈膝屈髋，操作者站于患者侧方，一手按患者双膝关节，另一手握住双足踝部，操作者以自己的肩关节和肘关节为双重支点，双手协同用力，做其腰部顺时针或逆时针方向的环转运动（图29-29）。

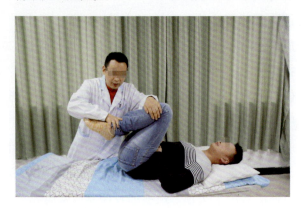

图29-29　仰卧位摇腰法

（二）俯卧位摇腰法

患者俯卧位，双下肢并拢且自然伸直，操作者站在其侧方，用一手按压腰部正中，另一手从患者双下肢大腿前下方穿过，托住其双股骨前下端，操作者以自己的肩关节为支点，双手臂主动协调施力，使其腰部做环转摇动（图29-30）。

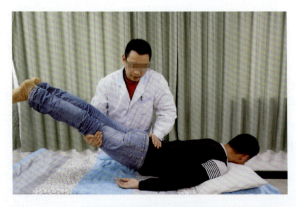

图29-30　俯卧位摇腰法

（三）坐位摇腰法

患者取端坐位，腰部自然放松伸直，双手十指交叉后放于枕项部。操作者可坐、站或蹲于其后，用一手按于其腰部，另一手从患者腋前下方往后上方穿过，并扶住患者双手交叉处。两手协同用力，将患者腰部做缓慢环转摇动（可让助手扶住患者一侧下肢，图29-31）。

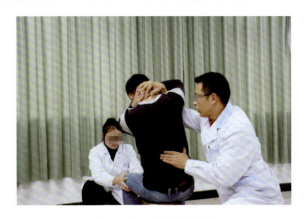

图 29-31　坐位摇腰法

四、肩关节摇法操作方法

（一）托肘摇肩法

患者取端坐位，操作者站于患者侧方，用一手按压在其肩部上方以固定，另一手握住其腕部并以自身前臂托住患者前臂和肘部，操作者以自己的肩关节为支点，手臂主动施力，使患者肩关节做被动环转运动（图 29-32）。

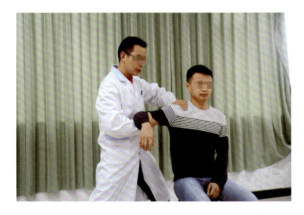

图 29-32　托肘摇肩法

（二）握腕摇肩法

患者取端坐位，操作者站于患者侧方，用一手按压在其肩部上方以固定，另一手握住患者腕部，操作者以自己的肩关节为支点，手臂主动施力，使患者肩关节做被动环转运动（图 29-33）。

（三）握臂摇肩法

患者取端坐位，操作者站于患者侧方，用一手按压在其肩部上方以固定，另一手握住患者前臂下端，操作者以自己的肩关节为支点，手臂主动施力，使患者肩关节做被动外展上举运动（图 29-34）。

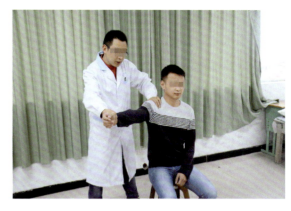

图 29-33　握腕摇肩法

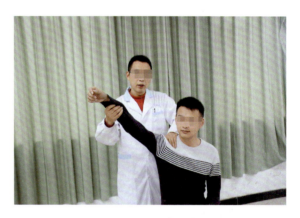

图 29-34　握臂摇肩法

（四）握手摇肩法

患者取端坐位，操作者站于患者侧前方，上肢伸直，用手握住患者手或腕部，操作者以自己的肩关节为支点，手臂主动施力，使患者上肢做被动顺时针或逆时针方向的环转运动（图 29-35）。

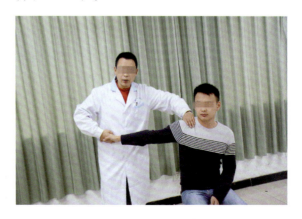

图 29-35　握手摇肩法

（五）大幅度摇肩法

患者取端坐位，肩部及上肢自然放松，操作者站于患者侧方，用一手反掌托住患者腕部，另一只手压在患者腕部上方，使双手呈夹持状。将患者上肢逐渐由前外上方慢慢向上方托起，同时下方手逐渐翻腕，上方手逐渐由前臂滑移至患者肩关节上方；当上举至160°左右时，操作者可翻腕至手指握住患者腕部；之后下方手托起致患者肩部上举时上方手可固定其肩关节；下方手握腕经患者后方往下运动时，上方手可逐渐由肩部滑移至腕部上方，使两手继续夹持患者腕部，回到初始位。此为肩关节大幅度摇法运动一周，反之操作亦然，可重复摇动数次。操作时操作者需配合脚步移动以调节自身重心（图29-36）。

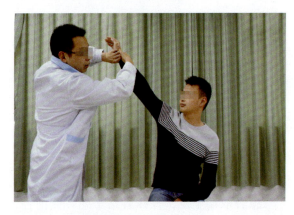

图29-36 大幅度摇肩法

五、髋关节摇法

患者仰卧位，一侧下肢髋膝屈曲，操作者一手扶按于其屈曲的膝关节前部，另一手握住患者下肢足踝部或足跟部，将髋、膝关节屈曲的角度维持在90°左右，然后两手做协调运动，使其髋关节做被动的环转运动（图29-37）。

（章 荣）

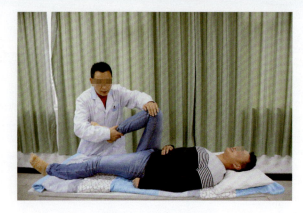

图29-37 髋关节摇法

第八节 扳 法

一、概述

1. 定义 扳法是操作者用双手或双肘向相反方向用力，使关节被动小幅度伸展或旋转地活动关节操作方式。

2. 动作要领 操作者一手固定在患者关节一端，另一手固定关节的另一端，双手同时用力做相反方向的被动活动，当活动到达最大范围时，稍停顿或稍回复一点幅度后，再在两个着力点用寸劲做小幅度范围的扳动，可闻及"咔哒"的弹响声音。该扳动超过患者的主动活动范围，但需在最大被动活动范围之内。动作要求稳、准、巧。

3. 适应证 扳法具有舒筋通络、松解粘连、理筋整复、滑利关节等作用，应用于颈椎、胸椎、腰椎、骶髂关节部位，可以治疗关节错位，关节功能障碍，颈椎病，腰椎间盘突出，骶髂关节错位，胸、腰椎小关节紊乱等疾病。

4. 禁忌证

（1）患者存在实质性骨关节损害时禁用，如骨囊肿、骨折及股骨颈坏死等。

（2）患者存在有关节或脊柱强直畸形、骨密度减低，或诊断骨质疏松症、关节不稳、习惯性脱位及椎动脉型颈椎病时，禁用此治疗手法。

（3）对于年老体弱，久病体虚者，建议慎用此治疗方法。

5. 注意事项

（1）操作扳法时患者应放松肌肉，不可抵抗用力。

（2）操作者动作应轻巧准确，用力宜稳妥着实，不可硬扳，更不可施以暴力。

（3）扳动因人、因部位而异，不能超过关节的被动生理范围，扳动时不可强求弹响声，若扳法操作后未闻及弹响声，不可多次操作。

（4）临床操作时一般先用按揉等手法放松肌肉韧带及局部压痛点或扳机点后，再操作扳法。

二、颈项部扳法

（一）颈部斜扳法

患者端坐位，头部略前屈或后仰，操作者立于患者身后，一手扶住患者头顶后部，另一手托住其对侧下颌部，双手主动用力让患者头部旋转，当旋转至最大限度稍有阻力感时稍停顿，再双手同时用力做相反方向的小幅度寸劲快速扳动，后迅速松手，施术时有时可闻及关节弹响声。若操作寰枢关节则易仰卧位（图29-38）。

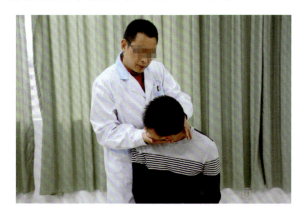

图29-38　颈部斜扳法

（二）颈部旋转定位扳法（又称"定点斜扳法"）

患者端坐位，颈微前屈，操作者立于患者侧身后，一手指（拇指、食指或中指其中一指）顶按住患者病变颈椎棘突旁，手扶后枕部，另一手的手掌托住患者的下颌部，使头部向患侧被动旋转至最大限度，感觉手下有阻力感时，托下颌之手略向上提，顶按棘突的手同时用力向对侧外下方推动，做小幅度的快速寸劲扳动，

施术时可闻及关节弹响声（图29-39）。

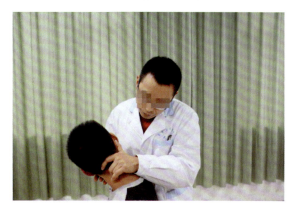

图29-8-2　颈部旋转定位扳法

三、胸背部扳法

（一）扩胸牵引扳法

患者端坐位，两手十指交叉扣住放于项部，然后放松。操作者立于其后，双手托住患者两肘部，膝部顶在患者病变胸椎棘突上，嘱患者主动向后扩胸至最大限度并深呼吸。在患者呼气末端时，治疗者双手快速小幅度地将患者两肘向后扳动，同时膝部前顶，可有闻及关节弹响声（图29-40）。

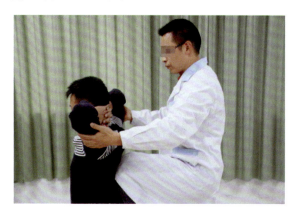

图29-40　扩胸牵引扳法

（二）胸椎对抗复位法

患者站位，身体略前倾，双手十指交叉扣住放于项部。操作者立于患者身后，双手从患者腋前下方往后上方穿过，并握住患者前臂下段或扣住患者双手，缓慢将患者向后上方提起，同时双手轻微向前按压。若为端坐位，操作亦同，还可用膝关节顶住患椎棘突（图29-41）。

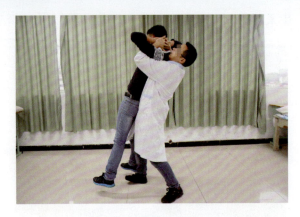

图 29-41　胸椎对抗复位法

（三）卧位扳胸椎法

患者仰卧在稍硬的床上，去枕，双手抱住对侧肩部，双下肢屈膝，身体放松。操作者立于患者侧方，一只手置于患者背部，将大鱼际和掌指关节置于胸椎两侧或手握空心拳、掌心向上置于胸椎两侧，另一手握住患者双前臂，借助自身身体重量往下压，并与垫于患者胸椎的手形成双手瞬间对冲复位力量。该法可沿胸椎自上而下有节奏地移动对冲复位，达到调理胸椎的目的（图 29-42）。

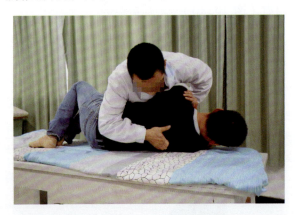

图 29-42　卧位扳胸椎法

四、腰部扳法

（一）腰部斜扳法

患者侧卧，上侧下肢屈髋屈膝，下侧下肢自然伸直，呈侧卧屈股体位。操作者面对患者站立，一手抵住患者肩部前方，另一手按于患者臀部或髂前上棘部，对臀部的推扳力大于对肩部的推扳力，先缓缓地做相反方向的摇动，达到最大限度时，突然用寸劲向相反方向做短暂小幅度的扳动，可闻及关节弹响声（图 29-43）。

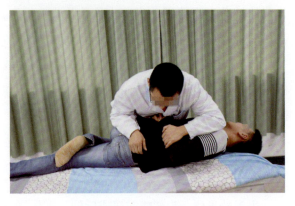

图 29-43　腰部斜扳法

（二）腰部旋转扳法

1. 直腰旋转扳法　患者端坐位，操作者用双腿夹住患者下肢，一手抵住患者肩后部，另一手从患者另一侧腋下伸入托住患者肩前部，两手用力做相反方向的寸劲扳动（图 29-44）。

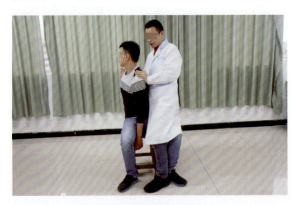

图 29-44　直腰旋转扳法

2. 弯腰旋转扳法　又名旋转定位扳法。患者坐位，腰微前屈，双手交叉抱于枕部，自然放松。助手固定患者下肢以间接固定骨盆。操作者一手拇指抵按病变腰椎棘突（向左旋用右手，向右旋用左手），另一手从患者腋前下方往后上方穿过，并扣住患者双手，略向上提并旋转至最大限度时，双手用力做相反方向扳动。此法难度较高，操作时需注意维持自身和患者重心以防摔倒（图 29-45）。

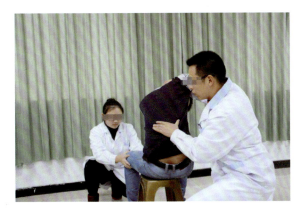

图 29-45　弯腰旋转扳法

3. 腰部后伸扳法　患者俯卧位自然放松。操作者一手按住患者腰部患侧,另一手从下方托住患者双侧股骨远端,使患者腰部后伸至最大限度,再两手用力做相反方向寸劲扳动(图 29-46)。

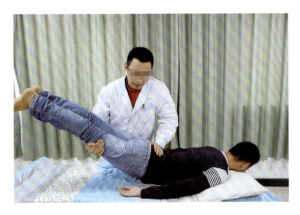

图 29-46　腰部后伸扳法

五、肩关节扳法

(一)肩关节外展扳法

患者端坐位,自然放松。操作者半蹲于患者患侧,将患者患肢外展 45°左右,并使其肱骨远端置于治疗者肩上;操作者双手十指交叉按压在患者肩部,并用力向下按压,同时操作者身体缓慢站起来或上挺以形成反方向的对抗,当患者肩关节外展至有阻力时,稍停片刻,用寸劲做快速的扳动,有时可闻及"嘶嘶"的响声,以示粘连得以松解(图 29-47)。

(二)肩关节内收扳法

患者端坐位,患侧上肢屈肘置于胸前,手扶住对侧肩部。操作者站于患者身后,用一手按在其肩部以固定,另一手握住患侧肘部,并慢慢向对侧胸前上方拉至有阻力时,稍停片刻,以寸劲做较大幅度的快速扳动(图 29-48)。

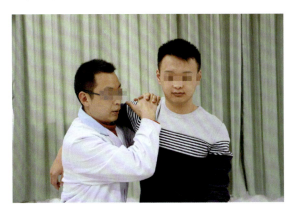

图 29-47　肩关节外展扳法

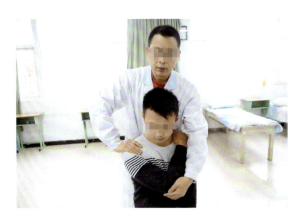

图 29-48　肩关节内收扳法

(三)肩关节旋内扳法

肩关节旋内扳法又名肩关节后伸扳法。患者坐位,患侧上肢背伸屈肘置于腰部后侧。操作者站于患者侧后方,用一手按在操作肩部以固定,另一手握住其腕部,并将患者前臂沿其腰背部缓慢上举,使其肩关节逐渐内旋,至有阻力时,略停片刻,再以寸劲做快速的扳动(图 29-49)。

六、髋关节扳法

(一)屈髋屈膝扳法

患者仰卧位,一侧下肢屈髋屈膝,另一侧下肢伸直。操作者站于患者屈髋屈膝一侧,用一手按压在患者伸直侧下肢的膝部上方股骨远端,另一手扶按在患者屈曲侧的膝部下方胫

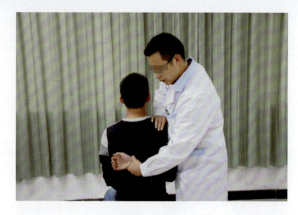

图 29-49　肩关节旋内扳法

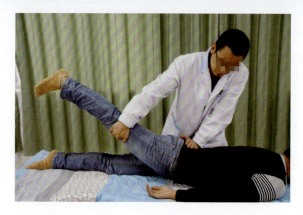

图 29-51　髋关节后伸扳法

骨上端，并使自身前胸部贴近患者小腿部，双手臂及身体共同施力，将患者屈曲侧下肢向前下方按压，使其大腿贴近胸腹部，待抗力至最大限度时，略停片刻，再以寸劲做加压扳动（图 29-50）。

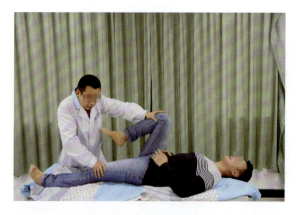

图 29-50　屈髋屈膝扳法

（二）髋关节后伸扳法

患者侧俯卧位，双下肢自然伸直放松。操作者站于患者扳动髋关节的对侧，用一手按压在患者扳动侧臀部，另一手从外下方托住患者扳动侧下肢的膝部上方股骨远端，双手协调用力，同时操作者身体重心后移，使患者髋关节最大限度过伸，待出现最大阻力时，略停片刻，再以寸劲做快速过伸的扳动（图 29-51）。

（三）髋关节外展扳法

患者仰卧位，双下肢自然伸直放松。操作者站于患者扳动髋关节侧，用一手按压在患者一侧下肢的膝部上方股骨远端，另一手握住患者扳动侧下肢的小腿部并靠在操作者大腿外侧，双手及身体协调用力，使患者扳动侧下肢外展，待外展至最大限度有明显阻力时，略停片刻，再以寸劲做快速的外展扳动（图 29-52）。

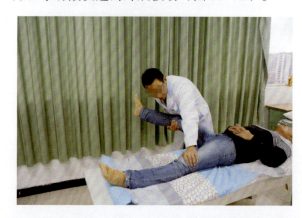

图 29-52　髋关节外展扳法

（章　荣）

参考文献

[1] 刘波. 中西医结合骨科康复学. 成都：四川大学出版社，2011.

[2] 窦祖林. 作业治疗学. 3版. 北京：人民卫生出版社，2018.

[3] 刘波. 骨伤康复操作技术手册. 成都：四川大学出版社，2013.

[4] 刘波. 常用骨伤康复方案. 成都：四川大学出版社，2014.

[5] 刘波. 常见运动创伤中医康复手册. 成都：四川大学出版，2015.

[6] 郭铁成，黄晓琳，尤春景. 康复医学临床指南. 3版. 北京：科学出版社，2019.

[7] 纪树荣. 运动疗法技术学. 2版. 北京：华夏出版社，2011.

[8] 黄晓琳，燕铁斌. 康复医学. 6版. 北京：人民卫生出版社，2018.

[9] 张长杰. 肌肉骨骼康复学. 2版. 北京：人民卫生出版社，2013.

[10] 武继祥. 假肢与矫形器的临床应用. 北京：人民卫生出版社，2012.

[11] 关骅，张光铂. 中国骨科康复学. 北京：人民军医出版社，2011.

[12] 燕铁斌. 物理治疗学. 3版. 北京：人民卫生出版社，2018.

[13] 乔志恒，华桂茹. 理疗学. 2版. 北京：华夏出版社，北京，2013.

[14] 华桂茹，陈丽霞. 物理医学康复科诊疗常规. 2版. 北京：人民卫生出版社，2012.

[15] 李建华，王健. 表面肌电图诊断技术临床应用. 杭州：浙江大学出版社，2015.

[16] 燕铁斌. 骨科康复评定与治疗技术. 5版. 北京：科学出版社，2020.

[17] 朱平. 职业康复学. 北京：华夏出版社，2013.

[18] 燕铁斌. 康复医学前沿. 北京：人民军医出版社，2014.

[19] 郭政，王国年. 疼痛诊疗学. 4版. 北京：人民卫生出版社，2019.

[20] 那继文. 推拿手法. 3版. 北京：人民卫生出版社，2014.

[21] 吕明. 推拿治疗学. 北京：中国医药科技出版社，2013.

[22] 梅利民. 推拿治疗. 3版. 北京：人民卫生出版社，2014.

[23] 章稼，王晓臣. 运动治疗技术. 2版. 北京：人民卫生出版社，2014.

[24] 陈建尔，甄德江. 中国传统康复技术. 2版. 北京：人民卫生出版社，2014.

[25] 钟玲，常小璇. 骨科康复护理潜在的问题分析及护理干预对策. 中西医结合心血管病电子杂志，2020，8(18):133.

[26] 董桂灵，冯继华. 中医药在新时期骨科康复管理中的应用. 中医药管理杂志，2020，28(12):218-220.

[27] 李鹏，田丽君. 骨科康复治疗创伤性手关节僵硬的临床效果评价. 系统医学，2016，1(04):33-35.

[28] 何芬，曾得明，古柱亮，等. 翻转课堂教学模式在骨科康复临床教学中的研究探讨. 黑龙江医药，2020，33(03):528-530.

[29] 黄拥军. 骨科康复中运动疗法的应用及其临床价值. 中国继续医学教育，2020，12(17):168-170.

[30] 龚春平，周航. 冷疗法在骨科康复中临床应用进展. 临床医药文献电子杂志，2020，7(46):22-23.

[31] 洪晓彤，丁梅，吴丽萍，等. 自助式骨科功能锻炼辅助器在提高患者功能锻炼依从性中的应用. 赣南医学院学报，2020，40(05):496-498.

[32] 段昱宇，张加尧，叶哲伟. 增强现实技术在骨科的应用现状及前景. 临床外科杂志，2020，28(04):301-303.

[33] 周瑾, 徐大雄. 骨科康复训练在预防人工髋关节置换术后深静脉血栓形成的疗效观察. 实用医院临床杂志, 2020, 17(02):184-187.

[34] 黄金珠. 骨科患者康复锻炼目的及形式分析研究. 中西医结合心血管病电子杂志, 2020, 8(05):80.

[35] 黄金珠. 临床骨折患者康复功能锻炼方法及时间分析. 临床医药文献电子杂志, 2020, 7(13):146.

[36] 李霞. 骨科康复护理技术在髋关节置换后的应用效果. 临床医学研究与实践, 2016, 1(10):94+96.

[37] 廖阳, 施娟, 许剑蕾, 等. 疼痛护理在骨科康复患者中的应用. 国际护理学杂志, 2020(01):129-130-131-132.

[38] 李文俊. 骨科康复护理潜在的问题分析及护理干预对策. 世界最新医学信息文摘, 2019, 19(87):310+316.

[39] 杨美英, 张玉莲, 郭志慧, 等. 医护一体化模式在骨科康复护理中的影响分析. 世界最新医学信息文摘, 2019, 19(84):337+340.

[40] 袁乔霞. 骨科康复护理在脊柱脊髓损伤术后的应用效果分析. 黑龙江中医药, 2019, 48(05):300-301.

[41] 白洋, 杨美英, 尹倩, 等. 骨科康复护理在脊柱脊髓损伤后的应用分析. 世界最新医学信息文摘, 2019, 19(73):275+277.

[42] 杨林, 杨叶青. 骨科康复护理发展面临问题及对策思考. 中国中西医结合学会骨伤科专业委员会. 2019楚天骨科高峰论坛暨第二十六届中国中西医结合骨伤科学术年会论文集. 中国中西医结合学会骨伤科专业委员会:中国中西医结合学会, 2019, 704-705.

[43] 王雪. 预见性护理在骨科护理中的应用. 中西医结合心血管病电子杂志, 2019, 7(24):98+109.

[44] 王光荣, 王光改. "无陪"护理管理模式在骨科康复训练中的效果. 中医药管理杂志, 2019, 27(07):137-138.

[45] 罗光会. 浅谈骨科康复. 山东针灸学会、北京针灸学会、中国针灸学会痛症专业委员会、中国针灸学会针药结合专业委员会. 中国针灸学会痛症专业委员会成立大会、第一届京鲁针灸高峰论坛暨山东针灸学会第十一届学术年会论文集. 山东针灸学会、北京针灸学会、中国针灸学会痛症专业委员会、中国针灸学会针药结合专业委员会:山东针灸学会, 2019, 31-33.

[46] 李攀, 蒋敏, 向超, 等. 基于多传感器的可穿戴式足底压力测试系统研发及临床应用[J]. 中国医学装备, 2019, 16(03):1-5.

[47] 蔡越, 陈丽萍, 胡园园, 等. 骨科康复独立护理门诊的设立与实施效果. 现代临床护理, 2019, 18(03):18-22.

[48] 朱小霞, 昝娇娇, 栾永乐, 等. 骨科康复助手APP的护理管理及效果评价. 当代护士(中旬刊), 2019, 26(03):178-180.

[49] 杨俊红. 骨科康复一体化模式在髋关节置换患者中的护理效果. 河南医学研究, 2019, 28(03):563-565.

[50] 马克梅. 居家骨科康复平台的设计及应用效果研究. 中外医学研究, 2019, 17(01):172-173.

[51] 朱京州. 中医骨科康复治疗膝骨性关节炎效果分析. 双足与保健, 2018, 27(24):125-126.

[52] 郭永荣, 张丽萍. 人工髋关节置换术中行骨科康复护理的效果. 实用临床护理学电子杂志, 2018, 3(51):46.

[53] 杨钰雯, 朱洪亮, 张秀平. 腿骨康复辅助电路. 电子制作, 2018(23):22-24.

[54] 周谋望. 骨科康复临床的新进展. 华西医学, 2018, 33(10):1197-1200.

[55] 陈祥勇, 罗春丽, 阮丽萍, 等. 骨科康复治疗老年性膝关节骨关节炎的临床研究. 四川生理科学杂志, 2018, 40(03):194-196.

[56] 李秀华. 预见性护理指引在骨科护理中的应用效果分析. 中国继续医学教育, 2018, 10(19):169-170.

[57] 崔俊才, 吴鸣, 倪朝民, 等. 骨科康复一体化模式在全膝关节置换术超早期康复中的应用. 中国临床保健杂志, 2018, 21(03):364-369.

[58] 陈小燕. 医护一体化模式在骨科康复护理中的影响. 中国医药科学, 2018, 8(12):135-138.

[59] 蒋立立. 骨科康复护理在髋关节置换术后的临床效果分析. 中国卫生标准管理, 2018, 9(11):164-166.

[60] 谭斯师. 骨科康复护理研究进展. 中西医结合心血管病电子杂志, 2018, 6(16):15+18.

[61] 裴晓莉. 骨科康复护理在脊柱脊髓损伤后的应用. 世界最新医学信息文摘, 2018, 18(40):237-238.

[62] 刘强, 莫冰峰. 骨科康复研究进展. 中国社区医师, 2018, 34(13):6-7.

[63] 潘芳, 韩冷, 谭荣莉. 骨科康复一体化模式对老年股骨粗隆间骨折术后功能恢复影响的研究. 中国疗养医学, 2018, 27(02):122-124.

[64] 张胡磊. 骨科康复治疗老年骨性关节炎的疗效分析. 中国继续医学教育, 2018, 10(02):149–151.

[65] 周谋望, 王坤正. 骨科康复中国专家共识. 中华医学杂志, 2018, 98(03):164–170.

[66] 张雷, 刘红坤. 创伤性漂浮膝18例治疗体会. 创伤外科杂志, 2017, 19(12):946–947.

[67] 王媛. 骨科康复一体化模式对全膝关节置换术患者术后功能恢复的影响. 现代诊断与治疗, 2017, 28(23):4390–4391.

[68] 郑娅, 曹建业, 张峰, 等. 基于移动互联和生物传感技术的骨科康复产品在前叉韧带重建术后的应用. 中国矫形外科杂志, 2017, 25(20):1858–1861.

[69] 李星江, 王明晓. 运动疗法在骨科康复中的应用研究. 中外医疗, 2017, 36(29):193–195.

[70] 廖阳, 施娟, 都利晓, 等. 小组式疼痛护理在骨科康复患者中的应用. 上海市护理学会. 第三届上海国际护理大会论文摘要汇编. 上海市护理学会: 上海市护理学会, 2017, 37.

[71] 杨林, 杨叶青. 骨科康复护理发展之探析. 中国中西医结合学会骨伤科分会. 第二十四届中国中西医结合骨伤科学术年会论文汇编. 中国中西医结合学会骨伤科分会: 中国中西医结合学会, 2017, 599–600.

[72] 项华春. 骨科康复训练护理活动的现状与研究. 临床医药文献电子杂志, 2017, 4(42):8310+8312.

[73] 李瑾. 论骨科康复治疗前后患者的心理变化. 系统医学, 2017, 2(01):21–22+26.

[74] 王鑫钰, 陶蕾, 崔镇海, 杜莹, 尹宏兵. 骨科康复护理在脊柱脊髓损伤术后的应用. 长春中医药大学学报, 2017, 33(01):130–132.

[75] 冷向阳. 骨科康复治疗现状与思考. 康复学报, 2016, 26(06):1–4.

[76] Ajimsha MS, Al-Mudahka NR, Al-Madzhar JA. Effectiveness of myofascial release: systematic review of randomized controlled trials. Journal of bodywork and movement therapies. 2015, 19(1):102–12.

[77] Albin SR, Koppenhaver SL, Van Boerum DH, et al. Timing of initiating manual therapy and therapeutic exercises in the management of patients after hindfoot fractures: a randomized controlled trial. The Journal of manual & manipulative therapy. 2018, 26(3):147–56.

[78] Altschuler EL. Mirror therapy for rehabilitation following Achilles tendon rupture. Medical hypotheses. 2016, 96:34.

[79] Anderson J, Perry HR. Rehabilitation and restoration: orthopaedics and disabled soldiers in Germany and Britain in the First World War. Medicine, conflict, and survival. 2014, 30(4):227–51.

[80] Apkon SD, Alman B, Birnkrant DJ, et al. Orthopedic and Surgical Management of the Patient With Duchenne Muscular Dystrophy. Pediatrics. 2018, 142(Suppl 2):S82–s89.

[81] Baranowski P, Płusa T, Baranowska A. [The risk of perioperative infections after orthopedic surgery]. Polski merkuriusz lekarski : organ Polskiego Towarzystwa Lekarskiego. 2018, 44(260):82–85.

[82] Berton A, Longo UG, Candela V, et al. Virtual Reality, Augmented Reality, Gamification, and Telerehabilitation: Psychological Impact on Orthopedic Patients' Rehabilitation. Journal of clinical medicine. 2020, 9(8).

[83] Bothum KM, Bogan-Brown KL, Cecere FA. Proceedings of the AMSUS Summit for Federal and Civilian Orthopedic Rehabilitation Programs. Military medicine. 2016, 181(2 Suppl):3–10.

[84] Calle A, Onder G, Morandi A, et al. Frailty Related Factors as Predictors of Functional Recovery in Geriatric Rehabilitation: The Sarcopenia And Function in Aging Rehabilitation (SAFARI) Multi-Centric study. The journal of nutrition, health & aging. 2018, 22(9):1099–106.

[85] Capodaglio P, Cimolin V, Tacchini E, et al. Effectiveness of in-patient rehabilitation in obesity-related orthopedic conditions. Journal of endocrinological investigation. 2013, 36(8):628–31.

[86] Carrillo CB, Barr C, George S. Cognitive Status and Outcomes of Older People in Orthopedic Rehabilitation? A Retrospective-Cohort Study. Geriatrics (Basel, Switzerland). 2020, 5(1).

[87] Cunningham S, McFelea J. The Influence of an Orthopedic, Manual Therapy Residency Program on Improved Knowledge, Psychomotor Skills, and Clinical Reasoning in Nairobi, Kenya. Frontiers in public health. 2017, 5:55.

[88] Dams OC, van den Akker-Scheek I, Diercks RL, et al. Surveying the management of Achilles tendon ruptures in the Netherlands: lack of consensus and need for treatment guidelines. Knee surgery, sports traumatology, arthroscopy : official journal of the ESSKA. 2019, 27(9):2754–64.

[89] Dannenmaier J, Jankowiak S, Kaluscha R, et al. [Effects of a Combined Orthopedic and Psychosomatic Rehabilitation Concept]. Die Rehabilitation. 2016, 55(5):276–83.

[90] DeFroda SF, Bokshan SL, Boulos A, et al. Variability of online available physical therapy protocols from academic orthopedic surgery programs for arthroscopic meniscus repair. The Physician and sportsmedicine. 2018, 46(3):355–60.

[91] Dhillon MS, Patel S, Bansal T. Improvising PRP for use in osteoarthritis knee– upcoming trends and futuristic view. Journal of clinical orthopaedics and trauma. 2019, 10(1):32–35.

[92] Dolot J, Hyland M, Shi Q, et al. Factors Impacting Physical Therapy Utilization for Patients With Nonspecific Low Back Pain: Retrospective Analysis of a Clinical Data Set. Physical therapy. 2020, 100(9):1502–15.

[93] Domes CM, Kruger CL. Therapists, Trainers, and Acupuncturists: Focused Review for the Orthopedic Surgeon. Orthopedics. 2015, 38(12):e1121–6.

[94] Dusik CJ, Buckley RE, Robertson–More C. Orthopedic surgeon perspectives on appropriate referral of trauma patients to physical therapy (PT). Archives of orthopaedic and trauma surgery. 2013, 133(5):603–8.

[95] Ebert JR, Webster KE, Edwards PK, et al. Current Perspectives of the Australian Knee Society on Rehabilitation and Return to Sport After Anterior Cruciate Ligament Reconstruction. Journal of sport rehabilitation. 2019, 1–6.

[96] Fedonnikov AS. [The on–line communication in organization of rehabilitation of patients of traumatological orthopedic profile]. Problemy sotsial'noi gigieny, zdravookhraneniia i istorii meditsiny. 2019, 27(6):1064–69.

[97] Feger MA, Glaviano NR, Donovan L, et al. Current Trends in the Management of Lateral Ankle Sprain in the United States. Clinical journal of sport medicine : official journal of the Canadian Academy of Sport Medicine. 2017, 27(2):145–52.

[98] Ficklscherer A, Stapf J, Meissner KM, et al. Testing the feasibility and safety of the Nintendo Wii gaming console in orthopedic rehabilitation: a pilot randomized controlled study. Archives of medical science : AMS. 2016, 12(6):1273–78.

[99] Figueroa D, Figueroa F, Calvo R, et al. Platelet–rich plasma use in anterior cruciate ligament surgery: systematic review of the literature. Arthroscopy : the journal of arthroscopic & related surgery : official publication of the Arthroscopy Association of North America and the International Arthroscopy Association. 2015, 31(5):981–8.

[100] Fischer F, Fink C, Herbst E, et al. Higher hamstring–to–quadriceps isokinetic strength ratio during the first post–operative months in patients with quadriceps tendon compared to hamstring tendon graft following ACL reconstruction. Knee surgery, sports traumatology, arthroscopy : official journal of the ESSKA. 2018, 26(2):418–25.

[101] Fisher T. Role of Occupational Therapy in Preventing Work–Related Musculoskeletal Disorders With Recycling Workers: A Pilot Study. The American journal of occupational therapy : official publication of the American Occupational Therapy Association. 2017, 71(1):7101190030p1–30p6.

[102] Flanigan DC, Everhart JS, Glassman AH. Psychological Factors Affecting Rehabilitation and Outcomes Following Elective Orthopaedic Surgery. The Journal of the American Academy of Orthopaedic Surgeons. 2015, 23(9):563–70.

[103] Forrester LA, Schweppe EA, Popkin CA. Variability in rehabilitation protocols following pediatric anterior cruciate ligament (ACL) reconstruction. The Physician and sportsmedicine. 2019, 47(4):448–54.

[104] Fousekis K, Billis E, Matzaroglou C, et al. Elastic Bandaging for Orthopedic– and Sports–Injury Prevention and Rehabilitation: A Systematic Review. Journal of sport rehabilitation. 2017, 26(3):269–78.

[105] Garcia AN, Costa L, de Souza FS, et al. Reliability of the Mechanical Diagnosis and Therapy System in Patients With Spinal Pain: A Systematic Review. The Journal of orthopaedic and sports physical therapy. 2018, 48(12):923–33.

[106] Halliday MH, Garcia AN, Amorim AB, et al. Treatment Effect Sizes of Mechanical Diagnosis and Therapy for Pain and Disability in Patients With Low Back Pain: A Systematic Review. The Journal of orthopaedic and sports physical therapy. 2019, 49(4):219–29.

[107] Henderson AL, Latimer C, Millis DL. Rehabilitation and physical therapy for selected orthopedic conditions in veterinary patients. The Veterinary clinics of North America Small animal practice. 2015, 45(1):91–121.

[108] Hetzler B, Mahaffey B. Melior Via: A Better Way to Integrate and Restore Movement into Orthopedic Rehabilitation. Missouri medicine. 2016, 113(3):191–5.

[109] Hidalgo B, Demoulin C. [Comparative analysis between orthopaedic manual therapy and osteopathy : focus on the Belgian situation]. Revue medicale de Liege. 2019, 74(4):204–11.

[110] Hilber F, Pfeifer C, Memmel C, et al. Early functional rehabilitation after patellar dislocation–What procedures are daily routine in orthopedic surgery? Injury. 2019, 50(3):752–57.

[111] Hirschmüller A, Schoch W, Baur H, et al. Rehabilitation before regenerative cartilage knee surgery: a new prehabilitation guideline based on the best available evidence. Archives of orthopaedic and trauma surgery. 2019, 139(2):217–30.

[112] Høiness PR, Capjon H, Lofterød B. Pain and rehabilitation problems after single–event multilevel surgery including bony foot surgery in cerebral palsy. A series of 7 children. Acta orthopaedica. 2014, 85(6):646–51.

[113] Hurley ET, Shimozono Y, McGoldrick NP, et al. High reported rate of return to play following bone marrow stimulation for osteochondral lesions of the talus. Knee surgery, sports traumatology, arthroscopy : official journal of the ESSKA. 2019, 27(9):2721–30.

[114] Jain NB, Schneider BJ, Kuhn JE, et al. What's New in Orthopaedic Rehabilitation. The Journal of bone and joint surgery American volume. 2017, 99(22):1956–63.

[115] Jandziś S. Antoni marian gabryszewski as a pioneer of orthopaedics and rehabilitation in poland. Ortopedia, traumatologia, rehabilitacja. 2014, 16(5):545–53.

[116] Jandziś S, Zaborniak S. Activity of Dr Józef Aleksiewicz, PhD, Towards the Development of Orthopedics and Rehabilitation in Lviv in the Years 1912–1930. Ortopedia, traumatologia, rehabilitacja. 2016, 18(2):199–210.

[117] Jandziś S, Zaborniak S. Józef Aleksiewicz Activity in Support of the Development of Orthopedics and Rehabilitation in Iwonicz–Zdrój (1921–1957). Ortopedia, traumatologia, rehabilitacja. 2016, 18(4):393–401.

[118] Johnson–Lynn S, Townshend D. How Knowledge Relates to Confidence in Orthopedics and Emergency Medicine Regarding Return to Sport and Rehabilitation in Foot and Ankle Trauma. Journal of surgical education. 2017, 74(4):748–53.

[119] Jolly M, Sequeira W, Block JA. Health and quality of life outcomes. Health and quality of life outcomes. 2014, 12:173.

[120] Kauwe M. Acute Achilles Tendon Rupture: Clinical Evaluation, Conservative Management, and Early Active Rehabilitation. Clinics in podiatric medicine and surgery. 2017, 34(2):229–43.

[121] Ko KJ, Ha GC, Yook YS, et al. Effects of 12–week lumbar stabilization exercise and sling exercise on lumbosacral region angle, lumbar muscle strength, and pain scale of patients with chronic low back pain. Journal of physical therapy science. 2018, 30(1):18–22.

[122] Koo JP, Choi JH, Kim NJ. The effects of maitland orthopedic manual therapy on improving constipation. Journal of physical therapy science. 2016, 28(10):2857–61.

[123] Lantz JM, Joshi S, O'Hearn M. The Effects of Orthopedic Manual Physical Therapy in the Management of Juvenile Idiopathic Arthritis: A Case Report. Pediatric physical therapy : the official publication of the Section on Pediatrics of the American Physical Therapy Association. 2016, 28(4):490–7.

[124] Li T, Ma J, Zhao T, et al. Application and efficacy of extracorporeal shockwave treatment for knee osteoarthritis: A systematic review and meta–analysis. Experimental and therapeutic medicine. 2019, 18(4):2843–50.

[125] Lowry V, Bass A, Lavigne P, et al. Physiotherapists' ability to diagnose and manage shoulder disorders in an outpatient orthopedic clinic: results from a concordance study. Journal of shoulder and elbow surgery. 2020, 29(8):1564–72.

[126] M ÓM, ÓSullivan C. Advanced practice physiotherapy in paediatric orthopaedics: innovation and collaboration to improve service delivery. Irish journal of medical science. 2018, 187(1):131–40.

[127] Marsh JL, Black KP. Editorial Comment: New Directions in Orthopaedic Education. Clinical orthopaedics and related research. 2016, 474(4):899–900.

[128] Meng K, Peters S, Schultze A, et al. [The Impact of 2 Interventions on Implementation Fidelity of a Standardized Back School Program in Inpatient Orthopedic Rehabilitation Facilities]. Die Rehabilitation. 2015, 54(5):325–31.

[129] Merchán WH, Gómez LA, Chasoy ME, Alfonso–Rodríguez CA, Muñoz AL. Platelet–rich plasma, a powerful tool in dermatology. Journal of tissue engineering and regenerative medicine. 2019, 13(5):892–901.

[130] Millis DL, Ciuperca IA. Evidence for canine rehabilitation and physical therapy. The Veterinary clinics of North America Small animal practice. 2015, 45(1):1-27.

[131] Mitchell JM, Reschovsky JD, Reicherter EA. Use of Physical Therapy Following Total Knee Replacement Surgery: Implications of Orthopedic Surgeons' Ownership of Physical Therapy Services. Health services research. 2016, 51(5):1838-57.

[132] Mosiejczuk H, Lubińska A, Ptak M, et al. [Kinesiotaping as an interdisciplinary therapeutic method]. Pomeranian journal of life sciences. 2016, 62(1):60-6.

[133] Muschalla B, Jöbges M. Prevalence and Characteristics of Work Anxiety in Medical Rehabilitation Patients: A Cross-Sectional Observation Study. Archives of physical medicine and rehabilitation. 2018, 99(1):57-64.

[134] Naylor JM, Walker R. Low value care and inpatient rehabilitation after total knee replacement. The Medical journal of Australia. 2018, 209(5):207-08.

[135] Nerz C, Schwickert L, Schölch S, et al. Inter-rater reliability, sensitivity to change and responsiveness of the orthopaedic Wolf-Motor-Function-Test as functional capacity measure before and after rehabilitation in patients with proximal humeral fractures. BMC musculoskeletal disorders. 2019, 20(1):315.

[136] Nyland J, Mattocks A, Kibbe S, et al. Anterior cruciate ligament reconstruction, rehabilitation, and return to play: 2015 update. Open access journal of sports medicine. 2016, 7:21-32.

[137] O'Brien P, Kajja I, Potter JM, et al. Role of North-South Partnership in Trauma Management: Uganda Sustainable Trauma Orthopaedic Program. Journal of orthopaedic trauma. 2018, 32 Suppl 7:S21-s24.

[138] Oh SH, Yoo KT. The effects of stabilization exercises using a sling and stretching on the range of motion and cervical alignment of straight neck patients. Journal of physical therapy science. 2016, 28(2):372-7.

[139] Oldham BW, Cecere FA. The New Normal of Military Orthopaedic and Rehabilitative Care. Military medicine. 2016, 181(2 Suppl):1.

[140] Pietschmann MF, Horng A, Glaser C, et al. [Post-treatment rehabilitation after autologous chondrocyte implantation: State of the art and recommendations of the Clinical Tissue Regeneration Study Group of the German Society for Accident Surgery and the German Society for Orthopedics and Orthopedic Surgery]. Der Unfallchirurg. 2014, 117(3):235-41.

[141] Poder TG, He J. Willingness to pay and the sensitivity of willingness to pay for interdisciplinary musculoskeletal clinics: a contingent valuation study in Quebec, Canada. International journal of health economics and management. 2016, 16(4):337-61.

[142] Rebagliati GA, Sciumè L, Iannello P, et al. Frailty and resilience in an older population. The role of resilience during rehabilitation after orthopedic surgery in geriatric patients with multiple comorbidities. Functional neurology. 2016, 31(3):171-7.

[143] Ritchie L. Physiotherapists are not corn. British journal of sports medicine. 2018, 52(24):1548-50.

[144] Scherer MJ, MacLachlan M, Khasnabis C. Introduction to the special issue on the first Global Research, Innovation, and Education on Assistive Technology (GREAT) Summit and invitation to contribute to and continue the discussions. Disability and rehabilitation Assistive technology. 2018, 13(5):435-36.

[145] Sciumè L, Rebagliati GAA, Iannello P, et al. Rehabilitation After Urgent or Elective Orthopedic Surgery: The Role of Resilience in Elderly Patients. Rehabilitation nursing : the official journal of the Association of Rehabilitation Nurses. 2018, 43(5):267-74.

[146] Shaffer SM, Brismée JM, Courtney CA, et al. The status of temporomandibular and cervical spine education in credentialed orthopedic manual physical therapy fellowship programs: a comparison of didactic and clinical education exposure. The Journal of manual & manipulative therapy. 2015, 23(1):51-6.

[147] Simões JL, Soares S, Sa-Couto P, et al. The Influence of Presurgical Factors on the Rehabilitation Outcome of Patients Following Hip Arthroplasty. Rehabilitation nursing : the official journal of the Association of Rehabilitation Nurses. 2019, 44(4):189-202.

[148] Stryła W, Pogorzała AM, Nowakowski A. Outline of medical rehabilitation history in Poland and worldwide. Polish orthopedics

and traumatology. 2012, 77:133-40.

[149] Stuhr SH, Earnshaw DH, Duncombe AM. Use of orthopedic manual physical therapy to manage chronic orofacial pain and tension-type headache in an adolescent. The Journal of manual & manipulative therapy. 2014, 22(1):51-8.

[150] Suuronen J, Sjöblom S, Honkanen R, et al. The relationship of severe health disorders with bone loss, grip strength, and mobility in postmenopausal women – a 15-year follow-up study. Disability and rehabilitation. 2016, 38(14):1407-14.

[151] Szczygieł E, Sieradzki B, Masłoń A, et al. Assessing the impact of certain exercises on the spatial head posture. International journal of occupational medicine and environmental health. 2019, 32(1):43-51.

[152] Thomson S, Jukes C, Lewis J. Rehabilitation following surgical repair of the rotator cuff: a systematic review. Physiotherapy. 2016, 102(1):20-8.

[153] Tsai HC, Lehman CW, Chen CM. Use of platelet-rich plasma and platelet-derived patches to treat chronic wounds. Journal of wound care. 2019, 28(1):15-21.

[154] Tsvyakh AI, Hospodarskyy AJ. Telerehabilitation of Patients with Injuries of the Lower Extremities. Telemedicine journal and e-health : the official journal of the American Telemedicine Association. 2017, 23(12):1011-15.

[155] Tung YC, Cooke M, Moyle W. Sources older people draw on to nurture, strengthen and improve self-efficacy in managing home rehabilitation following orthopaedic surgery. Journal of clinical nursing. 2013, 22(9-10):1217-25.

[156] van de Graaf VA, Willigenburg NW, Poolman RW. Arthroscopic Partial Meniscectomy vs Physical Therapy for Nonobstructive Meniscal Tears-Reply. Jama. 2019, 321(8):806.

[157] Vincent HK, Horodyski M, Vincent KR, et al. Psychological Distress After Orthopedic Trauma: Prevalence in Patients and Implications for Rehabilitation. PM & R : the journal of injury, function, and rehabilitation. 2015, 7(9):978-89.

[158] Watson L, Balster S, Warby SA, et al. A comprehensive rehabilitation program for posterior instability of the shoulder. Journal of hand therapy : official journal of the American Society of Hand Therapists. 2017, 30(2):182-92.

[159] Whitman JM, Shepherd M, Neilson B, et al. An orthopedic manual physical therapy fellowship training's impact on professional development, involvement, personal lives, and income – A survey study. The Journal of manual & manipulative therapy. 2020, 1-11.

[160] Wong JK, Peck F. Improving results of flexor tendon repair and rehabilitation. Plastic and reconstructive surgery. 2014, 134(6):913e-25e.

[161] Xing M, Wei G, Liu J, et al. [A review on multi-modal human motion representation recognition and its application in orthopedic rehabilitation training]. Sheng wu yi xue gong cheng xue za zhi = Journal of biomedical engineering = Shengwu yixue gongchengxue zazhi. 2020, 37(1):174-78.

[162] You YL, Su TK, Liaw LJ, et al. The effect of six weeks of sling exercise training on trunk muscular strength and endurance for clients with low back pain. Journal of physical therapy science. 2015, 27(8):2591-6.

[163] Zale EL, Ring D, Vranceanu AM. The Future of Orthopaedic Care: Promoting Psychosocial Resiliency in Orthopaedic Surgical Practices. The Journal of bone and joint surgery American volume. 2018, 100(13):e89.

中英文词汇对照

B
扳机点　trigger point
被动稳定系统　passive subsystem
本体感觉神经肌肉促进技术　proprioceptive neuromuscular facilation，PNF
闭链运动　closed kinetic chain
臂链　brachial chain，BC
表面肌电图　surface electromyography，sEMG
表皮生长因子　epidermal growth factor，EGF
并发症　complication
不负重　non-weight bearing，NWB
部分负重　partial-weightbearing，PWB

C
尺骨神经　ulnar nerve

D
大肠杆菌　escherichia coli
弹性区域　elastic zone
等长收缩后放松　post isometric relaxation，PIR
底　bottom
骶髂矫形器　sacro-iliac orthoses SIO
顶　top
动态关节松动术　mobilizations with movement，MWM

E
二甲基亚砜　dimethyl sulfoxide，DMSO

F
反应向量　response vectors，RVs
非疼痛中心　center of pain，CP
负压创面治疗技术　negative pressure wound therapy，NPWT
负压封闭引流　vacuum sealing drainage，VSD
负压辅助愈合　vacuum assisted closure，VAC
负压疗法　negative pressure therapy，NPT
傅立叶变换　fast fourier transform，FFT
富血小板血浆　platelet-rich plasma，PRP
富血小板血浆凝胶　platelet-rich gel，PRG

G
干扰电疗法　interferential current therapy，ITC
高尔基腱器官　Golgi tendon organs，GTOs
功率谱密度　power density spectrum，PDS
共济失调　ataxia
股神经　femoral nerve
骨盆牵引　pelvic traction
关节活动度　range of motion，ROM
关节接触面积　surface area of contact，SAC
关节囊盂唇本体感受机制　capsule-labral proprioceptive mechanism，CLPM
广义ADL　instrumental ADL，IADL
国际功能分类　international classification of functioning，ICF

H
滑动悬架系统　sliding suspension system
踝足矫形器　ankle-foot orthoses，AFO
恢复　recovery
回归社会　return to society
会诊医生　consulting physician
活性调节蛋白　regulated upon activation）

J
肌筋膜　myofascial
肌筋膜松解技术　myofascial release technique
肌内效贴　kinesio taping，KT
肌疲劳阈值　electromyographic fatigue threshold，EMGFT
肌肉能量技术　muscle energy technique，MET
积分肌电值　integrated electromyo-gram，iEMG
基质干细胞　mesenchymal stem cell，MSC
脊柱功能单位　function of spinal unit，FSU
脊柱矫形器　spinal orthoses
甲氧西林敏感的金黄色葡萄球菌　methicillin-resistant staphylococcus aureus，MSSA
假肢　prosthesis
间歇充气加压　intermittent pneumatic compression，IPC
肩矫形器　shoulder orthoses，SO

肩肘矫形器　shoulder-elbow orthoses, SEO
肩肘腕矫形器　shoulder-elbow-wrist orthoses, SEWO
肩肘腕手矫形器　shoulder-elbow-wrist-hand orthoses, SEWHO
减重平板步行训练　body weight support treadmill training, BWSTT
减重训练　partial weight support
焦耳－汤姆孙效应　Joule-Thomson effect
矫形器　orthosis
拮抗肌　antagonists
结缔组织活化肽3　connective tissue activating peptide3, CTAP-3
结合透明质酸　hyaluronic acid
金黄色葡萄球菌　staphylococcus aureus
经皮神经电刺激疗法　transcutaneous electrical nerve stimulation，TENS
颈部矫形器　cervical orthoses, CO
颈胸矫形器　cervical-thoracic orthoses, CTO
颈胸腰骶矫形器　cervico thoraco lumbo sacral orthosis, CTLSO
胫骨神经　tibial nerve
局部肌肉　local muscle
聚氨酯　polyurethane
聚乙烯醇　polyvinyl alcohol
均方根值　root mean square, RMS

K

开链运动　open kinetic chain
康复　rehabilitation
康复科护士　rehabilitation nurse
康复科医生　physiatrist
可忍耐负重　weightbearing as tolerated, WBAT
髋矫形器　hip orthoses, HO
髋膝踝足矫形　hip-knee-ankle-foot orthoses, HKAFO

L

类型　type
冷冻疗法　cryotherapy
李雅普诺夫指数　Lyapunov exponent
淋巴引流综合消肿疗法　complex decongestion therapy, CDT

M

美国食品药品监督管理局　U.S. food and drug administration, FDA
McKenzie力学诊断和治疗技术　Mckenzie mechanical diagnosis and treatment technology, MDT

N

脑运动控制评估方案　brain motor control assessment, BMCA
内侧悬挂　medial suspension
内收降落试验　adduction drop test

P

佩尔捷效应　Peltier effect
频率　frequency
平衡　balance
平均功率频率　mean power frequency, MPF
平均肌电值　average electromyo-gram, AEMG

Q

牵引　traction
前内链　anterior interior chain, AIC
强度　intensity
轻负重　toe-weightbearing, TWB

R

桡神经　radial nerve
人体对施加的负荷有专一适应性　specific adaptation to imposed demands，SAID
日常生活活动　activities of daily living ADL
弱链　weak link

S

上　upper
上肢矫形器　upper extremity orthoses
社会工作者　social worker
射频热凝靶点技术　radio frequency ablation, RFA
伸展降落试验　extension drop test
深层肌肉刺激　deep muscle stimulator, DMS
神经肌肉电刺激疗法　neuromuscular electrical stimulation, NMES
神经肌肉激活技术　neuromuscular activation
神经介导间充质干细胞　neural-induced human mesenchymal stem cells, NMSC
神经紧张技术　neurotension technique
神经松动技术　nerve mobilization technique
生长因子　growth factor, GF
时间　time
世界作业治疗师联盟　world federation of occupational therapy, WFOT
手法淋巴引流　manual lymph drainage, MLD
手矫形器　hand orthoses HO
顺序循环加压设备　sequential compression devices, SCDs
随意反应指数　voluntary response index, VRI

T

塌神经张力技术　slump neural tension technique
坍塌试验　slump test
疼痛缓解术　Pain release Phenomenon Techniques, PRPS

体外反搏　external counter pulsation，ECP
头向悬挂　cranial suspension

W

外侧悬挂　lateral suspension
外周肌肉　global muscle
腕矫形器　wrist orthoses，WO
维持自然体位下小关节松动术　sustained natural apophyseal glides，SNAGS
沃夫定律　Wolff's law
物理治疗师　physiotherapist，PT

X

膝踝足矫形器　knee-ankle-foot orthoses，KAFO
膝矫形器　knee orthoses，KO
狭义 ADL　basic ADL，BADL
下　lower
下部躯干旋转试验　lower trunk rotation
下肢矫形器　lower extremity orthoses
纤维蛋白肽 A　fibrinopeptide A，FP-A
纤维蛋白肽 B　fibrinopeptide B，FP-B
纤维化　fibrosis
相互抑制　reciprocal inhibition，RI
相似指数　similarity index，SI
协调　coordination
协调中心　center of coordination，CC
协同肌　synergists
协同收缩率　co-contraction ratio，CCR
心理学家　psychologist
胸腺素　thymosin beta-4，Tbeta-4
胸腰骶矫形器　thoraco lumbo sacral orthosis，TLSO
悬带　strap
悬吊训练　sling exercise therapy，SET
血管内皮生长因子　vascular endothelial growth factor，VEGF
血清降钙素基因相关肽　calcitonin gene related peptide，CGRP
血小板　platelet，PLT
血小板碱性蛋白　platelet basic protein
血小板因子 4　platelet factor4，PF-4
血小板源性生长因子　platelet-derived growth factor，PDGF

Y

压力疗法　compress therapy
腰骶矫形器　lumbo sacral orthosis，LSO
医学训练疗法　medical training therapy，MTT
胰岛素样生长因子　insulin-like growth factor，IGF
愈合　healing
运动-感觉训练　sensorimotor training
运动功能学　kinesiology
运动控制系统　control subsystem
运动疗法　kinesiotherapy
运动平板（跑步机）　treadmill

Z

再训练　retrain
正负压疗法　vacuum compression therapy，VET
正中神经　median nerve
直腿抬高试验　straight leg raise
治疗性运动　therapeutic exercise
致密化　densification
中枢模式发生器　central pattern generator，CPG
中位频率值　median frequency，MF
中心性关节反作用力　centralizing joint reaction force，CJRF
中性区域　neutral zone
中轴悬挂　axial suspension
重力牵引　gravity traction
肘矫形器　elbow orthoses EO
肘腕矫形器　elbow-wrist orthoses，EWO
主动肌　agonists
主动稳定系统　active subsystem
主观用力等级量表　rating of perceived exertion，RPE
转化生长因子-β1　transforming growth factor-beta，TGF-β1
转化生长因子-β2　transforming growth factor-beta，TGF-β2
椎间盘镜手术系统　microendoscopic discectomy，MED
姿势复位　reposition
姿势恢复　restore
姿势恢复技术　postural restoration，PR
自然体位下小关节松动术　Natural Apophyseal Glides，NAGS
自体　autologous
自体牵引　auto traction
自体血小板聚集　autologous platelet concentrate
足矫形器　foot orthoses FO
足向悬挂　caudal suspension
最大重复次数　repetition maximum，RM
作业治疗　occupational therapy，OT
作业治疗师　occupational therapist，OT
坐骨神经　sciatic nerve